CB122736

Fundamentos de Psiquiatria do Estilo de Vida

EDITOR
Douglas L. Noordsy, M.D.
Professor-Clínico de Psiquiatria e Ciências do Comportamento,
Faculdade de Medicina da Universidade Stanford.

Fundamentos de Psiquiatria do Estilo de Vida

manole
editora

Título original em inglês: *Lifestyle Psychiatry*

Tradução: Fernando Gomes do Nascimento

Capa: Iuri Guião

Projeto gráfico: Departamento Editorial da Editora Manole | Editoração eletrônica: Formato

CIP-BRASIL. CATALOGAÇÃO NA PUBLICAÇÃO
SINDICATO NACIONAL DOS EDITORES DE LIVROS, RJ

F977

Fundamentos de psiquiatria do estilo de vida / editor Douglas L. Noordsy ; revisor técnico: Rodolfo Furlan Damiano ; [tradução Fernando Gomes do Nascimento]. - 1. ed. - Santana de Parnaíba [SP] : Manole, 2024.
23 cm.
Tradução de: Lifestyle psychiatry
Apêndice
Inclui bibliografia e índice
ISBN 978-85-204-5935-5

1. Transtornos Mentais. 2. Dietoterapia. 3. Estilo de vida. I. Noordsy, Douglas L. II. Damiano, Rodolfo Furlan. III. Nascimento, Fernando Gomes do.

24-88765 CDD: 616.89
CDU: 616.89

Gabriela Faray Ferreira Lopes - Bibliotecária - CRB-7/6643

Editora Manole Ltda.
Alameda América, 876 – Tamboré
Santana de Parnaíba
06543-315 – SP – Brasil
Fone: (11) 4196-6000
www.manole.com.br | https://atendimento.manole.com.br/

Impresso no Brasil | *Printed in Brazil*

Editor

Douglas L. Noordsy, M.D.
Professor-Clínico de Psiquiatria e Ciências do Comportamento, Faculdade de Medicina da Universidade Stanford, Stanford, Califórnia. Professor de Psiquiatria, Faculdade de Medicina Geisel, Dartmouth, Hanover, New Hampshire.

Revisão científica da edição brasileira

Rodolfo Furlan Damiano
Médico Psiquiatra e Doutor pela Faculdade de Medicina da Universidade de São Paulo (FMUSP). Tutor da disciplina de Psiquiatria da FMUSP. Ex-preceptor da Psiquiatria do Hospital das Clínicas da FMUSP (HCFMUSP). Editor Associado do *Brazilian Journal of Psychiatry* (BJP). Editor do livro *Compreendendo o Suicídio* (Manole, 2021) e Autor do livro *Cansei de Viver, E Agora?* (Manole, 2024). Revisor científico da segunda edição do tratado *Clínica Psiquiátrica* do Instituto de Psiquiatria do HCFMUSP.

Colaboradores

Donna Ames, M.D.
Professora em Residência, Faculdade de Medicina David Geffen/UCLA, Los Angeles, Califórnia.

Stephen J. Bartels, M.D., M.S.
Diretor do The Mongan Institute e da James J. e Jean H. Mongan Chair em Políticas da Saúde e Saúde da Comunidade, Departamento de Medicina, Hospital Geral de Massachusetts, Faculdade de Medicina de Harvard, Boston, Massachusetts.

Fiona Barwick, Ph.D.
Professor-assistente clínico, Centro de Medicina do Sono de Stanford, Departamento de Psiquiatria e Ciências do Comportamento, Faculdade de Medicina da Universidade Stanford, Redwood City, Califórnia.

Kacy Bonnet, M.D.
Psiquiatra da equipe, Serviços de Aconselhamento e Psicológicos, Universidade da Califórnia em Santa Cruz, Santa Cruz, Califórnia.

Jonathan Burgess, M.D.
Candidato ao grau de Mestre em Saúde Pública, Faculdade Mailman de Saúde Pública, Universidade de Colúmbia, Nova Iorque, Nova Iorque.

Rebekah Carney, Ph.D.
Membro da equipe de pesquisas, Unidade de Pesquisas sobre Saúde Mental, Greater Manchester Mental Health NHS Foundation Trust, Manchester, Inglaterra; Membro da equipe de pesquisas, Faculdade de Biologia, Medicina e Saúde, Universidade de Manchester, Manchester, Inglaterra.

Robert O. Cotes, M.D.
Diretor-médico, Psiquiatria para Pacientes Internos, Hospital Grady Memorial; Diretor da Clínica PSTAR, Hospital Grady Memorial; Diretor-adjunto de

Treinamento de Residência, Departamento de Psiquiatria e Ciências do Comportamento, Faculdade de Medicina da Universidade Emory, Atlanta, Geórgia.

Laura Dunn, M.D.
Professora de Psiquiatria e Ciências do Comportamento e Diretora do Programa de Treinamento de Bolsistas em Psiquiatria, Departamento de Psiquiatria e Ciências do Comportamento, Universidade Stanford, Stanford, Califórnia.

Kayla Fair, Dr.P.H., R.N., M.P.H.
Pesquisadora de Pós-doutoramento, Departamento de Psiquiatria, Centro Médico UT Southwestern, Dallas, Texas.

J. Kaci Fairchild, Ph.D.
Diretor Co-adjunto, Centro Clínico de Educação e Pesquisa para Enfermidades Mentais Sierra Pacific (MIRECC) e Geropsicólogo Clínico, Sistema de Saúde VA Palo Alto, Palo Alto, Califórnia; Professor-adjunto Clínico, Faculdade de Medicina da Universidade Stanford, Stanford, Califórnia.

Erica Frank, M.D., M.P.H.
Professora e Diretora de Pesquisas do Canadá em Medicina Preventiva e Saúde da População, Universidade de Colúmbia Britânica, Vancouver, Colúmbia Britânica, Canadá; Fundadora e Presidente, www.NextGenU.org, Clear Lake, Washington; Pesquisadora Principal do programa Médico saudável=Paciente saudável, Nanoose Bay, Colúmbia Britânica, Canadá.

Joseph Firth, Ph.D.
Membro-sênior de Pesquisa, Instituto de Pesquisas da Saúde NICM, Universidade Western Sydney, Westmead, New South Wales, Austrália; Membro Honorário de Pesquisa, Divisão de Psicologia e Saúde Mental, Universidade de Manchester, Manchester, Inglaterra; Membro Honorário de Pesquisa, Centro para a Saúde Mental da Juventude, Universidade de Melbourne, Melbourne, Victoria, Austrália.

Matthew J. Friedman, M.D., Ph.D.
Conselheiro-sênior Centro Nacional para PTSD, Centro Médico e Regional da Administração de Veteranos, White River Junction, Vermont; Professor de Psiquiatria e Vice-Diretor de Pesquisa, Departamento de Psiquiatria, Faculdade de Medicina Geisel, Universidade Dartmouth, Hanover, New Hampshire.

Michelle Guo, B.A.
Estudante de Medicina, Departamento de Psiquiatria, Faculdade de Medicina da Universidade da Pensilvânia, Filadélfia, Pensilvânia.

Antonio Hardan, M.D.
Professor do Departamento de Psiquiatria e Ciências do Comportamento, Centro Médico da Universidade Stanford, Stanford, Califórnia.

Debora Holmes, M.E.S.
Editora-chefe, NextGenU.org, Clear Lake, Washington.

Keith Humphreys, Ph.D.
Professor Esther Ting Memorial, Departamento de Psiquiatria e Ciências do Comportamento, Universidade Stanford; Cientista-sênior para Carreiras de Pesquisa, Serviço de Pesquisa e Desenvolvimento dos Assuntos de Veteranos dos EUA, Palo Alto, Califórnia.

Masha Krasnoff, B.A.
Aluna de pós-graduação, UCLA, Los Angeles, Califórnia.

Scott Kutscher, M.D.
Professor-Adjunto Clínico, Centro de Medicina do Sono de Stanford, Departamento de Psiquiatria e Ciências do Comportamento, Faculdade de Medicina Stanford, Redwood City, Califórnia.

Anna Lembke, M.D.
Professora-adjunta de Psiquiatria e Ciências do Comportamento, Faculdade de Medicina Stanford, Stanford, Califórnia.

Bethany Lerman, B.A.
Assistente de Pesquisa, Centro de Ciências da Saúde Sunnybrook, Toronto, Ontário, Canadá.

Emeran A. Mayer, M.D.
Diretor, G. Centro Oppenheimer para Neurobiologia do Estresse e Resiliência e Co-diretor, CURE: Centro de Pesquisa de Doenças do Aparelho Digestivo, Divisão Vatche e Tamar Manoukian de Doenças do Aparelho Digestivo, Faculdade de Medicina David Geffen, UCLA, Los Angeles, Califórnia.

Christie Mead, M.S.
Consórcio PGSP-Stanford Psi.D., Universidade Palo Alto, Palo Alto, Califórnia.

Douglas L. Noordsy, M.D.
Professor-Clínico de Psiquiatria e Ciências do Comportamento, Faculdade de Medicina da Universidade Stanford, Stanford, Califórnia. Professor de Psiquiatria, Faculdade de Medicina Geisel, Dartmouth, Hanover, New Hampshire.

Amer Raheemullah, M.D.
Instrutor Clínico de Psiquiatria e Ciências do Comportamento, Faculdade de Medicina Stanford, Stanford, Califórnia.

Neil A. Rector, Ph.D.
Psicólogo, Cientista-sênior e Diretor de Pesquisa, Centro Thompson de Transtornos da Ansiedade, Centro de Ciências da Saúde Sunnybrook; Professor

dos Departamentos de Psiquiatria e Ciências Clínicas Psicológicas, Universidade de Toronto, Toronto, Ontário, Canadá.

Margaret A. Richter, M.D.
Cientista Associada, Centro de Ciências da Saúde Sunnybrook; Professora-adjunta, Departamento de Psiquiatria, Universidade de Toronto, Toronto, Ontário, Canadá.

Hyo Jin Ryu, B.S.
Membro do grupo de pesquisa, Centro G. Oppenheimer para Neurobiologia do Estresse e Resiliência, Divisão Vatche e Tamar Manoukian de Doenças do Aparelho Digestivo, Faculdade de Medicina David Geffen, UCLA, Los Angeles, Califórnia.

Tyler Sasser, Ph.D.
Professor-assistente em exercício, Departamento de Psiquiatria e Ciências do Comportamento, Faculdade de Medicina da Universidade de Washington, Seattle, Washington.

Erin Schoenfelder, Ph.D.
Professor-assistente, Departamento de Psiquiatria e Ciências do Comportamento, Faculdade de Medicina da Universidade de Washington, Seattle, Washington.

Anup Sharma, M.D., Ph.D.
Membro do grupo de pesquisa, Departamento de Psiquiatria, Faculdade de Medicina Perelman, Universidade da Pensilvânia, Filadélfia, Pensilvânia.

Alexander Sones, M.D.
Médico Residente, Instituto Semel para Neurociência, UCLA, Los Angeles, Califórnia.

David Spiegel, M.D.
Professor Jack, Samuel e Lulu Willson em Medicina, Departamento de Psiquiatria e Ciências do Comportamento, Universidade Stanford, Stanford, Califórnia.

Mark A. Stein, Ph.D., ABPP
Professor do Departamento de Psiquiatria e Ciências do Comportamento e Professor Adjunto do Departamento de Pediatria, Faculdade de Medicina da Universidade de Washington, Seattle, Washington.

Shuichi Suetani, B.Sc., M.B., Ch.B., FRANCZCP
Psiquiatra, Serviços de Saúde Mental e Dependência de Metro South, Brisbane; Membro-adjunto de Pesquisas, Centro de Queensland para Pesquisa sobre Saúde Mental, The Park Centre para Saúde Mental, Wacol; Membro-adjunto de Pesquisa, Instituto do Cérebro de Queensland, Universidade de Queensland, St. Lucia, Queensland, Austrália.

Michael E. Thase, M.D.
Professor do Departamento de Psiquiatria, Faculdade de Medicina Perelman, Universidade da Pensilvânia e do Centro Médico para Assuntos dos Veteranos (Corporal Michael J. Crescenz VAMC), Filadélfia, Pensilvânia.

Madhukar H. Trivedi, M.D.
Professor de Psiquiatria, Diretor Betty Jo Hay (com Distinção) em Saúde Mental, Departamento de Psiquiatria e Diretor do Centro para Pesquisa e Cuidado Clínico da Depressão, Centro Médico UT Southwestern, Dallas, Texas.

Davy Vancampfort, Ph.D.
Conferencista, Departamento de Ciências da Reabilitação, KU Leuven - Universidade de Leuven, Leuven; Membro do grupo de pesquisa, UPC KU Leuven - Centro Psiquiátrico da Universidade de Leuven, Kortenberg, Bélgica.

Janani Venugopalakrishnan, M.D., M.P.H.
Professor Assistente Clínico, Departamento de Psiquiatria e Ciências do Comportamento, Universidade Stanford, Stanford, Califórnia.

Marcus Vicari, B.S.
Candidato ao M.D., Faculdade de Medicina Perelman, Universidade da Pensilvânia, Filadélfia, Pensilvânia.

Martha C. Ward, M.D.
Diretora do Programa de Treinamento de Psicoterapia Ambulatorial, Residência Emory e Diretora do Curso para Assistentes, Essenciais para Cuidados do Paciente, Departamento de Psiquiatria e Ciências do Comportamento, Departamento de Medicina, Faculdade de Medicina da Universidade Emory, Atlanta, Geórgia.

Lynn Yudofsky, M.D.
Instrutora Clínica, Departamento de Psiquiatria e Ciências do Comportamento da Universidade Stanford, Stanford, Califórnia.

CONFLITO DE INTERESSES

Os colaboradores deste livro listados a seguir indicaram interesse financeiro ou qualquer outra afiliação com patrocinador comercial, fabricante de produto comercial, fornecedor de serviço comercial, organização não governamental e/ou agência governamental, conforme listado:

Robert O. Cotes, M.D. Conselho consultivo: Alkermes. Equipe de palestrantes: Otsuka. Financiamento de pesquisa: Alkermes, Lundbeck, Otsuke.

Douglas L. Noordsy, M.D. Financiamento com bolsa de pesquisa: Janssen.

Emeran A. Mayer, M.D. Conselhos de assessoramento científico: Axial Biotherapeutics, Amare, Danone, Pharmavite, Prolacta, Viome, Whole Biome. Consultor: General Mills, Host Therabiotics, Kelloggs, Kevita, Nestlé.

Michael E. Thase, M.D. Assessoria/consultoria: Acadia, Alkermes, Allergan (Forest, Naurex), AstraZeneca, Cerecor, Eli Lilly, Fabre-Kramer Pharmaceuticals, Inc., Gerson Lehrman Group, Guidepoint Global, Johnson & Johnson (Janssen, Ortho-McNeil), Lundbeck, MedAvante, Inc., Merck, Moksha8, Nestlé (PamLab), Novartis, Otsuka, Pfizer, Shire, Sunovion, Takeda. Apoio com financiamento: Agency for Healthcare Research and Quality, Alkermes, AssureRx, Avanir, Forest Pharmaceuticals, Janssen, Intracellular, National Institute of Mental Health, Otsuka Pharmaceuticals, Takeda. *Royalties*: American Psychiatric Foundation, Guilford Publications, Herald House, W.W. Norton & Company, Inc. Emprego do cônjuge: Peloton Advantage, que tem relações comerciais com Pfizer and AstraZeneca.

Os colaboradores relacionados a seguir indicaram não ter interesses financeiros nem outras afiliações que representem ou possam, na aparência, representar interesses concorrentes com as contribuições para este livro:

Donna Ames, M.D.; Fiona Barwick, Ph.D.; Jonathan Burgess, M.D.; J. Kaci Fairchild, Ph.D.; Michelle Guo, B.A.; Debora Holmes, M.E.S.; Keith Humphreys, Ph.D.; Masha Krasnoff, B.A.; Scott Kutscher, M.D.; Hyo Jin Ryu, B.S.; Tyler Sasser, Ph.D.; Anup Sharma, M.D., Ph.D.; Alexander Sones, M.D.; David Spiegel, M.D.; Shuichi Suetani, B.Sc., M.B., Ch.B., FRANCZCP; Janani Venugopalakrishnan, M.D., M.P.H.; Marcus Vicari, B.S.; Lynn Yudofsky, M.D.

Sumário

PARTE III
Corpo saudável, mente saudável

PARTE IV
Inspiração para uma vida saudável

Introdução

Beth Frates, M.D.

As prescrições de estilo de vida constituem remédio poderoso. Há muitos séculos, Hipócrates já tinha discorrido sobre muitos dos princípios básicos da medicina do estilo de vida. Alguns desses princípios são: "Permita que o alimento seja o seu remédio e que o remédio seja o seu alimento"; "Caminhar é o melhor remédio para o ser humano"; e "Se pudéssemos dar a cada indivíduo a quantidade certa de alimentos e exercícios, nem pouco nem muito, teríamos encontrado o caminho mais seguro para uma boa saúde". Milhares de anos depois, os dados de pesquisas já obtidos apoiam a grande utilidade da prescrição de exercícios, da prescrição nutricional e das abordagens de instrutores no aconselhamento dos pacientes sobre a adoção e a manutenção de hábitos saudáveis.

Minha jornada na medicina do estilo de vida teve início por volta dos meus 18 anos, quando meu pai sofreu um infarto do miocárdio fulminante, ao qual se seguiu um infarto da artéria cerebral. Isso deixou seu lado esquerdo paralisado. Antes do ataque cardíaco e do acidente vascular cerebral (AVC), meu pai comia *fast food*, não fazia exercícios, dormia 5 horas ou menos, trabalhava 80 horas por semana, não socializava muito nem tinha ligações mais afetivas com seus entes queridos; além disso, padecia de estresse crônico. Felizmente, meu pai teve plena recuperação (exceto por alguns movimentos motores finos em sua mão esquerda) e, em seguida, mudou por completo seu estilo de vida. Acredito firmemente no poder das prescrições de estilo de vida, porque meu pai viveu os melhores 27 anos de sua vida depois de ter sofrido aquele devastador ataque à sua saúde.

Com a ajuda de alguns dos precursores da medicina do estilo de vida, como Nathan Pritikin e Dean Ornish, meu pai teve condições de aprender sobre os benefícios da boa nutrição, dos exercícios e da interação social para a sua saúde. Na década de 1980, eram poucos os médicos que utilizavam os princípios da medicina do estilo de vida para ajudar seus pacientes em seu processo de recuperação e na prevenção de doenças. Na época, o Dr. Dean Ornish estava envolvido em pesquisas inovadoras, e 30 anos depois seus esforços resultaram na formulação de um programa de estilo de vida baseado em evidências e coberto pelos planos de seguro de saúde. Muitos outros profissionais publicaram trabalhos e pesquisas inovadoras. Graças ao trabalho desses precursores, foi possibilitada a existência dessa nova subespecialidade médica. Hoje em dia, podemos contar com o American College of Lifestyle Medicine (www.lifestylemedicine.org), o American Board of Lifestyle Medicine (https://ablm.co) e com um exame de certificação para nos tornarmos médicos especializados em Medicina do Estilo de Vida ou especialistas nesse novo campo, como profissionais devidamente credenciados. Já é bastante longo o caminho percorrido por nosso campo.

Por ocasião do AVC de meu pai, eu estava na faculdade, e seu problema de saúde, bem como sua recuperação, serviram de inspiração para que eu me formasse em Harvard. Minha pesquisa, enfocada nos exercícios, na nutrição e no estresse, teve seu início em meados da década de 1980. Minha tese discorreu sobre o impacto do estresse mental no funcionamento do coração. Na faculdade de medicina da Stanford University, realizei pesquisas sobre o impacto causado por diferentes dietas nas células endoteliais das artérias, com uma análise específica de dietas ricas em óxido nítrico. Terminada a faculdade de medicina, fui internista em medicina no Massachusetts General Hospital; em seguida, concluí minha residência no Departamento de Medicina Física e Reabilitação do Spaulding Rehabilitation Hospital. Passei a me concentrar em AVC e publiquei pesquisas relacionadas a tópicos variados da medicina do estilo de vida. Um estudo importante, do qual participei enquanto residente, versou sobre hábitos da prática do exercício, hábitos pessoais e hábitos derivados do aconselhamento médico (Abramson et al., 2000). Meus colegas e eu descobrimos que os médicos praticantes de exercícios também aconselham sobre o assunto – especificamente, médicos que praticam treinamento de força aconselham sobre treinamento de força, enquanto médicos que praticam exercícios aeróbicos aconselham sobre exercícios aeróbicos. Nos casos de médicos praticantes das duas modalidades, eles aconselhariam sobre ambas. Já os médicos não praticantes de nenhuma dessas modalidades não aconselhariam sobre nenhuma delas. Desde a nossa publicação original em 1999, esse estudo foi replicado muitas vezes por outros pesquisadores (ver Capítulo 18, "Estilo de vida do médico e comportamento promotor da saúde").

Concluída a minha residência, concentrei-me em AVC e fui coautora de um livro (com alguns colegas do Hospital Spaulding, Dr. Joel Stein e Dra. Julie Silver) que tratava da prevenção de um segundo AVC (Stein et al., 2006). Da minha parte, pesquisei dieta, nutrição e estresse e li tantos estudos quanto possível para obter condições bem fundamentadas para que pudesse fazer recomendações baseadas em evidências. O livro foi publicado em 2006 e, nessa época, comecei a dar palestras sobre o poder dos exercícios físicos, da dieta e do controle do estresse. Edward Phillips, diretor do Institute of Lifestyle Medicine (ILM) de Harvard, explicou-me que o que eu estava fazendo era medicina do estilo de vida, denominação da qual jamais tinha ouvido falar antes. Meus esforços para fazer os pacientes seguirem uma dieta saudável, praticarem exercícios regularmente e administrarem seu estresse concordavam com o trabalho de Dean Ornish e de outros precursores no campo da medicina do estilo de vida. Com o tempo, fui empossada Diretora de Educação de Estudantes de Medicina do ILM, tendo sido codiretora de cursos de educação médica continuada sobre exercícios físicos e os princípios básicos da medicina do estilo de vida. O décimo ano da realização desses cursos se deu em 2018. Em seguida, constituí em Harvard o primeiro Lifestyle Medicine Interest Group (LMIG). Atualmente, o LMIG é um grupo de interesse oficial naquela universidade. Como orientadora docente, faço algumas apresentações sobre temas de medicina do estilo de vida e ajudo na orientação do grupo em suas atividades. Hoje em dia, encontramos LMIG em muitas outras faculdades de medicina. Stanford foi uma das primeiras faculdades médicas a implementá-los.

Diante do crescente número de pacientes diagnosticados com obesidade e diabetes nos Estados Unidos e em todo o mundo, cresceu muito o interesse nos princípios da medicina do estilo de vida como uma forma de ajudar na prevenção, no tratamento e na reversão desses problemas de saúde. Cardiopatias continuam sendo a primeira causa de morte (Nichols, 2017), sendo do conhecimento geral que a prática de exercício, a dieta e o controle do estresse são meios auxiliares importantes para que pacientes evitem e se recuperem de um evento cardíaco (Mokdad et al., 2004). Contudo, não são apenas as doenças do corpo que são influenciadas pelo estilo de vida; também podemos aliviar a depressão e a ansiedade com a introdução de hábitos saudáveis (p. ex., exercícios, dieta saudável, controle do estresse, sono profundo e relacionamentos sociais de alta qualidade). O campo da psiquiatria do estilo de vida vem emergindo rapidamente. Há psiquiatras que montaram duas esteiras em seus consultórios, lado a lado. Em vez de um paciente sentado no sofá para fazer terapia, paciente e terapeuta caminham durante as sessões. Estudos já comprovaram que a prática do exercício ajuda a diminuir o estado de ansiedade e a aumentar o pensamento "fora da caixa" e que, além disso, pode aumentar a sensação de bem-estar – o que pode ser de muita utilidade em uma sessão de terapia (Anxiety and Depression Association of America, 2018; Wong, 2014).

Prescrição de exercícios não é a mesma coisa que prescrição de antibióticos ou antidepressivos. Há semelhanças, na medida em que a dose e a frequência são determinadas, mas a principal diferença é que o paciente tem uma palavra a dizer nos detalhes de sua prescrição, no caso de uma receita de medicação para o estilo de vida. Para muitos médicos especializados em cardiologia, fisiatria, medicina interna, endocrinologia e outras especialidades, é tarefa estranha colaborar com o paciente e trabalhar em conjunto para a criação de objetivos. Muitos médicos estão acostumados a prescrever uma receita e simplesmente ditar os cuidados. Mas os psiquiatras e os terapeutas estão muito mais sintonizados com o aconselhamento de ajuda e com as técnicas de entrevista motivacional – que devem ser uma ferramenta a ser empregada pelo médico, para que possa aconselhar seu paciente acerca da mudança do seu estilo de vida. Como disse Hipócrates: "É muito mais importante saber qual pessoa a doença tem do que qual doença a pessoa tem". É fundamental que o médico conheça seu paciente e determine em que pé ele (o paciente) está em relação ao seu interesse em fazer mudanças, para que o profissional possa dar conselhos sobre medicina do estilo de vida. Para muitos médicos, essa é a área considerada mais desafiadora. Aconselhar um paciente a adotar hábitos saudáveis se parece mais com uma dança do que com uma luta livre. Aqui, não se trata de convencer o paciente a fazer mais exercícios; trata-se antes de dar ao paciente espaço para que ele próprio se convença de que a prática do exercício lhe é essencial e também para determinar como o exercício pode passar a ser uma rotina diária ou semanal. Saber como aconselhar nossos pacientes sobre mudanças no estilo de vida é uma tarefa tão importante quanto conhecer as orientações sobre exercícios, dietas ou sono.

Já se passaram milênios desde que Hipócrates compartilhou pela primeira vez alguns dos princípios fundamentais da medicina do estilo de vida; hoje em dia, tais princípios estão se integrando e fazendo parte da medicina convencional. Em 1999, James Rippe editou o primeiro grande livro médico sobre medicina do estilo de vida (Rippe, 1999) e a terceira edição de seu livro foi lançada em 2019. O livro contém mais de mil páginas. Para que conheçamos e pratiquemos a medicina do estilo de vida, é fundamental que acompanhemos os tempos e ofereçamos o aconselhamento mais fundamentado e prescrições baseadas em evidências. O livro que é lido agora fornece as informações, as ferramentas e as sugestões necessárias para que você possa incorporar com sucesso a medicina do estilo de vida em sua prática cotidiana. Este livro pode até motivá-lo a adotar, você mesmo, esses comportamentos saudáveis, caso isso ainda não esteja ocorrendo.

Beth Frates, MD
Professora assistente de Medicina Física e Reabilitação
Faculdade de Medicina de Harvard
Boston, Massachusetts

REFERÊNCIAS

1. Abramson S, Stein J, Schaufele M, et al: Personal exercise habits and counseling practices of primary care physicians: a national survey. Clin J Sport Med 10(1):40–48, 2000 10695849.
2. Mokdad AH, Marks JS, Stroup DF, Gerberding JL: Actual causes of death in the United States, 2000. JAMA 291(10):1238–1245, 2004 15010446.
3. Anxiety and Depression Association of America: Exercise for Stress and Anxiety. Silver Spring, MD, Anxiety and Depression Association of America, 2018. Available at: https://adaa.org/living-with-anxiety/managing-anxiety/exercisestress-and-anxiety. Accessed January 9, 2019.
4. Nichols H: The top 10 leading causes of death in the United States. Medical News Today, updated February 23, 2017. Available at: www.medicalnewstoday.com/articles/282929.php. Accessed January 9, 2019.
5. Rippe JM: Lifestyle Medicine. London, Blackwell Science, 1999.
6. Stein J, Silver J, Frates EP: Life After Stroke: The Guide to Recovering Your Health and Preventing Another Stroke. Baltimore, MD, Johns Hopkins University Press, 2006.
7. Wong M: Stanford study finds walking improves creativity. Stanford News, April 24, 2014. Available at: https://news.stanford.edu/2014/04/24/walking-vs-sitting-042414. Accessed: January 9, 2019.

Prefácio

Minha jornada na psiquiatria do estilo de vida teve seu início diante da necessidade de estabelecer pausas para as longas horas de estudo na faculdade de medicina. O campus médico da Washington University está localizado nos limites do Forest Park. Assim, comecei a correr pelas trilhas do parque. Durante toda a minha infância, praticava esportes habitualmente, mas corridas sempre me pareceram um mal necessário, como uma parte do processo para entrar em forma para a temporada de basquete. Hoje em dia, correr passou a ser uma experiência relaxante, de tranquila contemplação e de conexão com as árvores, o sol e o céu, fora da minha casa. De modo gradativo, minhas corridas foram se alongando, até que me tornei capaz de completar confortavelmente uma volta de 13 quilômetros ao redor do parque. Durante meu estágio, mantive-me em forma fazendo corridas pela Goose Pond Road em Canaan, New Hampshire; depois, participei de uma divertida corrida ao redor do Lago Canaan na celebração dos *Old Home Days* da cidade. Alguns anos depois, fui capaz de cruzar a linha de chegada da Maratona de Boston. Também completei a caminhada anual do século de Dartmouth-Hitchcock e pratiquei yoga, remo, caiaque e esqui cross-country.

À medida que ia experimentando os benefícios associados aos exercícios, à dieta e às práticas para a mente-corpo visando ao autocuidado, comecei a abordar o assunto com meus pacientes. Durante o meu trabalho comunitário de cuidados relacionados à saúde mental para jovens adultos com abuso de substâncias e doenças mentais graves, utilizei a atividade física como pano de fundo para estabelecer uma aliança terapêutica e também para reconectar meus pacientes com suas paixões anteriores e com as recompensas advindas da prática do exercício. Algum tempo depois, enquanto ajudava um jovem esquizofrênico ao longo dos estágios de expansão dos exercícios e da recuperação, concordei em correr com ele sua primeira maratona – e cruzei a linha de chegada ofegante, na tentativa de acompanhar seu ritmo. Na linha de chegada, o rapaz estava lá, aguardando-me para me cumprimentar. Ele tinha cruzado a linha de chegada 30 minutos antes. O grande êxito desses esforços fez que eu estudasse a literatura sobre intervenções no estilo de vida no campo da psiquiatria; passei a discuti-las em minhas aulas e textos e, por fim, orientei minhas pesquisas com o objetivo de dar contribuições para a área. Minha vinda para a Stanford University criou a oportunidade para que eu pudesse posicionar a psiquiatria do estilo de vida e do esporte no centro da minha carreira.

Dedico este livro aos muitos pacientes que me ensinaram a compreender o poder transformador de viver bem. Também é grande a minha dívida com os vários autores dos capítulos, por suas elegantes contribuições. Este livro jamais seria publicado sem o estímulo intelectual e o apoio de muitos e excelentes colegas. Sou particularmente grato a Laura Roberts, pela sua visão ao me incentivar a percorrer os caminhos da psiquiatria do estilo de vida, bem como por seu convite para que eu liderasse o Programa de Psiquiatria do Esporte em Stanford. Laura visualizou a necessidade deste livro e me deu a oportunidade de escrevê-lo e publicá-lo pela American Psychiatric Association Publishing. E, não bastasse isso, ela também introduziu o conceito da nova psiquiatria. Também quero agradecer a Mickey Trockel e Lynn Yudofsky pela parceria no desenvolvimento da psiquiatria do estilo de vida em Stanford. Francesco Dandekar, Lisa Post e Kelli Moran-Miller foram parceiros inestimáveis no desenvolvimento do Programa de Psiquiatria Esportiva em Stanford. Jake Ballon tem sido sempre um colaborador generoso e incentivador no desenvolvimento do programa de pesquisa clínica *INSPIRE*, que trata de exercícios físicos para pessoas com psicose. Kaci Fairchild, Marily Oppezzo e Jeff Christle foram, todos, fundamentais no desenvolvimento do *BrainEx*, a pesquisa colaborativa de Stanford sobre exercícios físicos e o cérebro.

Por fim, e mais importante que tudo, quero expressar uma imensa gratidão à minha querida esposa, Mary, e também à minha amorosa família por tolerarem minha ausência durante minhas excursões no mundo natural, por compartilharem grandes brunches nos meus retornos e, sobretudo, por tolerarem tão pacientemente as muitas horas por mim dedicadas a este volume. Charlotte e Jack, meus queridos filhos, passaram seus primeiros anos de vida fazendo excursões a cumes de montanhas, entre plantações de amoras e por lagos remotos. Nossos fiéis parceiros caninos, Bridey e Zinnia, se tornaram meus dedicados companheiros de aventura até não aguentarem mais. Agradeço também aos meus queridos pais por me apresentarem à incrível beleza do mundo natural e por terem servido como meus modelos para uma vida inteira dedicada ao cultivo do bem-viver.

Douglas L. Noordsy
Palo Alto, Califórnia
Silver Bay, Nova York

PARTE I

A base da psiquiatria do estilo de vida

1

Introdução à psiquiatria do estilo de vida

Douglas L. Noordsy, M.D.

PONTOS PRINCIPAIS

- A psiquiatria do estilo de vida é um componente da medicina do estilo de vida, com enfoque no tratamento de transtornos psiquiátricos por meio de uma abordagem integrada e holística da saúde.
- O termo *estilo de vida* nos cuidados médicos refere-se à atividade física, à dieta e à nutrição, a um sono adequado e ao controle do estresse.
- A psiquiatria do estilo de vida vai muito além do modelo biopsicossocial, por incluir recomendações específicas sobre a prática de exercícios físicos, dieta, sono e a prática de *mindfulness* (atenção plena) a fim de ajudar pessoas no controle de seus transtornos psiquiátricos.
- As intervenções no estilo de vida podem complementar a medicação e a psicoterapia, causando impacto significativo em domínios como o comprometimento cognitivo, a motivação e a autoeficácia.
- Já ficou demonstrado que as intervenções no estilo de vida exercem efeitos neurobiológicos e epigenéticos; o exercício físico é, atualmente, a intervenção mais poderosa que conhecemos para a estimulação da plasticidade sináptica.
- A psiquiatria do estilo de vida oferece a oportunidade de abordar e obter equilíbrio na vida e uma imersão na natureza.

Este livro foi elaborado com o objetivo de abrir o mundo da psiquiatria do estilo de vida aos profissionais que trabalham no campo dos cuidados primários e da saúde mental, e aos seus pacientes. A incorporação de intervenções no estilo de vida pode tornar a prática psiquiátrica bem mais gratificante e eficaz. Revisamos o conjunto cada vez mais volumoso de evidências que demonstram a eficácia dos exercícios físicos, da dieta, das práticas da mente-corpo e do sono reparador na prevenção e no controle dos transtornos psiquiátricos – em outras palavras, na obtenção de saúde e bem-estar. Essas evidências incluem estudos nos quais a intervenção primária consiste em práticas de estilo de vida, e também pesquisas que combinam práticas de modificação do estilo de vida com tratamentos tradicionais, como a psicofarmacologia ou a psicoterapia. Atualmente, as evidências em favor da eficácia das intervenções no estilo de vida no campo da psiquiatria são tão robustas que certamente os médicos podem se sentir confiantes em recomendá-las como práticas baseadas em evidências. Na verdade, a consciência pública ficou tão informada a respeito que muitos pacientes perguntam aos seus médicos sobre intervenções no estilo de vida como um componente do seu tratamento. Como prestadores, nosso papel é ajudar na orientação dos nossos pacientes, para que possam distinguir entre recomendações baseadas em evidências e ideias sem utilidade, ou não testadas.

A psiquiatria do estilo de vida faz parte de um movimento maior da medicina do estilo de vida. Essa especialidade foi fundada com base no princípio de que as intervenções tradicionais, como medicamentos e cirurgias, são ferramentas terapêuticas poderosas, mas de limitada eficácia na abordagem de fatores de risco modificáveis no caso das doenças crônicas, inclusive má nutrição, inatividade física e estresse crônico (Bortz, 1984). A medicina do estilo de vida tem por objetivo diminuir os efeitos danosos das doenças e melhorar a saúde; para tanto, aborda os fatores contributivos passíveis de modificação em pacientes com doenças crônicas. Essa especialidade reestrutura as síndromes de doenças crônicas como *síndromes de deficiência de estilo de vida*, uma denominação que pode ser mais precisa sob o ponto de vista etiológico e que, além disso, pode gerar intervenções curativas. Por exemplo, se a hipertensão de um paciente decorre substancialmente de um excesso de peso, inatividade, estresse e do uso excessivo de bebidas alcoólicas, a medicação prescrita apenas atenuará e não resolverá a hipertensão. Em muitos casos, os pacientes se sentem presos a um ciclo interminável de idas à farmácia, despesas médicas crescentes e efeitos secundários que limitam sua vida; eles fazem grande esforço para equilibrar a pressão vivenciada e para serem bons pacientes, desejosos de ter uma autonomia mais fundamental no controle do seu estado de saúde. Em muitas situações, as promessas dos médicos se transformam em um obscuro meio-termo com vistas ao uso de medicamentos parcialmente eficazes, acompanhados por um volume substancial de efeitos secundários, com o objetivo de tentar evitar os riscos de longo prazo – mas ao mesmo tempo que evitam falar sobre os poderosos agentes que são as práticas de saúde para a vida cotidiana.

Aqueles profissionais que se sentem frustrados diante dos limites existentes na prescrição de medicamentos que servem apenas para corrigir parcialmente o açúcar no sangue ou a pressão arterial e que acabam resultando em náusea, fadiga ou disfunção sexual poderão se sentir revitalizados por ajudarem seus pacientes para que tenham uma saúde de maior qualidade e para que se sintam melhor com a prática do exercício físico, de uma dieta adequada e com o controle do estresse, ao abraçarem as abordagens da medicina do estilo de vida. Contudo, pode ser tarefa desconfortável, tanto para os profissionais de saúde como para os pacientes, discutir intervenções no estilo de vida. Os profissionais prestadores de cuidados carecem de uma educação formal que leve em conta as intervenções no estilo de vida; por outro lado, seus pacientes vivem em um ambiente de influências culturais generalizadas que comprometem a implementação das recomendações para mudanças no estilo de vida. Os profissionais praticantes da medicina do estilo de vida reconhecem que essas questões devem ser abordadas, de modo que os pacientes venham a receber cuidados médicos ideais.

A psiquiatria do estilo de vida está se transformando em uma subespecialidade da medicina do estilo de vida, concentrando-se no papel desempenhado pela dieta, pela atividade física, pelo estresse e pelo sono, como fatores contributivos para o surgimento e a manutenção dos transtornos psiquiátricos. No campo da psiquiatria, as intervenções no estilo de vida podem ter particular relevância porque as complicadas interações entre a mente e o cérebro vêm limitando nossa capacidade de ultrapassar os limites do diagnóstico sindrômico; foi demonstrado que os fatores psicossociais contribuem para todos os distúrbios psiquiátricos. Tal como ocorre com a medicina do estilo de vida, a psiquiatria do estilo de vida torna-se mais eficaz na prevenção e no controle de doenças crônicas, tendo menor respaldo nas doenças agudas. Em termos de saúde e bem-estar, o foco da medicina do estilo de vida faz com que retornemos às nossas raízes como curadores e, mais importante ainda, promove o envolvimento dos pacientes de modo a assumirem a responsabilidade pelo seu próprio bem-estar. Nesses tempos de questionamento do valor e dos riscos com o uso de medicamentos psicotrópicos e dos procedimentos intervencionistas, tanto os profissionais de saúde como seus pacientes podem encontrar um terreno comum para a identificação do valor e dos limites das intervenções farmacológicas, psicoterapêuticas e de estilo de vida, com a possibilidade do desenvolvimento de um plano para os modos de aplicação de tais meios terapêuticos de maneira otimizada, em atendimento às necessidades e aos objetivos do paciente.

O QUE É MEDICINA?

De acordo com o Dicionário Merriam-Webster, *medicina* pode ser definida como "a ciência e a arte que tratam da manutenção da saúde e da prevenção, alívio ou cura de doenças". Durante os últimos 75 anos transcorridos desde a introdução da penicilina no tratamento das infecções, profissionais da área médica e seus pacientes foram atraídos pela excitante possibilidade de obtenção da cura de doenças e de fazer com que as pessoas voltassem a gozar de boa saúde com o uso de medicamentos e outros procedimentos terapêuticos. O incrível aumento nos percentuais de resposta ao uso de placebo ao longo de cada década desde os idos de 1960 (Weimer et al., 2015) é prova cabal da crença pública no poder dos comprimidos. A medicina passou a ser equiparada à medicação. Embora o modelo de doença aguda/cura continue sendo o arquétipo da medicina moderna, o tratamento não agudo das doenças crônicas na busca da saúde pode ter um efeito mais significativo no curso da existência do paciente e nos resultados obtidos.

Embora, em sua maioria, os profissionais da saúde concordem que os fatores pertinentes ao estilo de vida contribuem para os problemas de seus pacientes, muitos deles se sentem despreparados para fazer abordagens pertinentes ao estilo de vida no seu tratamento. Como profissionais formados no universo da medicina moderna, somos doutrinados na crença de que o domínio da medicina consiste propriamente naquelas coisas sobre as quais os profissionais têm exclusiva autoridade. É exatamente nisso que nosso treinamento se concentra. É fundamental possuir treinamento médico para solicitar exames ou procedimentos e fazer prescrições médicas, mas qualquer pessoa pode dar conselhos e tomar decisões com relação à frequência com que se deve jogar tênis e sobre o que se deve comer.

À medida que vamos ingressando na era da medicina de precisão, em que o tratamento é personalizado em conformidade com cada etiologia individual, nós médicos devemos raciocinar além das nossas abordagens tradicionais – isto é, de oferecer aos nossos pacientes apenas aquilo com que nos sentimos confortáveis ou que dominamos, passando a nos concentrar em como podemos adaptar as melhores práticas para que tenhamos condições de abordar as causas precisas da doença específica de cada paciente (Berman, 2018). A abordagem da medicina de precisão exige nossa atenção aos aspectos do estilo de vida como sendo os principais fatores contributivos para as doenças. E nossa atenção também deve ser orientada para as barreiras interpostas a uma recuperação total. Por outro lado, no DSM-5, nenhuma base etiológica específica foi estabelecida para um transtorno psiquiátrico (American Psychiatric Association, 2013; Kapur et al., 2012). A especificidade, a eficácia e os custos do nosso sistema de saúde apenas serão otimizados se abordarmos nossos pacientes de uma forma holística e se fizermos recomendações terapêuticas que incluam toda a gama de fatores que estejam contribuindo para seu sofrimento. É exatamente isso que tanto pacientes como seus familiares esperam dos seus prestadores de cuidados de saúde e, cada vez mais, é o que a sociedade espera dos nossos sistemas de saúde.

O QUE É ESTILO DE VIDA?

A gênese de um campo é um ponto importante para que seja definida sua terminologia. A psiquiatria do estilo de vida e a psiquiatria biopsicossocial clássica são diferentes. A expressão *estilo de vida* tem múltiplos usos e traz consigo conotações que normalmente não associamos à prática da medicina, da psiquiatria ou da psicologia. Estilo de vida pode ser usado para se referir às condições do local onde a pessoa mora ou ao meio de transporte utilizado para chegar ao trabalho. Com frequência, o conceito de estilo de vida é empregado para a venda de bens materiais. Isso faz que essa expressão se torne contaminada e carregada de imprecisões. Na concepção deste livro, pensamos bastante em alternativas a *estilo de vida* como termo definidor.

Bem-estar talvez seja a melhor alternativa a *estilo de vida* para a definição de um campo que se concentra no uso de comportamentos relacionados à saúde com vistas à otimização da saúde. Embora o termo *psiquiatria do bem-estar* tenha seus atrativos, também é igualmente impreciso, pois não concentra a nossa atenção nas escolhas e nos comportamentos de vida. Além disso, com o uso do termo *bem-estar* também se perde a oportunidade de um alinhamento com o campo estabelecido da medicina do estilo de vida, em uma época na qual passou a ser fundamental a integração da psiquiatria com os cuidados primários, condição para que o médico possa prestar cuidados de qualidade. Portanto, este livro utiliza o termo *psiquiatria do estilo de vida*, em alinhamento com a prática de nossos colegas da medicina geral.

O QUE É SÍNDROME? O QUE É TRATAMENTO?

Tal como na medicina do estilo de vida, coloca-se uma questão filosófica subjacente – se devemos considerar as intervenções no estilo de vida como procedimentos terapêuticos ou se devemos considerar um estilo de vida saudável como o estado normal; e a carência na prática de exercícios ou a resposta de estresse, por exemplo, como uma síndrome. Quando estiver lendo os capítulos deste livro, pense bem com relação à sua conceituação para doença e tratamento. Se você encontrar ligações convincentes entre os comportamentos do estilo de vida e o início ou a perpetuação dos transtornos sob seu tratamento, isso poderá moldar a natureza de suas discussões com os pacientes, em termos da compreensão de seu transtorno e também sobre onde posicionar as intervenções de estilo de vida no arsenal terapêutico. Essa abordagem também pode ajudar os pacientes a perceberem a adoção de comportamentos positivos para a sua saúde como uma oportunidade de alcançar o equilíbrio em suas vidas, e não como uma limitação. Com o passar do tempo, essa estratégia tem maior probabilidade de resultar, colateralmente, no estabelecimento de mudanças para um estilo de vida saudável e permanente.

DE QUE MODO AS INTERVENÇÕES NO ESTILO DE VIDA EXERCEM SEUS EFEITOS?

No Capítulo 2 ("Exercício físico e o cérebro"), concentramo-nos na neurociência do exercício e no seu impacto no funcionamento e na saúde do cérebro. Nos capítulos componentes das Partes II e III, revelamos detalhes da ciência do exercício, das práticas da mente-corpo, da dieta e do sono em categorias psiquiátricas específicas. Ao longo desses capítulos, observamos padrões, inclusive a estimulação de fatores neurotróficos conducentes a aumentos na sinaptogênese e nos volumes cerebrais regionais. Observaremos também que a continuidade dos hábitos de estilo de vida está associada a mudanças epigenéticas, passíveis de serem transmitidas por meio de gerações (Denham, 2018).

Na Parte IV do livro exploramos o impacto dos comportamentos de estilo de vida na autoimagem e na aliança terapêutica. No início, pode parecer desafiadora a tarefa de envolver seus pacientes em uma análise do papel das suas escolhas no seu próprio sofrimento, mas essa estratégia possibilita o surgimento de uma parceria de observação e de capacitação na relação terapêutica. A psiquiatria do estilo de vida está orientada para a recuperação, podendo criar vigorosas oportunidades para o desenvolvimento de autoeficácia pelos pacientes, e esse resultado pode ampliar seus ganhos em outros domínios. Práticas como a meditação e o exercício podem desencadear diretamente certas vias cerebrais de recompensa, proporcionando alternativas úteis aos gatilhos de recompensa destrutivos e viciantes. Por outro lado, as práticas de estilo de vida também podem exercer um poder sinérgico. Por exemplo, muitas práticas da mente-corpo incorporam a meditação; e a prática contínua do exercício está associada a um estado mental calmo e contemplativo. Se pudermos ajudar as pessoas a encontrar métodos confiáveis que fiquem sob seu controle, visando com isso alterar seu estado de angústia, elas ficarão fortalecidas e com maior confiança.

É digno de nota o modo como as intervenções no estilo de vida afetam amplamente a saúde mental e o bem-estar. Isso sugere a presença de efeitos generalizados e também específicos na saúde do cérebro, o que, por sua vez, amplia o conjunto de ferramentas dos prestadores de serviços psiquiátricos para algo além da gestão dos níveis de neurotransmissores. Caro leitor, ao revisar os capítulos deste livro, deixe-se surpreender pela amplitude do impacto que uma intervenção tão simples como a prática da atividade física pode ter na saúde mental; e pense nos mecanismos que podem ser subjacentes a tal generalização. Considere também como padrões de comportamento de um estilo de vida pouco saudável podem interagir e ampliar-se mutuamente durante o início e a perpetuação da doença.

POTENCIAL PARA PREVENÇÃO DO SURGIMENTO DE TRANSTORNOS PSIQUIÁTRICOS

Evidências recentemente publicadas identificam que, além de ajudar os pacientes no controle dos transtornos psiquiátricos já existentes, os comportamentos de estilo de vida saudáveis são também importantes na redução dos percentuais de surgimento de transtornos psiquiátricos (Johnson et al., 2017). Evidências surgidas ultimamente, indicativas do crescimento percentual de transtornos psiquiátricos e de suicídios, sobretudo entre jovens e adultos em idade de transição, levantam preocupações com relação às consequências geracionais diante de comportamentos de estilo de vida pouco saudáveis. Também causa preocupação o modo como o impacto da imersão das pessoas na rápida disseminação de tecnologias da internet afeta o estilo de vida e o bem-estar (Substance Abuse and Mental Health Services Administration, 2018). A psiquiatria do estilo de vida é importante para a saúde da população e também para a saúde individual. Essa subespecialidade pode nos alertar para o uso das melhores práticas com vistas às nossas intervenções societais, em apoio ao bem-estar das gerações futuras.

UMA PERSPECTIVA EVOLUCIONÁRIA

Caro leitor, ao explorar as evidências contidas neste volume, que detalham o impacto dos comportamentos de estilo de vida na saúde mental e no bem-estar, pense no porquê da possível existência dessas relações. Quais são as vantagens geradas para a sobrevivência humana pela associação entre a prática do exercício físico e a proliferação sináptica, a saúde cerebral e o aprendizado? Por que determinados elementos constituintes da dieta podem estar associados à saúde mental, enquanto outros se vinculam à depressão? Por que o sono adequado pode otimizar as funções cognitiva e motora? Por que abandonarmos a nossa incrível capacidade de pensar e de planejar, para nos concentrarmos por curtos períodos no momento presente, é uma atitude que pode estar associada ao bem-estar mental? Embora não tenhamos ainda resposta para muitas dessas perguntas, vamos considerar as suas implicações, pois isso pode nos ajudar a contextualizar esse conjunto de evidências e a fornecer analogias úteis para nosso trabalho com os pacientes.

BENEFÍCIOS DA PSIQUIATRIA DO ESTILO DE VIDA PARA O MÉDICO

No Capítulo 18, "Estilo de vida do médico e comportamento promotor da saúde", analisamos as evidências existentes para o impacto dos comportamentos de saúde dos profissionais em seu envolvimento na medicina do estilo de vida. É também possível que a prática da medicina do estilo de vida venha a motivar o profissional. À medida que tomamos conhecimento quanto às evidências que falam em favor das práticas de estilo de vida com relação aos resultados para a saúde, é muito comum que fiquemos cada vez mais interessados em experimentar algumas das etapas do estilo de vida em nossas próprias vidas. Lembretes dos benefícios provenientes do consumo de certos alimentos ou da prática da atenção plena podem fazer que o médico implemente tais comportamentos ao seu dia a dia. Quanto mais tentamos, maior se torna a probabilidade de uma evolução desses comportamentos para o estabelecimento de padrões continuados, que tenham sinergias nas nossas próprias vidas e também resultem em efeitos em cascata para nossos pacientes. O tempo todo novas evidências vêm surgindo; e elas podem inspirar psiquiatras ou psicólogos atentos, para que continuem ajustando seus comportamentos de saúde pessoais.

RISCOS POTENCIAIS

É importante ter em mente que existem riscos de exagerarmos quanto ao estilo de vida, assim como em outros tipos de intervenções e comportamentos. Há pessoas que podem se tornar tão restritivas em suas dietas, ou tão exageradas em seus exercícios ou práticas de meditação, a ponto de causarem danos a si mesmos (ver exemplo de caso no Capítulo 8, "Exercício e dependência"). Há casos de pessoas que podem ficar obsessivamente focadas no estilo de vida a ponto de sofrerem limitações em seus interesses ou funções cotidianas. Ao avaliar e monitorar comportamentos de saúde é importante que tenhamos em mente a possibilidade de ocorrência do exagero e que estejamos preparados para a necessidade de um retorno ao equilíbrio.

Os autores deste livro procuraram apoiar os esforços dos psiquiatras e dos profissionais da saúde mental e dos cuidados primários de modo a proporcionar ao leitor informações bem embasadas a respeito da psiquiatria do estilo de vida. Para tanto, foram reunidas evidências em apoio às suas áreas de atuação, além de abordagens eficazes para a prestação dos seus serviços. Também pretendemos fornecer evidências e práticas sensatas que possam abrir caminho para novas abordagens na prestação dos cuidados de saúde. Por fim, esperamos estimular um debate extremamente necessário, de como maximizar o valor dos cuidados de saúde com a incorporação de abordagens sofisticadas e ponderadas que visem à otimização do bem-estar. No final das contas, a saúde e o bem-estar dizem respeito a todos nós e, como médicos, somos responsáveis por assegurar a existência de uma sociedade e de um sistema de saúde que proporcionem aos nossos filhos, filhas, irmãos, irmãs, pais e amigos orientação e cuidados que possam ajudar cada indivíduo em sua busca por um bem-estar ideal.

PERGUNTAS PARA DISCUSSÃO

1. Por que a medicina do estilo de vida é um conceito tão popular na sociedade moderna?
2. De que forma a psiquiatria do estilo de vida se encaixa no modelo da medicina de precisão?
3. Como a psiquiatria do estilo de vida pode reforçar uma abordagem de tomada de decisão partilhada? E como pode construir autoeficácia?
4. Você considera as intervenções no estilo de vida como modalidades terapêuticas ou como um retorno a um estado evolutivamente normativo? Qual é sua estratégia de apresentação dessas intervenções aos seus pacientes?
5. Por que a adoção de um estilo de vida saudável está associada a maior eficácia na prestação da medicina do estilo de vida?

LEITURAS RECOMENDADAS

1. Bortz WM, Stickrod R: The Roadmap to 100: The Breakthrough Science of Living a Long and Healthy Life. St. Martin's Press, New York, 2010.
2. Lam CW, Riba M (eds): Physical Exercise Interventions for Mental Health. Cambridge, UK, Cambridge University Press, 2016.

REFERÊNCIAS

1. American Psychiatric Association: Diagnostic and Statistical Manual of Mental Disorders, 5th Edition. Arlington, VA, American Psychiatric Association, 2013.
2. Berman JJ: Precision Medicine and the Reinvention of Human Disease. London, Academic Press, 2018.
3. Bortz WM: The disuse syndrome. West J Med 141(5):691-694, 1984 6516349.
4. Denham J: Exercise and epigenetic inheritance of disease risk. Acta Physiol (Oxf) 222(1):1-20, 2018 28371392.
5. Johnson R, Robertson W, Towey M, et al: Changes over time in mental well-being, fruit and vegetable consumption and physical activity in a community-based lifestyle intervention: a before and after study. Public Health 146:118-125, 2017 28404463.

6. Kapur S, Phillips AG, Insel TR: Why has it taken so long for biological psychiatry to develop clinical tests and what to do about it? Mol Psychiatry 17(12):1174-1179, 2012 22869033.
7. Substance Abuse and Mental Health Services Administration: Key Substance Use and Mental Health Indicators in the United States: Results From the 2017 National Survey on Drug Use and Health (HHS Publ No SMA 18-5068, NSDUH Series H-53). Rockville, MD, Center for Behavioral Health Statistics and Quality, Substance Abuse and Mental Health Services Administration, 2018. Available at: www.samhsa.gov/data. Accessed January 9, 2019.
8. Weimer K, Colloca L, Enck P: Placebo effects in psychiatry: mediators and moderators. Lancet Psychiatry 2(3):246-257, 2015 25815249.

2

Exercício físico e o cérebro

Joseph Firth, Ph.D.
Rebekah Carney, Ph.D.

PONTOS PRINCIPAIS

- Ao que parece, a ligação entre condicionamento físico e capacidades cognitivas decorre de fatores comuns que impulsionam ganhos funcionais nesses dois aspectos, ao longo do curso da nossa evolução como espécie.
- Atualmente contamos com evidências convincentes, com base em estudos clínicos, de que o exercício aeróbico pode melhorar de modo significativo a função cerebral, tanto em amostras psiquiátricas como na população em geral.
- Atualmente são incipientes as evidências de que o treinamento de resistência afeta o cérebro, mas se trata de um tópico altamente promissor, como abordagem extra visando melhorar a cognição por meio de intervenções com o exercício físico.

CORPO SAUDÁVEL, MENTE SAUDÁVEL: A HISTÓRIA DO EXERCÍCIO E O CÉREBRO

O conceito da inexplicável ligação entre o exercício físico e uma mente saudável é bem anterior à própria medicina moderna. O grande filósofo Sócrates (470-399 a.C.) discorria muitas vezes sobre os grandes benefícios da atividade física, dizendo: “Certamente qualquer pessoa sensata se submeteria a qualquer coisa, como o exercício, para que pudesse obter uma mente de bom funcionamento e uma vida agradável e feliz." (www.hiddendominion.com/socrates-quotes-on-physical-fitness). Buda (563-483 a.C.) também percebeu a importância do condicionamento físico para a cognição, ao ensinar com sua famosa frase: "Temos o dever de manter o corpo com boa saúde; caso contrário, não seremos capazes de manter forte e clara a nossa mente." (Lu e Ahmed, 2010, p. 378). Grandes pensadores contemporâneos especularam ainda mais demoradamente sobre essa ligação entre mente-corpo, e talvez a citação mais específica foi proveniente do presidente John F. Kennedy: "A boa forma física não é apenas essencial para um corpo saudável; é também a base para uma atividade intelectual dinâmica e criativa" (Kotecki, 2011, p. 210).

A ciência médica investigou e quantificou exaustivamente se, e de que forma, o exercício físico pode melhorar a saúde do cérebro. Ainda antes da virada do século XX, já tinham sido publicados cerca de 200 estudos que examinavam a influência do condicionamento físico no desempenho cognitivo (Etnier et al., 1997); no geral, as evidências demonstram coletivamente uma relação positiva e estatisticamente significativa entre esses dois aspectos. Pesquisas subsequentes visaram determinar se essa relação persistia ao longo da vida. Uma metanálise realizada por Sibley e Etnier (2003) envolvendo 44 estudos realizados em crianças, por exemplo, revelou a existência de associações significativas entre atividade física e cognição, e isso desde tenra idade. Sofi et al. (2011) analisaram dados de 33 mil idosos, tendo demonstrado que indivíduos que praticavam atividade física regularmente tinham menor probabilidade de sofrer declínio cognitivo relacionado ao envelhecimento do que pessoas sedentárias.

No entanto, embora essas observações em grande escala demonstrem a existência de evidente ligação entre a prática do exercício físico e a saúde do cérebro, uma questão pertinente ainda permanece: é possível melhorar a estrutura, a conectividade ou as capacidades funcionais do cérebro por meio da prática de certos tipos de atividade física? Os benefícios potenciais da prática do exercício para a saúde do cérebro são particularmente relevantes para pessoas com transtornos psiquiátricos, devido à associação entre transtornos do humor, transtornos psicóticos e deficiências cognitivas. Essas deficiências são observadas em vários domínios cognitivos (p. ex., velocidade de processamento, memória e raciocínio); e em muitos casos tais deficiências persistem, apesar do tratamento psiquiátrico (Bora et al., 2013; Goldberg et al., 2007). Além disso, em longo prazo os déficits cognitivos são fortemente preditivos de incapacidade funcional, muitas vezes observada em pessoas com transtornos psiquiátricos (Evans et al., 2014; Green et al., 2000). Considerando que grande parte do ônus pessoal e econômico dessas condições pode ser atribuída a disfunções sociais e ocupacionais, qualquer intervenção que possa ser bem-sucedida na melhora da saúde cognitiva em indivíduos com transtornos psiquiátricos terá valor substancial, tanto do ponto de vista do paciente como da saúde pública.

Neste capítulo, apresentamos as conclusões dos principais estudos epidemiológicos e clínicos que examinaram o impacto exercido pelo exercício físico na saúde do cérebro. Ao longo do capítulo, nosso enfoque recairá especificamente em estudos de pessoas com transtornos psiquiátricos, sobretudo esquizofrenia, depressão maior e transtorno bipolar. Examinaremos também se diferentes tipos de exercício, como as atividades aeróbicas e de treinamento de força, podem resultar em tratamentos eficazes para a disfunção neurocognitiva associada a essas condições psiquiátricas. Além disso, com base em estudos em seres humanos e em animais, apresentaremos os mecanismos neurobiológicos pelos quais essas intervenções, baseadas no estilo de vida, conferem seus benefícios cognitivos.

SOBREVIVÊNCIA DO MAIS FORTE: EFEITOS NEUROPROTETORES DO EXERCÍCIO AERÓBICO

Efeitos do exercício aeróbico na estrutura do cérebro

O exercício aeróbico pode promover muitas alterações fisiológicas, uma das quais é a propensão por alterar a estrutura cerebral. Estudos de ressonância magnética (RM) nos permitiram compreender em profundidade a estrutura do cérebro humano. Tal avanço nos possibilitou investigar os efeitos de comportamentos como a atividade física. Embora até a presente data as pesquisas sejam ainda confusas, há evidências cada vez mais robustas sugerindo que a atividade física e a capacidade aeróbica podem afetar a estrutura do cérebro. Em estudos de imagens, foi descoberto que a atividade aeróbica está associada aos seguintes aspectos:

- Aumento do volume de substância cinzenta nas regiões frontal, occipital, entorrinal e do hipocampo, bem como diminuição do risco de comprometimento cognitivo (Erickson et al., 2014).
- Mudanças na estrutura e na conectividade das regiões de substância branca e aumento de seu volume geral (Sexton et al., 2016; Voss et al., 2013).
- Mudanças estruturais nos gânglios da base, área implicada na cognição e no funcionamento geral (Niemann et al., 2014).

Normalmente, as intervenções estruturadas com exercícios físicos envolvem o encorajamento das pessoas para que aumentem seus níveis de atividade física até que venham a atingir um valor mínimo; por exemplo, 90 minutos de atividade moderada a vigorosa por semana durante determinado período (p. ex., 12 semanas). Uma comparação dos exames estruturais por RM antes e depois de uma intervenção com exercício físico poderá identificar alterações estruturais que possam ter ocorrido como resultado do aumento da atividade aeróbica.

Hipocampo e exercício

Acredita-se que o hipocampo responda especialmente aos efeitos da atividade física (Cotman et al., 2007). Trata-se de uma estrutura localizada nas profundezas do sistema límbico, sendo responsável pela memória, regulação emocional e motivação. Há ampla relação entre as funções do hipocampo e a consolidação de informações da memória de curto prazo para a memória de longo prazo. Estudos de grande porte realizados com animais sugerem a existência de uma ligação entre o exercício aeróbico e as dimensões e funcionamento do hipocampo. O exercício voluntário em roedores, por exemplo, foi associado a um crescimento celular no hipocampo (van Praag et al., 2005).

Esse efeito também foi observado em cérebros humanos. Estudos clínicos randomizados envolvendo a prática de exercícios físicos revelaram aumentos no volume do hipocampo durante um período de tempo relativamente curto (Erickson et al., 2011; Pajonk et al., 2010). Uma metanálise conduzida por Firth et al. (2018b) sintetizou as pesquisas existentes com o objetivo de determinar o impacto das intervenções com atividade física no volume do hipocampo em populações saudáveis e clínicas. Nessa metanálise foram incluídos 14 estudos individuais, com um total de 737 participantes submetidos a diversas intervenções (p. ex., bicicleta ergométrica e corrida em esteira). A Tabela 2.1 contém um resumo desses 14 ensaios e também dos estudos de Erickson et al. e Pajonk et al.

TABELA 2.1 Estudos sobre os efeitos do exercício físico no volume do hipocampo

Estudo	Amostra	Descrição da intervenção	Achados principais
Burzynska et al. (2017)	124 idosos (31% homens)	6 meses de caminhadas ao ar livre (40 minutos 3×/semana) a 50-60% de FC máx, progredindo para 60-75% de FC máx *versus* alongamento e tonificação	A substância branca diminuiu nas duas condições por todas as principais regiões do cérebro
Erickson et al. (2011)	120 idosos (33% homens)	12 meses de caminhadas (40 minutos 3×/semana) a 50-60% de FC reserva, progredindo para 60-75% de FC reserva *versus* alongamento e tonificação	O treinamento de exercício aumentou o VHC e melhorou a memória; não houve aumentos significativos no tálamo

(continua)

TABELA 2.1 Estudos sobre os efeitos do exercício físico no volume do hipocampo (*continuação*)

Estudo	Amostra	Descrição da intervenção	Achados principais
Jonasson et al. (2016)	58 idosos (48% homens)	6 meses de *jogging* e ciclismo (30-60 minutos 3×/semana) a 40-80% de FC máx estimada *versus* alongamento e tonificação	Não foram observadas diferenças entre grupos na espessura cortical, mas o VHC foi positivamente associado à aptidão
Krogh et al. (2014)	79 pessoas com TDM (33% homens)	3 meses de bicicleta ergométrica (45 minutos 3×/semana) a 80% de FC máx *versus* alongamento	O exercício não aumentou o VHC
Lin et al. (2015)	30 mulheres com psicose de primeiro episódio	3 meses de treinamento aeróbico em esteira rolante e bicicleta (45-60 minutos 3×/semana) a 50-60% VO_2 máx *versus* tratamento habitual	O exercício aeróbico resultou em pequenos aumentos no VHC
Maass et al. (2015)	32 idosos (45% homens)	3 meses de corrida em esteira rolante (30 minutos 3×/semana) a 65-85% de FC reserva *versus* alongamento e relaxamento muscular	O exercício aumentou VSC em geral e a melhora da aptidão foi associada a um aumento no VHC
Malchow et al. (2016)	39 pessoas com esquizofrenia (68% homens)	3 meses de bicicleta ergométrica (30 minutos 3×/semana) com intensidade individualizada dependendo da concentração sanguínea de lactato de 2 mmol/L *versus* futebol de mesa	O exercício aumentou o volume nos giros temporais anteriores superior, médio e inferior, mas não afetou o VHC
Morris et al. (2017)	68 idosos provavelmente com doença de Alzheimer (49% homens)	24 semanas de exercício aeróbico supervisionado até chegar a 150 min/semana a 60%-75% da FC reserva *versus* alongamento e tonificação	O exercício não afetou VSC total, mas o condicionamento físico foi associado à melhora da memória e ao VHC bilateral

(*continua*)

TABELA 2.1 Estudos sobre os efeitos do exercício físico no volume do hipocampo (*continuação*)

Estudo	Amostra	Descrição da intervenção	Achados principais
Niemann et al. (2014)	30 idosos (35% homens)	12 meses de caminhada nórdica (45 minutos 3×/semana) acima e abaixo do limiar aeróbico	O exercício aumentou o volume dos gânglios basais e foi associado à melhora na função executiva
Pajonk et al. (2010)	16 homens com esquizofrenia	3 meses de bicicleta ergométrica (30 minutos 3×/semana) com intensidade individualizada dependendo da concentração sanguínea de lactato de 1,5-2 mmol/L *versus* futebol de mesa	O VHC aumentou em resposta ao exercício, tendo correlação com a melhora na aptidão aeróbica
Rosano et al. (2016)	26 idosos (30% homens)	24 meses de caminhadas com intensidade moderada (40 minutos, 2×/semana) e outras atividades *versus* educação para a saúde	O exercício aumentou o VHC esquerdo
Scheewe et al. (2013)	30 pessoas com esquizofrenia (78% homens)	6 meses de bicicleta ergométrica (60 minutos 2×/semana) com aumento de 45% para 75% da FC reserva *versus* TO	Com o exercício, não ocorreu aumento no volume cerebral global nem no VHC ou na espessura cortical
Ten Brinke et al. (2015)	21 mulheres idosas com CCL	6 meses de caminhadas ao ar livre (60 minutos 2×/semana) a 40% FC reserva com progressão para 70-80% *versus* treinamento de equilíbrio e tonificação	O treinamento aeróbico aumentou significativamente o VHC direito e esquerdo
Thomas et al. (2016)	54 adultos jovens (44% homens)	6 semanas de bicicleta ergométrica (30 minutos 5×/semana) a 55-85% da FC máx *versus* controle em lista de espera	O exercício aumentou o VHC anterior, mas com retorno aos níveis basais dentro de 6 semanas sem exercício

CCL: comprometimento cognitivo leve; FC: frequência cardíaca; TDM: transtorno depressivo maior; TO: terapia ocupacional; VHC: volume do hipocampo; VO_2: volume de oxigênio; VSC: volume de substância cinzenta.

Fonte: Firth et al., 2018b.

Em resumo, foi observado um efeito significativo do exercício aeróbico nos volumes do hipocampo esquerdo ($P = 0{,}003$). Em vários estudos comparativos para os efeitos do exercício entre hemisférios, o hemisfério esquerdo demonstrou ser consistentemente mais sensível aos ganhos induzidos pelo exercício do que o hemisfério direito (Firth et al., 2018b). Este achado sugere que o aumento da atividade aeróbica das pessoas pode resultar em mudanças estruturais significativas. Embora seja do conhecimento geral que o hipocampo apresenta altos níveis de plasticidade estrutural, ainda não foram devidamente esclarecidas as razões pelas quais o exercício exerce tal efeito.

Populações clínicas

- **Envelhecimento da população.** Clinicamente, é importante a propensão demonstrada pela prática do exercício físico para a ocorrência de indução de mudanças estruturais em populações clínicas. Nas populações idosas, por exemplo, ocorre uma diminuição significativa na substância cinzenta no hipocampo, e isso está associado a um declínio cognitivo generalizado. Contudo, o exercício aeróbico tem o potencial de induzir efeitos positivos no volume do hipocampo esquerdo, particularmente nos adultos mais idosos (Firth et al., 2018b). Tal ocorrência está relacionada à preservação do volume do hipocampo, e não a um aumento da massa neuronal *per se*; mas isso sugere que, em pessoas idosas, a prática do exercício físico pode exercer um efeito neuroprotetor. Assim, qualquer intervenção que tenha o potencial de beneficiar o funcionamento cognitivo nas populações idosas merece uma investigação mais aprofundada, pois isso pode ter implicações significativas na saúde pública.
- **Esquizofrenia.** Estudos também já identificaram benefícios neurobiológicos do exercício físico em pessoas com esquizofrenia. Em dois estudos, seus autores verificaram que 12 semanas de exercício aeróbico praticado com uma frequência de três vezes por semana aumentaram significativamente o volume do hipocampo em comparação ao grupo controle (Pajonk et al., 2010; Lin et al., 2015). Pajonk et al. (2010), por exemplo, designaram aleatoriamente homens com esquizofrenia para um programa de ciclismo ou futebol de mesa durante 12 semanas. Concluído o treinamento físico, os autores observaram aumento significativo no volume do hipocampo tanto nos pacientes (12%) quanto nos indivíduos saudáveis (16%), sem que houvesse alteração nos grupos que não praticaram exercício físico.

Entretanto, frequentemente os resultados são inconsistentes; em estudos subsequentes que também utilizaram 12 semanas de exercício aeróbico, não foram identificadas alterações no volume do hipocampo (Malchow et al., 2016;

Rosenbaum et al., 2015). Em um estudo recentemente publicado, 20 pessoas com esquizofrenia foram aleatoriamente designadas para 3 meses de treinamento de resistência ou para um grupo controle (futebol de mesa). Seus autores não observaram diferença no volume do hipocampo; contudo, os participantes apresentaram aumentos nas diversas regiões dos giros temporais (Malchow et al., 2016).

Também ainda não ficou claro se essas descobertas se estendem a outros transtornos. Estudos que incluíram pessoas com depressão, comprometimento cognitivo leve e doença de Alzheimer apresentaram resultados inconsistentes (Firth et al., 2018b). Portanto, é importante que sejam realizados mais estudos dedicados à exploração do efeito neurobiológico do exercício físico em populações clínicas e que também estudem outras regiões do cérebro.

Vias da substância branca e exercício físico

Substância branca refere-se às fibras nervosas, ou axônios, estruturas que conectam os neurônios presentes na substância cinzenta do cérebro. Em sua maioria, os estudos têm se concentrado nas mudanças estruturais da substância cinzenta em relação ao exercício físico; por outro lado, as vias da substância branca vêm sendo amplamente subinvestigadas. No entanto, ainda está por ser respondido se o exercício aeróbico pode afetar as vias da substância branca e a conectividade estrutural no cérebro humano. Uma revisão recentemente publicada procurou esclarecer essa questão, tendo identificado 29 estudos que avaliaram o volume global da substância branca, as lesões cerebrais e a microestrutura individual da substância branca em diversas populações (Sexton et al., 2016). Sexton et al. descobriram que níveis mais elevados de atividade/condicionamento físico estavam associados a um aumento do volume global da substância branca e a menor volume de lesões nela existentes – lesões de frequente ocorrência durante o processo de envelhecimento. Embora encorajadores, os estudos mais recentes pecam por algumas limitações, como amostras pequenas e problemas metodológicos, além da inexistência de estudos cegos e resultados inconsistentes. No entanto, as descobertas preliminares já estão merecendo uma exploração mais aprofundada.

Efeito do exercício aeróbico no funcionamento cognitivo

Além de resultar na ocorrência de mudanças estruturais, a prática do exercício aeróbico tem o potencial de melhorar o funcionamento cognitivo geral. Em sua maioria, as pesquisas precedentes que demonstraram os benefícios cognitivos do exercício físico foram realizadas em idosos (Cotman et al., 2007). No entanto, estudos em grupos de adultos saudáveis verificaram que a prática do exercício aeróbico pode aumentar a atenção, a velocidade de processamento, a memória e a função executiva (Smith et al., 2010). Nos jovens, o aumento dos níveis de exercício foi associado a um desempenho acadêmico melhor (Monti et al., 2012).

Melhora da cognição com o exercício físico em pessoas com transtornos psiquiátricos

Vem se tornando cada vez mais evidente a utilidade clínica do exercício físico em populações clínicas que apresentam déficits e declínios cognitivos. Transtornos como a esquizofrenia estão associados à presença de déficits generalizados no funcionamento cognitivo. Memória operacional deficiente, déficits de atenção e dificuldades no funcionamento executivo exercem impacto significativo no funcionamento e na qualidade de vida em geral. O impacto positivo que a prática do exercício físico pode ter na saúde do cérebro resultou em um crescente corpo de pesquisas que buscaram avaliar a utilidade clínica das intervenções com exercícios físicos, com o objetivo de melhorar os déficits cognitivos em populações clínicas.

Ainda utilizando o exemplo da esquizofrenia, diversas revisões de estudos relataram os benefícios cognitivos do exercício físico (Firth et al., 2017a; Vakhrusheva et al., 2016; Vancampfort et al., 2014). Na verdade, em uma metanálise recentemente publicada envolvendo dez estudos clínicos randomizados com um total de 385 pacientes, seus autores descobriram que a prática do exercício aeróbico melhorou significativamente a cognição geral em pessoas com esquizofrenia (Firth et al., 2017a). Foram observados efeitos particularmente grandes nos domínios da memória operacional e da atenção – ambos necessários para o funcionamento cotidiano em geral e preditivos de recuperação funcional depois de um primeiro episódio de esquizofrenia. Pajonk et al. (2010) e Lin et al. (2015) descobriram que a ocorrência de mudanças estruturais no volume do hipocampo se refletia em aumentos significativos na memória de curto prazo. Além disso, a realização de um programa de apenas 12 semanas de exercício em um grupo de pessoas com esquizofrenia foi associada a aumentos significativos no volume do lobo anterior esquerdo e à melhora da memória de curto prazo (Malchow et al., 2016).

A cognição social é outro domínio que pode ser melhorado com a prática do exercício físico. Dois estudos recentemente publicados sobre psicose precoce resultaram na observação de ganhos significativos no funcionamento sócio-ocupacional após a participação em uma intervenção de exercício aeróbico (Firth et al., 2018a; Nuechterlein et al., 2016). Com efeito, Firth et al. (2017a), em sua recente metanálise, identificaram melhoras particularmente robustas no funcionamento social. Isso é importante, pois as deficiências sociocognitivas perseveram mesmo em pacientes assintomáticos, sendo mais preditivas do funcionamento no mundo real, comparativamente a outros domínios da cognição (Fett et al., 2011). Portanto, a prática do exercício físico pode resultar na obtenção de profundos benefícios no mundo real, em termos do funcionamento do indivíduo, com maximização da transferência dos ganhos cognitivos para o seu dia a dia. Além disso, uma revisão recente concluiu que a prática de apenas 30 minutos de exercício melhorou o funcionamento executivo em crianças com transtorno do déficit de atenção e hiperatividade (TDAH). Esse achado sugere que o exercício físico pode ter impacto clinicamente significativo em pacientes muito jovens (Grassmann et al., 2017).

No entanto, apesar das evidências relativamente robustas para pacientes com TDAH e para casos de transtornos psicóticos, efeitos semelhantes ainda não foram observados em pessoas com transtorno bipolar ou com depressão. Uma metanálise recentemente publicada que envolveu oito estudos clínicos randomizados com exercícios físicos para depressão identificou ganhos induzidos pelo exercício no aprendizado visual e na memória (Brondino et al., 2017); porém seus autores não observaram qualquer efeito na cognição geral. Contudo, não devemos concluir pela inexistência de efeitos, pois nesses estudos foram observados baixos níveis de adesão e altos percentuais de desgaste, havendo a possibilidade de mascaramento dos verdadeiros efeitos do exercício físico.

Quanto é suficiente?

É particularmente importante o uso de intervenções com exercícios aeróbicos com o objetivo de melhorar o funcionamento cognitivo e a saúde física e mental em populações clínicas. Apesar dos resultados promissores, ainda não ficou devidamente esclarecido qual o nível de exercício físico que seja suficiente para a obtenção de um efeito clinicamente significativo. Em pessoas com esquizofrenia, há evidências sugerindo que quantidades maiores de exercício e a adesão às intervenções resultam em melhoras mais significativas na cognição e nos sintomas (Firth et al., 2017a; Kimhy et al., 2016). Além disso, o tipo e a intensidade do exercício físico podem influenciar nas alterações neurobiológicas. Um estudo recentemente publicado revelou que a prática do treinamento intervalado de alta intensidade resultou em benefícios para a aptidão cardiovascular semelhantes aos obtidos com o treinamento de resistência de longa duração (Martins et al., 2016), e isso também pode ocorrer no caso do funcionamento cognitivo. Contudo, é sabido que pessoas com transtornos psiquiátricos normalmente praticam menos atividade física, em comparação com a população em geral (Vancampfort et al., 2017); além disso, enfrentam mais barreiras para que possam vivenciar um estilo de vida ativo (Firth et al., 2016). Portanto, é importante que as pesquisas futuras procurem esclarecer quais são os melhores métodos de implementação de intervenções com exercícios físicos, para que sejam obtidos benefícios clínicos.

É possível que, em vez de doses e intensidades específicas, a aptidão cardiovascular seja um alvo mais viável para as intervenções. Conforme já foi anteriormente discutido, ganhos no condicionamento físico coincidem com alterações neurobiológicas. Existe uma associação positiva entre melhoras alcançadas no condicionamento físico induzidas pela prática do exercício e ganhos neurocognitivos mais expressivos em populações clínicas e não clínicas (Erickson et al., 2011; Firth et al., 2017a). Assim, levando em conta os benefícios mais abrangentes das intervenções com exercícios físicos nas saúdes mental, metabólica e física, pode ter grande utilidade clínica a prescrição de exercícios para a melhora do condicionamento físico. Portanto, se nos concentrarmos na melhora do condicionamento físico, em vez de um enfoque específico nas alterações neurobiológicas que ocorrem na microestrutura nervosa, teremos um alvo viável para uma intervenção.

Limitações da pesquisa atual

Existem algumas limitações nas evidências até agora discutidas.

- Em sua maioria, as investigações publicadas até a presente data são do tipo transversal; portanto, não é possível estabelecer uma causalidade.
- Muitos estudos que envolvem a prática de exercícios aeróbicos não são randomizados e, além disso, contêm pequeno número de participantes.
- As evidências do impacto do exercício físico em áreas específicas do cérebro são confusas; e são muitas as descobertas contraditórias na comparação entre estudos.
- Em sua maioria, as pesquisas se concentraram no hipocampo, apesar das descobertas observadas em outras regiões do cérebro e em tratos da substância branca.

Mecanismos neurobiológicos do exercício aeróbico e cognição

Processos supramoleculares

Em estudos comportamentais e de imagens, vêm se acumulando evidências indicativas da possibilidade de obtenção de mudanças estruturais e cognitivas no cérebro humano com a prática do exercício aeróbico. Mas ainda está por ser respondida à pergunta: Qual é o motivo pelo qual o exercício físico pode exercer um efeito tão profundo na saúde do cérebro? Existem três processos supramoleculares principais que ocorrem como resultado da prática do exercício físico: neurogênese, angiogênese e sinaptogênese.

Neurogênese refere-se à criação de novos neurônios a partir de células-tronco nervosas por todo o cérebro. Estudos em seres humanos e em animais demonstraram que, no cérebro, a taxa de neurogênese é prontamente suprarregulada em resposta ao exercício aeróbico, sobretudo no hipocampo (Cotman et al., 2007; van Praag, 2008). Na verdade, a neurogênese foi identificada como sendo, talvez, o principal processo nervoso responsável pelo aumento do volume cerebral com a prática do exercício.

Angiogênese é outro processo que ocorre como resultado da prática do exercício físico. Esse processo está relacionado ao crescimento de vasos e capilares sanguíneos em regiões específicas do cérebro. As evidências desse fenômeno são provenientes do aumento do volume sanguíneo cerebral no giro denteado de roedores, depois da prática do exercício aeróbico (van Praag et al., 2005). Estudos em seres humanos também demonstraram a existência de uma associação significativa entre volume sanguíneo cerebral no giro denteado e aumento da captação de oxigênio após o exercício aeróbico, tanto em populações saudáveis como em populações clínicas (Malchow et al., 2016; Pereira et al., 2007). Os benefícios cognitivos do exercício físico podem ser mediados pelo aumento da angiogênese, porque a capacidade para o exercício aeróbico coincide com o aumento do fluxo sanguíneo no hipocampo (Pereira et al., 2007) e com o aumento do suprimento sanguíneo dos capilares corticais (Colcombe et al., 2006).

Por fim, *sinaptogênese* refere-se ao processo de construção de novas sinapses; com isso, a conectividade entre regiões cerebrais fica aumentada. Foi demonstrado que o exercício aeróbico aumenta o número de conexões sinápticas no cérebro, com a criação de vias neurais mais efetivas (Colcombe et al., 2006). Além disso, a maior conectividade decorrente da sinaptogênese induzida pelo exercício físico também já foi associada a melhor desempenho cognitivo (Colcombe et al., 2006).

O que estimula essas adaptações cerebrais?

Ainda não foram inteiramente estabelecidos os mecanismos neurobiológicos precisos subjacentes aos aumentos da neurogênese, angiogênese e sinaptogênese resultantes da prática do exercício físico. No entanto, são várias as possibilidades:

- Aumento de fatores neurotróficos, como o fator neurotrófico derivado do cérebro (BDNF).
- Aumento da aptidão cardiorrespiratória, o que resulta em mudanças neurológicas.
- Mecanismos indiretos que promovem a mediação de alterações neurológicas na estrutura e na função cerebrais.

As evidências mais robustas sugerem que as alterações ocorrentes são mediadas pelo aumento de fatores tróficos (p. ex., aumentos dos níveis do fator de crescimento semelhante à insulina tipo 1 e do BDNF). No cérebro, BDNF é o fator de crescimento mais abundante, sendo regulado positivamente durante o exercício aeróbico, e o resultado é um aumento da neurogênese (Szuhany et al., 2015). Evidências obtidas de estudos em seres humanos e em animais sugerem que um aumento no BDNF pode explicar a neurogênese significativa observada depois da prática do exercício aeróbico (Szuhany et al., 2015).

Além de estimular a neurogênese, o aumento do BNDF diminui a neuroinflamação, com melhora da sinalização neuronal (Cotman et al., 2007); aumenta o volume das estruturas constituídas por substância branca; e melhora a conectividade estrutural e funcional, com estimulação para a formação de sinapses (Svatkova et al., 2015; Voss et al., 2013). O aumento do BNDF também está associado ao aprimoramento cognitivo, tanto em populações saudáveis como em populações clínicas. Por exemplo, Kimhy et al. (2015) descobriram que o aumento do BDNF foi fator preditivo de 14,6% de melhora cognitiva resultante de uma intervenção com exercício físico. Mas deverão ser publicados mais estudos antes que possamos determinar se este é o principal mecanismo neurobiológico responsável pelas alterações na saúde do cérebro. Uma revisão recente sugeriu que os benefícios neurológicos decorrentes da prática do exercício físico em seres humanos não podem ser atribuídos exclusivamente ao aumento do BDNF, por serem muitos os estudos que não puderam demonstrar alterações significativas nesse fator trófico, apesar da melhora observada na cognição (Firth et al., 2017b).

Outro possível mecanismo de ação consiste na prática do exercício aeróbico com aumento da aptidão cardiorrespiratória. Algumas evidências sugerem que a melhora da aptidão cardiorrespiratória pode resultar em mudanças significativas na estrutura cerebral, inclusive no volume cerebral geral e em um aumento no volume do hipocampo (Erickson et al., 2014; Svatkova et al., 2015). As alterações no volume do hipocampo, por exemplo, foram correlacionadas com melhora da aptidão aeróbica, que foi medida pela alteração no consumo máximo de oxigênio (Pajonk et al., 2010). Na verdade, as mudanças fisiológicas, como o aumento da aptidão cardiovascular, a perda de peso e uma saúde metabólica melhor, estão todas ligadas ao aumento do desempenho cognitivo. Isso talvez se deva aos benefícios metabólicos decorrentes da prática do exercício com o aprimoramento na regulação da glicose, o que, por sua vez, ajuda no funcionamento ideal do hipocampo (Convit et al., 2003). O melhor condicionamento físico também foi associado à diminuição dos níveis de inflamação e à maior integridade da substância branca (Svatkova et al., 2015).

Também é possível que os efeitos positivos observados na cognição ocorram indiretamente; na verdade, existe um terceiro fator que poderia explicar as alterações percebidas na estrutura cerebral (por meio da neurogênese, angiogênese e sinaptogênese) e no funcionamento da pessoa no mundo real. Como exemplo, o exercício físico melhora a saúde mental e o bem-estar, a qualidade de vida e o funcionamento social, além de resultar em claros benefícios para a saúde física e para a boa forma física. Todos esses fatores estão associados ao funcionamento neurológico e à melhora da cognição. No entanto, também pode acontecer que os mecanismos de ação variem entre as populações. Como exemplo, nas populações mais idosas, a prática do exercício físico previne o declínio do volume da substância cinzenta, normalmente observado com o processo de envelhecimento, em vez de aumentar o volume cerebral. Essa situação contrasta com o crescimento celular que ocorre em indivíduos mais jovens e saudáveis. Portanto, dependendo da população a prática do exercício físico tem o potencial de exercer efeitos neuroprotetores distintos. Diferenças individuais no tipo de exercício físico, bem como nas populações, também podem conduzir a processos neurológicos diferentes. Por exemplo, o treinamento de força pode atuar por meio de mecanismos neurobiológicos totalmente distintos para aprimorar a saúde cognitiva. É importante que os estudos futuramente publicados sobre esses tópicos comparem diferentes programas de exercício físico e avaliem os resultados clínicos, cognitivos e neurológicos, para que sejam obtidas mais informações acerca dos benefícios cognitivos do exercício.

RESISTÊNCIA À MUDANÇA: SERÁ QUE O TREINAMENTO DE FORÇA É O NOVO EXERCÍCIO PARA O EMPODERAMENTO DO CÉREBRO?

Treinamento de resistência refere-se a formas de atividade física que envolvem a mobilização dos membros e/ou do tronco contra uma resistência oferecida por objetos pesados (p. ex., barras, halteres), faixas elásticas, o próprio peso corporal do praticante ou aparelhos nas academias. Normalmente, é realizado com o objetivo de aumentar a força e a resistência muscular, além de estimular a hipertrofia muscular na busca por benefícios metabólicos e estéticos.

Nas últimas décadas, a popularidade do treinamento de resistência em toda a sociedade aumentou bastante, o que resultou em uma elevação concomitante no número de livros e artigos de pesquisa dedicados a este tópico (Smith e Bruce-Low, 2004). De certa forma, essa popularidade tem sido estimulada pelo crescente reconhecimento de que os métodos utilizados no treinamento de resistência podem ser tão eficazes quanto os do treinamento aeróbico para a redução do peso corporal, melhora da saúde metabólica e diminuição do risco para várias doenças crônicas não transmissíveis (Sigal et al., 2007; Winett e Carpinelli, 2001). Além disso, em comparação com a prática do exercício aeróbico, o treinamento de resistência pode conferir maiores benefícios em termos da diminuição do risco de quedas e na manutenção da mobilidade funcional na população idosa, o que confere benefícios significativos para a saúde dessa população (Davis et al., 2011).

Efeito do exercício de resistência no funcionamento cognitivo e no cérebro

Estudos demonstraram que, nas populações idosas, os benefícios do treinamento de resistência para o funcionamento físico se estendem também ao funcionamento cognitivo. Como exemplo, em seu estudo "Brain Power", Liu-Ambrose et al. (2010) designaram aleatoriamente 155 idosos em Vancouver, no Canadá, para dois grupos: com treinamento de resistência ou com treinamento de equilíbrio, uma ou duas vezes por semana durante 12 meses. Os resultados revelaram que as capacidades de funcionamento executivo daqueles participantes que receberam treinamento de equilíbrio diminuíram 0,5% ao longo dos 12 meses, como seria esperado em uma população idosa. No entanto, os participantes que receberam treinamento de resistência aumentaram seu funcionamento executivo em 11 a 13% durante o mesmo período. Além disso, esses ganhos na cognição foram mantidos com um programa de treinamento de resistência realizado apenas uma vez por semana ao longo dos 12 meses subsequentes à conclusão do treinamento de resistência (Davis et al., 2010). Outros estudos subsequentes com enfoque nos resultados cognitivos compararam treinamento aeróbico *versus* treinamento de resistência, tendo demonstrado que esses dois tipos de exercício foram igualmente eficazes para indivíduos com deficiências cognitivas relacionadas à idade, e que os ganhos na memória espacial foram significativamente maiores em indivíduos que fizeram treinamento aeróbico e de resistência do que em grupos controle inativo (Nagamatsu et al., 2013).

Diante dessas promissoras descobertas iniciais, um importante estudo de referência (Estudo de Atividade Mental e Treinamento de Resistência [SMART]) foi recentemente conduzido em Sydney, na Austrália, com o objetivo de determinar se o treinamento de resistência (com foco na função muscular) pode ou não ser tão eficaz quanto o treinamento cerebral computadorizado (com foco direto no funcionamento cognitivo) no tratamento de déficits cognitivos em populações idosas (Suo et al., 2016). O estudo recrutou 100 participantes idosos (com cerca de 70 anos) com queixas subjetivas de memória. Esses participantes foram aleatoriamente distribuídos por quatro grupos – treinamento de resistência duas vezes por semana, treinamento cognitivo computadorizado (TCC), ambos os treinamentos, ou nenhum deles – com duração de 26 semanas. É digno de nota considerar que aqueles participantes não submetidos ao TCC receberam treinamento simulado (inativo) em informática, enquanto os participantes não submetidos ao treinamento de resistência receberam treinamento de equilíbrio. Com isso, os autores visaram obter uma completa combinação de todos os grupos com relação aos tipos e às quantidades de atenção recebidas durante o estudo. Os resultados obtidos efetivamente demonstraram que, em comparação com o próprio treinamento cognitivo, o treinamento de resistência produziu maiores benefícios para o funcionamento cognitivo global. Antes e depois das intervenções, os autores do estudo também utilizaram procedimentos de exame do cérebro (ressonância magnética funcional) com o objetivo de explorar os mecanismos neurológicos subjacentes a esses efeitos cognitivos. Comparações entre os grupos experimentais revelaram que o treinamento de resistência aumentou significativamente a substância cinzenta do cérebro. Além disso, esse tipo de treinamento reverteu a degradação da substância branca – um efeito normalmente relacionado ao processo de envelhecimento (um achado identificado pelas hiperintensidades da substância branca) – em diversas áreas do cérebro. Essas melhoras não foram observadas no grupo TCC (Suo et al., 2016).

Além dos contextos experimentais, também podemos observar a ligação entre função muscular e funcionamento cognitivo ou cerebral desde uma perspectiva epidemiológica. Estudos populacionais mostraram que indivíduos com maior força muscular (medida como a geração de força máxima de vários grupos musculares nos membros superiores e inferiores) têm melhor desempenho em uma série de tarefas cognitivas e, além disso, estão propensos a menor risco de desenvolver deficiências cognitivas (Boyle et al., 2009; Narazaki et al., 2014). É possível observar tais efeitos mesmo ao serem controlados outros fatores putativos que possam influenciar a relação entre força muscular e função cognitiva (p. ex., idade, adiposidade e atividade física).

Na verdade, hoje em dia a força máxima de preensão manual (uma medida simples e barata para a aptidão muscular) é reconhecida como um marcador funcional com utilidade clínica para o declínio cognitivo e para o funcionamento cotidiano prejudicado em idosos (Fritz et al., 2017). Um exemplo marcante da conexão entre preensão manual e cognição foi fornecido por um estudo de Sternäng et al. (2016). Esses autores avaliaram a força máxima de preensão manual e o desempenho cognitivo de 708 adultos em seis ocasiões ao longo de um período de 20 anos. Em todas as ocasiões, os autores observaram ligações consistentemente fortes entre preensão e cognição. Ainda não foi completamente esclarecida a razão pela qual a força de preensão tem valor preditivo para a cognição, embora alguns pesquisadores tenham proposto a integridade da substância branca como o potencial fator subjacente, diante do envolvimento desse aspecto da saúde neuronal na realização de uma série de tarefas físicas e mentais (Silbert et al., 2008). Por outro lado, estudos recentemente publicados também demonstraram que a correlação entre mudanças na preensão manual e cognição, que ocorrem consistentemente ao longo do tempo em idosos, não podem ser explicadas exclusivamente pela degradação da substância branca (Viscogliosi et al., 2017).

Podemos aplicar os benefícios do treinamento de resistência para o cérebro em amostras psiquiátricas?

Apesar das evidências crescentes em favor da existência de uma relação entre aumento de força e melhora da cognição em populações idosas, ainda permanece a dúvida – se o treinamento de resistência tem algum lugar na resolução dos déficits cognitivos e de outros sintomas associados a transtornos psiquiátricos. Até pouco tempo, permaneciam inexploradas as associações entre funcionamento muscular e funcionamento cognitivo em pessoas com problemas de saúde mental. Contudo, recentemente dois estudos populacionais de grande porte demonstraram a existência de uma relação entre a força de preensão manual e o desempenho cognitivo em múltiplos domínios da cognição. Os dois estudos pesquisaram 1.162 indivíduos com esquizofrenia (Firth et al., 2018c), 1.475 com transtorno bipolar e 22.699 com depressão maior (Firth et al., 2018d). Os autores desses estudos descobriram a existência de uma relação entre força de preensão enfraquecida e baixo desempenho cognitivo em amostras psiquiátricas, independentemente de fatores potencialmente causadores de confusão, como diferenças na educação, índice de massa corporal e privação social entre grupos.

É provável que algumas das relações entre força de preensão e certas tarefas cognitivas, como o tempo de reação, poderiam ser adequadamente explicadas porque seu desempenho depende do funcionamento muscular da mão. No entanto, tendo em vista que as relações também persistiram em tarefas de inteligência fluida (raciocínio) e de lembrança atrasada (memória prospectiva), cuja mensuração independe de velocidade ou destreza manual, não se pode atribuir as associações entre força de preensão e cognição em populações psiquiátricas simplesmente à melhor coordenação motora que aprimore o desempenho nas tarefas cognitivas.

Assim, esses estudos mais recentes sugerem que a força muscular também pode funcionar como um indicador útil dos déficits cognitivos causados por transtornos psiquiátricos. Essa descoberta também sugere que intervenções capazes de aumentar a força muscular (i. e., treinamento de resistência) podem ser capazes de atingir os sintomas cognitivos de doenças mentais graves. Entretanto, deve-se enfatizar ainda uma vez que, embora essa correlação tenha sido amplamente demonstrada em amostras de pessoas com envelhecimento saudável, os efeitos do treinamento de resistência em populações psiquiátricas ainda são relativamente inexplorados.

Intervenções com treinamento de resistência em pessoas com doenças mentais

Em uma revisão sistemática recentemente publicada, não foi possível localizar estudos clínicos randomizados que tenham examinado os resultados cognitivos de intervenções com treinamento de força em pessoas com esquizofrenia (Keller-Varady et al., 2018). No entanto, um estudo de pequeno porte contendo apenas um grupo (ou seja, estudo no qual todos os participantes receberam a intervenção) avaliou o impacto de um programa de treinamento de *circuit training* de alta intensidade baseado em força com duração de 8 semanas para indivíduos com doenças mentais graves (transtorno bipolar e esquizofrenia). Os resultados revelaram que, depois da realização do programa de treinamento de força, ocorreram ganhos significativos no funcionamento cognitivo, particularmente na memória verbal e na velocidade de processamento. Essa é uma descoberta importante, tendo em vista que, em muitos casos, não ocorre melhora nesses domínios com a prática do exercício aeróbico em indivíduos com esquizofrenia (Firth et al., 2018a). Curiosamente, em outro pequeno estudo que envolveu exercícios de resistência em um regime de treinamento misto para 31 pacientes mais jovens portadores de psicose precoce, seus autores também observaram, depois de transcorridas apenas 12 semanas, a ocorrência de ganhos significativos na memória verbal e na velocidade de processamento (Firth et al., 2018a).

Em conjunto, esses estudos sugerem que o treinamento de resistência pode conferir benefícios cognitivos distintos, mas complementares, para pacientes com doenças mentais graves. Outros estudos que envolveram pacientes com esquizofrenia também indicaram alguns mecanismos neurológicos possíveis, por meio dos quais o treinamento de resistência poderia exercer esses efeitos, ao demonstrarem aumentos em proteínas pró-cognitivas (como o BNDF) com a aplicação de programas de treinamento que incorporaram exercícios de resistência (Kim et al., 2014), além de reduções em hormônios potencialmente impeditivos à cognição, como o cortisol (Leone et al., 2015). No entanto, tendo em vista as pequenas amostras e a inexistência de grupos controle, fica difícil extrair conclusões firmes até que contemos com maior número de estudos sobre treinamento de força na psicose. Mas diante das evidências emergentes em amostras de psicose e também graças ao robusto conjunto de pesquisas que estudaram populações não psiquiátricas, pode-se supor que, em breve, o treinamento de resistência passará a ser uma das intervenções mais promissoras para o aprimoramento dos resultados neurocognitivos em pacientes com transtornos psiquiátricos.

Um estudo clínico randomizado examinou os efeitos cognitivos do treinamento de resistência em pessoas com depressão grave. Krogh et al. (2009) designaram aleatoriamente pacientes para treinamento de resistência *versus* treinamento aeróbico *versus* treinamento de relaxamento, não tendo observado diferença na cognição entre os grupos. Contudo, o grupo de treinamento de força superou os grupos aeróbico e de relaxamento no funcionamento dos participantes no mundo real: nos pacientes do grupo de treinamento de resistência, os autores observaram um aumento significativo das horas trabalhadas ao longo de 12 meses. Esses pacientes tiveram menos dias de folga (12%), em comparação com os participantes do grupo de relaxamento. Essa é uma descoberta importante, considerando que, embora as deficiências cognitivas observadas em pacientes com depressão sejam menos graves do que ocorre em pessoas com psicose, a incapacidade funcional no mundo real (i. e., desemprego e ausência no trabalho) em decorrência da depressão grave ainda representa um enorme fardo social e econômico (Greenberg et al., 2015). Assim, se for possível melhorar esses aspectos da depressão maior com a implementação do treinamento de resistência, comprovadamente esta será uma intervenção bastante válida, mesmo sem a ocorrência de efeitos cognitivos diretos.

Na verdade, outros estudos clínicos também demonstraram benefícios funcionais do treinamento de força em pessoas com depressão (Singh et al., 1997). Além disso, podem ser observados maiores ganhos funcionais em regimes de treinamento de força com o uso de exercícios de resistência de alta intensidade, em vez de exercícios de resistência de baixa intensidade. Esse achado sugere enfaticamente que tais benefícios estão ligados a ganhos na aptidão muscular, e não a efeitos intervencionais inespecíficos (Singh et al., 2005). Assim, acreditamos que, em breve, o treinamento de resistência poderá fazer parte do arsenal dos médicos, para melhorar as capacidades funcionais de pessoas com transtornos psiquiátricos.

AVANÇAR COM MAIOR MOVIMENTO: CONCLUSÃO E CONSIDERAÇÕES CLÍNICAS

Neste capítulo, discutimos a eficácia e os mecanismos do exercício físico como uma intervenção para o aprimoramento cognitivo, tanto em populações saudáveis como em populações clínicas. Resumindo, hoje em dia contamos com evidências incrivelmente convincentes: o exercício aeróbico promove efeitos pró-cognitivos. Com efeito, os fortes laços existentes entre a atividade aeróbica e o funcionamento cognitivo podem mesmo ter uma base evolutiva. Isso ocorre porque, na história evolutiva do gênero *Homo*, o rápido crescimento da massa cerebral ocorreu aproximadamente ao mesmo tempo que ocorria um aumento concomitante na atividade aeróbica, em decorrência do surgimento do estilo de vida caçador-coletor entre nossos ancestrais (Raichlen e Polk, 2013). Tendo em vista que certos fatores neurotróficos (como o BDNF) não apenas aumentam a cognição ou o volume cerebral, mas também aprimoram a regulação da energia muscular, é bem possível que a grande demanda por capacidade aeróbica na remota era dos nossos ancestrais caçadores-coletores tenha direcionado a seleção para o favorecimento daqueles indivíduos com melhor regulação energética (graças aos níveis mais elevados de fatores neurotróficos) e, portanto, com maior plasticidade neural (Raichlen e Polk, 2013). Por outro lado, a ação conjugada dos mecanismos de sinalização, como o BDNF, tanto na neuroplasticidade quanto no desempenho do exercício, poderia ter conferido benefícios seletivos extras por meio de uma regulação positiva aguda do BDNF, que ocorre em resposta ao exercício físico. Essa regulação positiva promovia temporariamente capacidades cognitivas como a memória e a atenção, essenciais para que nossos ancestrais obtivessem sucesso durante suas longas corridas nas atividades de caça ou nas suas tarefas como coletores (Mattson, 2012).

Assim, um aspecto fundamental da nossa natureza pode impor ao corpo humano a prática regular de atividades físicas, em benefício de sua saúde física e cognitiva. Por outro lado, também devemos levar em conta que nossa evolução como espécie ocorreu ao longo de longos períodos de escassez de alimentos – diante de tal situação, nossos ancestrais eram levados a evitar esforços físicos desnecessários. Talvez isso explique os níveis extremos de comportamento sedentário e de *fuga* do exercício físico observados na sociedade atual e os persistentes esforços para tornar os recursos essenciais para a nossa sobrevivência (como alimentos, informação e redes sociais) tão facilmente acessíveis e prontamente disponíveis quanto possível, sem a necessidade de executar qualquer movimento significativo. Assim, mesmo analisando a situação desde uma perspectiva evolutiva, devemos desenvolver as intervenções com exercício físico de modo a que se tornem intrinsecamente motivadoras e convincentes, para que possamos envolver com sucesso nossos pacientes nos tipos de atividades de esforço físico necessários para melhora de sua saúde (Lieberman, 2015).

É particularmente importante que esses fatores motivacionais sejam levados em conta nos cuidados de indivíduos com doença mental grave, geralmente menos ativos e que, além disso, enfrentam barreiras pessoais e sociais extras ao seu envolvimento na prática do exercício físico (Firth et al., 2016; Vancampfort et al., 2017). É importante permitir que nossos pacientes escolham o tipo particularizado de atividade física, pois isso pode ajudar na promoção da sua adesão e na manutenção da prática do exercício ao longo do tempo. É também importante ressaltar que, conforme estudamos ao longo deste capítulo, todos os tipos de exercício físico (sobretudo o treinamento de resistência) podem conferir benefícios cognitivos; assim, devemos entender que a modalidade ideal de exercício físico, qualquer que seja o paciente, será provavelmente aquele tipo de atividade que ele realizará de modo regular e pleno. Tendo isso em mente, a introdução de variação nos regimes de treinamento dos pacientes poderá tornar sua adesão ainda mais consistente – até com a maximização dos ganhos cognitivos – porque estudos recentemente publicados demonstraram que tanto o exercício aeróbico como o de resistência atuam em conjunto no cérebro por meio de mecanismos neurais independentes, mas complementares (Cassilhas et al., 2012).

Aqui vai uma última e importante consideração com relação às evidências apresentadas neste capítulo: os ganhos na conectividade nervosa, na estrutura cerebral e no desempenho de tarefas cognitivas, adquiridos com a prática do exercício físico, realmente se traduzem em melhora nas capacidades do mundo real para pessoas com doenças mentais? Especificamente, fazem-se necessários estudos mais duradouros, que especulem se indivíduos praticantes de exercício físico com regularidade como parte de seus cuidados psiquiátricos conseguirão melhores resultados pessoais e sociais, em comparação com aqueles não praticantes – por exemplo, um retorno mais rápido ao trabalho ou aos estudos, redução no uso de medicamentos psiquiátricos, ou, em longo prazo, uma recuperação persistente com o passar do tempo. Os capítulos subsequentes deste livro fornecerão mais informações sobre as estratégias para o uso do exercício físico e, na verdade, para outros aspectos de um estilo de vida saudável, que podem ser usadas na promoção da recuperação de distúrbios psiquiátricos.

PERGUNTAS PARA DISCUSSÃO

1. É do conhecimento comum que não é possível manter a saúde cardiovascular sem a prática regular da atividade física. Por que a saúde do cérebro é considerada de modo diferente?
2. Nos seres humanos, a ligação inata entre atividade aeróbica e saúde cognitiva pode ter se desenvolvido ao longo de milênios de exigências ambientais na época dos nossos ancestrais caçadores-coletores. Quais podem ser os efeitos, nessa conexão, de milênios de sedentarismo e de abundância de alimentos?
3. Vem crescendo e se refinando cada vez mais rapidamente a nossa compreensão quanto aos efeitos específicos e quanto aos mecanismos neurobiológicos ligados à prática do exercício físico para o funcionamento cognitivo. De que modo esse conhecimento pode ter utilidade para nossos pacientes?

LEITURAS RECOMENDADAS

1. Firth J, Stubbs B, Rosenbaum S, et al: Aerobic exercise improves cognitive functioning in people with schizophrenia: a systematic review and meta-analysis. Schizophr Bull 43(3):546-556, 2017.
2. Hillman CH, Erickson KI, Kramer AF: Be smart, exercise your heart: exercise effects on brain and cognition. Nat Rev Neurosci 9(1):58-65, 2008.
3. Suo C, Singh MF, Gates N, et al: Therapeutically relevant structural and functional mechanisms triggered by physical and cognitive exercise. Mol Psychiatry 21(11):1633-1642, 2016.

REFERÊNCIAS

1. Bora E, Harrison BJ, Yücel M, et al: Cognitive impairment in euthymic major depressive disorder: a meta-analysis. Psychol Med 43(10):2017-2026, 2013 23098294.
2. Boyle PA, Buchman AS, Wilson RS, et al: Association of muscle strength with the risk of Alzheimer disease and the rate of cognitive decline in communitydwelling older persons. Arch Neurol 66(11):1339-1344, 2009 19901164.
3. Brondino N, Rocchetti M, Fusar-Poli L, et al: A systematic review of cognitive effects of exercise in depression. Acta Psychiatr Scand 135(4):285-295, 2017 28110494.
4. Cassilhas RC, Lee KS, Fernandes J, et al: Spatial memory is improved by aerobic and resistance exercise through divergent molecular mechanisms. Neuroscience 202:309-317, 2012 22155655.
5. Colcombe SJ, Erickson KI, Scalf PE, et al: Aerobic exercise training increases brain volume in aging humans. J Gerontol A Biol Sci Med Sci 61(11):1166-1170, 2006 17167157.
6. Convit A, Wolf OT, Tarshish C, et al: Reduced glucose tolerance is associated with poor memory performance and hippocampal atrophy among normal elderly. Proc Natl Acad Sci USA 100(4):2019-2022, 2003 12571363.
7. Cotman CW, Berchtold NC, Christie L-A: Exercise builds brain health: key roles of growth factor cascades and inflammation. Trends Neurosci 30(9):464-472, 2007 17765329.
8. Davis JC, Marra CA, Beattie BL, et al: Sustained cognitive and economic benefits of resistance training among community-dwelling senior women: a 1-year follow-up study of the Brain Power study. Arch Intern Med 170(22):2036-2038, 2010 21149764.
9. Davis JC, Marra CA, Robertson MC, et al: Economic evaluation of dose-response resistance training in older women: a cost-effectiveness and cost-utility analysis. Osteoporos Int 22(5):1355-1366, 2011 20683707.
10. Erickson KI, Voss MW, Prakash RS, et al: Exercise training increases size of hippocampus and improves memory. Proc Natl Acad Sci USA 108(7):3017-3022, 2011 21282661.
11. Erickson KI, Leckie RL, Weinstein AM: Physical activity, fitness, and gray matter volume. Neurobiol Aging 35(suppl 2):S20-S28, 2014 24952993.
12. Etnier JL, Salazar W, Landers DM, et al: The influence of physical fitness and exercise upon cognitive functioning: a meta-analysis. J Sport Exerc Psychol 19(3):249-277, 1997.
13. Evans VC, Iverson GL, Yatham LN, et al: The relationship between neurocognitive and psychosocial functioning in major depressive disorder: a systematic review. J Clin Psychiatry 75(12):1359-1370, 2014 25551235.
14. Fett A-KJ, Viechtbauer W, Dominguez MD, et al: The relationship between neurocognition and social cognition with functional outcomes in schizophrenia: a meta-analysis. Neurosci Biobehav Rev 35(3):573-588, 2011 20620163.
15. Firth J, Rosenbaum S, Stubbs B, et al: Motivating factors and barriers towards exercise in severe mental illness: a systematic review and meta-analysis. Psychol Med 46(14):2869-2881, 2016 27502153.

16. Firth J, Stubbs B, Rosenbaum S, et al: Aerobic exercise improves cognitive functioning in people with schizophrenia: a systematic review and meta-analysis. Schizophr Bull 43(3):546-556, 2017a 27521348.
17. Firth J, Cotter J, Carney R, et al: The pro-cognitive mechanisms of physical exercise in people with schizophrenia. Br J Pharmacol 174(19):3161-3172, 2017b 28261797.
18. Firth J, Carney R, Elliott R, et al: Exercise as an intervention for first-episode psychosis: a feasibility study. Early Interv Psychiatry 12(3):307-315, 2018a 26987871.
19. Firth J, Stubbs B, Vancampfort D, et al: Effect of aerobic exercise on hippocampal volume in humans: a systematic review and meta-analysis. Neuroimage 166:230-238, 2018b 29113943.
20. Firth, J, Stubbs, B, Vancampfort, D, et al: Grip strength is associated with cognitive performance in schizophrenia and the general population: a UK Biobank study of 476,559 participants. Schizophr Bull 44(4):728-736, 2018c.
21. Firth J, Firth JA, Stubbs B, et al: Association between muscular strength and cognition in major depression or bipolar disorder and healthy controls. JAMA Psychiatry 75(7):740-746 2018d 29710135.
22. Fritz NE, McCarthy CJ, Adamo DE: Handgrip strength as a means of monitoring progression of cognitive decline – a scoping review. Ageing Res Rev 35:112-123, 2017 28189666.
23. Goldberg TE, Goldman RS, Burdick KE, et al: Cognitive improvement after treatment with second-generation antipsychotic medications in first-episode schizophrenia: is it a practice effect? Arch Gen Psychiatry 64(10):1115-1122, 2007 17909123.
24. Grassmann V, Alves MV, Santos-Galdur.z RF, et al: Possible cognitive benefits of acute physical exercise in children with ADHD. J Atten Disord 21(5):367-371, 2017 24621460.
25. Green MF, Kern RS, Braff DL, et al: Neurocognitive deficits and functional outcome in schizophrenia: are we measuring the "right stuff"? Schizophr Bull 26(1):119-136, 2000 10755673.
26. Greenberg PE, Fournier A-A, Sisitsky T, et al: The economic burden of adults with major depressive disorder in the United States (2005 and 2010). J Clin Psychiatry 76(2):155-162, 2015 25742202.
27. Keller-Varady K, Varady PA, R.h A, et al: A systematic review of trials investigating strength training in schizophrenia spectrum disorders. Schizophr Res 192:64-68, 2018 28602648.
28. Kim HJ, Song BK, So B, et al: Increase of circulating BDNF levels and its relation to improvement of physical fitness following 12 weeks of combined exercise in chronic patients with schizophrenia: a pilot study. Psychiatry Res 220(3):792-796, 2014 25446461.
29. Kimhy D, Vakhrusheva J, Bartels MN, et al: The impact of aerobic exercise on brain-derived neurotrophic factor and neurocognition in individuals with schizophrenia: a single-blind, randomized clinical trial. Schizophr Bull 41(4):859-868, 2015 25805886.
30. Kimhy D, Lauriola V, Bartels MN, et al: Aerobic exercise for cognitive deficits in schizophrenia – the impact of frequency, duration, and fidelity with target training intensity. Schizophr Res 172(1-3):213-215, 2016 26852401.
31. Kotecki JE: Physical Activity and Health: An Interactive Approach. Burlington, MA, Jones and Bartlett, 2011.
32. Krogh J, Saltin B, Gluud C, et al: The DEMO trial: a randomized, parallel-group, observer-blinded clinical trial of strength versus aerobic versus relaxation training for patients with mild to moderate depression. J Clin Psychiatry 70(6):790-800, 2009 19573478.
33. Leone M, Lalande D, Th.riault L, et al: Impact of an exercise program on the physiologic, biologic and psychologic profiles in patients with schizophrenia. Schizophr Res 164(1-3):270-272, 2015 25784171.
34. Lieberman DE: Is exercise really medicine? An evolutionary perspective. Curr Sports Med Rep 14(4):313-319, 2015 26166056.
35. Lin J, Chan SK, Lee EH, et al: Aerobic exercise and yoga improve neurocognitive function in women with early psychosis. NPJ Schizophr 1(0):15047, 2015 27336050.

36. Liu-Ambrose T, Nagamatsu LS, Graf P, et al: Resistance training and executive functions: a 12-month randomized controlled trial. Arch Intern Med 170(2):170-178, 2010 20101012.
37. Lu BY, Ahmed I: The mind-body conundrum: the somatopsychic perspective in geriatric depression. Am J Geriatric Psychiatry 18(5):378-381, 2010 20429082.
38. Malchow B, Keeser D, Keller K, et al: Effects of endurance training on brain structures in chronic schizophrenia patients and healthy controls. Schizophr Res 173(3):182-191, 2016 25623601.
39. Martins C, Kazakova I, Ludviksen M, et al: High-intensity interval training and isocaloric moderate-intensity continuous training result in similar improvements in body composition and fitness in obese individuals. Int J Sport Nutr Exerc Metab 26(3):197-204, 2016 26479856.
40. Mattson MP: Evolutionary aspects of human exercise – born to run purposefully. Ageing Res Rev 11(3):347-352, 2012 22394472.
41. Monti JM, Hillman CH, Cohen NJ: Aerobic fitness enhances relational memory in preadolescent children: the FITKids randomized control trial. Hippocampus 22(9):1876-1882, 2012 22522428.
42. Nagamatsu LS, Chan A, Davis JC, et al: Physical activity improves verbal and spatial memory in older adults with probable mild cognitive impairment: a 6-month randomized controlled trial. J Aging Res 2013:861893, 2013 23509628.
43. Narazaki K, Matsuo E, Honda T, et al: Physical fitness measures as potential markers of low cognitive function in Japanese community-dwelling older adults without apparent cognitive problems. J Sports Sci Med 13(3):590-596, 2014 25177186.
44. Niemann C, Godde B, Voelcker-Rehage C: Not only cardiovascular, but also coordinative exercise increases hippocampal volume in older adults. Front Aging Neurosci 6:170, 2014 25165446.
45. Nuechterlein KH, Ventura J, McEwen SC, et al: Enhancing cognitive training through aerobic exercise after a first schizophrenia episode: theoretical conception and pilot study. Schizophr Bull 42(suppl 1):S44-S52, 2016 27460618.
46. Pajonk FG, Wobrock T, Gruber O, et al: Hippocampal plasticity in response to exercise in schizophrenia. Arch Gen Psychiatry 67(2):133-143, 2010 20124113.
47. Pereira AC, Huddleston DE, Brickman AM, et al: An in vivo correlate of exercise-induced neurogenesis in the adult dentate gyrus. Proc Natl Acad Sci USA 104(13):5638-5643, 2007 17374720.
48. Raichlen DA, Polk JD: Linking brains and brawn: exercise and the evolution of human neurobiology. Proc Biol Sci 280(1750):20122250, 2013 23173208.
49. Rosenbaum S, Lagopoulos J, Curtis J, et al: Aerobic exercise intervention in young people with schizophrenia spectrum disorders; improved fitness with no change in hippocampal volume. Psychiatry Res 232(2):200-201, 2015 25862528.
50. Sexton CE, Betts JF, Demnitz N, et al: A systematic review of MRI studies examining the relationship between physical fitness and activity and the white matter of the ageing brain. Neuroimage 131:81-90, 2016 26477656.
51. Sibley BA, Etnier JL: The relationship between physical activity and cognition in children: a meta--analysis. Pediatr Exerc Sci 15(3):243-256, 2003.
52. Sigal RJ, Kenny GP, Boul. NG, et al: Effects of aerobic training, resistance training, or both on glycemic control in type 2 diabetes: a randomized trial. Ann Intern Med 147(6):357-369, 2007 17876019.
53. Silbert LC, Nelson C, Howieson DB, et al: Impact of white matter hyperintensity volume progression on rate of cognitive and motor decline. Neurology 71(2):108-113, 2008 18606964.
54. Singh NA, Clements KM, Fiatarone MA: A randomized controlled trial of progressive resistance training in depressed elders. J Gerontol A Biol Sci Med Sci 52(1):M27-M35, 1997 9008666.
55. Singh NA, Stavrinos TM, Scarbek Y, et al: A randomized controlled trial of high versus low intensity weight training versus general practitioner care for clinical depression in older adults. J Gerontol A Biol Sci Med Sci 60(6):768-776, 2005 15983181.

56. Smith D, Bruce-Low S: Strength training methods and the work of Arthur Jones. J Exerc Physiol Online 7(6):52-68, 2004.
57. Smith PJ, Blumenthal JA, Hoffman BM, et al: Aerobic exercise and neurocognitive performance: a meta-analytic review of randomized controlled trials. Psychosom Med 72(3):239-252, 2010 20223924.
58. Sofi F, Valecchi D, Bacci D, et al: Physical activity and risk of cognitive decline: a meta-analysis of prospective studies. J Intern Med 269(1):107-117, 2011 20831630.
59. Stern.ng O, Reynolds CA, Finkel D, et al: Grip strength and cognitive abilities: associations in old age. J Gerontol B Psychol Sci Soc Sci 71(5):841-848, 2016 25787083.
60. Suo C, Singh MF, Gates N, et al: Therapeutically relevant structural and functional mechanisms triggered by physical and cognitive exercise. Mol Psychiatry 21(11):1633-1642, 2016 27001615.
61. Svatkova A, Mandl RC, Scheewe TW, et al: Physical exercise keeps the brain connected: Biking increases white matter integrity in patients with schizophrenia and healthy controls. Schizophr Bull 41(4):869-878, 2015 25829377.
62. Szuhany KL, Bugatti M, Otto MW: A meta-analytic review of the effects of exercise on brain-derived neurotrophic factor. J Psychiatr Res 60:56-64, 2015 25455510.
63. Vakhrusheva J, Marino B, Stroup TS, et al: Aerobic exercise in people with schizophrenia: neural and neurocognitive benefits. Curr Behav Neurosci Rep 3(2):165-175, 2016 27766192.
64. van Praag H: Neurogenesis and exercise: past and future directions. Neuromolecular Med 10(2):128-140, 2008 18286389.
65. van Praag H, Shubert T, Zhao C, et al: Exercise enhances learning and hippocampal neurogenesis in aged mice. J Neurosci 25(38):8680-8685, 2005 16177036.
66. Vancampfort D, Probst M, De Hert M, et al: Neurobiological effects of physical exercise in schizophrenia: a systematic review. Disabil Rehabil 36(21):1749-1754, 2014 24383471.
67. Vancampfort D, Firth J, Schuch FB, et al: Sedentary behavior and physical activity levels in people with schizophrenia, bipolar disorder and major depressive disorder: a global systematic review and meta-analysis. World Psychiatry 16(3):308-315, 2017 28941119.
68. Viscogliosi G, Di Bernardo MG, Ettorre E, et al: Handgrip strength predicts longitudinal changes in clock drawing test performance: an observational study in a sample of older non-demented adults. J Nutr Health Aging 21(5):593-596, 2017 28448092
69. Voss MW, Heo S, Prakash RS, et al: The influence of aerobic fitness on cerebral white matter integrity and cognitive function in older adults: results of a one-year exercise intervention. Hum Brain Mapp 34(11):2972-2985, 2013 22674729.
70. Winett RA, Carpinelli RN: Potential health-related benefits of resistance training. Prev Med 33(5):503-513, 2001 11676593.

PARTE II

O exercício na prevenção e no tratamento de transtornos psiquiátricos específicos

3

Exercício físico no tratamento dos transtornos depressivos maiores

Kayla Fair, Dr.P.H., R.N., M.P.H.
Madhukar H. Trivedi, M.D

PONTOS PRINCIPAIS

- A atividade física resulta em benefícios variados para pacientes com depressão grave e outros transtornos depressivos, como: eficácia nos sintomas de humor, prevenção de outros problemas clínicos e melhora no funcionamento psicossocial.
- Estudos relataram a ocorrência de ganhos, mesmo diante de pouca atividade; contudo, uma redução mais expressiva dos sintomas parece estar relacionada com maior intensidade na prática do exercício físico.
- Os médicos e os profissionais de saúde pública podem promover mais adequadamente a atividade física entre os pacientes com depressão, identificando mudanças na motivação, buscando resolver as barreiras comuns à prática do exercício, fornecendo psicoeducação relacionada a estratégias baseadas em evidências e utilizando a ativação comportamental.
- Algumas oportunidades para a realização de futuros estudos no campo da depressão e da atividade física podem ser: estudos sobre depressão pós-parto, transtorno bipolar e em pacientes de todas as origens socioeconômicas e demográficas.

CONTEXTO

Em um estudo epidemiológico, Farmer et al. (1988) associaram sintomas depressivos à atividade física. Nas décadas que se seguiram, inúmeros estudos longitudinais e transversais trouxeram à luz novas evidências, sugerindo que a atividade física é fator protetor contra o desenvolvimento de transtorno depressivo maior (TDM) e que, além disso, pode ajudar a diminuir a gravidade dos sintomas em pacientes com depressão (Harvey et al., 2018; Mammen e Faulkner, 2013). Tem sido observada uma relação inversa entre atividade física e sintomas depressivos em pessoas provenientes de uma variada gama de fatores sociodemográficos, como idade e gênero, e entre pessoas que residem em países de baixa e média renda (Dishman, et al. 2012; Farmer et al., 1988; Galper et al., 2006; Harris et al., 2006; Harvey et al., 2018).

Já foram publicados diversos estudos clínicos randomizados que exploraram os efeitos da prática do exercício físico no tratamento para TDM como tratamento autônomo e também como adjuvante do tratamento farmacológico e/ou da psicoterapia (Hallgren et al., 2015; Helgadóttir et al., 2017; Mota-Pereira et al., 2011; Trivedi et al., 2011). Neste capítulo, descrevemos os resultados de pesquisas recentemente publicadas que se debruçaram nos efeitos da prática do exercício físico nos sintomas de TDM, fornecemos estratégias para que os profissionais médicos possam promover aumento da atividade física entre pacientes com esse transtorno e destacamos oportunidades de pesquisa na área do exercício físico e da depressão. A Tabela 3.1 oferece uma visão geral dos principais estudos clínicos randomizados discutidos neste capítulo.

EXERCÍCIO FÍSICO COMO TRATAMENTO PARA A DEPRESSÃO

Em um esforço para o oferecimento de tratamentos mais eficazes para os transtornos depressivos, pesquisadores exploraram alternativas ao tratamento farmacológico e à psicoterapia. Uma opção terapêutica baseada em evidências e que vem sendo explorada é a dos exercícios físicos. Evidências sugerem que o exercício é um tratamento eficaz para TDM, tanto como monoterapia quanto aplicado em conjunto com psicoterapia e/ou terapia farmacológica (Cooney et al., 2013; Dunn et al., 2005; Rethorst et al., 2009; Schuch et al., 2005; Rethorst et al., 2009; Schuch et al., 2005; Rethorst et al., 2009; Schuch et al., 2009; al., 2016a). Os pacientes praticantes de atividade física como uma forma de tratar seus sintomas depressivos podem ser beneficiados com uma diminuição nos sintomas de modo semelhante à resposta observada em pacientes que tomam antidepressivos e/ou são tratados com psicoterapia (Cooney et al., 2013; Rethorst et al., 2009; Schuch et al., 2016a). Portanto, incentivamos os profissionais prestadores de cuidados de saúde mental a considerar o exercício como tratamento para seus pacientes com TDM (Rethorst e Trivedi 2013). O exercício físico consiste em uma opção para pacientes com depressão resistente ao tratamento; com sua prática, ficou demonstrada redução dos sintomas e aumento do funcionamento psicossocial

TABELA 3.1 Componentes de estudos de intervenção com exercício físico

Estudo	População	Critérios de depressão	Critérios pré--intervenção	Componentes da intervenção	Resumo dos achados principais
Dunn et al. (2005)	80 pacientes, 20-45 anos	Pontuação entre 12-25 no HAM-D e diagnóstico por ECED	Nível de atividade: < 3 dias/semana, sem sessão ≥ 20 min Tratamento: nenhum	Duração: 12 semanas Grupos de tratamento: Baixa dose (7 kcal/kg/semana) 3 dias/semana Baixa dose (7 kcal/kg/semana) 5 dias/semana Alta dose (17,5 kcal/kg/semana) 3 dias/semana Baixa dose (17,5 kcal/kg/semana) 5 dias/semana	Dose de saúde pública (17,5 kcal/kg/semana) de atividade física pode atenuar os sintomas de depressão (Dunn et al., 2005).
Mota-Pereira et al. (2011)	150 pacientes, 18-60 anos	Depressão não remitente diagnosticada por entrevista com psiquiatra e pontuação > 7 no HAM-D	Nível de atividade: deve estar envolvido habitualmente em atividade aeróbica Tratamento: não obtenção de remissão após duas tentativas com antidepressivos e não deve ter sido tratado com psicoterapia	Duração: 12 semanas Dose de exercício: 30-45 min de caminhada 5 dias/semana; uma sessão de caminhada por semana supervisionada por profissional do exercício	O programa domiciliar de exercícios pode promover redução nos sintomas depressivos e remissão entre pacientes com TDM resistente a tratamento (Mota-Pereira et al., 2011).

(continua)

TABELA 3.1 Componentes de estudos de intervenção com exercício físico (*continuação*)

Estudo	População	Critérios de depressão	Critérios pré-intervenção	Componentes da intervenção	Resumo dos achados principais
Estudo Regassa (Hallgren et al. 2015; Helgadóttir et al. 2016, 2017)	946 pacientes, 18-67 anos	Pontuação ≥ 10 no QSP-9	Nível de atividade: todos os níveis de atividade Tratamento: sem limitações	Duração: 12 semanas Grupos de tratamento: 2x/semana 12 semanas Exercício leve: aula de yoga ou de alongamento Atividade física moderada: aula de aeróbica de intensidade moderada Condição de exercício vigoroso: aula de aeróbica de maior intensidade TCCI: módulos *on-line* monitorados pelo clínico Tratamento habitual: determinado pelo médico de atendimento primário (normalmente TCC)	Participantes: os designados para condições de exercício e TCCI tiveram seus sintomas de depressão mais atenuados recebendo tratamento habitual (Hallgren et al., 2015). As atividades de baixa, moderada e vigorosa intensidade podem ser tão efetivas sobre os sintomas depressivos como o tratamento habitual, depois do tratamento (Helgadóttir et al., 2016) e no acompanhamento de um ano (Helgadóttir et al., 2017).
Intervenção clínica padrão e exercício físico prolongado I (Babyak et al. 2000)	156 pacientes, 50+ anos	Pontuação ≥ 13 no HAM-D	Nível de atividade: não envolvido em atividade física Tratamento: sem medicamentos psiquiátricos correntes	Duração: 16 semanas Grupos de intervenção: Grupo de exercício: 45 min de atividade aeróbica 3x/semana (10 min de aquecimento, 30 min de caminhada/corrida leve em esteira até atingir FC-alvo, e 5 min de relaxamento) Grupo medicado: sertralina titulada para dose terapêutica Grupo combinado: tanto exercício como sertralina	O exercício durante o período de acompanhamento foi associado à diminuição dos sintomas depressivos aos 10 meses de acompanhamento (Babyak et al., 2000)

(continua)

TABELA 3.1 Componentes de estudos de intervenção com exercício físico (*continuação*)

Estudo	População	Critérios de depressão	Critérios pré-intervenção	Componentes da intervenção	Resumo dos achados principais
Intervenção clínica padrão e exercício físico prolongado II (Blumenthal et al. 2007; Hoffman et al. 2011)	202 pacientes, 40+ anos	Pontuação ≥ 12 no IDB	Nível de atividade: não envolvido em atividade física habitual Tratamento: nenhum medicamento psiquiátrico corrente	Duração da intervenção: 16 semanas Grupo de exercício: 45 min de atividade aeróbica 3x/semana (10 min de aquecimento/30 min de caminhada/corrida leve na esteira até atingir FC-alvo, e 5 min de relaxamento) Grupos de tratamento: Grupo com aeróbica supervisionada: atividade física em um contexto de grupo, com fisiologista do exercício Sessão domiciliar: sessão inicial supervisionada pelo fisiologista do exercício, prescrição de exercício em casa, e sessões de acompanhamento supervisionado depois dos meses 1 e 2 Grupo medicado: sertralina titulada até chegar à dose terapêutica Condição de placebo: apenas placebo	Os percentuais de remissão foram mais altos entre pacientes designados tanto para os grupos de exercício como de medicação quando comparados a pacientes designados para placebo (Blumenthal et al., 2007). Não foi observada diferença significativa em remissão entre os grupos de exercício (Blumenthal et al., 2007). O exercício durante o período de acompanhamento foi associado à diminuição dos sintomas depressivos durante os acompanhamentos de 10 meses e 1 ano (Hoffman et al., 2011).

(continua)

TABELA 3.1 Componentes de estudos de intervenção com exercício físico (*continuação*)

Estudo	População	Critérios de depressão	Critérios pré--intervenção	Componentes da intervenção	Resumo dos achados principais
Tratamento com aumento de exercício para depressão (TREAD)	122 pacientes, 18-70 anos	Pontuação ≥ 14 no HAM-D	Nível de atividade: < 3 dias de atividade física por semana sem sessão ≥ 20 min Tratamento: tomando concorrentemente SSRI em dose terapêutica durante um mínimo de 6 meses	Duração da intervenção: 12 semanas Grupos de tratamento: os participantes receberam sessões de exercícios supervisionados e domiciliares com uso de esteira e/ou bicicleta ergométrica. A dose de SSRI permaneceu constante ao longo de todo o estudo. Grupo de alta dose: 16 kcal/kg/semana de atividade física Grupo de baixa dose: 4 kcal/kg/semana de atividade física	A dose mais alta de exercício pode promover remissão entre homens e mulheres sem histórico familiar de enfermidade mental (Trivedi et al., 2011). Exercício como tratamento para depressão também pode melhorar as funções psicossociais e cognitivas (Greer et al., 2015, 2016). Um efeito positivo após o exercício está associado à resposta ao tratamento para pacientes com TDM (Rethorst et al. 2017b; Suterwala et al. 2016). Baixos níveis de IL-6 e BDNF, níveis reduzidos de aptidão cardiorrespiratória e efeito positivo mais baixo pós-exercício são achados associados a uma baixa resposta ao exercício, enquanto tratamento para depressão (Rethorst et al., 2017b).

BDNF: fator neurotrófico derivado do cérebro; ECED: Entrevista Clínica Estruturada para Depressão; FC: frequência cardíaca; HAM-D: Escala de Classificação de Depressão de Hamilton; IDB: Inventário de Depressão de Beck; IL-6: interleucina 6; QSP-9: Questionário de Saúde do Paciente-9; TCC: terapia cognitiva-comportamental; TCCI: terapia cognitivo-comportamental na internet; TDM: transtorno depressivo maior; SSRI: inibidor da recaptação seletiva de serotonina.

e cognitivo nessa população (Blumenthal et al., 2012; Greer et al., 2015, 2016; Mota-Pereira et al., 2012; Greer et al., 2015, 2016; Mota-Pereira et al., 2011; Trivedi et al., 2006). Alguns estudos demonstram que a prática de atividade física durante apenas uma hora por semana pode servir de proteção contra sintomas depressivos (Harvey et al., 2018).

Como tratamento para a depressão, o exercício físico oferece muitos benefícios potenciais para os pacientes. Um importante ganho decorrente da prática do exercício como tratamento para esse transtorno é que vários tipos de exercício, como yoga, aeróbico e treinamento de resistência, revelaram-se eficazes (Helgadóttir et al., 2017; Rethorst et al., 2009). É provável que pacientes que gostariam de evitar (ou parar de tomar) medicamentos se mostrem mais receptivos à prática do exercício físico como alternativa aos antidepressivos (Searle et al., 2011). Além disso, com o exercício físico, há a possibilidade de prevenir o surgimento de outros problemas clínicos, aos quais os pacientes deprimidos estão em maior risco de desenvolver, como o diabetes ou doenças cardíacas (Warburton et al., 2006).

Tipo, intensidade e duração do exercício

Estudos clínicos randomizados recentemente publicados compararam o efeito de diferentes tipos, durações e intensidades da atividade física nos sintomas de depressão autorrelatados e avaliados pelo médico (Hallgren et al., 2015; Helgadóttir et al., 2016, 2017). Conforme já foi ventilado anteriormente, são vários os tipos de exercícios considerados como eficazes para a diminuição dos sintomas de depressão (p. ex., treinamento de resistência, sessões supervisionadas, exercício em grupo e mesmo exercícios leves, como a yoga) (Blumenthal et al., 2007; Hallgren et al., 2015; Helgadóttir et al., 2017; Rethorst et al., 2009). Os profissionais de saúde devem recomendar aos seus pacientes que pratiquem alguma atividade física por pelo menos três vezes por semana, em sessões com duração de 45 a 60 minutos, como tratamento para a depressão (Rethorst e Trivedi, 2013). Porém, tanto pacientes como profissionais de saúde devem ter em mente que talvez tenham que transcorrer 10 a 12 semanas para que seja observada uma resposta dos sintomas ao tratamento (Rethorst e Trivedi, 2013).

Em um estudo-piloto que explorou o exercício físico como um tipo de tratamento de reforço, os pacientes participaram de um programa de exercícios físicos com sessões supervisionadas por um profissional do exercício durante as primeiras 3 semanas; e durante as últimas 9 semanas eles se envolveram em um programa de exercícios domiciliares (Trivedi et al., 2006). Após o tratamento, foram observadas reduções nas pontuações da Escala de Avaliação de Hamilton para Depressão e no Inventário de Sintomas de Depressão-Autorrelato. A esse estudo-piloto, seguiu-se o estudo Tratamento com Aumento de Exercício para Depressão (*Treatment with Exercise Augmentation for Depression*, TREAD), no qual foi avaliado o efeito do exercício físico em pacientes com depressão não remissiva, para os quais tinha sido prescrito um inibidor seletivo da recaptação de serotonina (Trivedi et al., 2011). Os pesquisadores do TREAD distribuíram aleatoriamente 122 pacientes em um grupo de exercícios com baixa (4 kcal/semana) ou alta (16 kcal/semana) dose durante 12 semanas (Trivedi et al., 2011). Embora os pacientes dos dois grupos tenham sido beneficiados com diminuição nos sintomas depressivos, aparentemente a remissão foi dose-dependente: os pacientes que receberam a dose mais alta de exercício apresentaram percentuais de remissão mais elevados (Trivedi et al., 2011). Outro achado do estudo TREAD foi que o histórico familiar era uma variável moderadora para pacientes tratados com o exercício físico como complemento à terapia antidepressiva. Especificamente, mulheres sem histórico familiar de depressão e homens com e sem histórico familiar de depressão tiveram maior probabilidade de obter a remissão dos sintomas depressivos com uma dose mais alta *versus* dose mais baixa do exercício (Trivedi et al., 2011).

Outra análise com base nessa mesma população determinou as pontuações de funcionamento psicossocial e de qualidade de vida com relação à saúde (Greer et al., 2016). Embora ambos os grupos (de doses baixa e alta) tenham obtido ganhos com melhores pontuações para o funcionamento psicossocial, o grupo de dose alta pode ter alcançado melhoras em um ritmo mais rápido quando comparado ao grupo de dose baixa (Greer et al., 2016). No estudo TREAD, também foi investigado o efeito positivo que se seguiu à sessão inicial de exercícios físicos, como preditor potencial de resposta ao tratamento. Os participantes designados aleatoriamente para o grupo de alta dose e que vivenciaram um efeito positivo após a primeira sessão tiveram maior probabilidade de responder ao exercício como tratamento e/ou obter remissão (Suterwala et al., 2016).

Duas análises distintas do estudo sueco Regassa (Hallgren et al., 2015; Helgadóttir et al., 2017) avaliaram os efeitos da intensidade do exercício físico nos sintomas depressivos. Os pesquisadores desse estudo designaram aleatoriamente pacientes para uma turma de yoga e alongamento de baixa intensidade, um curso de aeróbica com intensidade moderada ou um curso de aeróbica com alta intensidade, para uma intervenção com duração de 12 semanas. Subsequentemente, os resultados para a depressão foram comparados com os resultados de pacientes tratados com terapia cognitivo-comportamental na internet (TCCI) e com tratamento padrão para depressão administrado por seu médico de atenção primária: antidepressivos e/ou terapia cognitivo-comportamental (Hallgren et al., 2015; Helgadóttir et al., 2016, 2017). No acompanhamento realizado após a intervenção de 12 semanas, os pacientes em qualquer dos grupos de exercício ou no grupo TCCI apresentaram maior diminuição nos sintomas depressivos em comparação aos pacientes designados para o grupo de tratamento padrão (Hallgren et al., 2015). Uma análise subsequente do estudo também revelou que todos os níveis de exercício foram eficazes na diminuição da gravidade da depressão ou na prevenção do aumento da gravidade da doença (Helgadóttir et al., 2017). Com efeito, os pacientes incluídos no grupo de exercício com baixa dose foram beneficiados com a maior redução nos sintomas depressivos. Os resultados desse estudo sugerem que devemos incentivar todos os tipos e intensidades de exercício, dependendo da preferência de cada paciente (Helgadóttir et al., 2017).

Embora alguns estudos sugiram a existência de uma relação dose-resposta com o uso da atividade física (Galper et al., 2006), outras pesquisas verificaram que os pacientes podem ser beneficiados com diminuição nos sintomas de depressão, mesmo quando submetidos a pequenas doses de atividade aeróbica (Rethorst et al., 2009, 2017b; Teychenne et al., 2008). Achados como esses fizeram que os pesquisadores passassem a levar em consideração fatores moderadores e características dos pacientes capazes de proporcionar informações para a introdução, de modo mais eficaz, das intervenções baseadas em exercícios físicos no tratamento da depressão.

Preditores e moderadores da eficácia do tratamento

Além de aprender um pouco mais sobre o papel que o tipo e a intensidade do exercício desempenham na prevenção da depressão e na atenuação dos seus sintomas, vários estudos buscaram identificar possíveis moderadores, isto é, variáveis capazes de fortalecer a relação entre exercício físico e sintomas de depressão (Rethorst et al., 2017b; Schuch et al., 2016b). Em uma metanálise realizada por Schuch et al. (2016b), foi informado que os sintomas basais de depressão, as variáveis demográficas, a medicação, a frequência na prática do exercício físico e a duração do estudo não foram capazes de moderar o efeito do exercício nos sintomas depressivos. Por outro lado, Rethorst et al. (2017b) e Suterwala et al. (2016) detectaram uma relação positiva entre o efeito positivo obtido após a realização do exercício físico e uma redução nos sintomas de depressão.

Uma metanálise recentemente publicada (Stubbs et al. 2016a) avaliou fatores contributivos para a adesão a programas de exercícios físicos entre pacientes com depressão. Nessa pesquisa, seus autores descreveram vários resultados que podem ajudar no desenvolvimento de programas de exercícios personalizados, em atendimento às necessidades dos pacientes com TDM. Em uma comparação com pacientes deprimidos designados aleatoriamente para um grupo controle, os pacientes designados aleatoriamente para a prática do exercício físico alcançaram melhores percentuais de retenção (Stubbs et al., 2016a). Nesse estudo, os participantes demonstraram maior probabilidade de completar suas sessões de exercícios quando sob supervisão de um profissional de educação física (Stubbs et al., 2016a). Esse achado, sugestivo de maior benefício com sessões supervisionadas, também foi corroborado em metanálise conduzida por Schuch et al. (2016a). Nela, esses autores também descobriram que pacientes com sintomas depressivos mais graves no início do estudo tinham maior probabilidade de abandonar os estudos com exercício físico. Stubbs e seus colegas também descobriram que o uso de uma combinação de intervenções aeróbicas e de treinamento de força estava associado ao abandono do estudo pelos pacientes.

Glowacki et al. (2017) exploraram em uma revisão de escopo as barreiras ao exercício para pacientes com depressão. Esses autores descobriram que os pacientes que percebiam o exercício como sendo de baixa prioridade ou que tinham baixa autoeficácia, tempo limitado e/ou recursos limitados (i. e., acesso a instalações ou equipamentos) consideravam a prática da atividade física como sendo tarefa mais desafiadora. Por outro lado, os pacientes que acreditavam positivamente nos benefícios advindos da prática do exercício físico, estabeleciam uma rotina, gozavam de apoio social adequado e/ou tinham acesso a instrumentos de monitoração de seus comportamentos e do progresso na saúde (p. ex., pedômetros, diários) demonstravam maior propensão à prática de atividades físicas (Glowacki et al., 2017).

Benefícios em curto prazo *versus* benefícios em longo prazo

A maior parte dos estudos que exploram os efeitos da prática do exercício físico em pessoas com depressão se concentrou nos benefícios em curto prazo; contudo, uma análise do estudo Regassa recentemente publicada (Helgadóttir et al., 2017) verificou uma diminuição dos sintomas em pacientes com depressão, 12 meses após a intervenção. Essa promissora descoberta serve de maior incentivo, tanto para os pacientes como para os profissionais interessados em usar sessões de exercício físico como tratamento para a depressão. Porém, há necessidade de mais estudos que tratem desse tópico, para que possamos contar com maiores informações acerca dos benefícios em longo prazo com o uso do exercício físico como tratamento para o TDM. Em um estudo de acompanhamento do estudo Intervenção Clínica Padrão e Exercício Físico Prolongado (*Standard Medical Intervention and Long-term Exercise*, SMILE) (Babyak et al., 2000), foi constatado que pacientes designados aleatoriamente para uma intervenção com exercício físico alcançaram percentuais de remissão mais altos quando comparados a pacientes designados para um grupo medicado com terapia farmacológica. Em seguida, os pesquisadores exploraram o acompanhamento de um ano para o estudo SMILE, tendo relatado uma associação positiva entre a prática de exercícios físicos durante o período de acompanhamento e a atenuação dos sintomas depressivos (Hoffman et al., 2011).

EXERCÍCIO FÍSICO E PREVENÇÃO DE PROBLEMAS CLÍNICOS CRÔNICOS EM INDIVÍDUOS COM DEPRESSÃO

Pacientes diagnosticados com TDM têm sua saúde abalada por uma infinidade de efeitos negativos, bem como pelas negativas complicações econômicas decorrentes de comorbidades da depressão e de outros problemas clínicos (Greenberg et al., 2015; Sin et al., 2016). Tendo em vista que pacientes com depressão tendem a ser fisicamente menos ativos, em comparação com pacientes livres desse transtorno (Farmer et al., 1988; Galper et al., 2006; Harvey et al., 2018), a população deprimida corre maior risco de vir a sofrer problemas de saúde em geral, em decorrência da inatividade física (Warburton et al., 2006). A inatividade física aumenta o risco para surgimento de problemas clínicos crônicos (p. ex., diabetes tipo II, doenças cardíacas e osteoporose [ver Capítulo 16, "Intervenções no estilo de vida para a saúde cardiometabólica em pessoas com transtornos psiquiátricos"]).

Infelizmente, os pacientes com depressão não só se apresentam com maior risco para a ocorrência de outros problemas clínicos crônicos, essas pessoas também estão em maior risco de ter pior saúde, como resultado das comorbidades, em comparação com pacientes sem TDM (Bryan et al., 2010; Katon et al., 2007; Warburton et al., 2006). Pacientes sedentários que padecem de depressão podem se apresentar com aumento dos sintomas relacionados aos seus problemas clínicos crônicos, taxas de mortalidade mais elevadas (caso seus sintomas de depressão sejam inadequadamente tratados) e aumento do ônus econômico decorrente da própria doença (Bryan et al., 2010; Greenberg et al., 2015; Katon et al., 2015; Katon et al., 2010; Greenberg et al., 2015; Katon et al., 2007; Rethorst et al., 2017a). O risco de complicações associadas a doenças cardíacas é particularmente elevado em pacientes que sofrem depressão e alguma cardiopatia (Sin et al., 2016). Na população de pacientes com doenças cardíacas, a presença de sintomas graves de depressão aumenta a probabilidade de terem estilo de vida sedentário (i. e., inatividade física), de aderirem menos intensamente ao plano terapêutico, de se envolverem em comportamentos pouco saudáveis (p. ex., tabagismo) e de apresentarem índices de massa corporal e relação quadril-cintura mais elevados (Sin et al., 2016). Além do maior risco de apresentarem resultados piores para sua saúde, comparativamente a pacientes portadores de doenças cardíacas mas que não sofrem depressão, também é maior a probabilidade de que esses pacientes venham a relatar outros sintomas associados a doenças cardíacas, como dor no peito e falta de ar (Katon et al., 2007).

Ao prescreverem atividade física para seus pacientes com depressão, os prestadores de serviços médicos podem ajudar a atenuar os sintomas depressivos dessas pessoas; além disso, essa estratégia terapêutica pode aliviar ou diminuir os sintomas decorrentes de outros problemas clínicos crônicos (Blumenthal et al., 2012; Katon et al., 2007; Warburton et al., 2006). A promoção da atividade física para pacientes com depressão pode atender a um duplo propósito: ajudar na atenuação dos sintomas depressivos do paciente e, ao mesmo tempo, oferecer outra estratégia de prevenção e de diminuição das complicações decorrentes da presença de outros problemas clínicos crônicos.

Pessoas com câncer também se encontram sob maior risco de apresentar sintomas de depressão durante e após o tratamento (Krebber et al., 2014). Uma revisão sistemática da literatura (Craft et al., 2012) e uma metanálise (Brown et al., 2012) revelaram que a prática de uma atividade física tem condições de melhorar os sintomas de depressão em pacientes em tratamento para câncer, ou no período pós-tratamento. Na metanálise citada, também foi constatado que pacientes que sobreviveram ao câncer foram beneficiados com uma diminuição mais expressiva nos sintomas depressivos, quando as sessões de exercício foram supervisionadas por um profissional do exercício (Brown et al., 2012).

Outra área que vem sendo explorada é a relação entre obesidade e depressão (Rivenes et al., 2009; Stunkard et al., 2003; Xiang e An, 2015). Em uma revisão sistemática e metanálise de estudos longitudinais, seus autores observaram uma relação bidirecional entre obesidade e depressão (Luppino et al., 2010). Outro estudo longitudinal de acompanhamento de adultos de meia-idade durante 16 anos descobriu que a incidência de depressão era maior em pacientes com sobrepeso e obesos quando comparados a pacientes sem excesso de peso (Xiang e An, 2015). Da mesma forma que muitos outros problemas clínicos crônicos, existe uma associação positiva entre obesidade e sintomatologia depressiva (Rivenes et al., 2009; Stunkard et al., 2003; Xiang e An, 2015). Considerando o número cada vez maior de pacientes classificados como tendo sobrepeso ou obesidade, a promoção da atividade física nessas populações pode ajudar a diminuir o risco de ocorrência de depressão e a reduzir a prevalência da obesidade.

CONCLUSÃO E IMPLICAÇÕES PARA PRESTADORES MÉDICOS E PROFISSIONAIS DE SAÚDE PÚBLICA

Em estudo realizado em 2017, Janney e seus colegas descobriram que, embora a maioria dos pacientes usuários dos serviços de saúde mental relatassem que o exercício físico melhorava o seu humor, também confessaram que seu prestador de cuidados de saúde mental não discutia consistentemente estratégias para ampliação de sua atividade física, como uma forma de melhorar o humor

(Janney et al., 2017). É possível que os prestadores de cuidados de saúde mental e de atendimento primário enfrentem diversas barreiras pessoais, estruturais e organizacionais na prestação do aconselhamento sobre atividade física no seu ambiente de trabalho (Glowacki et al., 2017; Hébert et al., 2012; Searle et al., 2011). Uma das preocupações mais comuns entre profissionais médicos e de saúde pública é o benefício obtido com a promoção da atividade física para uma população de pacientes que talvez ofereçam dificuldade para sua motivação; no entanto, esses profissionais devem sempre levar em consideração a natureza cíclica dos sintomas de depressão, pois isso pode resultar em mudanças na motivação ao longo do tratamento (Blumenthal et al., 2012). Pacientes tratados com exercício físico para depressão apresentam percentuais de adesão ao tratamento comparáveis aos de pacientes em tratamento farmacológico e/ou psicoterapia (Rethorst et al., 2009). Para promover maior adesão, é preciso que os prestadores levem em consideração algumas das barreiras mais comuns à prática da atividade física (p. ex., tempo, recursos e motivação), fazendo sua abordagem tanto antes como durante o tratamento (Glowacki et al., 2017; Janney et al., 2017; Searle et al., 2011; Stubbs et al., 2016a).

Tendo em vista que pacientes com depressão se encontram sob maior risco de sofrer outros problemas crônicos, é particularmente importante que essa população seja consistentemente informada acerca dos benefícios da atividade física. Um estudo revelou que pacientes com depressão e problemas clínicos crônicos variados tinham maior probabilidade de comparecer regularmente aos serviços de saúde mental do que pacientes com TDM sem problemas clínicos crônicos comórbidos (Puyat et al., 2017). Talvez seja importante que os médicos adquiram o hábito de discutir regularmente a atividade física com seus pacientes com depressão e/ou com outros problemas clínicos crônicos, como uma forma de promoção da saúde física e mental.

Comportamentos ligados à saúde são complexos, não sendo facilmente mudados. Embora os pacientes possam evoluir de modo gradativo com pequenos avanços para o aumento da sua atividade física, esses comportamentos exigem mudanças no seu estilo de vida. Durante o aconselhamento dos pacientes com TDM sobre como aumentar a atividade física e como preservar as mudanças positivas nos comportamentos ligados à saúde, os profissionais devem lançar mão de estratégias baseadas em evidências; além disso, devem levar em consideração o uso da ativação comportamental, com o objetivo de promover a adesão ao exercício (Schneider et al., 2016). Um método de aconselhamento que pode ser considerado pelos prestadores consiste na implementação dos 5 As: *ask, advise, assess, assist, arrange* (perguntar, aconselhar, avaliar, ajudar, organizar) (Carroll et al., 2011). A Figura 3.1 descreve os tópicos a serem abordados pelos prestadores de serviços médicos durante o aconselhamento de seus pacientes

Perguntar (*Ask*)	• Informar-se sobre os hábitos de atividade física.
Aconselhar	• Discutir os benefícios da atividade física para a saúde física e mental. • Discutir as recomendações de atividade física para pacientes com depressão: atividade moderada pelo menos 3 vezes por semana durante 45-60 minutos por sessão.
Avaliar	• Identificar a vontade do paciente de praticar atividade física. • Avaliar as preferências do paciente e suas barreiras à prática da atividade física.
Ajudar	• Incentivar o paciente, para que aumente gradualmente sua atividade física até que esteja cumprindo as recomendações. • Utilizar a ativação comportamental para enfrentar barreiras e promover adesão. • Colaborar com profissionais do exercício para a promoção de maior adesão e obtenção de melhores resultados.
Organizar (*Arrange*)	• Criar uma estratégia, junto com o paciente, para acompanhamento da atividade física e monitoração de seu progresso.

FIGURA 3.1 Principais estratégias no aconselhamento dos pacientes sobre exercícios físicos como tratamento para a depressão com o uso dos 5 As.

acerca do aumento da atividade física com uso do método dos 5As, que leva em consideração barreiras, preferências e a vontade de mudar (Carroll et al., 2011).

OPORTUNIDADES PARA PESQUISAS FUTURAS

A natureza complexa da relação entre atividade física e sintomas da depressão oferece aos pesquisadores muitas oportunidades de exploração do efeito do exercício físico em populações especiais de pacientes. Ultimamente, presenciamos alguma discussão sobre os modos como a atividade física pode ajudar a diminuir os sintomas da depressão pós-parto (Da Costa et al., 2009; Fjeldsoe et al., 2010). Uma metanálise recentemente publicada demonstrou pequeno efeito com o uso de intervenções com exercícios físicos no tratamento da depressão pós-parto, embora seus autores tenham observado que, em sua maioria, os estudos abrangidos pela metanálise comparavam exercícios *versus* cuidados habituais; assim, é importante que sejam realizados mais estudos clínicos randomizados de alta qualidade que comparem o uso do exercício físico com uma condição de controle ativo (Carter et al., 2018). Outro estudo recente explorou os efeitos da atividade física nos sintomas depressivos em pacientes de países de baixa e média renda, que é uma população menos estudada (Stubbs et al., 2016b). Estudos futuros deverão expandir essa pesquisa com a avaliação de intervenções em populações de pacientes oriundos de todas as origens socioeconômicas e demográficas. E tais estudos também deverão avaliar mais adequadamente o impacto da intensidade e da duração do exercício físico, bem como os benefícios em longo prazo do exercício como tratamento para a depressão. Assim, pesquisadores e prestadores poderão contar com novas informações que lhes permitirão adaptar (e utilizar) intervenções mais personalizadas, que satisfaçam as necessidades do paciente e evitem aquele tipo de abordagem "boa para todo mundo" (Blumenthal et al., 2012; Glowacki et al., 2017; Rethorst e Trivedi, 2013; Searle et al., 2011; Stubbs et al., 2016b; Trivedi et al., 2011). Será particularmente estimulante a exploração das bases psicológicas e neurobiológicas para os efeitos prolongados do exercício físico sobre a depressão.

Outra área de estudo atualmente carente de mais exploração é o efeito do exercício físico em pacientes com transtorno bipolar. Revisões sistemáticas recentemente publicadas enfatizaram alguns dos benefícios potenciais para pacientes com transtorno bipolar praticantes de atividade física. Esses ganhos são, entre outros, atenuação dos sintomas depressivos, melhora da saúde física e melhora da qualidade do sono (Melo et al., 2016; Thomson et al., 2015). Considerando que pacientes com transtorno bipolar se encontram em maior risco de apresentar comorbidades clínicas, ter um estilo de vida sedentário e apresentar efeitos negativos à saúde mental relacionados à má qualidade do sono, a prática do exercício físico poderá se revelar benéfica para essa população de pacientes (Melo et al., 2016; Thomson et al., 2015).

Embora os resultados da pesquisa considerem que a prática do exercício físico pode proporcionar alguns benefícios para a saúde física e mental dos pacientes com transtorno bipolar, ainda é cientificamente muito pouco o que se sabe sobre a relação entre exercício e bipolaridade (Melo et al., 2016; Thomson et al., 2015). A obtenção de informações sobre os modos como o exercício físico afeta o humor de pacientes com transtorno bipolar é tarefa que fica ainda mais complicada em decorrência de preocupações metodológicas relacionadas ao desenho da pesquisa, o que dificulta a generalização dos estudos já existentes (Melo et al., 2016; Thomson et al., 2015). Estudos futuros deverão persistir na busca de melhor compreensão dos mecanismos de ação, do efeito do exercício físico nos ciclos sono-vigília de pacientes com transtorno bipolar, da relação entre exercício e estados de hipomania e mania e, por fim, de como o tipo, a intensidade e a duração do exercício físico afetam o humor de pacientes com transtorno bipolar (Thomson et al., 2015).

Exemplo de caso

Olívia é uma mulher de 32 anos. O médico prescreveu exercícios físicos como tratamento para seu TDM. Olívia se reúne três vezes por semana com Sara, uma profissional de educação física, para caminhar em uma esteira, e seu nível de atividade aumentou gradativamente para 150 minutos por semana. Além das três sessões supervisionadas, Olívia deve se exercitar sozinha pelo menos uma vez por semana. Todas as semanas, Olívia e Sarah se reúnem para planejar as sessões de exercícios da semana seguinte e discutir quaisquer barreiras que Olívia tenha porventura encontrado durante a semana anterior. Olívia informa que está sem motivação para fazer suas sessões de exercícios em casa. À medida que o tempo vai esfriando, relata que fica menos motivada para caminhar pela vizinhança, ficando desanimada por não ter havido resposta quanto aos seus sintomas depressivos depois de 4 semanas de uma prática consistente dos exercícios. Então, Sarah e Olívia desenvolvem em conjunto um plano que ajude a superar as barreiras e promover a adesão da paciente.

Sarah inicia a conversa elogiando Olívia por sempre comparecer às sessões supervisionadas. Sarah então reforça o fato de que talvez tenham que transcorrer entre 10 e 12 semanas para que os sintomas respondam aos exercícios, incentivando Olívia a continuar com seus exercícios. Durante a discussão sobre as barreiras, Olívia menciona que está ficando entediada de caminhar e que deseja tentar outro tipo de exercício. Depois de uma discussão conjunta sobre diferentes tipos de exercícios, Olívia expressa interesse em uma aula de zumba, frequentada por seus colegas de trabalho todos os sábados, mas não tem certeza se essa é uma forma aceitável de atividade física. Diante disso, Sarah incentiva Olívia, propondo que ela assista a uma aula de zumba com seus colegas de trabalho ainda nesta semana. Durante a sessão de planejamento da semana seguinte, discutirão se a aula de zumba é algo que Olívia gostaria de tentar.

Na sessão de planejamento seguinte, Olívia informa que se matriculou na aula de zumba e que estava ansiosa para participar todos os sábados. Olívia menciona que o apoio social e ter alguém a quem prestar contas são fatores motivadores para a prática de exercícios. Sarah e Olívia discutem as possíveis barreiras a uma consistente participação de Olívia nas aulas e as estratégias para o enfrentamento dessas barreiras. No final da sessão de planejamento, Olívia lista duas estratégias que ela utilizará para que tenha uma frequência consistente: 1) Ela conseguirá o apoio social de um colega de trabalho que participa assiduamente das aulas todos os sábados, e esse colega de trabalho será seu parceiro "responsável"; 2) e monitorará seus exercícios em um diário de exercícios e conversará com Sarah sobre as barreiras a cada semana.

PERGUNTAS PARA DISCUSSÃO

1. Além das recomendações baseadas em evidências, que outros instrumentos e/ou recursos os médicos podem utilizar para ajudá-los na identificação de pacientes que possivelmente serão beneficiados com a prática do exercício físico como tratamento para a depressão e também na promoção dessa prática nessa população de pacientes?
2. Durante uma consulta de rotina, um paciente com TDM solicita informações sobre exercícios físicos como tratamento para sintomas depressivos. Quais são as informações e os recursos que você passaria para esse paciente?
3. Uma paciente que vem praticando 150 minutos de atividade física por semana durante 3 semanas vai ao seu consultório para uma consulta de acompanhamento e avaliação dos seus sintomas depressivos. Durante a consulta, a paciente demonstra desânimo por não ter observado nenhuma mudança positiva em seu humor desde o início do programa de exercícios. Que recomendações você daria a essa paciente?

LEITURAS RECOMENDADAS

1. Blumenthal JA, Smith PJ, Hoffman BM: Is exercise a viable treatment for depression? ACSM's Health Fit J 16(4):14-21, 2012.
2. Carroll JK, Antognoli E, Flocke SA: Evaluation of physical activity counseling in primary care using direct observation of the 5As. Ann Fam Med 9(5):416-422, 2011.
3. Rethorst CD, Trivedi MH: Evidence-based recommendations for the prescription of exercise for major depressive disorder. J Psychiatr Pract 19(3):204-212, 2013.
4. Seime RJ, Vickers KS: The challenges of treating depression with exercise: from evidence to practice. Clin Psychol Sci Pract 13(2):194-197, 2006.

REFERÊNCIAS

1. Babyak M, Blumenthal JA, Herman S, et al: Exercise treatment for major depression: maintenance of therapeutic benefit at 10 months. Psychosom Med 62(5):633-638, 2000 11020092.
2. Blumenthal JA, Babyak MA, Doraiswamy PM, et al: Exercise and pharmacotherapy in the treatment of major depressive disorder. Psychosom Med 69(7):587-596, 2007 17846259.
3. Blumenthal JA, Smith PJ, Hoffman BM: Is exercise a viable treatment for depression? ACSM's Health Fit J 16(4):14–21, 2012 23750100.
4. Brown JC, Huedo-Medina TB, Pescatello LS, et al: The efficacy of exercise in reducing depressive symptoms among cancer survivors: a meta-analysis. PLoS One 7(1):e30955, 2012 22303474.

5. Bryan C, Songer T, Brooks MM, et al: The impact of diabetes on depression treatment outcomes. Gen Hosp Psychiatry 32(1):33-41, 2010 20114126.
6. Carroll JK, Antognoli E, Flocke SA: Evaluation of physical activity counseling in primary care using direct observation of the 5As. Ann Fam Med 9(5):416-422, 2011 21911760.
7. Carter T, Bastounis A, Guo B, Morrell JC: The effectiveness of exercise-based interventions for preventing or treating postpartum depression: a systematic review and meta-analysis. Arch Womens Ment Health, 2018 [Epub ahead of print] 29682074.
8. Cooney GM, Dwan K, Greig CA, et al: Exercise for depression. Cochrane Database Syst Rev (9):CD004366, 2013 24026850.
9. Craft LL, Vaniterson EH, Helenowski IB, et al: Exercise effects on depressive symptoms in cancer survivors: a systematic review and meta-analysis. Cancer Epidemiol Biomarkers Prev 21(1):3-19, 2012 22068286.
10. Da Costa D, Lowensteyn I, Abrahamowicz M, et al: A randomized clinical trial of exercise to alleviate postpartum depressed mood. J Psychosom Obstet Gynaecol 30(3):191-200, 2009 19728220.
11. Dishman RK, Sui X, Church TS, et al: Decline in cardiorespiratory fitness and odds of incident depression. Am J Prev Med 43(4):361-368, 2012 22992353.
12. Dunn AL, Trivedi MH, Kampert JB, et al: Exercise treatment for depression: efficacy and dose response. Am J Prev Med 28(1):1-8, 2005 15626549.
13. Farmer ME, Locke BZ, Mo?cicki EK , et al: Physical activity and depressive symptoms: the NHANES I Epidemiologic Follow-up Study. Am J Epidemiol 128(6):1340-1351, 1988 3264110.
14. Fjeldsoe BS, Miller YD, Marshall AL: MobileMums: a randomized controlled trial of an SMS-based physical activity intervention. Ann Behav Med 39(2):101-111, 2010 20174902.
15. Galper DI, Trivedi MH, Barlow CE, et al: Inverse association between physical inactivity and mental health in men and women. Med Sci Sports Exerc 38(1):173-178, 2006 16394971.
16. Glowacki K, Duncan MJ, Gainforth H, et al: Barriers and facilitators to physical activity and exercise among adults with depression: a scoping review. Ment Health Phys Act 13:108-119, 2017.
17. Greenberg PE, Fournier AA, Sisitsky T, et al: The economic burden of adults with major depressive disorder in the United States (2005 and 2010). J Clin Psychiatry 76(2):155-162, 2015 25742202.
18. Greer TL, Grannemann BD, Chansard M, et al: Dose-dependent changes in cognitive function with exercise augmentation for major depression: results from the TREAD study. Eur Neuropsychopharmacol 25(2):248-256, 2015 25453481.
19. Greer TL, Trombello JM, Rethorst CD, et al: Improvements in psychosocial functioning and health-related quality of life following exercise augmentation in patients with treatment response but nonremitted major depressive disorder: results from the TREAD study. Depress Anxiety 33(9):870-881, 2016 27164293.
20. Hallgren M, Kraepelien M, Öjehagen A, et al: Physical exercise and internet-based cognitive--behavioural therapy in the treatment of depression: randomised controlled trial. Br J Psychiatry 207(3):227-234, 2015 26089305.
21. Harris AH, Cronkite R, Moos R: Physical activity, exercise coping, and depression in a 10-year cohort study of depressed patients. J Affect Disord 93(1-3):79-85, 2006 16545873.
22. Harvey SB, Overland S, Hatch SL, et al: Exercise and the prevention of depression: results of the HUNT cohort study. Am J Psychiatry 175(1):28-36, 2018 28969440.
23. Hébert ET, Caughy MO, Shuval K: Primary care providers' perception of physical activity counselling in a clinical setting: a systematic review. Br J Sports Med 46(9):625-631, 2012 22711796.
24. Helgadóttir B, Hallgren M, Ekblom Ö, et al: Training fast or slow? Exercise for depression: a randomized controlled trial. Prev Med 91:123-131, 2016 27514246.
25. Helgadóttir B, Forsell Y, Hallgren M, et al: Long-term effects of exercise at different intensity levels on depression: a randomized controlled trial. Prev Med 105:37-46, 2017 28823684.

26. Hoffman BM, Babyak MA, Craighead WE, et al: Exercise and pharmacotherapy in patients with major depression: one-year follow-up of the SMILE study. Psychosom Med 73(2):127-133, 2011 21148807.
27. Janney CA, Brzoznowski KF, Richardson CR, et al: Moving towards wellness: physical activity practices, perspectives, and preferences of users of outpatient mental health service. Gen Hosp Psychiatry 49:63-66, 2017 29122150.
28. Katon W, Lin EH, Kroenke K: The association of depression and anxiety with medical symptom burden in patients with chronic medical illness. Gen Hosp Psychiatry 29(2):147-155, 2007 17336664.
29. Krebber AM, Buffart LM, Kleijn G, et al: Prevalence of depression in cancer patients: a meta-analysis of diagnostic interviews and self-report instruments. Psychooncology 23(2):121-130, 2014 24105788.
30. Luppino FS, de Wit LM, Bouvy PF, et al: Overweight, obesity, and depression: a systematic review and meta-analysis of longitudinal studies. Arch Gen Psychiatry 67(3):220-229, 2010 20194822.
31. Mammen G, Faulkner G: Physical activity and the prevention of depression: a systematic review of prospective studies. Am J Prev Med 45(5):649-657, 2013 24139780.
32. Melo MC, Daher EdeF, Albuquerque SG, et al: Exercise in bipolar patients: a systematic review. J Affect Disord 198:32-38, 2016 26998794.
33. Mota-Pereira J, Silverio J, Carvalho S, et al: Moderate exercise improves depression parameters in treatment-resistant patients with major depressive disorder. J Psychiatr Res 45(8):1005-1011, 2011 21377690.
34. Puyat JH, Kazanjian A, Wong H, et al: Comorbid chronic general health conditions and depression care: a population-based analysis. Psychiatr Serv 68(9):907- 915, 2017 28457213.
35. Rethorst CD, Trivedi MH: Evidence-based recommendations for the prescription of exercise for major depressive disorder. J Psychiatr Pract 19(3):204-212, 2013 23653077.
36. Rethorst CD, Wipfli BM, Landers DM: The antidepressive effects of exercise: a metaanalysis of randomized trials. Sports Med 39(6):491-511, 2009 19453207.
37. Rethorst CD, Leonard D, Barlow CE, et al: Effects of depression, metabolic syndrome, and cardiorespiratory fitness on mortality: results from the Coopercenter Longitudinal Study. Psychol Med 47(14):2414-2420, 2017a 28414015.
38. Rethorst CD, South CC, Rush AJ, et al: Prediction of treatment outcomes to exercise in patients with nonremitted major depressive disorder. Depress Anxiety 34(12):1116-1122, 2017b 28672073.
39. Rivenes AC, Harvey SB, Mykletun A: The relationship between abdominal fat, obesity, and common mental disorders: results from the HUNT study. J Psychosom Res 66(4):269-275, 2009 19302883.
40. Schneider KL, Panza E, Handschin B, et al: Feasibility of pairing behavioral activation with exercise for women with type 2 diabetes and depression: the Get It study pilot randomized controlled trial. Behav Ther 47(2):198-212, 2016 26956652.
41. Schuch FB, Vancampfort D, Richards J, et al: Exercise as a treatment for depression: a meta-analysis adjusting for publication bias. J Psychiatr Res 77:42-51, 2016a 26978184.
42. Schuch FB, Dunn AL, Kanitz AC, et al: Moderators of response in exercise treatment for depression: a systematic review. J Affect Disord 195:40-49, 2016b 26854964.
43. Searle A, Calnan M, Lewis G, et al: Patients' views of physical activity as treatment for depression: a qualitative study. Br J Gen Pract 61(585):149-156, 2011 21439172.
44. Sin NL, Kumar AD, Gehi AK, et al: Direction of association between depressive symptoms and lifestyle behaviors in patients with coronary heart disease: the Heart and Soul study. Ann Behav Med 50(4):523-532, 2016 26817654.
45. Stubbs B, Vancampfort D, Rosenbaum S, et al: Dropout from exercise randomized controlled trials among people with depression: a meta-analysis and meta regression. J Affect Disord 190:457-466, 2016a 26551405.

46. Stubbs B, Koyanagi A, Schuch FB, et al: Physical activity and depression: a large cross-sectional, population-based study across 36 low- and middle-income countries. Acta Psychiatr Scand 134(6):546-556, 2016b 27704532.
47. Stunkard AJ, Faith MS, Allison KC: Depression and obesity. Biol Psychiatry 54(3):330-337, 2003 12893108.
48. Suterwala AM, Rethorst CD, Carmody TJ, et al: Affect following first exercise session as a predictor of treatment response in depression. J Clin Psychiatry 77(8):1036-1042, 2016 27561137.
49. Teychenne M, Ball K, Salmon J: Physical activity and likelihood of depression in adults: a review. Prev Med 46(5):397-411, 2008 18289655.
50. Thomson D, Turner A, Lauder S, et al: A brief review of exercise, bipolar disorder, and mechanistic pathways. Front Psychol 6:147, 2015 25788889.
51. Trivedi MH, Greer TL, Grannemann BD, et al: Exercise as an augmentation strategy for treatment of major depression. J Psychiatr Pract 12(4):205-213, 2006 16883145.
52. Trivedi MH, Greer TL, Church TS, et al: Exercise as an augmentation treatment for nonremitted major depressive disorder: a randomized, parallel dose comparison. J Clin Psychiatry 72(5):677-684, 2011 21658349.
53. Warburton DE, Nicol CW, Bredin SS: Health benefits of physical activity: the evidence. CMAJ 174(6):801-809, 2006 16534088.
54. Xiang X, An R: Obesity and onset of depression among U.S. middle-aged and older adults. J Psychosom Res 78(3):242-248, 2015 25553601.

4

Exercício físico no tratamento dos transtornos da ansiedade e do transtorno obsessivo-compulsivo

Neil A. Rector, Ph.D.
Margaret A. Richter, M.D.
Bethany Lerman, B.A.

PONTOS PRINCIPAIS

- O exercício físico estruturado pode ser um tratamento adjuvante e independente com utilidade nos transtornos de ansiedade e no transtorno obsessivo-compulsivo.
- Os possíveis mecanismos de ação do exercício físico podem ser: reduções na sensibilidade à ansiedade, melhora dos sentimentos de autoeficácia e melhora do funcionamento cognitivo.
- As abordagens clínicas para a introdução e a manutenção do exercício físico compreendem uma abordagem às principais variáveis motivacionais e às barreiras específicas dos distúrbios, bem como a integração do exercício físico na terapia cognitivo-comportamental.

Os autores agradecem Preeya Laxman e Vanessa Montemarano por sua ajuda editorial neste capítulo, que foi parcialmente financiado pelos Canadian Institutes of Health Research (CIHR).

É muito elevada a prevalência dos transtornos de ansiedade: aproximadamente um quarto da população padece de algum problema diagnosticável em algum momento da vida (Kessler et al., 2005). Também é muito grande a comorbidade dos transtornos de ansiedade com outros problemas psiquiátricos e clínicos; até um terço das pessoas com transtorno de ansiedade preenchem critérios para dois ou mais transtornos de ansiedade extras, ou para outros transtornos psiquiátricos, além de uma série de problemas físicos (Toft et al., 2005). Cada transtorno é diferente em alguns aspectos, mas todos compartilham as mesmas características, que refletem um medo excessivo e irracional: a pessoa sente-se tensa e apreensiva, além de apresentar uma série de outros sintomas físicos de desconforto; além disso, vivencia um significativo estado de debilitação e/ou angústia como resultado dos aspectos cognitivos, comportamentais ou emocionais da condição. É surpreendente o nível alcançado pelos custos pessoais e sociais (p. ex., despesas com cuidados de saúde, subemprego, incapacitação) associados aos transtornos de ansiedade. Nos Estados Unidos, estima-se que esses custos anuais ultrapassem os 40 bilhões de dólares (Greenberg et al., 1999).

O *Manual Diagnóstico e Estatístico de Transtornos Mentais*, 5ª edição (DSM-5; American Psychiatric Association, 2013) lista como principais transtornos de ansiedade: transtorno do pânico, agorafobia, fobia específica, transtorno de ansiedade social (TAS) (fobia social) e transtorno de ansiedade generalizada (TAG). Embora anteriormente agrupados na mesma classificação, o transtorno de estresse pós-traumático (TEPT; ver Capítulo 5, "Exercício físico como componente potencialmente útil do tratamento do transtorno de estresse pós-traumático") e o transtorno obsessivo-compulsivo (TOC) passaram a ser considerados no novo DSM-5 como condições distintas, porém relacionadas. Embora o TOC seja habitualmente identificado como o de menor prevalência entre os transtornos de ansiedade, trata-se de condição grave e debilitante que afeta cerca de 2% da população (Kessler et al., 2005). Na maioria dos casos, se o TOC não for tratado, tenderá a seguir um curso crônico e deteriorante, situando essa doença entre as dez principais causas mundiais de incapacitação (Brundtland, 2000). Considerando a prevalência e os custos pessoais e sociais associados, os problemas de ansiedade e de TOC constituem uma preocupação de saúde pública significativa. Assim, torna-se extremamente importante a identificação, o desenvolvimento e a disseminação de abordagens terapêuticas que sejam eficazes e baseadas em evidências.

As orientações internacionais para a prática médica (p. ex., as diretrizes do National Institute for Health and Care Excellence – NICE, da American Psychiatric Association e da Canadian Psychiatric Association) concentram-se no papel da farmacoterapia, e em particular dos antidepressivos, e nos tratamentos psicológicos de curto prazo, especificamente a terapia cognitivo-comportamental (TCC) e uma combinação das duas modalidades terapêuticas. Embora contemos com um robusto apoio empírico para o papel dos tratamentos psicológicos e biológicos nos transtornos de ansiedade, continuam existindo certas dificuldades associadas a acesso ao tratamento, adesão, interrupção prematura, ausência de resposta, persistência de sintomas prejudiciais (tanto para pacientes responsivos ao tratamento como para os que não respondem), além de recaídas e recorrências subsequentes a um tratamento bem-sucedido. Pelo exposto, é muito importante que contemos com tratamentos alternativos de baixo custo e que sejam facilmente acessíveis e eficazes. Vem crescendo e se acumulando cada vez mais uma base empírica favorável ao papel do exercício físico como intervenção legítima e baseada em evidências para transtornos de ansiedade – e também para os transtornos psiquiátricos em geral, tanto como adjuvantes da farmacoterapia e da TCC quanto por seu uso como intervenção autônoma. O treinamento físico é comportamento saudável, de fácil acesso, de baixo custo e com risco mínimo de eventos adversos. No restante deste capítulo, revisaremos as evidências empíricas para a prática do exercício aeróbico em pacientes com transtornos de ansiedade; discutiremos a integração do exercício físico com tratamentos de primeira linha; e abordaremos os aspectos clínicos associados à desistência ou à descontinuação do exercício.

ASSOCIAÇÕES TRANSVERSAIS ENTRE EXERCÍCIO FÍSICO E BEM-ESTAR MENTAL GERAL

É recomendável que adultos com idades entre 18 e 64 anos façam pelo menos 150 minutos de atividade física aeróbica moderada a vigorosa a cada semana, em sessões de 10 minutos ou mais (Piercy et al., 2018). Porém apenas 20% dos adultos declaram seguir essas orientações (*Statistics Canada*, 2015). Níveis mais elevados de condicionamento físico têm sido associados à redução da mortalidade por qualquer causa (p. ex., acidente vascular cerebral, doenças cardiovasculares, certos tipos de câncer) (Warburton et al., 2010), mas só recentemente a suposta ligação entre exercício e bem-estar emocional vem sendo sistematicamente testada em populações clínicas. A partir daí, vem crescendo o apoio empírico ao uso regular do exercício físico como opção terapêutica para pessoas com perturbações psiquiátricas. As evidências são provenientes de duas fontes principais: 1) estudos epidemiológicos naturalistas em grande escala que examinaram os percentuais de transtornos psiquiátricos e o volume de exercício físico naturalmente ocorrente e 2) estudos laboratoriais que examinaram o impacto direto dos programas de exercícios físicos de curto prazo com o objetivo de atenuar os sintomas psiquiátricos. Em relação à primeira fonte, os estudos populacionais geralmente detectaram associações transversais significativas entre níveis de atividade física e presença e gravidade de transtornos de saúde mental (Goodwin, 2003; Harvey et al., 2010; Ten Have et al., 2011); e um aumento nos exercícios físicos foi associado a reduções nos níveis de depressão, ansiedade, transtornos derivados do uso de substâncias e transtornos somatoformes.

Já com relação aos estudos experimentais, os benefícios mais amplamente avaliados para a saúde mental decorrentes do uso do exercício físico concentraram-se na depressão (ver Capítulo 3, "Exercício físico no tratamento dos transtornos depressivos maiores"). Atualmente, contamos com evidências empíricas substanciais em favor dos benefícios do uso do exercício físico para depressão, embora haja considerável variação nos componentes das intervenções com exercício testadas na literatura disponível. A duração do exercício varia de 1 a 16 semanas, o tipo de exercício varia desde o aeróbico até o treinamento de força (em vários níveis de intensidade), o exercício pode ser realizado em casa ou em outro local, e os estudos são divididos entre as modalidades de exercícios individuais e em grupo, com ou sem intervenções monitoradas (Rimer et al., 2012).

Quando essas questões foram diretamente abordadas em revisões meta-analíticas, ainda foi possível observar um efeito terapêutico positivo para o uso do exercício. Por exemplo, uma revisão Cochrane examinou 23 estudos com 907 participantes, tendo detectado um efeito terapêutico expressivo em pacientes com depressão (*d* de Cohen) de 0,82 (Mead et al., 2008). Mais recentemente, 28 estudos (em um total de 1.101 participantes) que compararam a intervenção com exercício físico sem tratamento *versus* intervenção de controle, revelaram um tamanho de efeito de 0,67 na análise realizada depois do tratamento, indicando robustamente um efeito clínico moderado nos sintomas de depressão (Rimer et al., 2012). Hoje em dia, as orientações terapêuticas propostas pelo NICE para depressão recomendam o uso de programas de exercícios físicos estruturados e supervisionados com frequência de três vezes por semana (duração: 45 minutos a 1 hora) durante 10 a 14 semanas, como intervenção de baixa intensidade para depressão leve a moderada (National Institute for Health and Care Excellence, 2009).

BENEFÍCIOS DO EXERCÍCIO NOS TRANSTORNOS DE ANSIEDADE

Com frequência, a depressão e os transtornos de ansiedade são problemas comórbidos; ainda assim, existem diferenças significativas na fenomenologia, nos padrões de surgimento, no curso da doença e em eventuais fatores de risco biológicos, psicológicos e psicossociais subjacentes. Tudo isso sugere que os transtornos de ansiedade exigem seu próprio exame, com exercícios diferentes dos introduzidos em casos de depressão. Ultimamente, alguns estudos começaram a examinar o impacto direto do exercício estruturado nos estados de ansiedade e nos sintomas dos transtornos de ansiedade comuns. As primeiras pesquisas realizadas com estudos clínicos randomizados e em metanálises (p. ex., Petruzzello et al., 1991) se concentravam no exame do exercício físico em estados de ansiedade aguda. Uma metanálise que abrangeu 49 estudos de exercícios físicos (Wipfli et al., 2008) com participantes não clínicos detectou mudanças significativas em várias medidas para autorrelato de ansiedade, com um tamanho de efeito na faixa moderada (0,48). Nesta revisão, o regime típico consistia na prática de exercícios aeróbicos com uma frequência de três ou quatro vezes por semana. Em outra revisão metanalítica, Herring et al. (2010) examinaram a literatura publicada entre 1995 e 2007, tendo encontrado 40 estudos envolvendo adultos sedentários portadores de doenças crônicas (p. ex., câncer, doenças cardiovasculares, esclerose múltipla) participantes de programas estruturados de exercícios aeróbicos. Esses estudos demonstraram efeitos moderados, mas significativos, das sessões de exercícios aeróbicos (duração das sessões: 30 minutos ou mais, ao longo de 3 a 12 semanas) nas medidas de traço de ansiedade(0,56) e pequenos efeitos (mas igualmente significativos) nas medidas do estado de ansiedade autorreferidas (0,31).

Além do impacto decorrente do uso do exercício físico na diminuição da ansiedade aguda, revisões mais recentes (Asmundson et al., 2013; Zschucke et al., 2013) concentraram-se em um pequeno número de estudos (menos de uma dúzia) que exibiram efeitos terapêuticos promissores com o uso do exercício em pacientes com transtornos de ansiedade autênticos. Atualmente, alguns estudos demonstram que o exercício aeróbico é capaz de promover os seguintes efeitos:

1. Reduzir significativamente a frequência e a gravidade dos ataques de pânico para participantes diagnosticados com transtorno de pânico *versus* grupo placebo, embora esse efeito não seja equivalente aos benefícios obtidos com medicamentos ou TCC.
2. Reduzir significativamente os sintomas de ansiedade social e melhorar o bem-estar subjetivo no pós-tratamento e ao longo do acompanhamento, de maneira equivalente à redução do estresse baseada em *mindfulness* em pacientes com diagnóstico de transtorno de ansiedade social.
3. Reduzir significativamente a apreensão e surtos de ansiedade em pessoas com TAG em resposta a um treinamento combinado (exercícios aeróbicos e de resistência) *versus* indivíduos do grupo controle em lista de espera.

Também já foram publicados diversos estudos preliminares que testaram a eficácia do exercício físico para o TOC. Em um estudo que envolveu 15 pacientes com TOC com tratamento habitual, Brown et al. (2007) descobriram que um programa de 12 semanas de exercício aeróbico de intensidade moderada

(55%-69% da frequência cardíaca máxima, três ou quatro vezes por semana, com aumento na duração de 20 para 40 minutos) teve como resultado diminuições significativas nos sintomas de TOC. Os autores observaram efeitos consideráveis desde o início do estudo até o pós-tratamento (d = 1,69) e tais efeitos ainda estavam evidentes no acompanhamento de 6 meses (d = 1,11). Em uma análise de acompanhamento dessa amostra (Abrantes et al., 2009), também foram observados efeitos agudos do exercício físico sobre ansiedade, obsessões e compulsões. Na avaliação realizada antes e depois do exercício físico, foram igualmente observadas reduções na ansiedade (d = –0,73) e nas compulsões (d = –0,77), com um efeito médio para reduções nas obsessões (d = 0,62) na primeira semana de exercício. Além disso, Lancer et al. (2007) relataram que, em uma amostra de indivíduos com TOC resistente ao tratamento (n = 11), uma intervenção de seis semanas com exercícios aeróbicos diminuiu significativamente os sintomas obsessivo-compulsivos autorrelatados, tanto na pós-intervenção como no acompanhamento de um mês.

Por fim, nosso grupo (Rector et al.,2015) conduziu um estudo-piloto com o objetivo de investigar a utilidade e a eficácia da integração de um programa estruturado de exercícios físicos com TCC de rotina em um grupo para tratamento de TOC. Os participantes (n = 11) completaram em grupo 12 semanas de TCC, junto com sessões de exercícios três vezes por semana. Os regimes de exercícios foram adaptados para o nível de condicionamento físico de cada participante, com base na frequência cardíaca máxima medida com a aplicação de um teste de exercício máximo com cargas crescentes. A mudança nas pontuações da Escala Obsessivo-Compulsiva de Yale-Brown entre o pré-tratamento e o pós-tratamento nas coortes do grupo de TCC foi muito expressiva (d = 2,55), tendo superado os efeitos previamente estabelecidos da TCC para TOC. Recentemente, nosso grupo concluiu um grande estudo clínico randomizado e controlado (Rector et al., 2019) que possibilitará o exame da eficácia relativa do exercício aeróbico, da TCC e de uma combinação das duas modalidades *versus* grupo controle (lista de espera) sem tratamento para os sintomas de TOC e para as vulnerabilidades cognitivas subjacentes.

Uma abordagem alternativa que nos permite examinar o impacto do exercício físico em transtornos de ansiedade distintos consiste em agrupar participantes com transtornos de ansiedade variados e, em seguida, determinar os efeitos promovidos pela prática do exercício nos sintomas transdiagnósticos de ansiedade, nos sintomas específicos do transtorno e nas vulnerabilidades psicológicas subjacentes compartilhadas. Em um estudo recente de LeBouhillier e Asmundson (2017), esses autores designaram aleatoriamente 42 pacientes com transtornos de ansiedade para uma intervenção de 4 semanas de exercício aeróbico, treinamento de resistência ou controle em lista de espera. Ambas as modalidades de exercício físico foram consideradas eficazes na produção de ganhos nos sintomas do transtorno relacionado à ansiedade. Além disso, o treinamento de resistência resultou em reduções significativas nas vulnerabilidades psicológicas subjacentes associadas ao risco de perturbações de ansiedade (p. ex., sensibilidade à ansiedade, tolerância ao sofrimento emocional e intolerância à incerteza).

O impacto direto do exercício nas vulnerabilidades cognitivas ocorrentes nos transtornos de ansiedade já foi testado em condições experimentais com apenas uma sessão de exercício aeróbico. Broman-Fulks et al. (2015), por exemplo, demonstraram que uma única sessão de exercício aeróbico de intensidade moderada com duração de 20 minutos diminuiu significativamente a sensibilidade à ansiedade (embora não a tolerância ao sofrimento emocional). Da mesma forma, LeBouhillier e Asmundson (2015) constataram que apenas uma sessão de exercício aeróbico com duração de 30 minutos resultou em reduções significativas (com tamanhos de efeito moderados) em todas as dimensões da sensibilidade à ansiedade, embora, como ocorreu no estudo de Broman-Fulks e colegas, não foi observado nenhum impacto sobre a tolerância ao sofrimento emocional.

MECANISMOS DE AÇÃO

Ainda não foram totalmente explicados os mecanismos pelos quais a prática do exercício físico pode atenuar os sintomas de ansiedade, embora tenham sido postulados diversos mecanismos de ação possíveis. Asmundson et al. (2013) apresentaram vários mecanismos potenciais subjacentes aos efeitos ansiolíticos do exercício físico, como diminuição na sensibilidade à ansiedade; uma inadvertida terapia de exposição às temidas sensações corporais induzidas pelo exercício; melhor resiliência fisiológica a estados de humor estressantes (p. ex., adaptações endócrinas, aumento dos níveis de endorfina); mudanças para rotinas isoladas e inclusão da interação social; e melhoras no sono, afeto positivo e sentimentos de controle e de autoeficácia.

Considerando a volumosa literatura empírica que vem documentando os benefícios positivos do exercício físico nos estados de humor deprimido (conforme já citamos) e considerando os elevados percentuais de comorbidade ocorrentes entre transtornos depressivos e de ansiedade (Kessler et al., 2015), bem pode ser possível que a melhora nos sintomas de ansiedade durante a prática do exercício físico seja resultante de uma melhora aguda no humor negativo concomitante. Como exemplo, já foram devidamente descritas as associações entre sintomas obsessivo-compulsivos e depressão (Rector et al., 2017); Abrantes et al. (2009) observaram em pacientes com TOC melhoras nas pontuações para o humor e também nas classificações para sintomas obsessivo-compulsivos, desde sessões únicas pré-exercício até pós-exercício. No entanto, ainda não foram devidamente esclarecidos os mecanismos pelos quais o exercício pode melhorar os estados de humor negativo e a psicopatologia; e a confusão aumenta ainda mais por ter-se verificado que, embora haja a expectativa de melhoras do humor junto com melhoras no condicionamento físico, apenas metade dos estudos sobre exercícios demonstraram tal correlação positiva (Rimer et al., 2012).

Outra possibilidade é a de um impacto exercido pelo exercício físico nos sintomas de humor e de ansiedade, mediante alterações nas vulnerabilidades cognitivas subjacentes. Contamos com um corpo substancial de pesquisas que corroboram a existência de associações positivas entre exercícios regularmente praticados e mudanças cerebrais capazes de melhorar a memória e o aprendizado, abrangendo a neurogênese, a angiogênese e um aprimoramento do metabolismo do sistema nervoso central (Prakash et al., 2010). Em grande parte, ainda está por ser examinado o nível de impacto promovido pela prática do exercício físico em amostras clínicas, embora estudos relativamente recentes sobre depressão e outros transtornos tenham sido animadores. Déry et al. (2013) demonstraram os efeitos contrários do exercício aeróbico, em comparação com a depressão, em uma tarefa putativa de aprendizado dependente da neurogênese do hipocampo; os participantes que tiveram aumento significativo em seu condicionamento físico obtiveram pontuações mais elevadas. Da mesma forma, Pajonk et al. (2010) relataram que, depois de um programa de exercícios físicos, foram observados aumentos significativos no volume do hipocampo em pacientes com esquizofrenia (12%) e em indivíduos saudáveis do grupo controle (16%) *versus* um grupo não tratado com exercício (–1%). Os autores também constataram uma melhora de 34% nas pontuações dos testes de memória em curto prazo para pacientes com esquizofrenia (ver Capítulo 6, "Exercício físico no tratamento dos transtornos do espectro da esquizofrenia"). Erickson et al. (2011) também demonstraram um aumento de 2% no volume do hipocampo após o treinamento físico aeróbico, o que resultou em melhor memória espacial para adultos idosos (ver Capítulo 7, "Exercício físico na proteção cognitiva e no tratamento de transtornos neurocognitivos"). Estudos de imagens do cérebro associaram vários transtornos de ansiedade à diminuição do volume do hipocampo, como TEPT (Kitayama et al., 2005) e TAS (Irle et al., 2010). Alguns estudos também sugeriram que a redução do volume do hipocampo talvez funcione como uma vulnerabilidade para o surgimento de tais distúrbios (Dannlowski et al., 2012; Gilbertson et al., 2002; Kheirbek et al., 2012). Esses achados indicam um possível caminho, por meio do qual o exercício físico pode diminuir a vulnerabilidade cognitiva aos transtornos de ansiedade, embora sejam necessários mais estudos nesse campo antes que possamos tirar tais conclusões.

Por outro lado, o possível impacto do exercício físico na melhora das vulnerabilidades cognitivas pode ser ainda mais moderado pela presença de genes associados à vulnerabilidade cognitiva e à plasticidade, especificamente o gene que codifica o fator neurotrófico derivado do cérebro (BDNF). Segundo Gupta et al. (2013), o BDNF influencia a neurogênese, a sobrevivência neuronal, a atividade sináptica e a síntese de neurotransmissores. O BDNF foi identificado como o mais significativo regulador da plasticidade sináptica já conhecido em adultos, subjacente à aquisição e à consolidação de memória (p. ex., Lu et al., 2008). Também foi demonstrado que a expressão genética do BDNF no cérebro aumenta após a prática do exercício físico, e tais aumentos têm sido associados a uma melhor aprendizagem e à formação de memória, embora os mecanismos subjacentes a essas melhoras ainda permaneçam obscuros (Sleiman et al., 2016). Portanto, podemos supor que também exista uma relação entre BDNF e possíveis mudanças cognitivas que ocorrem com os tratamentos para ansiedade, inclusive com o exercício físico.

PROMOÇÃO DA ADESÃO E A EFICÁCIA DO EXERCÍCIO FÍSICO NOS TRANSTORNOS DE ANSIEDADE E NO TRANSTORNO OBSESSIVO-COMPULSIVO

A revisão anterior indica resultados positivos para a eficácia do exercício físico na diminuição da ansiedade, do transtorno de ansiedade e dos sintomas de TOC. Alguns estudos também demonstraram que regimes de exercícios personalizados, com estrutura e monitoramento aprimorados, podem aumentar a probabilidade de resultados clínicos ideais. Embora aparentemente a prática do exercício físico seja uma intervenção promissora para pacientes com transtornos de ansiedade e TOC, foram pouquíssimos os estudos que, até a presente data, abordaram as barreiras ao envolvimento, ou as variáveis que possam melhorar a adesão ao exercício por pessoas com transtornos de ansiedade ou TOC. Na literatura mais abrangente sobre condicionamento físico, o estudo da adesão à prática do exercício tende a se concentrar em um conjunto de variáveis motivacionais principais, que podem ser facilmente selecionadas e utilizadas por qualquer médico que tente introduzir e promover o exercício no atendimento clínico de seus pacientes. A seguir, alguns exemplos:

- Grau de prazer ou satisfação vivenciado durante o exercício.
- Supervisão profissional por um assistente ou treinador com atitudes positivas em relação ao exercício.
- Flexibilidade nos horários para o programa e nos regimes de exercícios, em atendimento às necessidades e aos interesses pessoais.

- Apoio social, visando promover a adesão e fornecer reforços positivos.
- Expectativas de que o praticante se tornará eficaz em tarefas específicas dos exercícios (p. ex., a capacidade de realizar os exercícios com relativa facilidade), com base no histórico de exercícios.

Essa pesquisa sugere que, se ajudarmos nossos pacientes a encontrar tarefas de exercício físico que sejam estruturadas, prazerosas, supervisionadas e idiossincráticas com relação às suas habilidades e preferências, além de oferecer apoio contínuo, provavelmente estaremos promovendo sua adesão, o que resultará em melhores resultados com a prática do exercício.

Além de promover a motivação, é também importante que os médicos identifiquem barreiras ativas que possam se opor à prática consistente dos exercícios. Tais barreiras podem ser:

- O paciente não acredita em sua autoeficácia, com relação à capacidade de completar o exercício e/ou à capacidade de perseverar na prática com o passar do tempo.
- Dificuldades de agendamento e pressões de tempo.
- Carência de recursos financeiros para se matricular na academia.
- Dor e fadiga depois dos treinamentos.
- Medo de sofrer alguma lesão.
- Falta de transporte, ou o tempo perdido para ir à academia.
- Desconforto social na academia.

Além das barreiras genéricas à motivação e à adesão, em pacientes com transtornos de ansiedade e TOC talvez existam barreiras específicas à manutenção da adesão aos exercícios. Várias revisões (p. ex., Asmundson et al., 2013) se concentraram nas vulnerabilidades relacionadas com a ansiedade, tais como: grande sensibilidade à ansiedade e baixa tolerância ao sofrimento emocional, que podem funcionar como barreiras para o enfrentamento, levando o paciente a vivenciar sentimentos físicos de desconforto que mimetizam os sintomas de ansiedade. Aqui, vale a pena ressaltar que estudos preliminares demonstraram a possibilidade de redução de tais vulnerabilidades cognitivas com intervenções estruturadas de exercícios físicos de curta duração (de 4 a 8 semanas); no entanto, há necessidade de estudos mais aprofundados que determinem se a redução precoce dessas variáveis prognosticará uma adesão contínua e prolongada à prática do exercício.

O médico também pode se ver diante de barreiras específicas para o transtorno que se contrapõem à adesão do paciente aos exercícios; tais barreiras são exclusivas para os temores inerentes a cada transtorno. Por exemplo, frequentemente os pacientes com transtorno de pânico evitam praticar exercícios por temor de vivenciar sinais interoceptivos semelhantes, inclusive ataques de pânico completos. Além disso, a prática do exercício em uma academia grande e movimentada pode desencadear um sintoma agorafóbico. É possível que pacientes com diagnóstico primário de TAS tenham medo de se envergonhar e/ou de serem julgados por cometerem erros no equipamento, esbarrarem em alguém que conhecem e serem obrigados a "bater papo", ou apenas podem se sentir constrangidos com o fato de outras pessoas estarem observando ao se exercitarem. Uma possibilidade óbvia para o surgimento de barreiras específicas do transtorno, em decorrência de deflagradores de ansiedade também específicos, seria a de pacientes com TOC que poderiam demonstrar preocupação com relação à contaminação (p. ex., tocar e usar o equipamento da academia, usar os chuveiros da academia), à possibilidade de sofrer alguma lesão (p. ex., imagens perturbadoras, ao presenciar pessoas que deixam cair pesos na cabeça ou que tropeçam na esteira), a implicações sexuais (p. ex., a invasão indesejada de pessoas do mesmo gênero no vestiário) ou a sensações somáticas (p. ex., preocupação com a frequência respiratória ou deglutição durante a instabilidade autonômica), e que são orientados a não praticarem exercício físico. Para muitos pacientes com transtorno de ansiedade ou TOC, o ato de se exercitar em público pode constituir uma tarefa de exposição à ansiedade; tal situação deve ser identificada e administrada pelo médico.

INTEGRAÇÃO DO EXERCÍCIO FÍSICO AO TRATAMENTO DOS TRANSTORNOS DE ANSIEDADE E DO TRANSTORNO OBSESSIVO-COMPULSIVO COM TERAPIA COGNITIVO-COMPORTAMENTAL

Diversos estudos tiveram como objetivo a integração do exercício físico ao tratamento com TCC, para que o clínico responsável pela TCC possa orientar facilmente seus pacientes com vistas a um maior envolvimento nos exercícios, promoção do engajamento e esforços para diminuição das barreiras que possam perturbar, em longo prazo, a adesão do paciente. Como exemplo, em um estudo de Brown et al. (2007) no qual os autores testaram os benefícios do exercício físico em pacientes com TOC, o grupo em estudo participou de sessões cognitivo-comportamentais focadas no aumento da motivação (de modo a melhorar o início e a manutenção do regime de exercícios). Essas sessões de TCC foram realizadas antes de cada uma das 12 sessões aeróbicas semanais. As sessões de TCC incluíram alguns dos seguintes elementos:

- Discussão dos benefícios do exercício.
- Discussão dos benefícios diretos do exercício no controle da ansiedade e dos sintomas de TOC.

- Delineamento dos objetivos específicos para a sessão de exercícios em particular.
- Discussão de como permanecer motivado e superar contratempos.
- Enfrentamento dos humores negativos durante e após o exercício.
- Enfrentamento das barreiras específicas para a sessão em discussão.

O último item pode fazer que o médico adapte certos contextos relativos ao exercício (p. ex., academia) e comportamentos específicos (p. ex., permitir-se fazer o exercício na frente da turma) na hierarquia geral de exposição gradativa. Para que seja minimizada a não adesão causada por desencadeadores de ansiedade, o médico poderia começar com elementos inferiores na hierarquia, de modo a promover um envolvimento precoce do seu paciente com o exercício (p. ex., caminhar ou correr sozinho ao ar livre), aumentando em seguida a exposição a tarefas mais exigentes (p. ex., frequentar uma academia, comprometer-se com aulas de bicicleta ergonômica três vezes por semana), conforme a necessidade. Brown et al. (2007) lançaram mão de estratégias de TCC para aumentar a adesão dos pacientes ao exercício, e nosso trabalho experimental mais recente, que teve como objetivo integrar exercícios estruturados em intervenções padrão de TCC para pacientes com TOC (Rector et al., "Exame de um exercício físico estruturado em TOC: eficácia do tratamento, benefícios adicionais para TCC e correlatos cognitivos da mudança", 2019), buscou concentrar-se no exercício no começo de cada sessão, como parte da sessão de TCC de rotina para pacientes com TOC, tendo sido considerados os elementos a seguir:

1. Iniciar cada sessão com uma revisão das tarefas de treinamento domiciliar realizadas desde a sessão anterior.
2. Discutir e solucionar os problemas de barreiras impeditivas da conclusão das tarefas específicas de treinamento domiciliar.
3. Promover o aprimoramento motivacional com vistas a um maior envolvimento com os exercícios, como parte da lógica da TCC – responsabilidade pessoal, comprometimento e engajamento diante do desconforto.
4. Concluir cada sessão com uma revisão das metas para as tarefas de treinamento domiciliar, inclusive metas para os exercícios e exposição do TOC, ou metas para reestruturação cognitiva.
5. *Check-ins* semanais com identificação do apoio, visando promover apoio e incentivo social.

Em nosso estudo-piloto de pacientes com TOC moderado a grave, no qual estavam representadas todas as principais apresentações sintomatológicas do TOC (contaminação/lavagem, dúvida/verificação, "maus pensamentos" e ordem/simetria), nenhum dos participantes relatou deflagradores de sintomas de TOC como barreira para a realização do exercício, embora, em sua maioria, considerassem a prática do exercício na academia como um elemento em sua hierarquia (Rector et al., 2015). O percentual geral de adesão ao exercício foi de aproximadamente 80% ao longo das 12 semanas de tratamento. Outros estudos descreveram o uso contínuo de exercícios, particularmente corridas, como uma tarefa de exposição interoceptiva no contexto da TCC para transtorno do pânico, sugerindo que a prática contribui para a diminuição do pensamento catastrófico, dos sentimentos de ansiedade e da diminuição da sensibilidade à ansiedade. E esses efeitos são mais expressivos para indivíduos com maior sensibilidade à ansiedade (Sabourin et al., 2015).

Em alguns casos, os pacientes se apresentam com várias barreiras interativas ao exercício que precisam ser identificadas e diretamente abordadas, com o objetivo de diminuir o comportamento de evitação e promover o envolvimento do paciente com a prática do exercício. Em nosso programa, por exemplo, um paciente evitava a academia por causa de suas preocupações com a contaminação do equipamento (p. ex., fluidos corporais, resíduos de desinfetante) e também pela maior sensibilidade à ansiedade em decorrência dos sentimentos de ansiedade que ocorriam rotineiramente no ciclo obsessivo, muitas vezes ao ponto de esse paciente sofrer autênticos ataques de pânico. Nas primeiras sessões de tratamento com TCC, abordamos a sensibilidade à ansiedade com psicoeducação para as causas e consequências da ansiedade. Ao longo da primeira semana, as tarefas de exposição interoceptiva incluíram hiperventilação durante a sessão e como parte das tarefas domiciliares diárias. Seguiram-se exercícios de corrida nas sessões, junto com psicoeducação e descatastrofização da instabilidade do sistema nervoso autônomo no consultório e como parte da tarefa domiciliar durante a segunda semana. Ao mesmo tempo, introduzimos estratégias de TCC com o objetivo de identificar, examinar e reformular avaliações exageradas de ameaças relacionadas à contaminação do equipamento da academia (p. ex., enfermidades, infecções, toxinas) nas sessões e também como parte das tarefas domiciliares. Ao se concentrarem tanto nos sintomas do TOC quanto nas barreiras de sensibilidade à ansiedade no início do tratamento com TCC, os pacientes se consideraram prontos para começar a frequentar a academia, tendo-lhes sido permitidos comportamentos de segurança (p. ex., períodos previstos de 20 minutos, não segurar as alças da esteira, continuar o exercício apenas até um ponto de ansiedade moderada). Para além da terceira semana do programa, o "dever de casa" envolvia rotineiramente tarefas de exposição que identificavam uma série de elementos da hierarquia de contaminação do TOC do paciente, mas também incluía a atenuação de comportamentos de segurança na academia, até que o paciente se mostrasse totalmente capaz de tocar e usar o equipamento e de ter sua frequência cardíaca elevada até 80% da eficiência máxima, com os sintomas concomitantes de instabilidade do sistema nervoso autônomo.

RESUMO E CONCLUSÃO

Os transtornos de ansiedade se situam entre as formas mais prevalentes de doença mental. TCC e farmacoterapia são eficazes como intervenções de primeira linha, tendo base empírica para todos os transtornos de ansiedade e TOC, embora a vasta maioria dos pacientes com tais transtornos jamais venham a ser beneficiados com esses tratamentos (Mohr et al., 2010). Considerando os problemas de acesso a tratamentos eficazes, são extremamente promissoras as possibilidades do exercício físico em contribuir para o sucesso do tratamento dos transtornos de ansiedade e de TOC. Embora apenas preliminarmente, algumas evidências que emergiram em estudos clínicos randomizados e controlados indicam que programas com exercícios aeróbicos e de treinamento de resistência exercem impacto nos estados de ansiedade agudos, na reatividade e, no mais longo prazo, no transdiagnóstico, bem como no funcionamento de sintomas específicos dos transtornos, tendo sido relatados resultados positivos em estudos para transtorno de pânico, TAG, TAS e TOC. Também contamos com um pequeno número de estudos que demonstraram a capacidade do exercício em reduzir vulnerabilidades cognitivas e emocionais subjacentes associadas ao desenvolvimento e à manutenção dos estados ansiosos e dos transtornos de ansiedade. Foi demonstrado, por exemplo, que a elevada sensibilidade à ansiedade constitui uma vulnerabilidade para o desenvolvimento e a manutenção de vários transtornos de ansiedade, inclusive o transtorno de pânico e a agorafobia. O exercício físico, e em particular o exercício aeróbico de alta intensidade, parece atenuar a sensibilidade à ansiedade, mesmo com uma sessão de exercício de dose única. Esse achado sugere que a sensibilidade à ansiedade pode ser um mecanismo importante de mudança no exercício, como já foi demonstrado na TCC.

No pequeno corpo de pesquisas atualmente existente tratando dos benefícios clínicos do exercício físico para os sintomas e transtornos de ansiedade, seus autores utilizaram regimes variados de exercícios, com o uso de diferentes tipos, níveis de intensidade, durações e períodos de acompanhamento. De modo parecido com o observado nas intervenções com exercícios para a depressão, existe considerável variabilidade nos momentos, nos formatos e na duração das intervenções com exercícios físicos em pacientes com transtornos de ansiedade. Contudo, em sua maioria essas pesquisas se concentraram e corroboraram os benefícios do exercício aeróbico, normalmente três vezes por semana com duração entre 8 e 12 semanas, o que é compatível com as atuais orientações terapêuticas do NICE para depressão com programas estruturados de exercícios aeróbicos, três vezes por semana durante 10 a 14 semanas (National Institute for Health and Care Excellence, 2009). Hoje em dia, as diretrizes do NICE para a introdução de exercícios físicos estruturados no tratamento da depressão recomendam que tais práticas ocorram idealmente em grupos assessorados por um profissional competente que possa fornecer orientação e monitoramento e que tenha condições de solucionar os problemas e as barreiras relacionadas ao exercício (National Institute for Health and Care Excellence, 2009). Também existe uma série de outros fatores que os médicos responsáveis pelo tratamento podem recomendar, com o objetivo de aumentar a atividade física e facilitar a persistência da prática em longo prazo, com programas de exercícios estruturados (p. ex., uso de cronogramas).

Por fim, desde uma perspectiva científica, existem inúmeras oportunidades de investigação que merecem maior atenção. Em primeiro lugar, é muito importante determinar se houve manutenção (em longo prazo) dos ganhos alcançados em programas estruturados de exercícios com curta duração (entre 10 e 14 semanas); o médico também deve determinar a dose de manutenção do exercício considerada necessária para a preservação dos ganhos. Em segundo lugar, os principais aspectos dos protocolos de exercício devem ser especificamente identificados, e também a forma como os protocolos podem ser ajustados de modo que os melhores resultados sejam alcançados (p. ex., qual tipo de exercício, em que grau de intensidade, por qual período de tempo), com a devida adaptação individual, com base no nível de condicionamento físico do paciente, em sua saúde física e nos interesses relacionados aos exercícios. Em terceiro lugar, há necessidade de novos estudos, de modo que os testes sejam implementados como uma intervenção autônoma, em vez de procedimentos complementares a outras intervenções de primeira linha, como a TCC e a farmacoterapia. Por fim, o enfoque nos mecanismos de ação psicológicos, biológicos e sociais na prática do exercício contribuirá para o refinamento das intervenções com essa modalidade, bem como para uma compreensão mais ampla quanto à etiologia e ao tratamento dos transtornos de ansiedade.

QUESTÕES PARA DISCUSSÃO

1. Quais são os principais transtornos de ansiedade para os quais a prática do exercício físico estruturado demonstrou eficácia clínica?
2. Foi demonstrado que a sensibilidade à ansiedade constitui vulnerabilidade para o desenvolvimento e manutenção de vários transtornos de ansiedade. Qual é o potencial do exercício físico para a diminuição dessa vulnerabilidade com sessões de exercício de dose única e em regimes de exercício mais intensos?

3. Como médico responsável pelo tratamento de um paciente que apresenta um transtorno de ansiedade ou TOC, de que modo você pretende introduzir, integrar e monitorar o exercício físico como parte de sua estratégia terapêutica geral?

LEITURAS RECOMENDADAS

1. Asmundson GJ, Fetzner MG, Deboer LB, et al: Let's get physical: a contemporary review of the anxiolytic effects of exercise for anxiety and its disorders. Depress Anxiety 30(4):362-373, 2013.
2. LeBouthillier DM, Asmundson GJ: The efficacy of aerobic exercise and resistance training as transdiagnostic interventions for anxiety-related disorders and constructs: a randomized controlled trial. J Anxiety Disord 52:43-52, 2017.
3. National Institute for Health and Clinical Excellence: Depression: The Treatment and Management of Depression in Adults. Leicester, UK, British Psychological Society, 2009.
4. Rector NA, Richter MA, Lerman B, Regev R: A pilot test of the additive benefits of physical exercise to CBT for OCD. Cogn Behav Ther 44(4):328-340, 2015.

REFERÊNCIAS

1. Abrantes AM, Strong DR, Cohn A, et al: Acute changes in obsessions and compulsions following moderate-intensity aerobic exercise among patients with obsessive-compulsive disorder. J Anxiety Disord 23(7):923-927, 2009 19616916.
2. American Psychiatric Association: Diagnostic and Statistical Manual of Mental Disorders, 5th Edition. Arlington, VA, American Psychiatric Association, 2013.
3. Asmundson GJ, Fetzner MG, Deboer LB, et al: Let's get physical: a contemporary review of the anxiolytic effects of exercise for anxiety and its disorders. Depress Anxiety 30(4):362–373, 2013 23300122.
4. Broman-Fulks JJ, Kelso K, Zawilinski L: Effects of a single bout of aerobic exercise versus resistance training on cognitive vulnerabilities for anxiety disorders. Cogn Behav Ther 44(4):240–251, 2015 25789738.
5. Brown RA, Abrantes AM, Strong DR, et al: A pilot study of moderate-intensity aerobic exercise for obsessive compulsive disorder. J Nerv Ment Dis 195(6):514-520, 2007 17568300.
6. Brundtland GH: Mental health in the 21st century. Bull World Health Organ 78(4):411, 2000 10885158.
7. Dannlowski U, Stuhrmann A, Beutelmann V, et al: Limbic scars: long-term consequences of childhood maltreatment revealed by functional and structural magnetic resonance imaging. Biol Psychiatry 71(4):286-293, 2012 22112927.
8. Déry N, Pilgrim M, Gibala M, et al: Adult hippocampal neurogenesis reduces memory interference in humans: opposing effects of aerobic exercise and depression. Front Neurosci 7:66, 2013 23641193.
9. Erickson KI, Voss MW, Prakash RS, et al: Exercise training increases size of hippocampus and improves memory. Proc Natl Acad Sci USA 108(7):3017-3022, 2011 21282661.
10. Gilbertson MW, Shenton ME, Ciszewski A, et al: Smaller hippocampal volume predicts pathologic vulnerability to psychological trauma. Nat Neurosci 5(11):1242-1247, 2002 12379862.
11. Goodwin RD: Association between physical activity and mental disorders among adults in the United States. Prev Med 36(6):698-703, 2003 12744913.

12. Greenberg PE, Sisitsky T, Kessler RC, et al: The economic burden of anxiety disorders in the 1990s. J Clin Psychiatry 60(7):427-435, 1999 10453795
13. Gupta VK, You Y, Gupta VB, et al: TrkB receptor signalling: implications in neurodegenerative, psychiatric and proliferative disorders. Int J Mol Sci 14(5):10122-10142, 2013 23670594.
14. Harvey SB, Hotopf M, Overland S, et al: Physical activity and common mental disorders. Br J Psychiatry 197(5):357-364, 2010 21037212.
15. Herring MP, O'Connor PJ, Dishman RK: The effect of exercise training on anxiety symptoms among patients: a systematic review. Arch Intern Med 170(4):321-331, 2010 20177034.
16. Irle E, Ruhleder M, Lange C, et al: Reduced amygdalar and hippocampal size in adults with generalized social phobia. J Psychiatry Neurosci 35(2):126-131, 2010 20184810.
17. Kessler RC, Berglund P, Demler O, et al: Lifetime prevalence and age-of-onset distributions of DSM-IV disorders in the National Comorbidity Survey Replication. Arch Gen Psychiatry 62(6):593-602, 2005 15939837.
18. Kessler RC, Sampson NA, Berglund P, et al: Anxious and non-anxious major depressive disorder in the world health organization world mental health surveys. Epidemiol Psychiatr Sci 24(3):210-226, 2015 25720357.
19. Kheirbek MA, Klemenhagen KC, Sahay A, et al: Neurogenesis and generalization: a new approach to stratify and treat anxiety disorders. Nat Neurosci 15(12):1613-1620, 2012 23187693.
20. Kitayama N, Vaccarino V, Kutner M, et al: Magnetic resonance imaging (MRI) measurement of hippocampal volume in posttraumatic stress disorder: a meta-analysis. J Affect Disord 88(1):79-86, 2005 16033700.
21. Lancer R, Motta R, Lancer D: The effect of aerobic exercise on obsessive-compulsive disorder, anxiety, and depression: a preliminary investigation. Behav Ther 30(3):53, 57-62, 2007.
22. LeBouthillier DM, Asmundson GJ: A single bout of aerobic exercise reduces anxiety sensitivity but not intolerance of uncertainty or distress tolerance: a randomized controlled trial. Cogn Behav Ther 44(4):252-263, 2015 25874370.
23. LeBouthillier DM, Asmundson GJG: The efficacy of aerobic exercise and resistance training as transdiagnostic interventions for anxiety-related disorders and constructs: A randomized controlled trial. J Anxiety Disord 52:43-52, 2017 29049901.
24. Lu Y, Christian K, Lu B: BDNF: a key regulator for protein synthesis-dependent LTP and long-term memory? Neurobiol Learn Mem 89(3):312-323, 2008 17942328.
25. Mead GE, Morley W, Campbell P, et al: Exercise for depression. Cochrane Database Syst Rev (4):CD004366, 2008 18843656.
26. Mohr DC, Ho J, Duffecy J, et al: Perceived barriers to psychological treatments and their relationship to depression. J Clin Psychol 66(4):394-409, 2010 20127795.
27. National Institute for Health and Clinical Excellence: Depression: The Treatment and Management of Depression in Adults. Leicester, UK, British Psychological Society, 2009.
28. Pajonk FG, Wobrock T, Gruber O, et al: Hippocampal plasticity in response to exercise in schizophrenia. Arch Gen Psychiatry 67(2):133-143, 2010 20124113.
29. Petruzzello SJ, Landers DM, Hatfield BD, et al: A meta-analysis on the anxietyreducing effects of acute and chronic exercise. Outcomes and mechanisms. Sports Med 11(3):143-182, 1991 1828608.
30. Piercy KL, Troiano RP, Ballard RM, et al: The Physical Activity Guidelines for Americans. JAMA 320(19):2020-2028, 2018 30418471.
31. Prakash RS, Snook EM, Motl RW, et al: Aerobic fitness is associated with gray matter volume and white matter integrity in multiple sclerosis. Brain Res 1341:41-51, 2010 19560443.
32. Rector NA, Richter MA, Lerman B, et al: A pilot test of the additive benefits of physical exercise to CBT for OCD. Cogn Behav Ther 44(4):328-340, 2015 25738234.

33. Rector NA, Wilde JL, Richter MA: Obsessive compulsive disorder and comorbidity: rates, models, and treatment approaches, in The Wiley Handbook of Obsessive-Compulsive Disorders, Vol 2. Edited by Abramowitz JS, McKay D, Storch EA. Hoboken, NJ, Wiley-Blackwell, 2017, pp 697-725.
34. Rimer J, Dwan K, Lawlor DA, et al: Exercise for depression. Cochrane Database Syst Rev (7):CD004366, 2012 22786489.
35. Sabourin BC, Stewart SH, Watt MC, et al: Running as interoceptive exposure for decreasing anxiety sensitivity: replication and extension. Cogn Behav Ther 44(4):264-274, 2015 25730341.
36. Sleiman SF, Henry J, Al-Haddad R, et al: Exercise promotes the expression of brain derived neurotrophic factor (BDNF) through the action of the ketone body beta-hydroxybutyrate. eLife 5:e15092, 2016 27253067.
37. Statistics Canada: Directly measured physical activity of Canadian adults, 2012 to 2013. Ottawa, ON, Statistics Canada, 2015. Available at: www150.statcan.gc.ca/n1/pub/82-625-x/2015001/article/14136-eng.htm. Accessed December 10, 2018.
38. Ten Have M, de Graaf R, Monshouwer K: Physical exercise in adults and mental health status findings from the Netherlands Mental Health Survey and Incidence Study (NEMESIS). J Psychosom Res 71(5):342-348, 2011 21999978.
39. Toft T, Fink P, Oernboel E, et al: Mental disorders in primary care: prevalence and co-morbidity among disorders. results from the Functional Illness in Primary Care (FIP) study. Psychol Med 35(8):1175-1184, 2005 16116943.
40. Warburton DE, Charlesworth S, Ivey A, et al: A systematic review of the evidence for Canada's Physical Activity Guidelines for Adults. Int J Behav Nutr Phys Act 7:39, 2010 20459783.
41. Wipfli BM, Rethorst CD, Landers DM: The anxiolytic effects of exercise: a metaanalysis of randomized trials and dose-response analysis. J Sport Exerc Psychol 30(4):392-410, 2008 18723899.
42. Zschucke E, Gaudlitz K, Str.hle A: Exercise and physical activity in mental disorders: clinical and experimental evidence. J Prev Med Public Health 46(suppl1):S12-S21, 2013 23412549.

5

Exercício físico como componente potencialmente útil do tratamento do transtorno de estresse pós-traumático

Matthew J. Friedman, M.D., Ph.D.

PONTOS PRINCIPAIS

- Evidências limitadas sugerem que o exercício físico pode melhorar diretamente os sintomas do transtorno de estresse pós-traumático (TEPT) e pode reforçar outros tratamentos para essa condição.
- Os sintomas de hiperexcitação podem responder particularmente ao exercício físico.
- O exercício físico pode melhorar os sintomas do TEPT por meio da dessensibilização à excitação autonômica; por ajudar na neuroplasticidade e na neurogênese nos centros de memória; estimulando os endocanabinoides; e/ou pode ter impacto no domínio, na confiança e na conexão social.
- Há necessidade de estudos específicos, para que sejam confirmadas essas relações em pessoas com TEPT.

Não há dúvida de que a prática do exercício físico é benéfica para todos nós. A pergunta que me foi formulada é se o exercício resulta em algum benefício específico para indivíduos com transtorno de estresse pós-traumático (TEPT). Inicialmente, vou me queixar dessa pergunta: são muitos os tipos diferentes de exercício físico. Alguns são solitários, enquanto outros possuem um componente social/cooperativo/competitivo. Entre estes últimos, alguns exercícios exigem grande dependência de outras pessoas, como na escalada, em que é preciso confiar no indivíduo do outro lado da corda, ao contrário de alguns esportes coletivos, em que o maior desafio é a comunicação e a coordenação. Assim, a questão dos benefícios provenientes do exercício não é absolutamente algo simples. Caso seja determinado que certos exercícios são benéficos, será importante descobrir se o ingrediente terapêutico se deve principalmente a fatores aeróbicos e de condicionamento físico; o contexto social, emocional e de construção do caráter no qual é realizado o exercício; e/ou os benefícios neurobiológicos que afetam diretamente o funcionamento cerebral.

Neste capítulo, primeiramente revisarei os poucos estudos já publicados abordando o exercício físico como um componente do tratamento do TEPT. Em seguida, fornecerei um exemplo de caso de minha própria experiência, na época, há muitos anos atrás, em que dirigi um programa de internação psiquiátrica. Então, revisarei algumas descobertas neurocientíficas relevantes sobre o exercício físico e indicarei os modos como tais resultados podem ser relevantes para o valor terapêutico do exercício. Terminarei o capítulo com algumas sugestões para uma agenda de pesquisas futuras que poderão ampliar nosso conhecimento, de modo que possamos formular melhores perguntas sobre o potencial papel terapêutico do exercício físico no tratamento do TEPT.

REVISÃO DA LITERATURA

Uma revisão Cochrane publicada em 2010 (Lawrence et al., 2010) concluiu pela inexistência de estudos publicados que fossem suficientemente rigorosos e isentos de tendenciosidades sobre o tema "esportes e jogos" para TEPT. Desde então, foram publicados alguns estudos clínicos randomizados, além de outros relatos sobre exercícios físicos e TEPT.

Motta e colegas foram responsáveis por grande parte do trabalho inicial. Esses autores publicaram três pequenos estudos com crianças, adolescentes e adultos, em sua maioria mulheres; em muitos casos, os pacientes estavam em regime de internação e para os quais a principal intervenção se baseava nos benefícios oriundos da prática do exercício aeróbico (Diaz e Motta, 2008; Manger e Motta, 2005; Newman e Motta, 2007). Em todos esses estudos, os participantes seguiram um protocolo no qual mantiveram 60 a 90% da frequência cardíaca máxima durante 20 a 30 minutos, ao longo de um período de 4 a 10 semanas. Nesses estudos, não havia previsão de grupos controle. Assim, os resultados obtidos depois do exercício foram comparados com os valores iniciais de cada participante, obtidos antes da prática do exercício. Os participantes foram avaliados ao final do protocolo de exercícios e também um mês depois.

Manger e Motta (2005) relataram que 9 homens e mulheres participantes de 12 sessões solitárias em esteira, com duração de 20 minutos cada, exibiram reduções significativas no TEPT e na gravidade dos sintomas depressivos depois de transcorridas 10 semanas. Os autores também informaram que tais benefícios ainda estavam evidentes um mês depois. Newman e Motta (2007) testaram 11 adolescentes do gênero feminino (com idades entre 14 e 17 anos) com uma rotina de exercícios aeróbicos com duração de 20 minutos e repetida por pelo menos 20 vezes ao longo de um período de 8 semanas. Novamente, os autores observaram melhoras tanto no TEPT quanto na gravidade dos sintomas depressivos, bem como a descontinuação do diagnóstico de TEPT em 10 dos 11 participantes. Por fim, Diaz e Motta (2008) realizaram um estudo semelhante com 12 meninas adolescentes em uma unidade de tratamento residencial. Também neste estudo seus autores observaram uma melhora acentuada em relação à gravidade dos sintomas de TEPT. Essa melhora se prolongou por um mês. Os autores atribuíram todos esses resultados positivos aos benefícios advindos da prática do exercício aeróbico repetido.

Considerados em conjunto, esses resultados são bastante promissores, mas certamente não são conclusivos. Todos os três estudos estão limitados pelo pequeno tamanho das amostras, pela não randomização, pela ausência de grupos de controle, pelo alto risco de tendenciosidade e pela falta de padronização do próprio protocolo de exercícios. Algumas dessas preocupações foram abordadas em estudos clínicos randomizados subsequentemente publicados, alguns dos quais tiveram como enfoque a eficácia do exercício em si, enquanto outros artigos avaliaram o exercício físico como um complemento ao tratamento em curso para o TEPT.

Fetzner e Asmundson (2015) conduziram um ensaio clínico randomizado no qual procuraram compreender o ingrediente ativo no exercício aeróbico que poderia explicar seus efeitos benéficos em pacientes com TEPT, depressão e sensibilidade à ansiedade. Os autores também exploraram a importância do foco de atenção durante o exercício como mecanismo terapêutico; para tanto, designaram aleatoriamente os participantes para: 1) um grupo de distração cognitiva em que a atenção era desviada de "sintomas somáticos desconfortáveis e potencialmente angustiantes" gerados durante o exercício; 2) um grupo instruído para que seus participantes aumentassem sua atenção a tais sintomas somáticos; ou 3) um grupo controle não instruído a esse respeito. Trinta e três adultos (na sua maioria mulheres) recrutados por meio de anúncios de jornal foram aleatoriamente designados para um desses três grupos (11 participantes em cada grupo). Cada participante se exercitou em uma bicicleta ergométrica a 60-80% da frequência cardíaca durante seis sessões de exercícios aeróbicos com duração de 20 minutos cada, ao longo de 2 semanas. Para todos os três grupos foi observada melhora significativa na gravidade total dos sintomas de TEPT, avaliada pelo instrumento Checklist de TEPT, bem como em todos os quatro grupos de sintomas de TEPT do DSM-IV (American Psychiatric Association, 1994) (revivência, evitação, entorpecimento e excitabilidade aumentada). Os participantes também melhoraram com relação à sensibilidade à ansiedade, mas não em seus sintomas depressivos. Porém, esses ganhos não foram satisfatoriamente preservados após uma semana ou após um mês. Isso sugere que a melhora foi transitória e há necessidade de mais exercício e/maior continuidade da prática do exercício para que sejam obtidos resultados positivos estáveis.

Contrariamente à hipótese sobre a importância do foco de atenção, não foi observada diferença entre os grupos de distração cognitiva, de foco somático e de controle. Os autores especularam que, em vez de mudar o foco da atenção, os benefícios advindos do exercício poderiam ter acontecido porque os participantes "adquiriram uma sensação de realização... voltaram a experimentar a ativação comportamental ou [tinham] sofrido alterações neuroquímicas" (Fetzner e Asmundson, 2015, p. 310).

Kim et al. (2013) relataram um estudo clínico randomizado no qual foi demonstrada a eficácia de um programa de exercícios de alongamento e respiração profunda baseado em *mindfulness*. Onze enfermeiras designadas aleatoriamente para essa intervenção apresentaram melhora significativa nos seus sintomas de TEPT em comparação a um grupo controle de 11 enfermeiras. Goldstein et al. (2018) incorporaram essa abordagem em outra abordagem muito mais elaborada, que combinava exercícios aeróbicos e de resistência com movimentos e posturas de yoga e que, além dessas modalidades, também incluíam a diminuição do estresse baseada na atenção plena. A intervenção em si foi batizada de "programa de exercícios integrativos baseado em grupo", tendo sido administrada a 47 veteranos designados aleatoriamente para exercícios integrativos ou para um grupo controle em lista de espera. O grupo de exercícios integrativos foi beneficiado por maior redução na gravidade geral dos sintomas de TEPT, embora essa melhora tenha decorrido sobretudo por uma redução nos sintomas de excitabilidade do TEPT; os benefícios foram muito menos expressivos para os grupos de revivência e evitação ou de entorpecimento do TEPT. Outros benefícios provenientes do uso do exercício integrativo foram a melhora da qualidade de vida psicológica, mas não da qualidade física. A intervenção com o exercício integrativo também foi exequível e aceitável para os veteranos. Os autores enfatizaram a praticidade dessa abordagem e o fato de que, por se tratar de uma intervenção com exercício ou yoga, ela não foi prejudicada pelo estigma associado à busca de tratamento da saúde mental por pacientes com TEPT.

Babson et al. (2015) adotaram uma abordagem muito diferente. Esses autores se concentraram em estudos precedentes que tinham demonstrado os benefícios do exercício físico entre indivíduos com sono insatisfatório. Os autores levantaram a hipótese de que indivíduos com ansiedade junto com problemas de sono poderiam ser mais beneficiados com a prática do exercício. Os participantes no estudo eram 217 veteranos do gênero masculino admitidos em um programa residencial de TEPT da Administração de Veteranos (VA) com duração de 60 a 90 dias. Todos os veteranos foram tratados com terapia cognitivo-comportamental (TCC). O exercício físico foi definido como a distância total pedalada durante um programa de ciclismo em grupo; a atividade ciclística inteira foi totalmente monitorada durante todo o período de internação. O sono foi avaliado pelo Índice de Qualidade do Sono de Pittsburgh (PSQI), uma conceituada escala de autorrelato. Embora nem o sono nem o exercício físico *per se* tivessem relação direta com alterações na gravidade dos sintomas de TEPT, foi observada uma interação significativa entre sono e exercício. Os veteranos com pior qualidade de sono e maior quilometragem na bicicleta exibiram reduções significativas nos grupos de excitabilidade dos sintomas de TEPT. Não foi observado benefício para os veteranos que tinham bom sono e também não houve melhora nos demais grupos de sintomas de TEPT. As principais limitações desse estudo são o seu modelo retrospectivo; não houve atribuição aleatória (veteranos autosselecionados para participação do programa de ciclismo); e as medidas do sono no PSQI foram obtidas por autorrelato, não por polissonografia. Um aspecto intrigante, tanto no estudo de Goldstein et al. (2018) como nesse estudo, foi que a melhora do TEPT relacionada ao exercício ocorreu principalmente no grupo de excitabilidade e não em outras categorias de sintomas.

Rosenbaum et al. (2015a) conduziram um estudo clínico randomizado no qual 81 participantes com TEPT foram aleatoriamente designados para tratamento hospitalar habitual (psicoterapia, farmacoterapia e terapia de grupo) ou cuidados habituais acrescidos do exercício físico. A prática do exercício consistiu em três sessões de treinamento de resistência de 30 minutos por semana, além de um programa de caminhada monitorado por pedômetro. Foi observada melhora significativa na gravidade dos sintomas de TEPT e na depressão, na circunferência da cintura, no peso corporal e no percentual de gordura corporal nos participantes do grupo com exercício. Uma limitação considerável do estudo foi um comprometimento dos dados de acompanhamento, porque não foi possível localizar muitos participantes para as avaliações de acompanhamento.

Os endocanabinoides constituíram o foco de um estudo muito inovador de Crombie et al. (2018). Esses autores monitoraram o humor antes e depois da prática do exercício físico e os níveis de endocanabinoides em 12 indivíduos com TEPT e em 12 indivíduos saudáveis (grupo controle). A prática consistiu em uma sessão de exercícios aeróbicos de intensidade moderada com duração de 30 minutos, após a qual os participantes recebiam um acelerômetro para quantificação de sua atividade física durante os próximos 7 dias. Os participantes também preencheram registros de atividades, junto com o acelerômetro. Após o procedimento, os dois grupos exibiram aumentos nos níveis de endocanabinoides, mas a magnitude de tais aumentos foi significativamente menor no grupo de TEPT (o que talvez seja sugestivo de um embotamento do sistema endocanabinoide no TEPT; veja discussão a seguir). Por outro lado, o grupo de TEPT apresentou melhora mais expressiva do humor e maior diminuição da dor em comparação com indivíduos saudáveis do grupo controle. Os autores alertaram para a necessidade de replicação dos resultados preliminares desse pequeno estudo-piloto, com a realização de um estudo randomizado de maior porte e mais rigoroso.

Dois estudos avaliaram o impacto do exercício físico como tratamento adjuvante para indivíduos cuidados com TCC. Liedl et al. (2011) distribuíram aleatoriamente 30 refugiados traumatizados em três grupos de dez indivíduos cada: TCC baseada em *biofeedback* (TCC-BF), TCC-BF + exercício, ou controle em lista de espera. Essa coorte estava muito traumatizada, tanto física como psicologicamente, e os participantes também relataram muitas queixas de dor. O exercício físico foi individualizado por um fisioterapeuta para tratamento de dores crônicas na cabeça, no pescoço e nas costas. Além de 10 sessões de TCC-BF, o grupo de TCC-BF + exercício também cumpriu 10 sessões de exercícios com duração de 20 minutos. Não foi observada diferença significativa entre os grupos TCC-BF e TCC-BF + exercício com relação à gravidade dos sintomas de TEPT; os dois grupos foram beneficiados com uma melhora modesta. O principal resultado observado foi a melhora mais expressiva com a aplicação do Questionário de Enfrentamento da Dor, obtida pelo grupo de TCC-BF + exercício.

Por fim, em um estudo-piloto teoricamente orientado, muito interessante, Powers et al. (2015) distribuíram de modo aleatório nove pacientes para 12 sessões de terapia de exposição prolongada *versus* exposição prolongada + exercício. Imediatamente antes de cada sessão de exposição prolongada, os participantes do segundo grupo se exercitaram em esteira durante 30 minutos. Além de medir o TEPT e outros sintomas, os pesquisadores mediram o fator neurotrófico derivado do cérebro (BDNF) plasmático, uma neurotrofina estimuladora de neurogênese, plasticidade sináptica e potencialização no hipocampo em longo prazo. O grupo de exposição prolongada + exercício foi beneficiado com maior redução nos sintomas de TEPT quando comparado ao grupo apenas com terapia de exposição prolongada; mas a diferença observada não foi significativa, devido ao baixo poder estatístico decorrente do pequeno tamanho da amostra. É mais digno de nota que a associação entre exposição prolongada e exercício físico resultou em uma elevação acentuada no BDNF plasmático, achado não exibido pelos indivíduos do grupo tratado exclusivamente com a exposição prolongada. Os autores alertaram para o seguinte: os níveis periféricos (p. ex., níveis plasmáticos) de BDNF talvez não reflitam os níveis cerebrais de BDNF, tendo mencionado que a prática do exercício também pode melhorar outros mecanismos cerebrais que beneficiam mais diretamente os sintomas do TEPT.

Este é um estudo inovador por ter mudado o foco das pesquisas para mecanismos neurobiológicos capazes de funcionar como mediadores de resultados positivos no tratamento do TEPT.

EXEMPLO CLÍNICO

Durante o final da década de 1970 e o início da década de 1980, dirigi a unidade de internação psiquiátrica do VA Medical Center em White River Junction, Vermont. O VA Medical Center é um dos dois principais hospitais universitários da Faculdade de Medicina Geisel da Universidade de Dartmouth. Naquela época, a Outward Bound, uma instituição norte-americana, tinha estabelecido um projeto-piloto para adolescentes que padeciam de transtornos, tendo como base o Centro Médico Dartmouth-Hitchcock (Plakun et al., 1981). A Outward Bound logo foi convencida a interessar sua equipe em programas de exercícios físicos para pacientes veteranos diagnosticados principalmente com TEPT, depressão, esquizofrenia ou alguma combinação desses transtornos. As atividades envolvidas eram: escalada, esqui *cross-country*, cursos de cordas altas e baixas, exercícios de resolução de problemas, caminhadas, orientação (*orienteering*) e canoagem. A equipe de enfermagem psiquiátrica e terapia ocupacional acompanhou a equipe da Outward Bound em todos os exercícios. Embora nunca tenhamos medido o TEPT, a depressão ou outros sintomas, reunimos efetivamente dados comprovando que a intervenção foi bem recebida pelos pacientes; segundo seus depoimentos, o processo aumentou sua autoestima. Meus esforços na concepção e na condução de um estudo clínico randomizado se depararam com uma série de barreiras institucionais, sobretudo uma relutância quanto ao uso da randomização, pelo temor de privar algum paciente de uma intervenção tão popular.

Apesar da inexistência de dados quantitativos, fiquei tão impressionado com essas atividades que mais tarde, depois de concluído o Projeto Outward Bound para a Saúde Mental de Dartmouth, contratei meu próprio terapeuta ocupacional, que continuou durante muitos anos a promover essas atividades ao ar livre para os veteranos (Roland et al., 1987). Até estruturamos um curso de cordas baixas no campus do Hospital VA que poderia ser usado por veteranos com deficiências físicas. Nossa abordagem diferiu da de outros programas de desafios experienciais, na medida em que ela deu menos atenção às atividades com envolvimento de riscos físicos. Em vez disso, concentramos mais a atenção em atividades com envolvimento de riscos sociais, cognitivos e emocionais.

Programas que envolvem exercícios físicos para pacientes com TEPT resultam em benefícios em três domínios de sintomas específicos do TEPT: domínio, confiança e conexão social.

1. Domínio: TEPT ocorre quando um indivíduo se mostra incapaz de lidar de maneira bem-sucedida com algum evento extremamente estressante. Há muito tempo o desamparo durante a ocorrência do trauma vem sendo reconhecido como um fator contributivo. As abordagens de TCC mais bem-sucedidas se fundamentam em parte no fato de que pacientes com TEPT não apenas se sentem fracos, desamparados e inadequados, mas também percebem o mundo como um ambiente opressor e malévolo, com o qual não conseguem lidar (Gillihan et al., 2014; Resick et al., 2014). Assim, o reconhecimento do domínio, ou mesmo da competência, em relação à prática da escalada, esqui cross-country ou outras atividades físicas durante um exercício do projeto Outward Bound tem um significado específico para um paciente com TEPT, que se considera fraco, incompetente, covarde ou fracassado.
2. Confiança: a perda de confiança é sintoma frequente entre pacientes com TEPT. Isso pode ter ocorrido porque uma pessoa de sua confiança cometeu estupro ou violência sexual; um líder militar de sua confiança deu ordens que resultaram em muitas mortes ou ferimentos; ou garantias de segurança por parte de autoridades confiáveis precederam um ataque terrorista ou uma catástrofe natural que acarretou grande número de vítimas. Para essas pessoas, confiar sua segurança pessoal a outro indivíduo – como na escalada, quando alguém amarrado à corda é responsável por sua segurança pessoal – é uma oportunidade luminosa para que a pessoa vivencie e processe tais problemas de confiança com um terapeuta qualificado.
3. Conexão social: em geral, indivíduos com TEPT se isolam das outras pessoas. Trata-se de uma postura protetora, que visa garantir que eles jamais se vejam em situações nas quais fiquem vulneráveis e possam ser potencialmente expostos a outro evento traumático. Claramente, a dependência mútua, a resolução de problemas em equipe e a socialização geral inerentes às atividades ao ar livre constituem um antídoto para o isolamento e o afastamento social associados ao TEPT.

Em outras palavras, além do impacto neurobiológico exercido pela prática do exercício físico, os parâmetros sociais de uma intervenção com exercício podem ter relevância no tratamento de alguns sintomas muito específicos de TEPT.

DE QUE MODO O EXERCÍCIO FÍSICO ATENUA OS SINTOMAS DO TRANSTORNO DO ESTRESSE PÓS-TRAUMÁTICO?

São pouquíssimos os artigos publicados que abordam especificamente os benefícios potenciais do exercício físico no tratamento do TEPT. Não foi possível encontrar nenhuma pesquisa específica sobre TEPT que tenha examinado o aprimoramento de sentimentos de domínio, confiança ou conexão social com base em exercícios físicos; diante disso, especulei que seu uso poderia ter sido benéfico no tratamento dos meus pacientes psiquiátricos veteranos internados há 35-40 anos. Os resultados de Fetzner e Asmundson (2015) sugerem que a mudança do foco da atenção não parece ser importante. Rosenbaum et al. (2015b) detectaram diminuições simultâneas da circunferência da cintura, peso corporal e percentual de gordura corporal, bem como na gravidade dos sintomas de TEPT, graças à atividade física. Esses autores chamaram a atenção para a associação positiva entre TEPT e obesidade, síndrome metabólica e diabetes tipo 2. Enfatizaram também a necessidade de mais estudos que tratem da importância da redução dos fatores de risco cardiometabólicos no tratamento do TEPT e de outros transtornos psiquiátricos.

A meu ver, é provável que o mecanismo de ação mais empolgante seja o neurobiológico. Powers et al. (2015) demonstraram que a prática do exercício físico aumentou os níveis de BDNF entre pacientes com TEPT medicados com terapia de exposição prolongada. Seu pequeno estudo-piloto concorda com uma série de descobertas sobre os benefícios do exercício na estrutura e no funcionamento do cérebro, sobretudo no que diz respeito à neurogênese e à plasticidade sináptica (ver Capítulo 2, "Exercício físico e o cérebro"). Está além dos objetivos deste capítulo revisar tal tópico em profundidade, e os leitores são convidados a consultar uma série de excelentes revisões sobre o assunto (Eadie et al., 2005; Greenwood e Fleshner, 2011; Kempermann et al., 2010; Krystal et al., 2017; Silverman e Deuster, 2014). Em síntese, é do conhecimento geral que o estresse crônico exerce efeitos deletérios na citoarquitetura neuronal, caracterizados pela alteração das espinhas dendríticas, menor densidade sináptica e perda de neurônios. Tais efeitos resultam em uma diminuição do volume do hipocampo. Sob tais circunstâncias, podemos esperar que os tratamentos promotores da neurogênese exerçam efeitos terapêuticos. Na verdade, a administração de paroxetina, um inibidor seletivo da recaptação da serotonina (um dos dois medicamentos aprovados pela Food and Drug Administration dos Estados Unidos para tratamento do TEPT) resultou em aumento no volume do hipocampo – o que, por sua vez, foi associado à recuperação de pacientes com TEPT (Vermetten et al., 2003). (Entre outras ações, os inibidores seletivos da recaptação da serotonina aumentaram os níveis de BDNF; Duman, 2004.)

São abundantes as evidências de que a prática do exercício físico promove a neurogênese e aumenta a neuroplasticidade, a complexidade dendrítica e a conectividade sináptica. Esses efeitos estão associados ao aumento dos níveis de BDNF (ver Krystal et al., 2017). Foi também demonstrado que o exercício voluntário aumenta a neurogênese no giro denteado do hipocampo, local onde também melhora a potencialização em longo prazo (Eadie et al., 2005). Em seus estudos pré-clínicos, Kempermann et al. (2010) demonstraram que a locomoção estimula a neurogênese do hipocampo. Greenwood e Fleshner (2011) revisaram as evidências indicativas de facilitação da resistência ao estresse e da resiliência pela ocorrência da neuroplasticidade mediada pelo exercício, no âmbito do sistema serotoninérgico central. Silverman e Deuster (2014) sugeriram a seguinte sequência de benefícios psicológicos positivos e de aumento da resiliência: o exercício 1) funciona como um "amortecedor" contra o estresse e os transtornos relacionados ao estresse, 2) contém e otimiza as ações neuroendócrinas e fisiológicas em resposta a estressores físicos e psicossociais, 3) promove um estado anti-inflamatório e 4) aumenta a neuroplasticidade e a expressão dos fatores de crescimento.

O sistema endocanabinoide é outro sistema neurobiológico postulado, por meio do qual são mediados os benefícios do exercício físico. A justificativa para os achados de que o exercício aeróbico aumenta os níveis de endocanabinoides, melhora o humor e atenua a dor em pacientes com TEPT (Crombie et al., 2018) pode ser encontrada nas evidências de ocorrência da desregulação do sistema endocanabinoide em pacientes com esse transtorno (Hill et al., 2013; Neumeister et al., 2013), e de que a prática de exercício aumenta os níveis de endocanabinoides em indivíduos saudáveis (ver Crombie et al., 2018 para referências), além de auxiliar no desaparecimento do medo, tanto em animais como em seres humanos, com a ampliação do sistema endocanabinoide (Lutz et al., 2015; Rabinak et al., 2015; Rabinak et al., 2014). Crombie et al. (2018) detectaram outras evidências para tal deficiência. No seu estudo, ocorreu atenuação da resposta ao exercício físico em pacientes com TEPT porque a elevação nos níveis de endocanabinoides mediada pela prática do exercício foi significativamente menor em comparação à elevação observada em indivíduos saudáveis do grupo controle. Evidentemente, esta é uma área de grande importância para futuras pesquisas.

OLHANDO PARA O FUTURO

Ficou evidenciado que os resultados até agora obtidos sugerem que a prática do exercício físico pode ter papel benéfico na melhora do estado funcional e da sensação de bem-estar na população de indivíduos com TEPT. Agora, é importante que identifiquemos as perguntas essenciais a serem feitas e elaboremos estudos que abordem especificamente tais questões. Como minha área de foco é o TEPT e não outros transtornos psiquiátricos (que são devidamente abordados em outras partes deste livro), não sei até que ponto a literatura específica sobre TEPT reflete o que já foi publicado sobre exercícios físicos e saúde mental em geral. Foi enorme a minha surpresa ao descobrir que, na maioria dos estudos relacionados ao TEPT com abordagem aos mecanismos de ação mediados pelo exercício físico, as pesquisas se concentraram principalmente em questões neurobiológicas (p. ex., plasticidade sináptica, BDNF e neurogênese, e também no sistema endocanabinoide) em vez de questões fisiológicas (p. ex., aspectos aeróbicos), cognitivas (p. ex., domínio), interpessoais (p. ex., confiança) ou sociais (p. ex., alienação) do exercício. Estou convicto de que alguns exercícios podem ser mais adequados do que outros, para a resolução de determinados problemas. É importante que compreendamos os benefícios inespecíficos resultantes da prática do exercício físico, em comparação com os benefícios que possam ter ligação com problemas psiquiátricos específicos (p. ex., TEPT *vs.* depressão *vs.* transtorno por uso de substâncias).

São várias as áreas de investigação que devem ser consideradas em futuras pesquisas sobre a prática do exercício físico em pacientes com TEPT:

- Identificar quais tipos ou formatos de exercício (p. ex., solitário *versus* grupal) têm maior probabilidade de gerar quais benefícios, para quais indivíduos e sob quais condições.
- Diferenciar entre benefícios gerais e inespecíficos do exercício, e os mecanismos que podem estar particularmente indicados em casos de TEPT; pode ter relevância um espectro de mecanismos hipotéticos relacionados ao exercício, variando desde o aumento dos níveis de BDNF ou da neurogênese e dos endocanabinoides, até mais confiança e melhor conexão social.
- Abordar o momento de realização e a dosagem de exercícios específicos, como terapias complementares aos tratamentos mais tradicionais para TEPT baseados em evidências.
- Identificar quais exercícios podem ser benéficos para quais grupos de sintomas de TEPT (p. ex., no pequeno conjunto de estudos publicados até o momento, foi observado que, após a prática do exercício, os benefícios mais animadores recaíram nos sintomas de hiperexcitação de TEPT, mas não em outros grupos de sintomas).

Pelo exposto, fica evidente que ainda há muito o que aprender. O exercício é um recurso barato, livremente disponível, fisicamente benéfico, satisfatório e geralmente agradável. Sabemos que é bom para todos nós praticar exercícios, mas é preciso que compreendamos melhor tais benefícios, tanto para o bem-estar pessoal quanto, possivelmente, como um componente útil no tratamento de pessoas com TEPT e com outros transtornos psiquiátricos. Então, é hora de começar a trabalhar!

PERGUNTAS PARA DISCUSSÃO

1. Quais são as formas de exercício possivelmente mais úteis para grupos específicos de sintomas de TEPT, ou para subgrupos específicos de pacientes com esse transtorno?
2. De que modo os efeitos do exercício físico sobre o BDNF e sobre a neuroplasticidade nos circuitos da memória podem funcionar sinergicamente com outras terapias para TEPT? Qual pode ser o melhor momento para seu uso conjunto?
3. De que modo o acesso à prática do exercício físico pode beneficiar pessoas com TEPT?

LEITURAS RECOMENDADAS

1. Greenwood BN, Fleshner M: Exercise, stress resistance, and central serotonergic systems. Exerc Sport Sci Rev 39(3):140-149, 2011
2. Krystal JH, Abdallah CG, Averill LA, et al: Synaptic loss and the pathophysiology of PTSD: Implications for ketamine as a prototype novel therapeutic. Curr Psychiatry Rep 19(10):74, 2017.
3. Silverman MN, Deuster PA: Biological mechanisms underlying the role of physical fitness in health and resilience. Interface Focus 4(5):20140040, 2014.

REFERÊNCIAS

1. American Psychiatric Association: Diagnostic and Statistical Manual of Mental Disorders, 4th Edition. Washington, DC, American Psychiatric Association, 1994.
2. Babson KA, Heinz AJ, Ramirez G, et al: The interactive role of exercise and sleep on veteran recovery from symptoms of PTSD. Ment Health Phys Act 8:15-20, 2015.
3. Crombie KM, Brellenthin AG, Hillard CJ, et al: Psychobiological responses to aerobic exercise in individuals with posttraumatic stress disorder. J Trauma Stress 31(1):134-145, 2018 29388710.
4. Diaz AB, Motta R: The effects of an aerobic exercise program on posttraumatic stress disorder symptom severity in adolescents. Int J Emerg Ment Health 10(1):49-59, 2008 18546759.
5. Duman RS: Role of neurotrophic factors in the etiology and treatment of mood disorders. Neuromolecular Med 5(1):11-25, 2004 15001809.
6. Eadie BD, Redila VA, Christie BR: Voluntary exercise alters the cytoarchitecture of the adult dentate gyrus by increasing cellular proliferation, dendritic complexity, and spine density. J Comp Neurol 486(1):39-47, 2005 15834963.
7. Fetzner MG, Asmundson GJ: Aerobic exercise reduces symptoms of posttraumatic stress disorder: a randomized controlled trial. Cogn Behav Ther 44(4):301-313, 2015 24911173.
8. Gillihan SJ, Cahill SP, Foa EB: Psychological theories of PTSD, in Handbook of PTSD: Science and Practice, 2nd Edition. Edited by Friedman MJ, Keane TM, Resick PA. New York, Guilford, 2014, pp 166-184.
9. Goldstein LA, Mehling WE, Metzler TJ, et al: Veterans group exercise: a randomized pilot trial of an integrative exercise program for veterans with posttraumatic stress. J Affect Disord 227:345-352, 2018 29145076.

10. Greenwood BN, Fleshner M: Exercise, stress resistance, and central serotonergic systems. Exerc Sport Sci Rev 39(3):140-149, 2011 21508844.
11. Hill MN, Bierer LM, Makotkine I, et al: Reductions in circulating endocannabinoid levels in individuals with post-traumatic stress disorder following exposure to the World Trade Center attacks. Psychoneuroendocrinology 38(12):2952-2961, 2013 24035186.
12. Kempermann G, Fabel K, Ehninger D, et al: Why and how physical activity promotes experience--induced brain plasticity. Front Neurosci 4:189, 2010 21151782.
13. Kim SH, Schneider SM, Bevans M, et al: PTSD symptom reduction with mindfulnessbased stretching and deep breathing exercise: randomized controlled clinical trial of efficacy. J Clin Endocrinol Metab 98(7):2984-2992, 2013 23720785.
14. Krystal JH, Abdallah CG, Averill LA, et al: Synaptic loss and the pathophysiology of PTSD: implications for ketamine as a prototype novel therapeutic. Curr Psychiatry Rep 19(10):74, 2017 28844076.
15. Lawrence S, De Silva M, Henley R: Sports and games for post-traumatic stress disorder (PTSD). Cochrane Database Syst Rev (1):CD007171, 2010 20091620.
16. Liedl A, Müller J, Morina N, et al: Physical activity within a CBT intervention improves coping with pain in traumatized refugees: results of a randomized controlled design. Pain Med 12(2):234-245, 2011 21223501.
17. Lutz B, Marsicano G, Maldonado R, et al: The endocannabinoid system in guarding against fear, anxiety and stress. Nat Rev Neurosci 16(12):705-718, 2015 26585799.
18. Manger TA, Motta RW: The impact of an exercise program on posttraumatic stress disorder, anxiety, and depression. Int J Emerg Ment Health 7(1):49-57, 2005 15869081.
19. Neumeister A, Normandin MD, Pietrzak RH, et al: Elevated brain cannabinoid CB1 receptor availability in post-traumatic stress disorder: a positron emission tomography study. Mol Psychiatry 18(9):1034-1040, 2013 23670490.
20. Newman CL, Motta RW: The effects of aerobic exercise on childhood PTSD, anxiety, and depression. Int J Emerg Ment Health 9(2):133-158, 2007 17725082.
21. Plakun E, Tucker G, Harris P: Outward Bound: an adjunctive psychiatric therapy. J Psychiatr Treat Eval 3(1):33-37, 1981.
22. Powers MB, Medina JL, Burns S, et al: Exercise augmentation of exposure therapy for PTSD: rationale and pilot efficacy data. Cogn Behav Ther 44(4):314-327, 2015 25706090.
23. Rabinak CA, Angstadt M, Lyons M, et al: Cannabinoid modulation of prefrontal-limbic activation during fear extinction learning and recall in humans. Neurobiol Learn Mem 113:125-134, 2014 24055595.
24. Resick PA, Monson CM, Gutner CA, et al: Psychosocial treatments for adults with PTSD, in Handbook of PTSD: Science and Practice, 2nd Edition. Edited by Friedman MJ, Keane TM, Resick PA. New York, Guilford, 2014, pp 419-436.
25. Roland CC, Summers S, Friedman MJ, et al: Creation of an experiential challenge program. Ther Recreation J 21(2):54-63, 1987.
26. Rosenbaum S, Sherrington C, Tiedemann A: Exercise augmentation compared with usual care for post-traumatic stress disorder: a randomized controlled trial. Acta Psychiatr Scand 131(5):350–359, 2015a 25443996.
27. Rosenbaum S, Tiedemann A, Berle D, et al: Exercise as a novel treatment option to address cardiometabolic dysfunction associated with PTSD. Metabolism 64(5):e5-e6, 2015b 25681009.
28. Silverman MN, Deuster PA: Biological mechanisms underlying the role of physical fitness in health and resilience. Interface Focus 4(5):20140040, 2014 25285199.
29. Vermetten E, Vythilingam M, Southwick SM, et al: Long-term treatment with paroxetine increases verbal declarative memory and hippocampal volume in posttraumatic stress disorder. Biol Psychiatry 54(7):693-702, 2003 14512209.

6

Exercício físico no tratamento dos transtornos do espectro da esquizofrenia

Suichi Suetani, B.Sc., M.B., Ch.B, FRANZCP
Davy Vancampfort, Ph.D.

PONTOS PRINCIPAIS

- Pessoas com esquizofrenia carregam um fardo significativo para a saúde física, contribuindo para um aumento de mortalidade em comparação com a população em geral.
- A atividade física tem o potencial de ajudar na redução desse fardo, e também pode melhorar o bem-estar psicológico e físico das pessoas com esquizofrenia.
- O principal desafio a ser enfrentado agora é a implementação de intervenções eficazes com a atividade física para pessoas com esquizofrenia em longo prazo.

Nos últimos anos, muitos estudos foram publicados e a atenção clínica tem se voltado para a atividade física como uma intervenção segura, efetiva em termos de custo e também eficaz na redução dos fatores de risco cardiometabólicos e da gravidade dos sintomas em pessoas com esquizofrenia, havendo evidências de que a atividade física pode restaurar o volume cerebral (Dauwan et al., 2016; Firth et al., 2017b; Vancampfort et al., 2010). Como resultado, hoje em dia os profissionais da Psiquiatria vêm reconhecendo cada vez mais a importância da saúde física e das concomitantes modificações no estilo de vida para pessoas com esquizofrenia (Suetani et al., 2017).

Utilizando exemplos provenientes da Austrália, descrevemos como as intervenções com atividade física podem ser amplamente implementadas na prática clínica cotidiana, nos serviços públicos de saúde mental. Dividimos o capítulo em três seções principais. Na primeira seção, descrevemos brevemente as necessidades não atendidas de controle dos sintomas, recuperação cerebral e restauração funcional, e também a magnitude dos problemas associados à saúde física e à resposta ao tratamento por pacientes esquizofrênicos. Na segunda seção – a parte fundamental deste capítulo –, descrevemos os modos como a atividade física pode ajudar na atenuação desses problemas e delineamos alguns exemplos bem-sucedidos de estudos com a intervenção da atividade física em todo o mundo. Na terceira e última seção, discutiremos os possíveis caminhos futuros para esse campo e, em particular, de que modo poderemos implementar o tratamento com a atividade física de uma forma sustentável no dia a dia da prática clínica.

SAÚDE PSIQUIÁTRICA E FÍSICA DE PESSOAS COM ESQUIZOFRENIA

Farmacoterapia e sintomas psiquiátricos da esquizofrenia

Em linhas gerais, são três os domínios sintomatológicos principais que caracterizam a esquizofrenia: sintomas positivos (delírios e alucinações; os denominados sintomas psicóticos, nos quais há perda do contato com a realidade), sintomas negativos (em particular, comprometimento da motivação, redução na fala espontânea e retraimento social) e sintomas cognitivos (desempenho pior do que indivíduos em um grupo controle, em ampla gama de funções cognitivas) (Kahn et al., 2015). Embora os medicamentos antipsicóticos continuem a constituir a base do tratamento dos sintomas positivos (Galletly et al., 2016; Leucht et al., 2017), permanecem elevados os percentuais de descontinuação para a maioria dos medicamentos antipsicóticos, e em uma minoria substancial (cerca de um em cada cinco; Agid et al., 2011) ocorrerá resistência ao tratamento. Nessas situações, clozapina demonstra eficácia superior em comparação com outros medicamentos antipsicóticos, embora uma revisão sistemática tenha estimado em 9 o número necessário para tratamento (i. e., oito em cada nove indivíduos não demonstram resposta adequada, mesmo com o uso da clozapina; Siskind et al., 2016).

Os medicamentos antipsicóticos demonstram menos eficácia em pacientes com sintomas negativos (Leucht et al., 2017); outras opções farmacológicas também exercem efeitos relativamente limitados (Arango et al., 2013; Kahn et al., 2015). Isso ocorre, apesar de pesquisas terem sugerido que os sintomas negativos geram maior carga para o estado funcional dos pacientes esquizofrênicos (Rabinowitz et al., 2012). Além disso, depois de terem controlado potenciais tendenciosidades, Jauhar et al. (2014), em sua revisão sistemática, detectaram benefícios limitados da psicoterapia, tanto para os sintomas positivos como para os negativos em pacientes esquizofrênicos. Por outro lado, atualmente contamos com pouquíssimos tratamentos farmacológicos eficazes para os sintomas cognitivos – déficits que muitas vezes precedem o diagnóstico e que, para vários pacientes esquizofrênicos, persistirão ao longo do curso da doença (Kahn e Keefe., 2013).

Além desses fenótipos, nas pessoas medicadas com antipsicóticos para a esquizofrenia ocorrem reduções significativas nos volumes totais das substâncias cinzenta e branca, bem como no volume total do cérebro. Tais diminuições já ficam evidenciadas em indivíduos com primeiro episódio de psicose, mas ficam mais pronunciadas naqueles com prognósticos sombrios e com doença avançada associada ao declínio cognitivo (Kahn et al., 2015). É provável que tais alterações estejam relacionadas à perda de conectividade neuronal e das espinhas dendríticas, bem como a uma diminuição das células gliais de suporte, com alterações subsequentes nos fatores neurotróficos no cérebro (Noordsy et al., 2018). Uma metanálise composta por 30 estudos longitudinais de neuroimagens (Fusar-Poli et al., 2013) verificou que pacientes esquizofrênicos apresentavam uma redução progressiva do volume da substância cinzenta em comparação aos dos grupos de controle. Esses autores também constataram a existência de uma associação entre maior exposição cumulativa ao tratamento antipsicótico e maior redução nos volumes cerebrais (Fusar-Poli et al., 2013).

Uma revisão sistemática de dados de 50 amostras em 20 países, compreendendo artigos científicos publicados desde 1921, estimou que a recuperação ocorre em apenas um em cada sete pacientes esquizofrênicos (Jääskeläinen et al., 2013). Na revisão, a definição de recuperação foi considerada como melhora em pelo menos dois domínios – sintomas e resultados sociais/funcionais – e os ganhos em pelo menos um desses dois domínios deveriam ter persistido por mais de 2 anos. Talvez a descoberta mais surpreendente dessa revisão tenha sido que, apesar dos avanços na psiquiatria testemunhados nas últimas décadas (p. ex., a introdução e o uso de novos medicamentos antipsicóticos, maior atenção e mais esforços dados às intervenções psicossociais e grandes mudanças na prestação de serviços, como a desinstitucionalização e serviços precoces para pessoas com psicose; McGrath et al., 2014), não foram coletadas evidências de que os percentuais de recuperação da esquizofrenia tivessem aumentado com o passar do tempo. Em combinação, esses resultados refletem uma urgente necessidade de opções terapêuticas inovadoras que melhorem os sintomas psiquiátricos e, em consequência, os percentuais de recuperação para pessoas com esquizofrenia.

Situação da saúde de pessoas com esquizofrenia

A recuperação funcional da esquizofrenia se torna ainda mais complicada pela presença de comorbidades físicas significativas. É sabido que pessoas com esquizofrenia perdem aproximadamente 15 anos de vida potencial em decorrência da doença (Hjorthøj et al., 2017), e grande parte dessa redução da expectativa de vida se deve a problemas físicos que podem ser evitados, como as doenças cardiovasculares e o diabetes melito (Olfson et al., 2015). São muitos os fatores contributivos para a ocorrência dessas disparidades entre mortalidade e morbidade. Como exemplo, a maioria dos medicamentos psicotrópicos contribui significativamente para a deterioração do perfil de risco cardiometabólico, sobretudo em decorrência de um substancial ganho de peso (Correl et al., 2015). Porém, em muitos pacientes o risco cardiometabólico não é adequadamente monitorizado nos serviços de saúde mental; e mesmo quando as pessoas com esquizofrenia se apresentam aos serviços de saúde por causa de alguma doença física, elas terão menor probabilidade de receber cuidados de saúde satisfatórios (Kisely et al., 2009). Essas questões são ainda exacerbadas pelas características clínicas da própria esquizofrenia. Exemplificando, sintomas positivos como a ideação paranoica podem fazer que a pessoa relute em procurar por intervenções médicas; sintomas negativos, como a redução na motivação, podem causar faltas às consultas; e sintomas cognitivos, como o comprometimento da memória, podem resultar em dificuldades no cumprimento dos regimes terapêuticos.

O tópico de risco cardiometabólico para pessoas com esquizofrenia foi bem descrito no estudo *Survey of High Impact Psychosis* (SHIP) da Austrália. Com dados coletados em mais de 1.800 pessoas que convivem com psicose, o estudo SHIP constatou que 1) três quartos dos participantes estavam com sobrepeso ou eram obesos, e mais de 80% apresentavam obesidade abdominal central; 2) dois terços dos participantes eram tabagistas por ocasião do estudo; e 3) mais da metade das pessoas no estudo preenchiam os critérios para síndrome metabólica (Galletly et al., 2012). Dentro dessa mesma linha, uma metanálise que abrangeu 136 estudos e mais de 180.000 indivíduos descobriu que, em comparação com a população em geral, pessoas com esquizofrenia apresentavam probabilidade 1) quatro vezes maior de ter obesidade abdominal; 2) 2,4 vezes maior de ter síndrome metabólica; e 3) duas vezes maior de ter diabetes melito (Vancampfort et al., 2013).

ATIVIDADE FÍSICA E ESQUIZOFRENIA

Atividade física por pessoas com esquizofrenia

A melhora nos níveis de atividade física por pessoas com esquizofrenia vem ganhando rapidamente tanto o interesse dos pesquisadores quanto a atenção clínica, como um objetivo importante, viável e eficaz para a modificação de comportamentos nessa população (Suetani et al., 2016a). Com base nos dados obtidos pelo estudo SHIP, seus autores estimaram que quase 50% das pessoas com psicose na Austrália não praticavam atividade física em nível suficiente para que pudessem obter benefícios de saúde (Suetani et al., 2016b). Da mesma forma, o estudo de uma coorte de 450 pacientes da comunidade com psicose no Reino Unido apontou que 44% dos participantes apresentavam níveis insuficientes de atividade física (Gardner-Sood et al., 2015). E uma metanálise histórica, abrangendo 35 estudos com 3.453 pessoas com esquizofrenia, estimou que essas pessoas praticavam 80,4 minutos de atividade física de intensidade leve, 16,2 minutos de atividade física de intensidade moderada e apenas 1,1 minuto de atividade física vigorosa por dia (Stubbs et al., 2016). Mais de 40% dos participantes não cumpriam os 150 minutos semanais recomendados de atividade física. Em comparação com a população em geral, as pessoas com esquizofrenia praticaram uma quantidade significativamente menor de atividade física de intensidade moderada (menos de 14,2 minutos por dia) e de atividade física de intensidade vigorosa (menos de 3,4 minutos por dia); mas não foi observada diferença na quantidade de atividade física diária de intensidade leve.

Em pessoas com esquizofrenia, a presença de sintomas negativos e de comorbidades cardiometabólicas, como a síndrome metabólica e a obesidade, tem sido fortemente associada ao baixo nível de atividade física. Em menor grau, os efeitos colaterais dos medicamentos, o desconhecimento sobre o perfil de risco cardiometabólico, autoeficácia e autopercepção física baixas, hábitos alimentares pouco saudáveis e isolamento social são fatores que também foram associados ao baixo nível de atividade física praticada (Vancampfort et al., 2012). Da mesma forma que na população em geral, muitas pessoas com esquizofrenia consideram a perda de peso, a melhora do humor e a redução do estresse como os principais fatores de motivação para a prática da atividade física (Firth et al., 2016). Ao mesmo tempo, certos fatores correlatos, como o mau humor e um elevado nível de estresse, além da ausência de apoio social, foram considerados como barreiras significativas à prática da atividade física por pessoas com esquizofrenia. Esses achados foram replicados em um estudo recentemente publicado. Seus autores (Dahle e Noordsy, 2018) demonstraram que as pessoas com esquizofrenia identificaram a autoimagem como a mais poderosa motivação para a prática do exercício físico. Esses autores também observaram ganhos no bem-estar global e a atenuação dos sintomas depressivos e de ansiedade, além de melhoras na cognição, como razões importantes para a prática do exercício.

Eficácia da atividade física para os sintomas e o funcionamento

Atualmente, as evidências oriundas de estudos sobre os benefícios da atividade física em pessoas com esquizofrenia são esmagadoras. Utilizando dados de 20 estudos com 695 participantes, Firth et al. (2015), em uma importante revisão sistemática, descobriram que, embora as intervenções com a atividade física não tenham resultado em um efeito significativo no índice de massa corporal (IMC), promoveram melhoras nas medidas de condicionamento físico, bem como na redução dos sintomas positivos e negativos da esquizofrenia. Firt e seus colegas também descobriram que, ao serem combinados os efeitos de quatro estudos que utilizaram atividade física moderada a vigorosa, houve um impacto positivo significativo (i. e., uma redução estatisticamente significativa) no total de sintomas psiquiátricos (diferença média padronizada [DMP] = –0,72; intervalo de confiança [IC] de 95% entre –1,14 e –0,29). Além disso, os benefícios foram observados tanto nos sintomas positivos (DMP = –0,54; IC 95% entre –0,95 e –0,13) quanto nos sintomas negativos (DMP = –0,44; IC 95% entre –0,78 e –0,09). A revisão sistemática também detectou que a dose de atividade física é fator importante, por terem sido observados ganhos importantes naqueles participantes que praticavam aproximadamente 90 minutos ou mais por semana de atividade física moderada a vigorosa.

Outra revisão sistemática, composta por 29 estudos e 1.109 indivíduos com esquizofrenia, demonstrou que as intervenções com atividade física podem melhorar os sintomas positivos e negativos do transtorno, bem como os sintomas depressivos, a qualidade de vida e o funcionamento em geral (Dauwan et al., 2016). Essa revisão utilizou o índice g de Hedges para a quantificação dos tamanhos de efeito de estudos combinados, seguindo um modelo de efeito aleatório. Dauwan e seus colegas descobriram que as intervenções com atividade física resultaram em ganhos consideráveis para o total dos sintomas psiquiátricos (g de Hedges = 0,39; IC 95% 0,19-0,58), sintomas positivos (g de Hedges = 0,49; IC 95% 0,14-0,50) e sintomas negativos (g de Hedges = 0,49; IC 95% 0,31-0,67). Além disso, as intervenções promoveram impacto significativo na qualidade de vida (g de Hedges = 0,55; IC 95% 0,35-0,76) e na depressão (g de Hedges = 0,71; IC 95% 0,33-1,09).

Uma terceira revisão sistemática demonstrou que a atividade física é intervenção eficaz para a melhora da cognição global; mais uma vez, o efeito foi considerado dependente da dose (i. e., quanto maior a quantidade de atividade física, maior a melhora na cognição) (Firth et al., 2017a). Com relação a esses achados, Firth et al. (2017b) também exploraram o potencial impacto da prática da atividade física no volume do cérebro, tendo encontrado cinco estudos que examinaram o impacto da atividade física no volume cerebral em pessoas com esquizofrenia. Esses cinco estudos examinaram o volume do hipocampo; dois deles relataram a ocorrência de aumento e três não observaram qualquer alteração no volume do hipocampo. Contudo, mesmo nos estudos nos quais não ocorreu alteração no volume do hipocampo, o grupo de intervenção com atividade física demonstrou outros benefícios (p. ex., aumento da aptidão cardiorrespiratória [ACR] e da memória de curto prazo), e em dois dos estudos foram observados aumentos nos volumes de outras regiões do cérebro (lobo anterior esquerdo em um estudo e volume cerebral total em outro). Também é importante ter em mente que no estudo em particular, no qual não foi observada uma associação, a amostra era constituída de apenas cinco indivíduos (Rosenbaum et al., 2015). Considerando esses resultados, e em combinação com as evidências existentes de aumento dos volumes cerebrais em resposta à atividade física em outras populações, os autores da revisão postularam que, em pacientes esquizofrênicos, a estimulação da neurogênese pode ser um dos mecanismos pró-cognitivos da atividade física (Firth et al., 2017b).

Em relação à atividade física, observa-se um interesse significativo na importância da ACR para pacientes com esquizofrenia. Com frequência a ACR é definida como a capacidade dos sistemas circulatório, respiratório e muscular de fornecer oxigênio durante uma atividade física continuada. Já foram publicados estudos sugerindo que pessoas com esquizofrenia reduziram significativamente a ACR em comparação à população em geral, o que por sua vez pode refletir uma associação independente com aumento da taxa de mortalidade cardiovascular (Vancampfort et al., 2017). Em alguns estudos transversais, ACRs mais baixas foram associadas a níveis mais altos de sintomas negativos (Vancampfort et al., 2015). Um estudo randomizado e controlado demonstrou que uma intervenção com exercício físico durante seis meses melhorou a ACR em pacientes esquizofrênicos, com ganhos consideráveis associados nos sintomas positivos, mas não nos sintomas negativos (Scheewe et al., 2013). Além disso, um estudo de coorte recentemente publicado relatou uma associação entre maior ACR e redução no risco de ocorrência de transtornos psicóticos (Kunutsor et al., 2018).

Ao que parece, intervenções com atividade física mais intensa ou com maior frequência estão associadas a maiores ganhos na ACR (Vancampfort et al., 2017). Outra observação importante foi a da obtenção de resultados muito melhores com intervenções supervisionadas por profissionais qualificados, como fisioterapeutas e fisiologistas do exercício. Na verdade, essa é uma característica consistente, observada em uma revisão sistemática e metanálise que incluiu dados de 19 estudos clínicos randomizados com um total de 594 indivíduos com esquizofrenia. Essa revisão abrangente explorou os fatores que influenciam os percentuais de abandono de estudos de intervenção com atividade física (Vancampfort et al., 2016), tendo demonstrado a importância da qualificação dos profissionais que realizam a intervenção de atividade física, tendo em vista que os pacientes supervisionados por fisioterapeutas e fisiologistas do exercício tiveram percentuais de abandono do estudo reduzidos (com significado estatístico) quando comparados a pacientes de profissionais de saúde mental não treinados em intervenções com atividade física.

Eficácia das intervenções com atividade física

Nos últimos anos, foram publicados diversos estudos importantes envolvendo intervenção com atividade física. O estudo Obtendo Estilos de Vida na Reabilitação Psiquiátrica (*Achieving Healthy Lifestyles in Psychiatric Rehabilitation*, ACHIEVE) foi uma pesquisa intervencional norte-americana com duração de 18 meses que incluiu 291 portadores de transtornos mentais graves com sobrepeso ou obesos. No grupo, mais de metade (58%) dos participantes tinham um diagnóstico de esquizofrenia (Daumit et al., 2013). No estudo, a intervenção consistiu em atividades físicas individualmente e em grupo, aconselhamento nutricional e sessões presenciais de atividade física. O programa se concentrou particularmente na capacitação e no apoio ambiental. Durante os primeiros seis meses, membros treinados da equipe do estudo conduziram aulas de ginástica. Em seguida, foram oferecidas sessões de exercício físico por meio de um vídeo preparado especificamente para esse estudo. Ao final do estudo, os participantes perderam, em média, 3,4 kg do seu peso em comparação a 0,3 kg no grupo controle. Da mesma forma, 37,8% dos participantes no grupo de intervenção perderam 5% ou mais do seu peso inicial em comparação a 22,7% no grupo controle ($P = 0{,}009$). Porém, o estudo deixou de explorar o efeito da atividade física nos resultados dos sintomas psiquiátricos.

Outro estudo clínico randomizado dos Estados Unidos, o STRIDE (Green et al., 2015), envolveu 200 indivíduos com transtornos mentais graves e IMC inicial superior a 27 (i. e., na faixa de excesso de peso). Quase todos os participantes (98%) tinham um diagnóstico de esquizofrenia ou psicose afetiva/transtorno bipolar. A intervenção consistiu em duas fases de seis meses. Nos primeiros seis meses foram realizadas reuniões semanais em grupo com duração de duas horas. Nas reuniões, foram abordados tópicos como nutrição, atividade física e mudanças no estilo de vida; em cada encontro também era realizada uma sessão de atividade física de 20 minutos. A intervenção incentivou uma redução calórica moderada com o uso da dieta DASH (*Dietary Approaches to Stop Hypertension*; Abordagem Dietética para Controle da Hipertensão). Depois dos primeiros seis meses, os participantes passaram para a fase de manutenção por mais 6 meses. Durante essa segunda fase do estudo, foram realizadas reuniões mensais de grupo e contatos individuais igualmente mensais com facilitadores dos grupos de intervenção. Ao final da fase ativa (i. e., após os primeiros 6 meses), os participantes do grupo de intervenção tinham perdido, em média, 4,4 kg a mais de peso, em comparação com os participantes do grupo controle. Ao final da fase de manutenção (i. e., 12 meses depois do início do estudo), os membros do grupo de intervenção tinham perdido, em média, 2,6 kg a mais de peso, em comparação com os participantes do grupo controle (P = 0,004). E ao final do estudo os membros do grupo de intervenção também tinham sido beneficiados com um declínio significativo no nível glicêmico em jejum – um ganho que não foi observado no grupo controle. Entretanto, é importante reconhecer que a maior parte da perda de peso ocorrida no grupo de intervenção se deu ao longo dos primeiros seis meses (i. e., na fase ativa), não tendo sido observada diferença estatisticamente significativa na perda de peso entre grupos na fase de manutenção. Não foram notadas diferenças nas hospitalizações psiquiátricas nos dois grupos (15,6% dos participantes do grupo controle e 15,4% dos participantes do grupo com intervenção foram hospitalizados durante o período do estudo).

Em comparação com os estudos ACHIEVE e STRIDE, que continham um componente de aconselhamento nutricional, o estudo Plano Pessoal de Ações de Saúde para Fortalecimento (*Self Health Action Plan for Empowerment*, InSHAPE) concentrou-se especificamente no efeito da atividade física na redução de peso (Bartels et al., 2013). O estudo comparou o programa de condicionamento físico InSHAPE, com duração de 12 meses (intervenção), com a adesão gratuita a uma academia de ginástica e educação (controle). O estudo envolveu 133 participantes com transtornos mentais graves e IMC superior a 25; pouco mais de 40% dos participantes tinham um diagnóstico de esquizofrenia. Os participantes do grupo com intervenção fizeram sessões semanais de treinamento supervisionado em uma academia com acompanhamento de um preparador físico qualificado. Os instrutores de condicionamento físico forneceram educação sobre os princípios da alimentação saudável e da atividade física. Também foram treinados para adaptar os planos individuais para o bem-estar quanto às necessidades de pessoas portadoras de transtornos mentais graves.

Transcorridos 12 meses, 40% dos participantes do grupo com intervenção tinham sido beneficiados com uma melhora clinicamente significativa no condicionamento físico, definida como um aumento superior a 50 metros no teste de caminhada de seis minutos. Esse percentual de melhora foi o dobro do percentual observado no grupo controle (20%). Contudo, não foi observada diferença significativa entre os grupos em termos de perda de peso clinicamente significativa, definida como perda de mais de 5% do peso inicial. Ao ser replicado em maior escala ($N = 200$), o estudo revelou que 51% dos participantes do grupo de intervenção obtiveram melhora clinicamente significativa no condicionamento físico ou na perda de peso em comparação a apenas 38% no grupo controle (Bartels et al., 2015). Além disso, aparentemente esses benefícios estavam mantidos seis meses após a conclusão do estudo: 48% dos participantes no grupo com intervenção ainda preservava os ganhos. Houve ainda outra descoberta surpreendente nesse estudo de replicação, graças ao seu modelo pragmático, que facilitou a participação de uma amostra com maior diversidade étnica (46% de não brancos) e mais idosa (idade média de 44 anos), em comparação com a maioria dos outros estudos – subgrupos dentro da população de pessoas com transtornos mentais graves que, tradicionalmente, estão prejudicados pela maior dificuldade de envolvimento nas pesquisas sobre o estilo de vida.

Fora dos Estados Unidos, o programa Mantendo o Corpo na Mente (*Keeping the Body in Mind*, KBIM), realizado em Sydney, na Austrália, serve como exemplo pragmático de como as intervenções no estilo de vida com ênfase na atividade física podem ser integradas a um ambiente de serviço público de saúde mental. O KBIM teve início com a implementação de uma triagem metabólica de rotina em um serviço de atenção a primeiros episódios de psicose localizado em um centro público comunitário de saúde mental. O programa foi evoluindo gradualmente ao longo de vários anos, até incorporar uma série de intervenções visando à redução do perfil de risco cardiometabólico em pessoas com esquizofrenia. Foi montada uma academia interna, e um fisiologista do exercício prestou atendimento individualizado aos pacientes, com a prescrição e a supervisão de programas de exercícios individualizados. Tudo isso resultou em uma equipe de saúde mental KBIM verdadeiramente multidisciplinar, composta por um enfermeiro sênior, um nutricionista, um fisiologista do exercício e um funcionário de apoio inter-pares, com a contribuição médica de psiquiatras e de um endocrinologista. Uma avaliação do programa KBIM revelou que, nos indivíduos com primeiro episódio de psicose participantes da intervenção KBIM (um programa de 12 semanas de sessões individuais com membros da equipe KBIM e com a oportunidade de participar de grupos esportivos semanais), ocorreu um ganho de peso (1,8 kg) significativamente menor quando comparados a participantes do grupo de tratamento padrão, que adquiriram 7,8 kg em média no mesmo período (Curtis et al., 2016). Mais recentemente, o programa KBIM foi ampliado de modo a abrigar outros grupos vulneráveis, como pessoas com longo histórico de esquizofrenia medicadas com clozapina, estando atualmente integrado como tratamento de rotina no serviço para mais de 550 pacientes em toda a área de influência do KBIM. O sucesso inicial desse programa resultou em sua adoção continuada e mais ampla na comunidade mais geral dos serviços de saúde mental na região.

Em combinação, o atual conjunto de evidências de pesquisa sugere que 1) as intervenções com atividade física são capazes de melhorar os parâmetros físicos e os sintomas psiquiátricos, bem como os volumes cerebrais de indivíduos esquizofrênicos, e 2) parece viável que as intervenções com atividade física sejam incorporadas aos serviços de saúde mental, sobretudo contando com a ajuda de profissionais qualificados, como fisioterapeutas e fisiologistas do exercício. A questão atualmente enfrentada é: como podemos fazer que a intervenção com atividade física faça parte dos cuidados rotineiros de saúde mental?

FAZENDO QUE AS EVIDÊNCIAS DE PESQUISA SEJAM ABSORVIDAS PELA PRÁTICA CLÍNICA

Apesar da promissora eficácia das intervenções com atividade física em ambientes de pesquisa, sua implementação mais ampla em ambientes clínicos continua a ser tarefa espinhosa (Lederman et al., 2017; Pratt et al., 2016). Contrastando com as conclusões do estudo InSHAPE (Bartels et al., 2015), uma revisão recente das evidências atualmente existentes indicou que, em sua maioria, os benefícios associados às intervenções com atividade física desaparecem ao término da intervenção (Gates et al., 2015). Os problemas de saúde física e mental das pessoas com esquizofrenia são questões de longo prazo; portanto, tais problemas dependem de soluções de longo prazo. A pergunta que se coloca já não é mais se as intervenções com atividade física são ou não eficazes para pacientes esquizofrênicos – sabemos que são. Agora, a pergunta deve ser: Como podemos implementar mais adequadamente as intervenções com atividade física e incorporá-las na nossa prática clínica cotidiana (Bartels, 2015; Lederman et al., 2017)?

A tradução dos princípios de estudos clínicos randomizados de curto prazo em aspectos práticos de uma prática clínica cotidiana e sustentável nos permitirá explorar algumas das questões que, até agora, ainda não foram adequadamente respondidas pelas pesquisas. Por exemplo, como podemos envolver pessoas com maior dificuldade para seu envolvimento (p. ex., pessoas idosas, minorias raciais, pessoas com sintomas negativos pronunciados) e com maior probabilidade de serem beneficiadas com tais intervenções? Qual é a dose ideal da intervenção com atividade física que maximizaria os ganhos e minimizaria as desistências? Como podemos medir mais eficientemente o nível de atividade física em pacientes esquizofrênicos? Deveríamos lançar mão de medidas objetivas, como os acelerômetros, em vez de relatórios subjetivos, como os questionários? Deveríamos nos concentrar mais em medidas de condicionamento físico, como a ACR, em lugar da quantidade de atividade física *per se*?

Lederman et al. (2017) propuseram estratégias para conseguir essa implementação sustentável com base em alguns exemplos de sucesso na Austrália. Esses pesquisadores perceberam que as intervenções com atividade física de maior sucesso em pacientes esquizofrênicos incluíam componentes como: abordagem intervencional precoce, monitoramento metabólico de rotina, tratamento por uma equipe multidisciplinar e uso de estratégias de mudança comportamental, além de programas individualizados e supervisionados. Lederman e seus colegas também argumentaram que, para que a implementação sustentável com intervenções de atividade física ocupe um lugar nos serviços de saúde mental, será essencial considerar fatores como a introdução de mudanças culturais nos serviços de saúde mental (i. e., reconhecer que o bem-estar físico dos nossos pacientes é tão importante quanto sua saúde mental); capacitação dos funcionários para a facilitação das intervenções com atividade física; e a estruturação de uma colaboração oficializada com organizações comunitárias. Além disso, haverá necessidade de avaliações mais robustas e em longo prazo dos programas de atividade física, análises de custo-benefício e maior envolvimento dos pacientes em todas as etapas da implementação, para que o processo todo seja verdadeiramente sustentável (Lederman et al., 2017).

Em recente declaração de posição conjunta, a Society of Behavioral Medicine e o American College of Sports Medicine dos Estados Unidos relataram que a falta de financiamento é, em muitos casos, o maior desafio para uma ampla disseminação de programas de atividade física para pessoas com transtornos mentais graves (Pratt et al., 2016). Essas organizações defenderam a adoção das recomendações que se seguem, para apoiar a utilização de programas intervencionais de atividade física em conjunto com os serviços comunitários de saúde mental como tratamento de primeira linha, com o objetivo de melhorar os resultados para a saúde dos pacientes e diminuir os custos financeiros dos cuidados de saúde:

1. Garantir que os ambientes terapêuticos maximizem a eficácia, proporcionando programas com duração suficiente (ou seja, de pelo menos 4 meses), com frequência adequada de contato presencial e com o apoio de profissionais de condicionamento físico.
2. Especificar claramente os padrões de credenciamento profissional para a realização de programas de atividade física para pessoas com transtornos mentais graves, com o estabelecimento de padrões mínimos de competência de treinamento.
3. Alocar fundos para treinamento de profissionais de condicionamento físico, com vistas ao oferecimento de programas de atividade física em ambientes comunitários de saúde mental e, talvez mais especificamente, no ambiente de saúde dos Estados Unidos.
4. Aumentar a gama de disciplinas atendidas por profissionais da saúde mental e de modalidades aliadas, licenciados ou diplomados, e qualificados para reembolso. Tais profissionais ministrarão programas de atividade física em ambientes de saúde mental.

Em um nível mais individualizado com relação aos pacientes, Noordsy et al. (2018) propuseram etapas específicas para a incorporação da atividade física em planos individuais de tratamento que possam ser utilizados na prática clínica cotidiana. Em termos simples, essas etapas consistem na avaliação do estado de atividade física do paciente ao longo da sua vida e na atualidade, no que o paciente entende sobre o papel da atividade física como opção terapêutica, no oferecimento de recomendações de atividade física claras, específicas e orientadas para objetivos, e no monitoramento do progresso e da resposta à atividade física praticada. Provavelmente esse processo formalizado de avaliação, recomendações, monitoramento e reforço do sucesso pelo profissional da saúde será de grande ajuda por incentivar o paciente esquizofrênico a ter um envolvimento contínuo na atividade física.

Exemplo de caso

Steve tinha 19 anos quando vivenciou o surgimento de psicose no início de seu segundo ano de faculdade. Ao ser admitido na equipe de atendimento especializado coordenado (AEC), o psiquiatra identificou que Steve tinha praticado esportes coletivos durante o ensino médio e continuou atuando em equipes internas durante seu primeiro ano de faculdade. Durante o verão, o rapaz permaneceu inativo, enquanto fazia um estágio muito puxado. Em conjunto, Steve e a equipe do AEC desenvolveram um plano para diminuir a carga horária do curso, iniciar a medicação e a terapia cognitivo-comportamental para psicose, minimizar o uso de drogas e retomar sua atividade física regular. Steve foi informado pelo psiquiatra acerca do potencial representado pela prática do exercício físico: a prática ajuda na proteção e na cura do cérebro e possivelmente exerce impacto positivo nos sintomas e no bem-estar. Notando a paixão demonstrada por Steve pelo basquete, os dois começaram com um plano no qual Steve teria que fazer arremessos em uma cesta de basquetebol ou correr durante 30 minutos em dias alternados. Nas consultas subsequentes, todos os membros da equipe conversaram com Steve sobre sua adesão ao plano. Inicialmente, o rapaz alternava caminhada e corrida por 15 minutos ao ar livre. Quando solicitado, Steve conseguiu identificar uma diminuição da ansiedade e maior energia, após a prática do exercício. Também identificou na superestimulação uma barreira para a prática do basquete no ginásio da faculdade. Diante disso, seu terapeuta o ajudou a localizar uma quadra externa tranquila onde pudesse fazer seus arremessos sozinho. Mediante o estabelecimento iterativo de metas, do reforço para as conquistas, do reconhecimento de efeitos positivos e da revisão das metas, Steve passou a gostar de correr ou arremessar suas cestas diariamente, tendo observado melhora no humor, no sono e na concentração. A concentração no basquete também o ajudou a se distanciar da paranoia e das vozes. Steve notou que ficava mais eficiente nas tarefas escolares logo após o exercício, porém o efeito desaparecia depois de algumas horas. Assim, ele e seu terapeuta desenvolveram um plano para que fossem intercalados exercícios calistênicos ou uma caminhada rápida ao ar livre para recuperação do foco durante as longas sessões de estudo. À medida que sua paranoia foi diminuindo, Steve descobriu que poderia ir à academia antes que ficasse lotada e que, além disso, poderia se divertir jogando basquetebol com alguns colegas. Steve e seu psiquiatra também determinaram como alvo uma corrida local de 10 quilômetros, gerando motivação para que a duração de suas sessões de corrida fosse ampliada.

CONCLUSÃO E ORIENTAÇÕES FUTURAS

As pessoas que vivem com esquizofrenia apresentam taxas de mortalidade e morbidade inaceitavelmente mais altas, em comparação com indivíduos não esquizofrênicos. Apesar de alguns progressos na prestação de cuidados nas últimas décadas, muitas pessoas com esquizofrenia continuam a apresentar taxas elevadas de sintomas residuais, sobretudo nos sintomas negativos e nos domínios cognitivos, com poucos progressos nos percentuais de recuperação. As atuais opções terapêuticas demonstram eficácia limitada para esses sintomas, havendo necessidade urgente de novas intervenções. Hoje em dia, contamos com um conjunto esmagador de evidências oriundas da pesquisa que demonstram os benefícios em curto prazo das intervenções com atividade física para o bem-estar físico e psicológico das pessoas com esquizofrenia. A intervenção com atividade física é uma opção de tratamento viável, econômica e eficaz, com o potencial de reduzir as lacunas diferenciais de mortalidade e morbidade em pessoas com esquizofrenia. E também pode melhorar os sintomas residuais da doença. Contudo, para que ocorra uma implementação sustentável, é pouco provável que as evidências geradas pelos estudos sejam suficientes. Precisamos urgentemente de mudanças culturais e políticas impulsionadas por médicos entusiasmados, bem como de maiores financiamentos. E também é importante que nossos esforços sejam transferidos para a descoberta de modos de facilitação para uma bem-sucedida tradução da eficácia observada nas investigações sobre intervenções com atividade física em eficácia clínica na nossa prática diária para pacientes esquizofrênicos.

PERGUNTAS PARA DISCUSSÃO

1. Tendo em vista o volume de evidências de pesquisa indicativas dos benefícios das intervenções com atividade física para pessoas com esquizofrenia, por que essas intervenções não são rotineiramente oferecidas aos pacientes? Além das evidências obtidas com os estudos, o que precisa ser mudado para que aconteça no seu local de trabalho?
2. É melhor concentrar-se em apenas uma intervenção de estilo de vida de cada vez (p. ex., aumentar a prática de atividade física) ou concentrar-se simultaneamente em vários hábitos de vida (p. ex., parar de fumar, melhorar a dieta, além de aumentar a prática de atividade física)?
3. De que modo podemos envolver as pessoas que não estejam interessadas em praticar atividade física e como podemos motivar as pessoas a que permaneçam envolvidas na atividade física em longo prazo?

LEITURAS RECOMENDADAS

1. Firth J, Cotter J, Elliott R, et al: A systematic review and meta-analysis of exercise interventions in schizophrenia patients. Psychol Med 45(7):1343-1361, 2015. This review summarizes the benefit of physical activity intervention for both psychological and physical well-being of people with schizophrenia.
2. Kimhy D, Ballon J: The role of aerobic exercise in the treatment of early psychosis, in Early Intervention in Psychosis. Edited by Hardy K, Ballon JS, Noordsy DL, Adelsheim S. Washington, DC, American Psychiatric Association Publishing, 2019.
3. Lederman O, Suetani S, Stanton R, et al: Embedding exercise interventions as routine mental health care: implementation strategies in residential, inpatient and community settings. Australas Psychiatry 25(5):451-455, 2017.
4. Vancampfort D, Wampers M, Mitchell AJ, et al: A meta-analysis of cardiometabolic abnormalities in drug na.ve, first-episode and multi-episode patients with schizophrenia versus general population controls. World Psychiatry 12(3):240-250, 2013. This systematic review clearly illustrates the magnitude of cardiometabolic problems in people with schizophrenia at different stages of their illness.

REFERÊNCIAS

1. Agid O, Arenovich T, Sajeev G, et al: An algorithm-based approach to first-episode schizophrenia: response rates over 3 prospective antipsychotic trials with a retrospective data analysis. J Clin Psychiatry 72(11):1439–1444, 2011 21457676.
2. Arango C, Garibaldi G, Marder SR: Pharmacological approaches to treating negative symptoms: a review of clinical trials. Schizophr Res 150(2-3):346-352, 2013 23938176.
3. Bartels SJ: Can behavioral health organizations change health behaviors? The STRIDE study and lifestyle interventions for obesity in serious mental illness. Am J Psychiatry 172(1):9-11, 2015 25553493.

4. Bartels SJ, Pratt SI, Aschbrenner KA, et al: Clinically significant improved fitness and weight loss among overweight persons with serious mental illness. Psychiatr Serv 64(8):729-736, 2013 23677386.
5. Bartels SJ, Pratt SI, Aschbrenner KA, et al: Pragmatic replication trial of health promotion coaching for obesity in serious mental illness and maintenance of outcomes. Am J Psychiatry 172(4):344-352, 2015 25827032.
6. Correll CU, Detraux J, De Lepeleire J, et al: Effects of antipsychotics, antidepressants and mood stabilizers on risk for physical diseases in people with schizophrenia, depression and bipolar disorder. World Psychiatry 14(2):119-136, 2015 26043321.
7. Curtis J, Watkins A, Rosenbaum S, et al: Evaluating an individualized lifestyle and life skills intervention to prevent antipsychotic-induced weight gain in first-episode psychosis. Early Interv Psychiatry 10(3):267-276, 2016 25721464.
8. Dahle D, Noordsy D: Factors motivating spontaneous exercise in individuals with schizophrenia--spectrum disorders. Schizophr Res 199:436-437, 2018 29656908.
9. Daumit GL, Dickerson FB, Wang NY, et al: A behavioral weight-loss intervention in persons with serious mental illness. N Engl J Med 368(17):1594-1602, 2013 23517118.
10. Dauwan M, Begemann MJ, Heringa SM, et al: Exercise improves clinical symptoms, quality of life, global functioning, and depression in schizophrenia: a systematic review and meta-analysis. Schizophr Bull 42(3):588-599, 2016 26547223.
11. Firth J, Cotter J, Elliott R, et al: A systematic review and meta-analysis of exercise interventions in schizophrenia patients. Psychol Med 45(7):1343-1361, 2015 25650668.
12. Firth J, Rosenbaum S, Stubbs B, et al: Motivating factors and barriers towards exercise in severe mental illness: a systematic review and meta-analysis. Psychol Med 46(14):2869-2881, 2016 27502153.
13. Firth J, Stubbs B, Rosenbaum S, et al: Aerobic exercise improves cognitive functioning in people with schizophrenia: a systematic review and meta-analysis. Schizophr Bull 43(3):546-556, 2017a 27521348.
14. Firth J, Cotter J, Carney R, et al: The pro-cognitive mechanisms of physical exercise in people with schizophrenia. Br J Pharmacol 174(19):3161-3172, 2017b 28261797.
15. Fusar-Poli P, Smieskova R, Kempton MJ, et al: Progressive brain changes in schizophrenia related to antipsychotic treatment? A meta-analysis of longitudinal MRI studies. Neurosci Biobehav Rev 37(8):1680-1691, 2013 23769814.
16. Galletly C, Castle D, Dark F, et al: Royal Australian and New Zealand College of Psychiatrists clinical practice guidelines for the management of schizophrenia and related disorders. Aust N Z J Psychiatry 50(5):410–472, 2016 27106681.
17. Galletly CA, Foley DL, Waterreus A, et al: Cardiometabolic risk factors in people with psychotic disorders: the second Australian national survey of psychosis. Aust N Z J Psychiatry 46(8):753-761, 2012 22761397.
18. Gardner-Sood P, Lally J, Smith S, et al: Cardiovascular risk factors and metabolic syndrome in people with established psychotic illnesses: baseline data from the IMPaCT randomized controlled trial. Psychol Med 45(12):2619-2629, 2015 25961431.
19. Gates J, Killackey E, Phillips L, et al: Mental health starts with physical health: current status and future directions of non-pharmacological interventions to improve physical health in first-episode psychosis. Lancet Psychiatry 2(8):726-742, 2015 26249304.
20. Green CA, Yarborough BJ, Leo MC, et al: The STRIDE weight loss and lifestyle intervention for individuals taking antipsychotic medications: a randomized trial. Am J Psychiatry 172(1):71-81, 2015 25219423.
21. Hjorthøj C, Stürup AE, McGrath JJ, et al: Years of potential life lost and life expectancy in schizophrenia: a systematic review and meta-analysis. Lancet Psychiatry 4(4):295-301, 2017 28237639.

22. Jääskeläinen E, Juola P, Hirvonen N, et al: A systematic review and meta-analysis of recovery in schizophrenia. Schizophr Bull 39(6):1296-1306, 2013 23172003.
23. Jauhar S, McKenna PJ, Radua J, et al: Cognitive-behavioural therapy for the symptoms of schizophrenia: systematic review and meta-analysis with examination of potential bias. Br J Psychiatry 204(1):20-29, 2014 24385461.
24. Kahn RS, Keefe RS: Schizophrenia is a cognitive illness: time for a change in focus. JAMA Psychiatry 70(10):1107-1112, 2013 23925787.
25. Kahn RS, Sommer IE, Murray RM, et al: Schizophrenia. Nat Rev Dis Primers 1:15067, 2015 27189524.
26. Kisely S, Campbell LA, Wang Y: Treatment of ischaemic heart disease and stroke in individuals with psychosis under universal healthcare. Br J Psychiatry 195(6):545-550, 2009 19949207.
27. Kunutsor SK, Laukkanen T, Laukkanen JA: Cardiorespiratory fitness is associated with reduced risk of future psychosis: A long-term prospective cohort study. Schizophr Res 192:473-474, 2018 28476337.
28. Lederman O, Suetani S, Stanton R, et al: Embedding exercise interventions as routine mental health care: implementation strategies in residential, inpatient and community settings. Australas Psychiatry 25(5):451-455, 2017 28585448.
29. Leucht S, Leucht C, Huhn M, et al: Sixty years of placebo-controlled antipsychotic drug trials in acute schizophrenia: systematic review, Bayesian meta-analysis, and meta-regression of efficacy predictors. Am J Psychiatry 174(10):927-942, 2017 28541090.
30. McGrath JJ, Miettunen J, Jääskeläinen E, et al: The onset and offset of psychosis – and what happens in between – a commentary on 'Reappraising the longterm course and outcome of psychotic disorders: the AESOP-10 Study' by
31. Morgan et al. (2014). Psychol Med 44(13):2705-2711, 2014 25066328.
32. Noordsy DL, Burgess JD, Hardy KV, et al: Therapeutic potential of physical exercise in early psychosis. Am J Psychiatry 175(3):209-214, 2018 29490501.
33. Olfson M, Gerhard T, Huang C, et al: Premature mortality among adults with schizophrenia in the United States. JAMA Psychiatry 72(12):1172-1181, 2015 26509694.
34. Pratt SI, Jerome GJ, Schneider KL, et al: Increasing US health plan coverage for exercise programming in community mental health settings for people with serious mental illness: a position statement from the Society of Behavior Medicine and the American College of Sports Medicine. Transl Behav Med 6(3):478-481, 2016 27146275.
35. Rabinowitz J, Levine SZ, Garibaldi G, et al: Negative symptoms have greater impact on functioning than positive symptoms in schizophrenia: analysis of CATIE data. Schizophr Res 137(1-3):147-150, 2012 22316568.
36. Rosenbaum S, Lagopoulos J, Curtis J, et al: Aerobic exercise intervention in young people with schizophrenia spectrum disorders; improved fitness with no change in hippocampal volume. Psychiatry Res 232(2):200–201, 2015 25862528.
37. Scheewe TW, Backx FJ, Takken T, et al: Exercise therapy improves mental and physical health in schizophrenia: a randomised controlled trial. Acta Psychiatr Scand 127(6):464-473, 2013 23106093.
38. Siskind D, McCartney L, Goldschlager R, et al: Clozapine v. first- and secondgeneration antipsychotics in treatment-refractory schizophrenia: systematic review and meta-analysis. Br J Psychiatry 209(5):385-392, 2016 27388573.
39. Stubbs B, Firth J, Berry A, et al: How much physical activity do people with schizophrenia engage in? A systematic review, comparative meta-analysis and metaregression. Schizophr Res 176(2-3):431-440, 2016 27261419.
40. Suetani S, Rosenbaum S, Scott JG, et al: Bridging the gap: what have we done and what more can we do to reduce the burden of avoidable death in people with psychotic illness? Epidemiol Psychiatr Sci 25(3):205-210, 2016a 26768358.

41. Suetani S, Waterreus A, Morgan V, et al: Correlates of physical activity in people living with psychotic illness. Acta Psychiatr Scand 134(2):129-137, 2016b 27218211.
42. Suetani S, Scott JG, McGrath JJ: The importance of the physical health needs of people with psychotic disorders. Aust N Z J Psychiatry 51(1):94-95, 2017 27521576.
43. Vancampfort D, Knapen J, Probst M, et al: Considering a frame of reference for physical activity research related to the cardiometabolic risk profile in schizophrenia. Psychiatry Res 177(3):271-279, 2010 20406713.
44. Vancampfort D, Knapen J, Probst M, et al: A systematic review of correlates of physical activity in patients with schizophrenia. Acta Psychiatr Scand 125(5):352-362, 2012 22176559.
45. Vancampfort D, Wampers M, Mitchell AJ, et al: A meta-analysis of cardio-metabolic abnormalities in drug na.ve, first-episode and multi-episode patients with schizophrenia versus general population controls. World Psychiatry 12(3):240-250, 2013 24096790.
46. Vancampfort D, Rosenbaum S, Probst M, et al: Promotion of cardiorespiratory fitness in schizophrenia: a clinical overview and meta-analysis. Acta Psychiatr Scand 132(2):131–143, 2015 25740655.
47. Vancampfort D, Rosenbaum S, Schuch FB, et al: Prevalence and predictors of treatment dropout from physical activity interventions in schizophrenia: a metaanalysis. Gen Hosp Psychiatry 39:15-23, 2016 26719106.
48. Vancampfort D, Rosenbaum S, Schuch F, et al: Cardiorespiratory fitness in severe mental illness: a systematic review and meta-analysis. Sports Med 47(2):343-352, 2017 27299747.

7

Exercício físico na proteção cognitiva e no tratamento de transtornos neurocognitivos

J. Kaci Fairchild, Ph.D.
Christie Mead, M.S.
Laura Dunn, M.D.

PONTOS PRINCIPAIS

- Os benefícios generalizados com a prática da atividade física e do exercício se estendem à prevenção e ao tratamento de transtornos neurocognitivos, como o comprometimento cognitivo leve e a doença de Alzheimer.
- Entre os efeitos benéficos do exercício físico, podem ser citados: aumento do volume cerebral, redução de beta-amiloide (Aβ) e melhora da função cognitiva.
- As possíveis vias pelas quais o exercício promove seus efeitos benéficos na cognição são: aumento da neurogênese, aumento da plasticidade sináptica, ativação de sistemas neurotransmissores e estimulação de fatores de crescimento, como o fator neurotrófico derivado do cérebro e o fator de crescimento endotelial vascular.
- As orientações do American College of Sports Medicine/American Heart Association para a prática de atividade física por idosos tomam por base as diretrizes federais estabelecidas, com ênfase extra na inclusão de atividades focadas no equilíbrio e na flexibilidade, bem como na importância de um plano de atividades ou na prescrição de exercícios.

Os transtornos neurocognitivos (TNC) representam uma ampla categoria de distúrbios para os quais o problema principal é o comprometimento cognitivo causado por doenças cerebrais estruturais ou metabólicas (Ganguli et al., 2011). Essa deficiência é adquirida, e não evolutiva; assim, ela representa um declínio no funcionamento da pessoa em um ou mais domínios cognitivos (p. ex., atenção complexa, função executiva, aprendizado e memória, linguagem, função perceptivo-motora e cognição social). Entre os TNC, pode ser citado o delírio, bem como as síndromes de TNC maior e menor e seus subtipos, que incluem a doença de Alzheimer (a causa mais comum de TNC maior), doença vascular, degeneração de lobo frontotemporal, doença de corpos de Lewy, doença de Parkinson, doença de Huntington, doença do príon, infecção por HIV e lesão cerebral traumática (LCT). Por outro lado, o uso de drogas e/ou medicamentos pode causar ou contribuir para TNC maior (American Psychiatric Association, 2013). Esses subtipos representam as etiologias, ou causas potenciais, do comprometimento cognitivo e funcional. Embora a distinção entre síndromes maior e menor seja um tanto subjetiva, para que seja obtido um diagnóstico preciso há necessidade de uma avaliação cuidadosa da gravidade do comprometimento cognitivo e também do nível de assistência necessária para a execução das atividades cotidianas (Looi e Velakoulis, 2014). Complicando ainda mais as coisas, muitos pacientes se apresentam com etiologias mistas para seu distúrbio.

Há muito tempo a atividade física e o exercício têm sido associados a benefícios generalizados para a saúde, que incluem prevenção primária e secundária, bem como o tratamento de problemas crônicos de saúde (p. ex., doenças cardíacas, diabetes, hipertensão, obesidade e osteoporose) (Petersen et al., 2018; Warburton e Bredin, 2017). Os ganhos com a prática da atividade física e do exercício também se estendem à saúde do cérebro e à função cognitiva. O exercício físico exerce efeitos imediatos e de longo prazo na memória, tendo possivelmente ação protetora contra alguns TNC. Embora sejam conhecidos muitos subtipos etiológicos de TNC, muitas das pesquisas que exploraram o exercício físico como intervenção para a prevenção e o tratamento desses distúrbios se concentraram nos TNC associados ao envelhecimento, a saber, no déficit cognitivo leve (CCL; TNC menor) e na demência presumida em pacientes com doença de Alzheimer (TNC maior decorrente da doença de Alzheimer).

Neste capítulo, oferecemos ao leitor uma breve visão geral das alterações cognitivas normais relacionadas com a idade, bem como das causas mais comuns para os TNC associados ao envelhecimento. Em seguida, revisamos a literatura que reforça o papel do exercício físico na prevenção e no tratamento dos TNC, bem como as atuais recomendações para o uso de atividade física por idosos. Por fim, encerramos o capítulo com perguntas que vêm se impondo no campo do exercício físico e dos TNC, e com orientações futuras para os pesquisadores.

ENVELHECIMENTO NORMAL E TRANSTORNOS NEUROCOGNITIVOS ASSOCIADOS À IDADE

A prevalência dos TNC aumenta com a idade; mas nem todos os idosos apresentarão alterações patológicas na função cognitiva relacionadas ao envelhecimento. O envelhecimento é um processo notoriamente heterogêneo. À medida que as pessoas vão envelhecendo, ocorre uma variação crescente no funcionamento relacionado à saúde, aí incluída a saúde cognitiva. Em decorrência das inúmeras e importantes implicações para a pessoa (p. ex., limitação da independência e diminuição da qualidade de vida), para suas famílias e para a sociedade, passa a ser extremamente relevante a distinção entre envelhecimento normal e não normal.

Embora muitos idosos se preocupem com sua memória, algumas alterações no funcionamento cognitivo são extremamente comuns e muito provavelmente não representam motivo de preocupação clínica. Como exemplo, para a maioria dos idosos a velocidade de processamento tende a diminuir e a atenção dividida (multitarefa) torna-se mais difícil. Por outro lado, outras funções cognitivas deverão permanecer estáveis com a idade, de modo que as alterações notadas pela pessoa, por sua família ou por outros contatos próximos devem impor a necessidade de uma avaliação mais aprofundada. Essas funções cognitivas são a memória de reconhecimento (p. ex., recordar detalhes de uma história quando o idoso é diretamente questionado – sim ou não) e a memória processual (memória de como fazer algo). Há evidências crescentes de que o declínio cognitivo subjetivo, mesmo na ausência de evidências objetivas de sua ocorrência, pode sinalizar o futuro advento desse problema (Rabin et al., 2015).

Com o progresso das investigações voltadas para o comprometimento cognitivo, também evoluiu a terminologia utilizada na definição e na descrição dos distúrbios cognitivos. Essa terminologia pode ser confusa para pacientes e para seus familiares, e também para os próprios médicos. Um desses termos é *comprometimento cognitivo leve* (CCL). Essencialmente, os critérios para CCL são idênticos aos utilizados para TNC leves (Petersen et al., 2014). No entanto, o conceito e a caracterização clínica do CCL já foram descritos há mais tempo; assim, os médicos devem estar familiarizados com os critérios, a avaliação e o tratamento do CCL. Os atuais critérios operacionalizados para CCL impõem uma mudança nas capacidades cognitivas a partir de um nível anterior, e essa mudança deve ser objetivamente confirmada (p. ex., por meio de testes neuropsicológicos). O declínio não pode ser suficientemente grave a ponto de satisfazer os critérios para um diagnóstico de TNC grave (i. e., demência) nem pode estar acompanhado por deficiência funcional significativa. Indivíduos com CCL se apresentam com desempenho diminuído – além do que seria de se esperar para sua idade e escolaridade – em um ou mais domínios cognitivos.

O CCL é ainda dividido nos subtipos amnéstico (com predomínio de déficits de memória) e não amnéstico (com problemas em outros domínios cognitivos, como função executiva ou linguagem), embora essa classificação também esteja em processo de evolução. Hoje em dia, não existem tratamentos farmacológicos aprovados para CCL. Muitos estudos têm se concentrado na investigação de intervenções no estilo de vida como uma forma de reverter o comprometimento cognitivo ou de retardar sua conversão para doenças não transmissíveis graves. Como exemplos, citamos os protocolos de treinamento cognitivo, intervenções dietéticas e exercícios físicos. Entre tais intervenções, o exercício físico é o protocolo com maior respaldo para causar um impacto positivo na função cognitiva.

Foi estimado que a prevalência de CCL se situa entre 15% e 20% em adultos idosos, e a prevalência aumenta com o passar do tempo. Na revisão de Petersen et al. (2014) sobre o construto de CCL, os autores relataram que a prevalência média de CCL na população em geral é de 18,9%. Também determinaram que o risco de transição de CCL para TNC maior é de aproximadamente 10% ao ano (com percentuais menores em estudos populacionais em geral e maiores em amostras de encaminhamento clínico) (Petersen et al., 2014). Mas nem todas as pessoas com CCL acabarão evoluindo para um TNC maior; na verdade, em alguns indivíduos, o comprometimento cognitivo permanecerá estável, ou até mesmo irá ocorrer reversão para a função cognitiva normal. Embora os fatores de risco para CCL tenham sido bastante estudados, nenhum deles foi definitivamente identificado. Algumas evidências sugerem que o estado de depressão pode ser um elemento preditor de CCL. É importante ter em mente que a atividade física, bem como a atividade social e cognitiva, se inclui entre os fatores de proteção (Petersen et al., 2014). Considerando que pessoas com CCL, sobretudo aquelas com a memória afetada, exibem maior probabilidade de desenvolvimento de um TNC maior, o foco principal das investigações tem sido o de identificar estratégias para prevenção ou retardo da transição do CCL para um TNC maior.

Os TNC maiores, ou demências, apresentam ampla gama de subtipos etiológicos. Esses transtornos são diagnosticados quando a pessoa demonstra um declínio cognitivo significativo em pelo menos um domínio cognitivo, e esse declínio interfere no seu funcionamento cotidiano independente. Os critérios diagnósticos para os subtipos de TNC estão registrados no DSM-5 (American Psychiatric Association, 2013). A doença de Alzheimer é o TNC maior mais comum, sendo responsável por 60 a 80% de todos os casos de demência. No entanto, apenas cerca de metade dos TNC maiores se devem exclusivamente à patologia de Alzheimer. Muitas pessoas passam por outras alterações patológicas atribuíveis a outras demências. Com frequência, essa patologia mista será diagnosticada apenas na autópsia; mas se for detectada precocemente no processo patológico, passa a ser denominada de demência mista (Alzheimer's Association, 2017).

Os fatores de risco para a doença de Alzheimer podem ser divididos em tipos não modificáveis e modificáveis. São exemplos de fatores de risco não modificáveis: idade, histórico familiar da doença e presença da forma ε4 do gene da apolipoproteína (APOE). Desses três fatores de risco não modificáveis, a idade representa o maior risco. A prevalência da doença aumenta de 3% das pessoas com idades entre 65 e 74 anos para 17% das pessoas com idades entre 75 e 84 anos e para 32% das pessoas com 85 anos ou mais (Alzheimer's Association, 2017). Embora a idade seja o fator mais importante, não é suficiente para se constituir na única causa da doença de Alzheimer. Mais frequentemente ocorrerá uma interação entre a idade, ou outro fator de risco não modificável, com fatores de risco modificáveis, fazendo que a vulnerabilidade do indivíduo à doença aumente ainda mais. Os fatores de risco modificáveis para doença de Alzheimer são: fatores de risco para doenças cardiovasculares (p. ex., hipertensão, dislipidemia, obesidade, diabetes, tabagismo, síndrome metabólica), educação, lesão cerebral traumática (LCT) e envolvimento cognitivo e social. O comportamento sedentário, contrariamente à prática da atividade física, também foi associado a inúmeros problemas crônicos de saúde (p. ex., deficiência cognitiva em pessoas com idade avançada). Tendo em vista a possibilidade de modificação de muitos dos fatores de risco para a doença de Alzheimer, segue-se que o risco de ocorrência da doença de Alzheimer poderia ser diminuído com um tratamento adequado dessas condições.

Apesar da exaustiva investigação realizada nos setores público e privado, permanecem limitadas as opções terapêuticas para pacientes com doença de Alzheimer. Para casos leves dessa doença, estão aprovados e disponibilizados vários inibidores da colinesterase (i. e., donepezila, rivastigmina, galantamina), embora os benefícios resultantes de seu uso sejam normalmente descritos como modestos. Para casos moderados a graves da doença de Alzheimer, podem ser administrados esses mesmos agentes, junto com memantina, um antagonista do receptor de N-metil-D-aspartato (NMDA). Infelizmente, o tratamento da doença de Alzheimer vem sendo frustrado pelas inúmeras tentativas falhadas no desenvolvimento de agentes modificadores da doença que tenham como alvo a patologia subjacente ao Alzheimer (Khoury et al., 2017). Para as principais formas de TNC não relacionadas ao Alzheimer, os tratamentos farmacológicos estão limitados a medicamentos *off-label*. É importante ter em mente que nenhum desses medicamentos demonstrou a capacidade de retardar ou interromper a progressão da doença. Portanto, tal como acontece com CCL, as pesquisas centradas em intervenções no estilo de vida continuarão a ser importantes na abordagem a uma população cada vez maior de indivíduos com perturbações cognitivas.

Considerando o aumento substancial da população de idosos nos Estados Unidos, previsto para ocorrer nos anos vindouros, com uma projeção para 20% da população constituída por pessoas com 65 anos ou mais até o ano 2050, torna-se cada vez mais premente entender como os idosos idealmente podem manter e até melhorar a saúde física e cognitiva. Um corpo crescente de estudos na literatura sugere a existência de uma série de intervenções que podem aumentar a probabilidade de envelhecer "com sucesso" (Harmell et al., 2014). É importante ressaltar que essas intervenções incluem a atividade física.

EXERCÍCIO FÍSICO E COGNIÇÃO EM IDOSOS

A prática regular do exercício físico ocasiona melhores resultados para a saúde, e na velhice esses benefícios se estendem à função cognitiva. Em estudos observacionais com idosos saudáveis, o exercício regularmente praticado foi associado à preservação da capacidade para diversas funções cognitivas (p. ex., velocidade de processamento, função executiva e memória) (Blondell et al., 2014; Teri et al., 2014). Parece haver uma relação do tipo dose-resposta entre intensidade da atividade física e funcionamento cognitivo, uma vez que a prática de níveis mais elevados de atividade física está associada a uma função cognitiva melhor e à redução dos riscos de CCL e de demência (Geda et al., 2010; Kerr et al., 2013; Teri et al., 2014).

A atividade física influencia positivamente o volume cerebral, sobretudo nas regiões frontal e temporal, inclusive no hipocampo. Na região frontal, alguns estudos constataram uma associação entre a prática de mais atividade física e maior volume do cérebro e melhor funcionamento executivo. Na região temporal, os resultados de estudos longitudinais transversais confirmam geralmente uma relação entre mais atividade física e maiores volumes do hipocampo e melhor memória espacial (Voelcker-Rehage e Niemann, 2013). A atividade física também foi relacionada a mudanças em outras áreas do cérebro, embora os resultados obtidos não sejam tão consistentes nem tão bem estudados (Voelcker-Rehage e Niemann, 2013).

Além dessas alterações estruturais no cérebro, o exercício também está associado à diminuição na deposição de peptídeos beta-amiloides (Aβ) em animais e em seres humanos (Steen Jensen et al., 2016). O acúmulo extracelular de Aβ é uma das características neuropatológicas da doença de Alzheimer, porque esse peptídeo se agrega ou forma "aglomerações" que resultam na formação de placas senis por toda a substância cinzenta do cérebro. Os efeitos benéficos do exercício sobre Aβ são ainda mais promissores, porque as abordagens farmacológicas tradicionais têm se demonstrado amplamente malsucedidas no combate às patologias subjacentes à doença de Alzheimer.

Estudos clínicos que se debruçaram na prática do exercício físico e nos seus efeitos sobre a cognição em idosos padecendo ou não de declínio cognitivo detectaram benefícios que vão desde ganhos significativos em um terço dos estudos com idosos saudáveis até ganhos significativos em dois terços dos estudos com idosos portadores de deficiência cognitiva (Colcombe e Kramer, 2003; van Uffelen et al., 2008). Os idosos tratados exclusivamente com exercícios aeróbicos ou tratados com intervenções combinadas (i. e., exercícios aeróbicos e de resistência) geralmente são beneficiados com efeitos positivos na aptidão cardiorrespiratória, no volume do hipocampo e na cognição (Erickson et al., 2011). As áreas da cognição que vêm demonstrando o maior grau de melhora são o funcionamento executivo, a memória espacial, a atenção e a velocidade de processamento (Hötting e Röder, 2013; Kramer et al., 2006; Smith et al., 2010; Voelcker-Rehage e Niemann, 2013). É importante ressaltar que alguns estudos com exercício físico se revelaram promissores para a obtenção de melhora do comprometimento cognitivo em pessoas com CCL (Sofi et al., 2011; Zheng et al., 2016); os efeitos cognitivos foram mais pronunciados em mulheres (Baker et al., 2010).

DE QUE MODO O EXERCÍCIO INFLUENCIA A FUNÇÃO COGNITIVA?

Os mecanismos subjacentes pelos quais o exercício afeta a cognição têm sua origem nos níveis celular e molecular. O cérebro tem a capacidade de se adaptar às mudanças; para tanto, reorganiza as conexões nervosas em resposta às demandas externas, por um processo conhecido como *neuroplasticidade*. Pesquisas sugerem que a prática do exercício físico facilita a neuroplasticidade, que está associada a benefícios cognitivos (Hötting e Röder, 2013). Com a finalidade de estudar a neuroplasticidade e os mecanismos neurobiológicos por meio dos quais o exercício físico influencia a cognição, os pesquisadores recorrem a estudos em animais, nos quais poderão medir diretamente variáveis como a neurogênese, a plasticidade sináptica, os neurotransmissores e os fatores de crescimento. Os estudos em animais são vitais para a nossa compreensão das alterações em nível molecular e celular, pois oferecem condições controladas que isolam os efeitos do exercício e, assim, permitem a medição direta dos efeitos incidentes no cérebro. Por outro lado, os estudos que envolvem a prática do exercício físico em seres humanos tomam por base medidas mais indiretas das alterações cerebrais, como as imagens do cérebro, os níveis do fator de crescimento periférico e medidas de funcionamento cognitivo. Na conexão entre modelos animais a estudos em seres humanos, os pesquisadores tiveram condições de descrever os efeitos sistêmicos do exercício, desde o nível celular ou molecular até o funcionamento cognitivo (Voss et al., 2013).

Os estudos mais antigos em animais descobriram que roedores mantidos em ambientes enriquecidos (estimulação social, cognitiva e física) obtiveram benefícios (p. ex., aumentos em cada um dos seguintes aspectos: peso geral do cérebro, crescimento da coluna dendrítica, níveis de neurotrofina e neurogênese do hipocampo). Subsequentemente, esses resultados foram amplamente replicados e corroborados. Deve ser enfatizado que, nos estudos realizados em ambientes enriquecidos, foi constatado que o exercício (corrida em rodas) *per se* exerce impactos positivos significativos na neuroplasticidade (Hamilton e Rhodes, 2015; van Praag, 2008; Voss et al., 2013).

Neurogênese

Acredita-se que o exercício melhore a neurogênese, especificamente na região do giro denteado do hipocampo. O giro denteado é uma área que contribui para a formação da memória episódica e também para outras funções. Acredita-se que o exercício contribua para a neurogênese, aumentando a sobrevivência das células em proliferação. Um enorme corpo de estudos demonstrou que a atividade física voluntária em roedores tem efeito preditivo na neurogênese, que está associada ao desempenho cognitivo. Especificamente, foi observada uma correlação entre aumento da distância percorrida e níveis mais elevados de neurogênese do hipocampo e melhora da memória espacial. Além de incrementar a neurogênese do hipocampo adulto, o exercício físico também pode afetar a morfologia das células granulares do giro denteado, pelo aumento no comprimento dos dendritos, na densidade da espinha e na complexidade. Os achados que apoiam robustamente a ocorrência de aumento da neurogênese com a prática do exercício físico são particularmente significativos, tendo em vista que o hipocampo é órgão altamente suscetível a problemas relacionados à idade, como as doenças neurodegenerativas (Hamilton e Rhodes, 2015; van Praag, 2008; Voss et al., 2013).

Plasticidade sináptica

A plasticidade sináptica, isto é, a capacidade de fortalecimento ou enfraquecimento das sinapses, é afetada pelo exercício físico. A potenciação de longo prazo (PLP) e a depressão de longo prazo ocorrem com a repetição da estimulação ou da subestimulação, respectivamente; nesse cenário, podem ocorrer mudanças duradouras na força da conexão entre dois neurônios. A PLP é importante para o aprendizado e para a memória; e estudos em animais demonstraram que a atividade física aumenta a PLP nas células granulares do giro denteado. É provável que esse processo esteja relacionado à neurogênese, que ocorre na mesma região, pois foi sugerido que as células jovens apresentam maior plasticidade, em comparação com as células maduras. Em estudos com roedores jovens, foi demonstrada uma robusta associação positiva entre a prática da corrida e PLP. Em estudos com camundongos maduros e idosos, foi constatado que o exercício físico exerce efeitos preventivos e reversores nos declínios relacionados ao envelhecimento na PLP, na neurogênese e na memória espacial (O'Callaghan et al., 2009; van Praag, 2008; Voss et al., 2013).

Sistemas neurotransmissores

O exercício físico também afeta os neurotransmissores, regulando positivamente o sistema glutamatérgico (excitatório) e negativamente o sistema do ácido gama-aminobutírico (GABA; inibitório). No interior do giro denteado, o glutamato pode desempenhar um papel na regulação da neurogênese. Em modelos animais, a prática da corrida resulta em elevações de certos receptores de glutamato no hipocampo, sugerindo que o exercício influencia o sistema glutamatérgico e, portanto, a função neuronal. Da mesma forma, o exercício físico ativa os sistemas serotoninérgico, dopaminérgico, noradrenérgico e colinérgico, cada um dos quais está envolvido na cognição (Hamilton e Rhodes, 2015; Kramer et al., 2006; van Praag, 2008).

Fatores neurotróficos

Os fatores de crescimento que estimulam o crescimento celular e regulam a proliferação e a diferenciação são importantes na plasticidade sináptica e na neurogênese. Tal como acontece com outros processos moleculares, os níveis de neurotrofinas diminuem com a idade e estão associados a declínios no volume do hipocampo e no funcionamento da memória. O fator neurotrófico derivado do cérebro (BDNF), um fator de crescimento específico pertencente à família das neurotrofinas, influencia vários aspectos essenciais da função neuronal (p. ex., sobrevivência, diferenciação, crescimento e transmissão sináptica), sendo particularmente suscetível às alterações induzidas pelo exercício.

Em estudos com roedores, descobriu-se que várias formas de exercício físico, inclusive corrida forçada, exercício voluntário e treinamento de força, aumentam os níveis de BDNF (Hamilton e Rhodes, 2015; Kramer et al., 2006; Voss et al., 2013). Períodos de exercício (curtos e longos) resultaram em aumento na expressão de BDNF no hipocampo, e outros estudos também com roedores associaram o aumento dos níveis de BDNF no hipocampo a ganhos na memória espacial e no aprendizado. Os efeitos do exercício físico na expressão do BDNF podem ser moderados pela idade, pois os níveis desse fator neurotrófico parecem ser mais sensíveis à atividade física em roedores mais jovens do que em roedores idosos. Em roedores mais velhos que praticaram corridas de longo prazo, foi observado menor declínio do BDNF do que em roedores sedentários na mesma faixa etária (grupo de controle).

Em seres humanos, o BDNF pode ser medido perifericamente e, de maneira parecida com os estudos em animais, foi constatado que a atividade física aumenta os níveis circulantes desse fator neurotrófico. Em um estudo com idosos que cumpriram um programa de exercícios físicos com duração de 12 meses, o aumento no volume do hipocampo foi associado a maiores alterações no BDNF (Erickson et al., 2011). Outros estudos chegaram a resultados semelhantes ainda em idosos, revelando que alterações no BDNF circulante estão correlacionadas com alterações nas regiões para-hipocampal e do giro temporal médio do cérebro (Voss et al., 2013). Embora o BDNF tenha sido o foco principal nesta subseção, devemos ter em mente que outros fatores de crescimento, como o fator de crescimento endotelial vascular, também são regulados positivamente com o exercício e já demonstraram exercer influência positiva na saúde do cérebro.

IMPLICAÇÕES CLÍNICAS

À luz das evidências que vêm se acumulando e que enfatizam os benefícios cognitivos do exercício físico, a American Academy of Neurology atualizou suas orientações práticas, de modo a refletir a posição propondo que os profissionais da saúde devem recomendar a prática regular do exercício físico (duas vezes por semana, no mínimo) para pacientes diagnosticados com CCL (Petersen et al., 2018). As orientações federais pertinentes às recomendações para a prática de atividade física se baseiam nas diretrizes dos Centers for Disease Control and Prevention (CDC) para atividades físicas. Essas recomendações foram originalmente desenvolvidas para uso em adultos saudáveis. O American College of Sports Medicine (ACSM), em colaboração com a American Heart Association (AHA), publicou recomendações específicas para a atividade física para idosos (Nelson et al., 2007). Atualmente, a segunda edição das *US Federal Guidelines*, publicada em 2018, também inclui recomendações específicas para idosos (Piercy et al., 2018). Essas recomendações atualizadas detalham os requisitos mínimos para a prática da atividade física para dois grupos: adultos com 65 anos ou mais e adultos com idades entre 50 e 64 anos que padeçam de problemas clínicos crônicos "clinicamente significativos" ou que se apresentem com limitações funcionais que afetam sua capacidade de participar em atividades físicas e nos exercícios.

Com relação à atividade física, as atuais orientações para idosos recomendam um mínimo de 30 minutos de atividade aeróbica de intensidade moderada, 5 dias por semana (150 minutos no total) ou 20 minutos de atividade aeróbica de intensidade vigorosa, 3 dias por semana. Opcionalmente, os idosos também podem se decidir pela prática de uma combinação equivalente de atividades aeróbicas de intensidade moderada e vigorosa a cada semana. A atividade aeróbica deve ser realizada durante um mínimo de 10 minutos para que sejam alcançados os benefícios fisiológicos. Assim, para idosos sedentários ou com limitações em sua capacidade de se exercitar, os 30 minutos de atividade diária podem ser divididos em três segmentos de 10 minutos a serem cumpridos no mesmo dia, sendo suficientes, mesmo nessa opção, para que sejam atingidos os níveis recomendados de atividade física. A atividade aeróbica é tão somente um componente das recomendações para a prática da atividade física. Para complementar essa atividade aeróbica, os idosos também devem praticar atividades de fortalecimento muscular ou exercícios contra resistência em um mínimo de dois dias não consecutivos por semana. As atuais orientações recomendam o uso de pesos que permitam 10 a 15 repetições praticadas com um nível de esforço moderado a elevado, com envolvimento de todos os principais grupos musculares. Essas recomendações para a prática da atividade física por idosos estão fundamentadas em diretrizes para pessoas mais jovens em diversas áreas-chave. Em primeiro lugar, as orientações específicas para idosos reconhecem a importância dos exercícios de flexibilidade e equilíbrio. Como regra, os idosos devem praticar pelo menos 10 minutos de atividades planejadas para aumento de sua flexibilidade, além de atividades de manutenção ou melhora do equilíbrio, dois dias por semana. Em segundo lugar, essas recomendações enfatizam a importância das atividades e dos exercícios físicos como tratamentos para problemas de saúde crônicos e como intervenções essenciais na prevenção da ocorrência de outros problemas de saúde. Por fim, as recomendações destacam a importância de um plano de atividades ou da prescrição de exercícios físicos. No plano de atividades ou prescrição de exercícios, devem constar informações específicas sobre os tipos de exercícios a serem realizados, como e onde serão realizados, com que frequência e por quanto tempo devem ser realizados, além do nível de intensidade. O plano de atividades deve levar em conta o atual nível de condicionamento físico do idoso, para que sejam feitos os ajustes necessários (Nelson et al., 2007).

As orientações para a prática da atividade física, incluindo as aqui discutidas, oferecem recomendações em termos de níveis moderados e vigorosos de intensidade dos exercícios. Intensidade do exercício é uma medida do grau de dificuldade percebido pela pessoa que está trabalhando durante seu envolvimento em determinada atividade. Profissionais de saúde e pacientes contam com métodos objetivos e subjetivos para a quantificação da intensidade do exercício. As medições objetivas da intensidade do exercício utilizam a frequência cardíaca da pessoa como indicativo para o grau de intensidade de trabalho do coração durante a prática do exercício. A frequência cardíaca máxima de uma pessoa pode ser calculada com a aplicação da fórmula a seguir: 220 menos a idade da pessoa. Um exercício de intensidade moderada representa 50 a 70% da frequência cardíaca máxima do indivíduo, e um exercício de intensidade vigorosa representa 70 a 85% de sua frequência cardíaca máxima. Uma pessoa de 84 anos, por exemplo, teria uma frequência cardíaca máxima aproximada de 136 batimentos por minuto (bpm). Para essa pessoa, o nível de intensidade moderada iria variar entre 68 e 95 bpm, e o nível de intensidade vigorosa entre de 95 e 116 bpm. Os profissionais de saúde devem ter cautela ao estabelecerem as zonas de frequência cardíaca para o treinamento físico para idosos, pois essa equação simples não leva em consideração fatores importantes, como o nível de condicionamento físico, medicamentos usados e problemas clínicos. Esses são fatores importantes a serem considerados, pois qualquer um deles pode aumentar ou diminuir a frequência cardíaca máxima da pessoa. A frequência cardíaca máxima pode ser medida com precisão por um fisiologista do exercício durante um teste cardíaco ou de esforço.

Uma alternativa aceitável ao uso da frequência cardíaca da pessoa é o uso de escalas de autorrelato para a intensidade do exercício físico. O instrumento mais utilizado é a Escala de Percepção de Esforço de Borg (Borg, 1982). Trata-se de uma medida do índice de esforço percebido (IEP). A escala varia de 6 a 20; uma pontuação de 20 representa um esforço máximo (Figura 7.1). A escala de Borg é um método simples para a estimativa da frequência cardíaca, que é obtida multiplicando-se por 10 a pontuação de Borg. Por exemplo, uma pessoa pode avaliar sua caminhada rápida como 13 na escala de Borg, o que representaria uma frequência cardíaca aproximada de 130.

Na estimativa do nível de esforço ou da intensidade do exercício praticado por uma pessoa, as escalas de autorrelato desse tipo usam marcadores físicos, como o aumento da transpiração e da frequência cardíaca e mudanças na respiração. Embora essa percepção subjetiva da intensidade do exercício tenha correlação com medidas objetivas (p. ex., frequência cardíaca), essa não é uma relação linear (Borg, 1982; Nelson et al., 2007). Por outro lado, o médico talvez tenha de dar explicações e passar orientações extras para idosos portadores de comprometimento cognitivo sobre o uso do IEP como medida da intensidade do exercício físico. Pelo exposto, as orientações práticas do ACSM/AHA sugerem o uso de exercícios físicos supervisionados, para que o idoso possa ter melhor compreensão acerca da intensidade prescrita para o exercício.

Pontuação	Nível de esforço
6	Sem esforço
7	Levíssimo
8	
9	Muito leve
10	
11	Razoavelmente leve
12	
13	Um pouco puxado
14	
15	Puxado
16	
17	Muito puxado
18	
19	Muitíssimo puxado
20	Esforço máximo

FIGURA 7.1 Escala de Percepção de Esforço de Borg.

O velho ditado "Fale com seu médico antes de começar um programa de exercícios" é particularmente válido para idosos que estejam preocupados com (ou que sofrem de algum) comprometimento cognitivo tardio, como CCL ou demência. Idosos demonstram maior propensão para o sedentarismo e também para o acometimento por doenças cardiovasculares (p. ex., pressão arterial alta, fibrilação auricular), doenças respiratórias (p. ex., doença pulmonar obstrutiva crônica, asma) ou problemas mioesqueléticos (p. ex., artrite); se não forem feitas modificações apropriadas, qualquer desses problemas poderá influenciar sua capacidade de se exercitar com segurança. Nos programas de exercícios físicos, as modificações podem envolver variações na frequência e na intensidade do exercício, taxa de titulação da atividade física, tipo de exercício recomendado (p. ex., aeróbico, contra resistência, para equilíbrio, para flexibilidade) e nível necessário de supervisão. Além disso, em muitos casos as pessoas idosas se apresentam com problemas clínicos que sempre devem ser levados em consideração, ao ser recomendado um plano de atividade física.

Geralmente, as prescrições de exercícios físicos para idosos incluem componentes como o tipo, a frequência, a intensidade e a duração do exercício, além de sua progressão. A Tabela 7.1 destaca os componentes de uma prescrição de exercício físico para um idoso saudável.

TABELA 7.1 Componentes da prescrição de exercícios para idosos saudáveis

Tipo de exercício
Exercício aeróbico e dinâmico[a]
Treinamento de resistência[b]
Treinamento de flexibilidade e equilíbrio[c]
Frequência • Treinamento aeróbico: 3-5 dias/semana • Treinamento de resistência: pelo menos 2 dias/semana • Treinamento de flexibilidade e equilíbrio: pelo menos 2 dias/semana
Intensidade • Meta para o índice de esforço percebido: 12-14 na escala de Borg de 6-20 • Reserva de frequência cardíaca de 60% a 80% da frequência cardíaca máxima
Duração
Treinamento aeróbico: 30-40 minutos[d] • Treinamento de resistência: 8-12 repetições por exercício, 1-3 séries por exercício • Equilíbrio e flexibilidade: pelo menos 10 minutos

Obs.: Os idosos podem se apresentar com comorbidades que imponham a necessidade de adequação da prescrição às suas comorbidades específicas.
[a]Exemplos de atividade aeróbica: caminhada rápida, ciclismo, treinamento elíptico e natação.
[b]O treinamento de resistência deve envolver todos os principais grupos musculares; o idoso pode usar faixas de resistência, pesos livres, aparelhos de resistência e exercícios com uso do peso corporal.
[c]O treinamento de flexibilidade e equilíbrio deve envolver técnicas estáticas e dinâmicas para todos os principais grupos musculares.
[d]Em idosos sedentários ou descondicionados, talvez seja preciso iniciar o programa com sessões de 10 minutos, para aumento da resistência.

ORIENTAÇÕES FUTURAS

Embora a maioria das pesquisas que se debruçaram sobre os efeitos do exercício físico na prevenção e no tratamento dos TNC tenha se centrado nos transtornos associados ao processo de envelhecimento, um pequeno, mas crescente corpo de estudos examinou a utilização do exercício físico como opção terapêutica potencial para LCT. Essas pesquisas preliminares sugerem um efeito positivo na função cognitiva global em pessoas com LCT (Morris et al., 2016; Vanderbeken e Kerckhofs, 2017). Infelizmente, tais estudos apenas podem sugerir um efeito positivo, por estarem prejudicados por problemas metodológicos (amostras pequenas e heterogêneas e medição não ideal da função cognitiva). Assim, atualmente não é possível obter conclusões mais robustas. À luz das evidências que reforçam a relação entre exercício físico e função cognitiva, fica evidenciada a necessidade da realização de estudos bem estruturados sobre exercícios físicos em pessoas com comprometimento cognitivo decorrente de LCT.

A atividade física e o exercício são intervenções amplamente recomendadas para proteção, preservação e até para melhora da cognição. Essas recomendações se fundamentam em um abundante corpo de estudos que corroboram os benefícios decorrentes da prática do exercício físico em vários desfechos cognitivos e de saúde (p. ex., diminuição do risco de ocorrência de problemas cardiovasculares, diabetes, acidente vascular cerebral ou deficiência cognitiva). No entanto, embora vários estudos tenham demonstrado ganhos decorrentes do exercício (p. ex., melhoras no funcionamento cognitivo, preservação da cognição e diminuição do risco de demência), devemos ter em mente a existência de resultados variáveis, e algumas pesquisas sobre o tema não produziram resultados significativos. Essa variabilidade talvez seja decorrente da falta de definições comuns e amplamente utilizadas, tanto para o exercício como para a cognição. O exercício é um processo complexo que afeta muitos fatores de risco modificáveis que, por sua vez, podem influenciar positivamente a saúde cognitiva. Assim, é muito importante que sejam realizados mais estudos que nos levem a compreender melhor os mecanismos causais que fundamentam a relação entre função cognitiva e exercício físico. Essas pesquisas seriam aprimoradas por meio de avanços na tecnologia que permitam uma medição mais precisa dos construtos (p. ex., expressão cortical de BDNF em seres humanos).

PERGUNTAS PARA DISCUSSÃO

1. Qual poderia ser a vantagem evolutiva para os seres humanos se nosso cérebro respondesse ao exercício físico com melhora da memória e da cognição?
2. Depois de ter se exercitado, quais mudanças na função cognitiva você percebe? O que é relatado por seus pacientes?
3. Um paciente apresenta perda subjetiva de memória e um histórico familiar de demência, e solicita tratamento para que não venham a ocorrer maiores declínios. Qual seria o seu conselho para ele?
4. De que modo você ajudaria um paciente idoso na prática regular de exercícios físicos?

LEITURA RECOMENDADA

1. U.S. Department of Health and Human Services: Physical Activity Guidelines for Americans, 2nd Edition. Washington, DC, U.S. Department of Health and Human Services, 2018.

REFERÊNCIAS

1. American Psychiatric Association: Diagnostic and Statistical Manual of Mental Disorders, 5th Edition. Arlington, VA, American Psychiatric Association, 2013.
2. Alzheimer's Association: 2017 Alzheimer's disease facts and figures. Alzheimers Dement 13(4):325-373, 2017.
3. Baker LD, Frank LL, Foster-Schubert K, et al: Effects of aerobic exercise on mild cognitive impairment: a controlled trial. Arch Neurol 67(1):71-79, 2010 20065132.
4. Blondell SJ, Hammersley-Mather R, Veerman JL: Does physical activity prevent cognitive decline and dementia? A systematic review and meta-analysis of longitudinal studies. BMC Public Health 14:510-522, 2014 24885250.
5. Borg GA: Psychophysical bases of perceived exertion. Med Sci Sports Exerc 14(5):377-381, 1982 7154893.
6. Colcombe S, Kramer AF: Fitness effects on the cognitive function of older adults: a meta-analytic study. Psychol Sci 14(2):125-130, 2003 12661673.
7. Erickson KI, Voss MW, Prakash RS, et al: Exercise training increases size of hippocampus and improves memory. Proc Natl Acad Sci USA 108(7):3017-3022, 2011 21282661.
8. Ganguli M, Blacker D, Blazer DG, et al: Classification of neurocognitive disorders in DSM-5: a work in progress. Am J Geriatr Psychiatry 19(3):205-210, 2011 21425518.
9. Geda YE, Roberts RO, Knopman DS, et al: Physical exercise, aging, and mild cognitive impairment: a population-based study. Arch Neurol 67(1):80-86, 2010 20065133.
10. Hamilton GF, Rhodes JS: Exercise regulation of cognitive function and neuroplasticity in the healthy and diseased brain, in Progress in Molecular Biology and Translational Science, Vol 135. Edited by Bouchard C. Amsterdam, the Netherlands, Elsevier, 2015, pp 381-406.
11. Harmell AL, Jeste D, Depp C: Strategies for successful aging: a research update. Curr Psychiatry Rep 16(10):476, 2014 25135776.
12. Hötting K, Röder B: Beneficial effects of physical exercise on neuroplasticity and cognition. Neurosci Biobehav Rev 37(9 pt B):2243-2257, 2013 23623982.
13. Kerr J, Marshall SJ, Patterson RE, et al: Objectively measured physical activity is related to cognitive function in older adults. J Am Geriatr Soc 61(11):1927-1931, 2013 24219194
14. Khoury R, Patel K, Gold J, et al: Recent progress in the pharmacotherapy of Alzheimer's disease. Drugs Aging 34(11):811-820, 2017 29116600.
15. Kramer AF, Erickson KI, Colcombe SJ: Exercise, cognition, and the aging brain. J Appl Physiol (1985) 101(4):1237-1242, 2006 16778001.
16. Looi JC, Velakoulis D: Major and minor neurocognitive disorders in DSM-5: the difference between the map and the terrain. Aust N Z J Psychiatry 48(3):284- 286, 2014 24293049.
17. Morris T, Gomes Osman J, Tormos Munoz JM, et al: The role of physical exercise in cognitive recovery after traumatic brain injury: a systematic review. Restor Neurol Neurosci 34(6):977-988, 2016 27834788.
18. Nelson ME, Rejeski WJ, Blair SN, et al: Physical activity and public health in older adults: recommendation from the American College of Sports Medicine and the American Heart Association. Circulation 116(9):1094-1105, 2007 17671236.
19. O'Callaghan RM, Griffin EW, Kelly AM: Long-term treadmill exposure protects against age-related neurodegenerative change in the rat hippocampus. Hippocampus 19(10):1019-1029, 2009 19309034.
20. Petersen RC, Caracciolo B, Brayne C, et al: Mild cognitive impairment: a concept in evolution. J Intern Med 275(3):214-228, 2014 24605806.

21. Petersen RC, Lopez O, Armstrong MJ, et al: Practice guideline update summary: mild cognitive impairment: report of the Guideline Development, Dissemination, and Implementation Subcommittee of the American Academy of Neurology. Neurology 90(3):126-135, 2018 29282327.
22. Piercy KL, Troiano RP, Ballard RM: The Physical Activity Guidelines for Americans. JAMA 320(19):2020-2028, 2018 30418471.
23. Rabin LA, Smart CM, Crane PK, et al: Subjective cognitive decline in older adults: an overview of self-report measures used across 19 international research studies. J Alzheimers Dis 48(suppl 1):S63-S86, 2015 26402085.
24. Smith PJ, Blumenthal JA, Hoffman BM, et al: Aerobic exercise and neurocognitive performance: a meta-analytic review of randomized controlled trials. Psychosom Med 72(3):239–252, 2010 20223924.
25. Sofi F, Valecchi D, Bacci D, et al: Physical activity and risk of cognitive decline: a meta-analysis of prospective studies. J Intern Med 269(1):107–117, 2011 20831630.
26. Steen Jensen C, Portelius E, Siersma V, et al: Cerebrospinal fluid amyloid beta and tau concentrations are not modulated by 16 weeks of moderate- to high-intensity physical exercise in patients with Alzheimer disease. Dement Geriatr Cogn Disord 42(3-4):146-158, 2016 27643858.
27. Teri L, McCurry SM, Logsdon RG, et al: Exercise and health promotion for older adults with cognitive impairment, in Oxford Handbook of Clinical Geropsychology. Edited by Pachana NA, Laidlaw K. New York, Oxford University Press, 2014, pp 1250-1266.
28. Vanderbeken I, Kerckhofs E: A systematic review of the effect of physical exercise on cognition in stroke and traumatic brain injury patients. NeuroRehabilitation 40(1):33-48, 2017 27814304.
29. van Praag H: Neurogenesis and exercise: past and future directions. Neuromolecular Med 10(2):128-140, 2008 18286389.
30. van Uffelen JG, Chin A Paw MJ, Hopman-Rock M, et al: The effects of exercise on cognition in older adults with and without cognitive decline: a systematic review. Clin J Sport Med 18(6):486-500, 2008 19001882.
31. Voelcker-Rehage C, Niemann C: Structural and functional brain changes related to different types of physical activity across the life span. Neurosci Biobehav Rev 37(9 pt B):2268-2295, 2013 23399048.
32. Voss MW, Vivar C, Kramer AF, et al: Bridging animal and human models of exerciseinduced brain plasticity. Trends Cogn Sci 17(10):525-544, 2013 24029446.
33. Warburton DER, Bredin SSD: Health benefits of physical activity: a systematic review of current systematic reviews. Curr Opin Cardiol 32(5):541-556, 2017 28708630.
34. Zheng G, Xia R, Zhou W, et al: Aerobic exercise ameliorates cognitive function in older adults with mild cognitive impairment: a systematic review and metaanalysis of randomised controlled trials. Br J Sports Med 2016 27095745 Epub ahead of print.

8

Exercício e dependência

Anna Lembke, M.D.
Amer Raheemullah, M.D.

PONTOS PRINCIPAIS

- Os critérios diagnósticos do DSM-5 para dependência abrangem os 4 Cs: (perda de) controle, compulsão, desejo (*craving*) e uso continuado apesar das consequências (*continued use*).
- O exercício físico pode interromper o aumento do consumo de drogas em animais e seres humanos, fazendo dele uma ferramenta promissora em qualquer programa de prevenção primária.
- O exercício físico atenua os sintomas de abstinência, diminui o desejo de usar drogas e diminui o risco de recaída. Trata-se uma ferramenta útil e pouco utilizada no tratamento da dependência e na manutenção da recuperação.
- As entrevistas motivacionais e o controle contingencial são estratégias úteis no enfrentamento dos desafios associados à implementação e à manutenção da prática do exercício físico em pessoas com perturbações decorrentes do uso de drogas. Implementação e manutenção bem-sucedidas estão associadas a apoio social, autoeficácia, escolhas ativas, contratos de saúde, garantias de segurança e reforço positivo.
- A dependência à prática do exercício físico apresenta uma evolução e sintomatologia semelhantes à dependência às drogas e ao álcool. As intervenções envolvem um período de abstinência seguido por um programa de exercícios mais moderado e monitorado de perto.

Qualquer tentativa de discutir a relação entre exercício físico e dependência deve necessariamente reconhecer a dificuldade em definir esses dois conceitos. À primeira vista, *exercício* pode parecer o de mais fácil delineamento entre os dois conceitos, mas verifica-se que, até agora, *dependência* é o termo cujo significado alcançou um maior nível de clareza.

Dependência consiste no uso continuado de uma substância apesar dos danos causados ao próprio usuário e a outros e/ou de um desejo de interromper seu uso ou reduzir o consumo. O *Manual Diagnóstico e Estatístico de Transtornos Mentais* (DSM-5; American Psychiatric Association, 2013) usa o termo *transtorno por uso de substâncias* para denotar dependência; neste livro, também usamos esses termos de modo intercambiável. Os critérios diagnósticos do DSM-5 para dependência abrangem os 4 Cs: (perda de) controle (p. ex., usar mais do que o pretendido), compulsão (preocupação mental e automaticidade em torno do uso), desejo (*craving*) (estados fisiológicos e/ou mentais que implicam vontade de usar) e uso continuado (*continued use*) apesar das consequências (o uso futuro não é impedido por problemas decorrentes do uso da substância). Os critérios do DSM-5 incluem os fenômenos fisiológicos de tolerância e abstinência, mas não há necessidade de recorrer a tais fenômenos para o estabelecimento do diagnóstico.

Exercício, por outro lado, escapa a uma definição coerente e consistente na literatura médica, e isso faz que seja um verdadeiro desafio fazer comparações entre estudos. Alguns estudos permitem que os participantes definam, eles próprios, o exercício a ser praticado. Outros estudos agrupam os exercícios com base no tipo de esporte ou atividade. Outros ainda se concentram na duração e na frequência como a unidade de medida. Por fim, outros definem o conceito de *frequência cardíaca de reserva*, que é a diferença entre a frequência cardíaca máxima e a frequência cardíaca em repouso.

Apesar dessas limitações, oferecemos uma revisão narrativa que examina a influência do exercício físico nos estágios cronológicos do processo de dependência (escalada, abstinência e recaída). Também abordamos brevemente a neurobiologia da dependência e do exercício, que são os fatores associados à implementação e à manutenção bem-sucedidas de um programa de exercícios físicos, além da *dependência ao exercício*. Empregamos os termos *droga* e *substância* de maneira intercambiável, de modo que sejam abarcadas todas as moléculas viciantes. Os dados obtidos em estudos com animais e com seres humanos reforçam as conclusões a seguir: 1) o exercício atenua a escalada no uso de drogas, 2) o exercício atenua a abstinência e promove diminuição na escalada do uso de drogas e 3) o exercício tem ação protetora contra a recaída.

ATENUAÇÃO DA ESCALADA DO USO DE DROGAS POR MEIO DO EXERCÍCIO

Habitualmente, os estudos em animais que abordam a influência do exercício físico no início e na escalada do uso de drogas utilizaram um modelo de roda de corrida e autoadministração de drogas. Nos ratos que tiveram acesso a uma roda de corrida seis semanas antes da exposição à droga, a autoadministração de cocaína ocorreu mais tarde e com menos frequência em comparação a ratos sem treinamento na roda antes da exposição à droga (Smith e Pitts, 2011; Smith et al., 2012). Esse achado foi replicado em estudos com heroína (Smith e Pitts, 2012). Ratos expostos à metanfetamina simultaneamente ao acesso a uma roda de atividade apresentaram níveis mais baixos de autoadministração da droga do que ratos sem acesso à roda (Miller et al., 2012). Achados semelhantes ocorrem com o álcool (Ehringer et al., 2009). Nos experimentos em que o exercício não é voluntário, mas forçado para o animal, ainda assim ocorre diminuição do consumo voluntário de drogas. A corrida forçada reduz a autoadministração de morfina em ratos (Hosseini et al., 2009) e previne a promoção de uma preferência por um ambiente associado à droga (Chen et al., 2008; Fontes-Ribeiro et al., 2011; Thanos et al., 2011; Thanos et al., 2008; Fontes-Ribeiro et al., 2011; Thanos et al., 2010).

Os estudos com seres humanos que se debruçaram na influência exercida pelo exercício físico no início e na escalada do consumo de drogas direcionaram seu enfoque para adolescentes e adultos jovens. Altos níveis de atividade física nos ensinos fundamental e médio e no início da idade adulta são preditores de níveis mais baixos de uso de cigarros e de drogas ilícitas (Lynch et al., 2013). Em gêmeos adolescentes classificados como praticantes persistentes de exercício físico, praticantes ocasionais ou persistentemente inativos, foi observada discordância entre gêmeos com relação ao uso subsequente de drogas, na dependência do nível de atividade física: inatividade física persistente é fator preditor para uso de drogas ilícitas e para problemas relacionados ao álcool durante a idade adulta jovem (Korhonen et al., 2009). A participação esportiva em populações jovens está associada à menor frequência de consumo de cigarros, maconha e outras substâncias ilícitas (Terry-McElrath e O'Malley, 2011). Ao tratarmos pacientes usuários de drogas, sobretudo adolescentes que experimentam tais substâncias, recomendamos um programa vigoroso de exercícios físicos como medida preventiva para minimizar o risco de progressão para a dependência no uso.

Contudo, nem toda a participação em equipe irá reduzir o consumo de drogas; isso serve como um alerta de que o exercício físico é apenas uma das muitas variáveis que afetam o consumo de substâncias ilícitas. Um estudo demonstrou que estudantes do gênero masculino membros de equipes universitárias de futebol, natação ou luta livre patrocinadas ou que jogavam tênis em circuitos extraescolares estavam em maior risco de usar pelo menos uma droga. Por outro lado, estudantes do gênero feminino participantes de atividades extraescolares de dança, torcida, ginástica, skate ou surfe também corriam maior risco de usar pelo menos uma droga (Moore e Werch, 2005). Outras variáveis que afetam o uso de drogas podem ser: imposições de peso corporal, a dinâmica dos colegas, a coesão da equipe e valores da equipe, como individualismo *versus* submersão da identidade. O valor do individualismo entre diferentes grupos culturais é um fator de risco independente para aumento do consumo de bebidas alcoólicas (Inman et al., 2017).

Relatos anedóticos destacaram o risco do uso de opioides em decorrência de lesões esportivas. As tendências revelam que o consumo de opiáceos sem prescrição médica e o uso de heroína ao longo da vida entre adolescentes que praticam esportes e exercícios físicos diminuíram entre 1997 e 2014 (Veliz et al., 2016). Todavia, parece não haver diferença no uso da heroína e/ou no uso não clínico de opioides prescritos entre alunos do último ano do ensino médio em comparação a não alunos participantes de esportes do mesmo período. Esse achado sugere que, no caso dos opioides, a participação em esportes coletivos talvez não funcione como fator protetor.

O Modelo Islandês de Prevenção do Uso de Drogas por Adolescentes (Sigfúsdóttir et al., 2009), uma ação colaborativa entre tomadores de decisão, cientistas do comportamento, profissionais da saúde e moradores comunitários na Islândia, dirigiu seu foco para a diminuição dos fatores de risco conhecidos para consumo de drogas, com simultâneo reforço dos fatores de proteção comunitários. Nessa abrangente iniciativa de prevenção, a prática do exercício físico e a participação em programas desportivos foram enfatizados, junto com o envolvimento dos pais e diversas atividades extracurriculares e recreativas. Durante essa intervenção, a análise anual de dados transversais demonstrou a ocorrência de um declínio gradual no uso de drogas entre adolescentes no período de 1997 a 2007.

ATENUAÇÃO DA ABSTINÊNCIA E DIMINUIÇÃO DA ESCALADA NO USO DE DROGAS EM DECORRÊNCIA DA PRÁTICA DO EXERCÍCIO

Em estudos com modelos animais, o acesso a uma roda de corrida atenua a abstinência. A corrida voluntária na roda diminui a gravidade dos sinais de abstinência em ratos dependentes de morfina (Miladi-Gorji et al., 2012). Nesses animais dependentes da droga, a diarreia, a ansiedade, a irritabilidade, o ranger de dentes e as contorções diminuíram significativamente nos ratos que se exercitavam em comparação a ratos sedentários. O uso da roda voluntária por ratos durante a abstinência de álcool também funciona como proteção contra convulsões (Devaud et al., 2012).

Em estudos que envolveram seres humanos, foi demonstrado que o exercício físico ajuda na abstinência e diminui o uso de drogas. Uma revisão sistemática que envolveu 14 estudos em pessoas com dependência de nicotina sugeriu que, em comparação com uma condição passiva, uma única sessão de exercício pode regular o desejo de uso e os sintomas de abstinência. Nos estudos considerados, as sessões de exercício físico variaram desde as muito intensas, de até 60 a 85% da frequência cardíaca de reserva com duração de 30 a 40 minutos, até sessões de baixa intensidade, com tão somente 24% da frequência cardíaca de reserva e com duração de apenas 15 minutos (Taylor et al., 2007). Os sintomas de abstinência e o desejo de fumar o cigarro diminuem rapidamente durante o exercício; e essa diminuição permanece por até 50 minutos depois de completada a prática (Taylor et al., 2007). Dos 20 participantes do estudo (dependentes em diversos tipos de drogas, inclusive opioides, cocaína, anfetaminas e maconha) que completaram um programa de exercícios com frequência de três vezes por semana durante 2 a 6 meses, 10 reduziram o consumo de drogas e 5 deixaram de usar qualquer substância (Roessler, 2010). Em uma coorte de indivíduos com transtorno por uso da maconha, o exercício diminuiu em mais de 50% o consumo médio diário da droga (Buchowski et al., 2011). Períodos mais longos de exercício, ou seja, 10 sessões supervisionadas de 30 minutos em esteira, atingindo 60% a 70% da frequência cardíaca de reserva durante 2 semanas, resultaram em uma redução nos níveis de uso da maconha entre adultos que preenchiam os critérios para dependência de *cannabis*, mas que não procuravam por tratamento (Buchowski et al., 2011).

No atendimento clínico, o exercício físico é parte essencial do tratamento da síndrome de abstinência prolongada. Além dos sintomas fisiológicos da abstinência aguda, a síndrome de abstinência prolongada se caracteriza pela presença de ansiedade, irritabilidade, insônia e disforia, problemas que podem perdurar ao longo de meses ou anos. Exceto em casos de abstinência fisiológica extrema (ou em outros cenários clínicos nos quais não há tolerância para a prática do exercício), incentivamos os pacientes a praticar diariamente 30 minutos de exercício físico com o objetivo de atenuar os sinais e sintomas de abstinência e também para ajudar na diminuição do uso de drogas.

EXERCÍCIO COMO PROTEÇÃO CONTRA RECIDIVAS

Foi demonstrado que a prática do exercício físico diminui os comportamentos de procura por drogas e de retorno ao seu uso (recaída) em animais previamente dependentes. Um estudo em ratos de laboratório demonstrou que apenas uma sessão de corrida em roda foi suficiente para atenuação no comportamento de procura por drogas no período inicial da abstinência, após a autoadministração diária de cocaína (Zlebnik et al., 2010). Outro estudo avaliou ratos que tiveram prévio acesso à cocaína por 24 horas durante 10 dias (Lynch et al., 2010). Subsequentemente, esses ratos foram submetidos a um período de abstinência de 14 dias, e foram divididos em dois grupos: um deles teve acesso a uma roda de corrida durante 2 horas por dia, e o outro grupo foi abrigado em caixas semelhantes, mas com a roda travada. O estudo descobriu que a prática diária (por 2 horas) de exercício diminuiu em cerca de 35% a resposta à extinção da abstinência (i. e., a procura de cocaína durante o período de abstinência). A prática também diminuiu em quase 50% a resposta de retorno ao vício induzido por estímulos (i. e., a busca por cocaína desencadeada por estímulos por droga).

Esses efeitos parecem ser dependentes da dose. Em outro estudo, os ratos tiveram acesso, ao longo de 24 horas por dia, a doses relativamente elevadas de cocaína durante 10 dias consecutivos, de modo a gerar um comportamento viciante compatível com o observado em condições de acesso prolongado (Peterson et al., 2014). Transcorrido esse período, os roedores passaram por um período de abstinência de 14 dias e tiveram acesso às rodas desbloqueadas ou bloqueadas por 1, 2 ou 6 horas por dia. Depois do 14º dia de abstinência (quando é sabido que a busca por cocaína é intensa), os ratos foram avaliados em condições de uma sessão de uma hora de retorno ao uso da droga induzido por estímulo. Nessas sessões, os roedores foram expostos a apenas uma apresentação (duração: 5 segundos) de sinais precedentemente associados à cocaína (iluminação da luz de estímulo acima da alavanca previamente ativa e o som da bomba de infusão), e suas respostas à alavanca (i. e., busca por cocaína) foram gravadas. Foi demonstrado que os roedores diminuíram o consumo de cocaína durante o período de acesso prolongado de 10 dias, de uma maneira dependente da dose, em conformidade com a duração do acesso à corrida na roda. Ficou determinado que o acesso à roda com movimento liberado durante uma hora por dia não afeta os níveis de busca por cocaína em comparação ao acesso à roda bloqueada (para os dois grupos, as respostas médias de autoadministração foram superiores a 40 por hora). Por outro lado, a corrida na roda por 2 e 6 horas por dia foi eficaz na redução da autoadministração de cocaína; nos roedores com 6 horas por dia, ocorreu supressão da busca por cocaína quase ao ponto de sua extinção (menos de 15 respostas por hora).

Nos seres humanos, o desejo é um dos principais fatores contributivos para o retorno ao uso de drogas, após um período de abstinência. As intervenções capazes de atenuar o desejo e o comportamento de busca por drogas têm o potencial de reduzir a probabilidade de recaída nas pessoas em processo de recuperação da dependência. Em um ambiente hospitalar de recuperação de pessoas alcoólicas, os pacientes informaram seu alívio temporário no desejo por bebidas alcoólicas durante uma breve sessão de exercício físico com intensidade moderada (Ussher et al., 2004). Especificamente, o uso de bicicleta ergométrica durante 10 minutos com intensidade moderada (40 a 60% da frequência cardíaca de reserva), em comparação a outra sessão com intensidade mais leve (5 a 20% da frequência cardíaca de reserva), diminuiu a vontade de beber durante o exercício, mas não depois. Em outro estudo, uma atividade física de intensidade e duração muito baixas, como o exercício isométrico ou o alongamento, diminuiu o desejo por consumo quando comparada a uma condição passiva (Taylor et al., 2007). Esses achados enfatizam o uso de uma valiosa estratégia de enfrentamento em situações nas quais o desejo atinge rapidamente um pico, ou quando o exercício aeróbico é impraticável. Em um terceiro estudo, adultos dependentes em busca de tratamento e que praticaram atividades aeróbicas semanais em grupo, com duração de 20 a 40 minutos durante 12 semanas (com 55 a 69% da frequência cardíaca máxima), foram beneficiados com um aumento no número de dias sem uso da droga ao final do treinamento e no acompanhamento de três meses (Brown et al., 2010). Como já foi mencionado, os estudos em animais demonstram a existência de uma relação dose-dependente entre exercício físico e busca por drogas. Entretanto, é preciso que mais estudos com seres humanos sejam realizados, para que possamos contar com uma definição mais precisa da dose de exercício necessária para que o risco de recaída seja minimizado.

Para os pacientes em recuperação, sobretudo para aqueles que relatam um desejo contínuo, recomendamos exercícios diários para que seja definida uma linha de base, bem como exercícios, conforme a necessidade, voltados para o problema do desejo – quanto mais intenso for o desejo, mais intenso será o exercício preconizado para combatê-lo. Para muitos dependentes, o desejo é percebido como uma onda de adrenalina, acompanhada por intensa ansiedade. Em nossa experiência clínica, a prática do exercício físico no momento do desejo pode funcionar como antídoto para a fisiologia alterada do desejo, e como o ensino de estratégias de enfrentamento não químicas.

NEUROBIOLOGIA DO IMPACTO DO EXERCÍCIO NO USO DE DROGAS

O exercício aumenta o nível dos neurotransmissores dopamina, serotonina, noradrenalina e adrenalina, bem como endocanabinoides e peptídeos opioides endógenos (Linke e Ussher, 2015; Lynch et al., 2013). Em particular, as concentrações centrais de dopamina aumentam em episódios agudos de exercício (Linke e Ussher, 2015). Por meio dos seus efeitos na sinalização dopaminérgica na via de recompensa, o exercício físico atua como uma recompensa não farmacológica que compete com as drogas (Lynch et al., 2013). Essas recompensas também são obtidas por meio dos peptídeos opioides endógenos liberados graças ao exercício. Curiosamente, quando o receptor opioide é bloqueado em ratos de laboratório pela naloxona, um antagonista opioide, ocorre diminuição dos efeitos recompensadores da corrida em roda (Lett et al., 2002).

O exercício físico também afeta outro neurotransmissor, o glutamato. A exposição prolongada a substâncias ilícitas diminui os níveis basais de glutamato, mas aumenta a resposta do glutamato à administração de drogas (Schmidt e Pierce, 2010). Essas alterações na sinalização do glutamato desempenham um papel essencial na mediação da busca por drogas e da recaída, após uma exposição crônica ao medicamento (Kalivas, 2009). O exercício físico normaliza a sinalização do glutamato e diminui seus níveis, sugerindo que a prática do exercício pode atenuar o comportamento de busca por drogas ao diminuir a resposta do glutamato produzido pela administração da droga (Smith e Lynch, 2012). Considerado em conjunto, o exercício físico funciona como uma recompensa não farmacológica que compete com as drogas graças aos seus efeitos na sinalização dopaminérgica na via de recompensa (Lynch et al., 2013), além de acelerar a cura e a homeostase no período de abstinência e de recuperação.

Além dos neurotransmissores, o exercício físico promove alterações neuroanatômicas por meio da neurogênese e da gliogênese (i. e., o nascimento de novos neurônios e de células gliais de suporte geradas a partir de células-tronco nervosas, respectivamente); esse efeito afeta a autoadministração das drogas e os comportamentos de busca por tais substâncias ilícitas. A neurogênese ocorre continuamente em áreas específicas do cérebro adulto, sendo importante para o aprendizado, memória e inibição do comportamento. O hipocampo, por exemplo, é um local importante de neurogênese e também importante na mediação do consumo e da procura de drogas em modelos animais. Estudos demonstram que a diminuição da neurogênese do hipocampo adulto constitui um fator de risco para dependência em modelos animais. Esse achado sugere que intervenções capazes de aumentar a neurogênese no hipocampo poderiam prevenir a dependência (Noonan et al., 2010). O exercício físico induz a neurogênese de maneira confiável em muitas áreas do hipocampo (ver Capítulo 2, "Exercício físico e o cérebro", e Smith e Lynch, 2012).

Da mesma forma, é provável que os déficits no funcionamento pré-frontal desempenhem papel importante nas mudanças cognitivo-comportamentais e emocionais que perpetuam o uso de drogas (Goldstein e Volkow, 2002). A prática do exercício físico aumenta a gliogênese no córtex pré-frontal de ratos e tem efeitos positivos nos comportamentos dependentes da região pré-frontal em seres humanos (p. ex., no planejamento futuro e na gratificação retardada) (Smith e Lynch, 2012).

FATORES ASSOCIADOS AO SUCESSO NA IMPLEMENTAÇÃO E NA MANUTENÇÃO DE UM PROGRAMA DE EXERCÍCIOS

Apesar das evidências, é raro que o médico implemente a prática do exercício físico como parte de um programa global de tratamento para recuperação de dependências. Parte do problema é a resistência oferecida pelo paciente. Em geral, pacientes portadores de transtorno por uso de substâncias ilícitas relatam baixa motivação para a prática de exercícios, falta de transporte ou de tempo e limitações financeiras que dificultam a compra de equipamentos de ginástica ou a inscrição em academias (Weinstock et al., 2017). Mesmo quando essas barreiras são eliminadas com o uso de ambientes residenciais de tratamento para a dependência, ainda há o desafio representado pela baixa adesão e pelas desistências (Muller e Clausen, 2015).

Os fatores associados à bem-sucedida implementação/manutenção de um programa de exercícios físicos nessa população incluem apoio social, autoeficácia, escolhas ativas, contratos de saúde, garantias de segurança e reforço positivo (Cress et al., 2005). Alguns estudos revelaram que as intervenções que utilizam gestão de contingências têm a capacidade de aumentar a adesão à prática do exercício (Mitchell et al., 2013). Entrevistas motivacionais melhoram os resultados em uma variedade de problemas de saúde; essa estratégia vem sendo utilizada em conjunto com a gestão de contingências, como uma forma de enfrentamento dos desafios associados à implementação e à manutenção do exercício físico em pacientes com transtorno por uso de substâncias (Weinstock et al., 2017).

Na nossa prática clínica, usamos rotineiramente as técnicas de entrevista motivacional como uma forma de motivar nossos pacientes para a prática do exercício físico. Constatamos que pacientes inicialmente resistentes começaram a incorporar o exercício à sua rotina cotidiana, quando os ajudamos a refletir sobre os prós e os contras dessa modalidade, as barreiras ao exercício etc. Também instruímos nossos pacientes com relação aos benefícios oriundos do exercício – não apenas os ganhos para sua saúde física e mental, mas também os ganhos representados pela maior chance de permanecerem em recuperação e de evitarem recidivas.

DEPENDÊNCIA DE EXERCÍCIO FÍSICO

Algumas pessoas se envolvem em uma prática de exercícios compulsiva e destrutiva que, de certa forma, espelha a dependência às drogas. Isso não deve surpreender, diante dos efeitos estimulantes decorrentes do exercício na via de recompensa dopaminérgica e em outras estruturas neuroanatômicas implicadas na dependência. Embora a dependência de exercício físico tenha surgido na literatura já desde a década de 1970, ainda não ficou estabelecido um consenso sobre como identificar e classificar esse fenômeno, o que dificulta em muito o estudo de sua prevalência e sua gravidade pelos pesquisadores (Lichtenstein et al., 2017). A dependência de exercício físico ainda não é um diagnóstico aceito na *International Classification of Diseases* (ICD) ou no DSM. Até a presente data, o DSM-5 reconhece apenas o jogo como dependência comportamental. Apesar dessa inexistência de um consenso, o estabelecimento de um diagnóstico de dependência de exercício físico repousa em uma coleta aprofundada da história, avaliação clínica e um entendimento sobre a dependência. Foram publicados vários questionários, escalas validadas e diversos tipos de instrumentos de medida que podem ajudar na avaliação clínica da dependência de exercício físico (Adams et al., 2003).

Os sintomas da dependência de exercício físico incluem a continuação do exercício apesar das consequências negativas (lesões físicas graves, problemas sociais ou interpessoais, conflitos conjugais e interferência nas atividades profissionais e sociais); desejo; tentativas infrutíferas de redução; tolerância; e sintomas de abstinência, como inquietação, irritabilidade, fadiga, ansiedade e depressão (Hausenblas e Downs 2002; Landolfi 2013). A dependência de exercício físico tem sido associada a transtornos alimentares, transtornos do humor e a determinados traços de personalidade, como perfeccionismo, narcisismo e traços obsessivo-compulsivos (Lichtenstein et al. 2017). As características comuns das estratégias de intervenção terapêutica incluem a psicoterapia individual, juntamente com a educação, o desenvolvimento de competências de enfrentamento e a gestão dos fatores desencadeantes (Adams et al. 2003).

Exemplo de caso

Lorena é uma mulher de 32 anos viciada em correr. Ela continuava a correr compulsivamente, todos os dias, percorrendo até 160 quilômetros por semana, apesar das lesões musculoesqueléticas sofridas e do impacto adverso em seu casamento e na sua capacidade de cuidar dos filhos. Para Lorena, em grande parte a perda de peso associada à corrida compulsiva é egossintônica, e ao mesmo tempo contribuiu para a ocorrência de um emergente e concomitante transtorno alimentar (anorexia). Nossa intervenção consistiu em psicoeducação em atendimento à sua dependência de exercício físico, em um período de abstinência de corrida (1 mês) como forma de reiniciar sua via de recompensa e em um retorno para níveis mais moderados de prática do exercício, com limitações e monitorização. Na fase inicial de abstinência, Lorena exibiu sintomas como ansiedade, irritabilidade, inquietação e insônia. Depois de transcorrido esse período, ela voltou a praticar o exercício de maneira moderada, tendo lutado muito para manter-se fiel aos objetivos de corrida combinados, mas conseguiu fazê-lo, com alguns deslizes, por ter-se concentrado em seus valores – isto é, sua vontade de ser saudável e ter tempo disponível para sua família. Lorena também passou a praticar natação, yoga e outras formas de exercício físico mais moderadas (no seu caso). Foi também beneficiada com o acréscimo de um antidepressivo; essa medicação melhorou sua persistente ansiedade, motivada por comer e não se exercitar.

CONCLUSÃO

Estudos em animais e em seres humanos demonstram que o exercício físico é atividade eficaz na prevenção do agravamento do uso de drogas, melhorando a abstinência e diminuindo seu uso, além de diminuir o risco de uma recaída. Ao estimular a liberação de dopamina, endocanabinoides e endorfinas, o exercício físico funciona como um reforço competitivo na via de recompensa do cérebro. Também promove alterações neuroanatômicas duradouras, por meio da neurogênese e da gliogênese. Por outro lado, o próprio exercício físico pode se transformar em um vício, quando a pessoa continua a praticar o exercício apesar das lesões e das disfunções globais. Contudo, contamos com claras evidências de que a prática do exercício físico é uma ferramenta útil em todas as fases do ciclo da dependência. Apesar das barreiras porventura existentes, incentivamos a sua prática como uma intervenção baseada em evidências, atualmente subutilizada na prevenção e no tratamento de problemas advindos do uso de substâncias ilícitas.

PERGUNTAS PARA DISCUSSÃO

1. Qual é o papel que o exercício físico pode desempenhar na prevenção primária de transtornos por uso de substâncias ilícitas entre adolescentes?
2. Como você pode recorrer ao exercício físico no tratamento da abstinência, dos desejos de uso e na prevenção de recaídas no atendimento clínico de seus pacientes com transtornos por uso de drogas?
3. Quais são as estratégias que você pode utilizar para superar as barreiras que se levantam contra a implementação e a continuidade do exercício físico em pacientes com transtornos por uso de drogas?
4. Quais são as implicações de um aumento nos níveis de dopamina, endorfina e endocanabinoides em resposta ao exercício físico? O uso de drogas é um atalho para as recompensas naturais da atividade física?
5. As pessoas podem ficar viciadas em exercícios? Cite algumas intervenções possíveis para que esse problema seja resolvido.

LEITURAS RECOMENDADAS

1. Lichtenstein MB, Hinze CJ, Emborg B, et al: Compulsive exercise: links, risks and challenges faced. Psychol Res Behav Manag 10:85-95, 2017.
2. Linke SE, Ussher M: Exercise-based treatments for substance use disorders: evidence, theory, and practicality. Am J Drug Alcohol Abuse 41(1):7-15, 2015.
3. Lynch WJ, Peterson AB, Sanchez V, et al: Exercise as a novel treatment for drug addiction: a neurobiological and stage-dependent hypothesis. Neurosci Biobehav Rev 37(8):1622-1644, 2013.
4. Smith MA, Lynch WJ: Exercise as a potential treatment for drug abuse: evidence from preclinical studies. Front Psychiatry 2:82, 2012.

REFERÊNCIAS

1. Adams JM, Miller TW, Kraus RF: Exercise dependence: diagnostic and therapeutic issues for patients in psychotherapy. J Contemp Psychother 33(2):93-107, 2003.
2. American Psychiatric Association: Diagnostic and Statistical Manual of Mental Disorders, 5th Edition. Arlington, VA, American Psychiatric Association, 2013.
3. Brown RA, Abrantes AM, Read JP, et al: A pilot study of aerobic exercise as an adjunctive treatment for drug dependence. Ment Health Phys Act 3(1):27-34, 2010 20582151.
4. Buchowski MS, Meade NN, Charboneau E, et al: Aerobic exercise training reduces cannabis craving and use in non-treatment seeking cannabis-dependent adults. PLoS One 6(3):e17465, 2011 21408154.
5. Chen HI, Kuo YM, Liao CH, et al: Long-term compulsive exercise reduces the rewarding efficacy of 3,4-methylenedioxymethamphetamine. Behav Brain Res 187(1):185-189, 2008 17949827.
6. Cress ME, Buchner DM, Prohaska T, et al: Best practices for physical activity programs and behavior counseling in older adult populations. J Aging Phys Act 13(1):61-74, 2005 15677836.
7. Devaud LL, Walls SA, McCulley WD 3rd, et al: Voluntary wheel running attenuates ethanol withdrawal-induced increases in seizure susceptibility in male and female rats. Pharmacol Biochem Behav 103(1):18-25, 2012 22871538.
8. Ehringer MA, Hoft NR, Zunhammer M: Reduced alcohol consumption in mice with access to a running wheel. Alcohol 43(6):443-452, 2009 19801274.
9. Fontes-Ribeiro CA, Marques E, Pereira FC, et al: May exercise prevent addiction? Curr Neuropharmacol 9(1):45-48, 2011 21886560.
10. Goldstein RZ, Volkow ND: Drug addiction and its underlying neurobiological basis: neuroimaging evidence for the involvement of the frontal cortex. Am J Psychiatry 159(10):1642-1652, 2002 12359667.
11. Hausenblas HA, Downs DS: Exercise dependence: a systematic review. Psychol Sport Exerc 3(2):89-123, 2002.
12. Hosseini M, Alaei HA, Naderi A, et al: Treadmill exercise reduces self-administration of morphine in male rats. Pathophysiology 16(1):3-7, 2009 19131225.
13. Inman RA, da Silva SMG, Bayoumi RR, et al: Cultural value orientations and alcohol consumption in 74 countries: a societal-level analysis. Front Psychol 8:1963, 2017 29209246.
14. Kalivas PW: The glutamate homeostasis hypothesis of addiction. Nat Rev Neurosci 10(8):561-572, 2009 19571793.
15. Korhonen T, Kujala UM, Rose RJ, et al: Physical activity in adolescence as a predictor of alcohol and illicit drug use in early adulthood: a longitudinal populationbased twin study. Twin Res Hum Genet 12(3):261-268, 2009 19456218
16. Landolfi E: Exercise addiction. Sports Med 43(2):111-119, 2013 23329605.

17. Lett BT, Grant VL, Koh MT, et al: Prior experience with wheel running produces cross-tolerance to the rewarding effect of morphine. Pharmacol Biochem Behav 72(1-2):101-105, 2002 11900775.
18. Lichtenstein MB, Hinze CJ, Emborg B, et al: Compulsive exercise: links, risks and challenges faced. Psychol Res Behav Manag 10:85-95, 2017 28435339.
19. Linke SE, Ussher M: Exercise-based treatments for substance use disorders: evidence, theory, and practicality. Am J Drug Alcohol Abuse 41(1):7-15, 2015 25397661.
20. Lynch WJ, Piehl KB, Acosta G, et al: Aerobic exercise attenuates reinstatement of cocaine-seeking behavior and associated neuroadaptations in the prefrontal cortex. Biol Psychiatry 68(8):774-777, 2010 20692647.
21. Lynch WJ, Peterson AB, Sanchez V, et al: Exercise as a novel treatment for drug addiction: a neurobiological and stage-dependent hypothesis. Neurosci Biobehav Rev 37(8):1622-1644, 2013 23806439.
22. Miladi-Gorji H, Rashidy-Pour A, Fathollahi Y: Anxiety profile in morphine-dependent and withdrawn rats: effect of voluntary exercise. Physiol Behav 105(2):195-202, 2012 21871908.
23. Miller ML, Vaillancourt BD, Wright MJ Jr, et al: Reciprocal inhibitory effects of intravenous d-methamphetamine self-administration and wheel activity in rats. Drug Alcohol Depend 121(1-2):90-96, 2012 21899959.
24. Mitchell MS, Goodman JM, Alter DA, et al: Financial incentives for exercise adherence in adults: systematic review and meta-analysis. Am J Prev Med 45(5):658-667, 2013 24139781.
25. Moore MJ, Werch CE: Sport and physical activity participation and substance use among adolescents. J Adolesc Health 36(6):486-493, 2005 15901513.
26. Muller AE, Clausen T: Group exercise to improve quality of life among substance use disorder patients. Scand J Public Health 43(2):146-152, 2015 25527637.
27. Noonan MA, Bulin SE, Fuller DC, et al: Reduction of adult hippocampal neurogenesis confers vulnerability in an animal model of cocaine addiction. J Neurosci 30(1):304-315, 2010 20053911.
28. Peterson AB, Abel JM, Lynch WJ: Dose-dependent effects of wheel running on cocaine-seeking and prefrontal cortex Bdnf exon IV expression in rats. Psychopharmacology (Berl) 231(7):1305-1314, 2014 24173624.
29. Roessler KK: Exercise treatment for drug abuse – a Danish pilot study. Scand J Public Health 38(6):664-669, 2010 20529968.
30. Schmidt HD, Pierce RC: Cocaine-induced neuroadaptations in glutamate transmission: potential therapeutic targets for craving and addiction. Ann N Y Acad Sci 1187:35-75, 2010 20201846.
31. Sigfúsdóttir ID, Thorlindsson T, Kristj.nsson AL, et al: Substance use prevention for adolescents: the Icelandic Model. Health Promot Int 24(1):16-25, 2009 19074445.
32. Smith MA, Lynch WJ: Exercise as a potential treatment for drug abuse: evidence from preclinical studies. Front Psychiatry 2:82, 2012 22347866.
33. Smith MA, Pitts EG: Access to a running wheel inhibits the acquisition of cocaine self-administration. Pharmacol Biochem Behav 100(2):237-243, 2011 21924284.
34. Smith MA, Pitts EG: Wheel running decreases the positive reinforcing effects of heroin. Pharmacol Rep 64(4):960-964, 2012 23087148.
35. Smith MA, Pennock MM, Walker KL, et al: Access to a running wheel decreases cocaine-primed and cue-induced reinstatement in male and female rats. Drug Alcohol Depend 121(1-2):54-61, 2012 21885215.
36. Taylor AH, Ussher MH, Faulkner G: The acute effects of exercise on cigarette cravings, withdrawal symptoms, affect and smoking behaviour: a systematic review. Addiction 102(4):534-543, 2007 17286639.
37. Terry-McElrath YM, O'Malley PM: Substance use and exercise participation among young adults: parallel trajectories in a national cohort-sequential study. Addiction 106(10):1855-1865, discussion 1866-1867, 2011 21561496.

38. Thanos PK, Tucci A, Stamos J, et al: Chronic forced exercise during adolescence decreases cocaine conditioned place preference in Lewis rats. Behav Brain Res 215(1):77-82, 2010 20615434.
39. Ussher M, Sampuran AK, Doshi R, et al: Acute effect of a brief bout of exercise on alcohol urges. Addiction 99(12):1542-1547, 2004 15585045.
40. Veliz P, Boyd CJ, McCabe SE: Nonmedical prescription opioid and heroin use among adolescents who engage in sports and exercise. Pediatrics 138(2):e20160677, 2016 27456508.
41. Weinstock J, Farney MR, Elrod NM, et al: Exercise as an adjunctive treatment for substance use disorders: rationale and intervention description. J Subst Abuse Treat 72:40-47, 2017 27666958.
42. Zlebnik NE, Anker JJ, Gliddon LA, et al: Reduction of extinction and reinstatement of cocaine seeking by wheel running in female rats. Psychopharmacology (Berl) 209(1):113-125, 2010 20112008.

9

Exercício físico no tratamento do transtorno do déficit de atenção e hiperatividade

Erin Schoenfelder, Ph.D.
Tyler Sasser, Ph.D.
Mark A. Stein, Ph.D., ABPP

PONTOS PRINCIPAIS

- A prática da atividade física está associada à melhora do funcionamento da atenção e dos sintomas do transtorno do déficit de atenção e hiperatividade (TDAH).
- Em comparação com outras crianças, aquelas com TDAH praticam menos atividade física; por outro lado, obesidade e doenças cardiovasculares ocorrem comumente em adultos com TDAH, o que contribui para riscos cumulativos para a saúde.
- Em crianças e adultos com TDAH, as intervenções voltadas para o aumento da atividade física e a redução das atividades sedentárias constituem componentes promissores de um plano terapêutico abrangente.

SINTOMAS, DEFICIÊNCIAS E RISCOS ASSOCIADOS À SAÚDE NO TRANSTORNO DO DÉFICIT DE ATENÇÃO E HIPERATIVIDADE

O transtorno do déficit de atenção e hiperatividade (TDAH) é uma condição prevalente e frequentemente crônica. TDAH afeta 6% a 10% das crianças e adolescentes (Polanczyk et al., 2014) e 4% dos adultos (Kessler et al., 2006). Caracteriza-se por uma atenção e um controle de impulsos atípicos em termos de desenvolvimento, que interferem no funcionamento em vários domínios – por exemplo, nos domínios acadêmico/ocupacional, na família e no funcionamento social (McQuade e Hoza, 2015). Além disso, o TDAH está associado a comportamentos cumulativos de risco à saúde, como o aumento dos percentuais de tabagismo, abuso de substâncias ilícitas, hábitos alimentares pouco saudáveis, comportamento sexual de risco e práticas inseguras na condução de automóveis (Schoenfelder e Kollins, 2016). Evidências recentes indicam que o TDAH também pode inibir comportamentos de estilo de vida saudáveis (p. ex., ser fisicamente ativo), que previnem problemas crônicos de saúde.

Um equívoco comum é considerar que indivíduos com TDAH são fisicamente mais ativos, em comparação com pessoas não portadoras desse transtorno. Estudos demonstraram consistentemente que indivíduos com TDAH apresentam percentuais *mais baixos* de atividade (Cook et al., 2015; Dalsgaard et al., 2015; Khalife et al., 2014). Em conjunto com uma alimentação pouco saudável (p. ex., compulsão alimentar), estilos de vida mais sedentários contribuem para aumentar o risco de ocorrerem doenças metabólicas e cardiovasculares; além disso, podem ajudar a explicar a diminuição na expectativa de vida associada ao TDAH (Cortese e Tessari, 2017; Dalsgaard et al., 2015). Até agora, pouca atenção tem sido dada à melhora dos comportamentos de saúde e dos níveis de atividade física para essa população de alto risco. O aumento da atividade física pode atenuar os resultados negativos para a saúde associados ao TDAH; além disso, estudos recentemente publicados sugerem que o aumento da atividade física pode melhorar os sintomas desse transtorno e das deficiências funcionais associadas a ele (Hoza et al., 2016). Neste capítulo, revisamos as evidências existentes para a relação entre atividade física e TDAH e destacamos os caminhos futuros para usos mais apropriados da atividade física com o objetivo de melhorar a saúde, o funcionamento e, talvez, o curso de vida de pessoas com TDAH.

BENEFÍCIOS DA ATIVIDADE FÍSICA NO TRANSTORNO DO DÉFICIT DE ATENÇÃO E HIPERATIVIDADE

Com frequência as funções executivas – processos do lobo frontal, como inibição de respostas e memória operacional, envolvidos no monitoramento e na regulação do comportamento – ficam comprometidas em pessoas com TDAH, figurando com destaque nas teorias do transtorno (Antshel et al., 2014). O desenvolvimento de competências para a função executiva ocorre desde a infância até a idade adulta jovem, e é crescente o interesse em intervenções concebidas para que tais competências sejam alcançadas.

A atividade física tem sido associada ao desenvolvimento neurocognitivo e a um funcionamento saudável do cérebro. Essa associação fez que alguns pesquisadores considerassem os possíveis benefícios da prática de atividade física na promoção do desenvolvimento das capacidades de função executiva em geral (Diamond e Lee, 2011) e, em especial, em pessoas com TDAH (Gapin et al.,

2011). Na verdade, tanto períodos curtos como longos de atividade física já foram associados à melhora das funções executivas em estudos laboratoriais ao longo da vida (Verburgh et al., 2013). Os autores de uma metanálise detectaram efeitos pequenos a médios da atividade, com relação a melhoras do controle inibitório e da memória operacional – as funções executivas implicadas no TDAH (Tan et al., 2016). É importante ressaltar que a atividade física também beneficia o humor e a saúde mental em geral (Ahn e Fedewa, 2011).

Os benefícios neurocognitivos decorrentes da prática de atividade física talvez possam ser ainda maiores para indivíduos com TDAH, quando comparados aos benefícios para a população em geral (Gapin e Etnier, 2010). Crianças com TDAH que participaram de atividades moderadas a vigorosas, definidas como atividades físicas que vão desde caminhar em ritmo acelerado até praticar exercícios aeróbicos, exibiram ganhos nas tarefas cognitivas que medem a atenção sustentada, a inibição de respostas, o processamento de estímulos e a precisão das respostas (Gapin e Etnier, 2010; Halperin e Healey, 2011; Pontifex et al., 2013; Verret et al., 2012). Em uma metanálise recentemente publicada que envolveu 20 estudos, seus autores sugeriram que a atividade física exerce efeitos moderados a grandes nos sintomas e no funcionamento de crianças com TDAH, bem como no humor e nos sintomas de ansiedade (Cornelius et al., 2017). Outra metanálise relatou que a atividade física teve efeito geral médio na função executiva e nas habilidades motoras de crianças com TDAH; no estudo, seus autores não observaram variação nos efeitos com a intensidade da atividade, mas os efeitos aumentaram com sua duração (Vysniauske et al., 2016). Além desses achados, estudos observacionais que envolveram jovens com TDAH documentaram a existência de uma ligação entre atividade física e resultados funcionais no mundo real (p. ex., o comportamento em sala de aula ou as pontuações em testes padronizados de desempenho em leitura e matemática) (Hillman et al., 2009b).

Ainda são pouco estudados os mecanismos neurobiológicos subjacentes à relação entre atividade física e função executiva/sintomas de TDAH, mas já contamos com evidências de que a atividade física promove mudanças cerebrais associadas à função executiva. Em um estudo de mensuração eletroencefalográfica, crianças e adultos com TDAH diminuíram a excitação cortical e a ativação no córtex frontal quando comparados a participantes equiparados não portadores de TDAH (Arns et al., 2013). Seus autores consideraram diferenças nas medições das ondas teta e alfa, que estão associadas à autorregulação e ao controle da atenção, embora a robustez da associação com TDAH tenha sido motivo de discussão (Arns et al., 2013). Períodos de atividade física aguda estão associados a maiores amplitudes das ondas alfa e teta (Hillman et al., 2009a, 2014; Pontifex et al., 2013). Em outro estudo, foi observado que crianças com TDAH tratadas com uma intervenção de atividade física com duração de oito semanas exibiram menores coeficientes entre ondas teta/ondas alfa nas regiões frontal e central do cérebro; no pós-teste, esse achado foi associado a um melhor controle da atenção por essas crianças em comparação a crianças com TDAH do grupo controle (Huang et al., 2017). Em indivíduos com TDAH, também foram observadas diferenças nos níveis de fator neurotrófico derivado do cérebro (BDNF); BDNF é uma neuroproteína promotora do crescimento e do funcionamento saudável do cérebro (Liu et al., 2015). A atividade física aumenta os níveis de BDNF (Huang et al., 2014), e essa alteração neurobiológica pode ser outro mecanismo pelo qual o exercício aumenta a atenção. No entanto, há necessidade de mais estudos nesse campo, para que possamos ter melhor compreensão quanto aos processos indutores das mudanças no funcionamento neurológico e das melhoras comportamentais associadas.

Recentemente, alguns pesquisadores vêm se esforçando no sentido de conceber intervenções que aumentem o exercício e a atividade física em populações clínicas e não clínicas. As intervenções com a prática de atividade física com base familiar demonstram eficácia para crianças saudáveis com idades entre 5 e 12 anos (Brown et al., 2016), mas essas intervenções não se concentraram em crianças com TDAH, que estão sob maior risco de apresentar comportamentos de saúde abaixo do ideal e que, além disso, enfrentam desafios singulares para aumentarem seus níveis de atividade. No único estudo randomizado em larga escala com uma intervenção de atividade física para crianças com TDAH já publicado, a implementação de um programa de exercícios físicos com duração de 31 minutos antes das aulas melhorou as avaliações dos pais e dos professores para os sintomas de TDAH, bem como os resultados funcionais durante 12 semanas, indicando uma persistência dos efeitos da intervenção ao longo do dia (Hoza et al., 2015).

Alguns estudos-piloto de pequeno porte exploraram estratégias inovadoras com vistas ao aumento da atividade física para jovens com TDAH; para tanto, seus autores utilizaram a integração de estratégias do mundo real nas suas rotinas diárias. Um desses estudos descreveu um programa de atividade física de 45 minutos para crianças com TDAH na hora do almoço; seus autores observaram melhoras no condicionamento físico, nas habilidades motoras e nas avaliações comportamentais feitas por pais e professores (Verret et al., 2012). Outro estudo recentemente publicado forneceu rastreadores de saúde que podiam ser usados junto ao corpo (i. e., uma banda Fitbit) de adolescentes com TDAH em comparação a um grupo de mídia social motivacional; essas intervenções foram consideradas pelos autores como altamente satisfatórias para os jovens e fizeram que dessem mais passos ativos por dia (Schoenfelder et al., 2017).

Até o momento, não foram estudados sistematicamente os efeitos da atividade física em adultos com TDAH. Porém, conforme Archer e Kostrzewa (2012, p. 195) sugeriram, o exercício físico exerce "efeitos benéficos para o estresse, ansiedade, depressão, afeto e comportamento negativos, controle deficiente dos impulsos e comportamentos compulsivos, simultaneamente com melhor funcionamento executivo e melhoras da memória operacional e do afeto positivo, e a prática também resulta em melhores condições para familiares e cuidadores." Essas são comorbidades comuns, bem como deficiências associadas a casos persistentes de TDAH. Até onde vai nosso conhecimento, não contamos com pesquisas publicadas especificamente para adultos com TDAH que tenham se concentrado em intervenções para o aumento da atividade física.

ATIVIDADE FÍSICA COMO TRATAMENTO ADJUVANTE

O tratamento clínico mais comum para o TDAH ao longo da vida é o uso de medicamentos estimulantes. No entanto, a adesão a tal tratamento é baixa, sobretudo na população de adolescentes (Adler e Nierenberg, 2010). Com frequência, ocorre descontinuação da medicação estimulante, apesar da contínua deficiência (Molina et al., 2009). Em geral, adultos com TDAH preferem estimulantes de liberação imediata, que lhes proporcionam um tratamento com duração reduzida e mais variável em comparação a formulações farmacológicas de liberação contínua e ação prolongada (Safren et al., 2007).

As evidências já publicadas – de que as intervenções com atividade física melhoram em longo prazo o desenvolvimento e o funcionamento relacionado à presença de TDAH – sugerem a probabilidade de que tais intervenções também sejam válidas se usadas como complemento à medicação e aos tratamentos cognitivo-comportamentais (Halperin e Healey, 2011; Molina et al., 2009). Pesquisadores na área do exercício físico, como o psiquiatra John Ratey, sugeriram que o exercício e o aumento da atividade "podem se constituir efetivamente como substitutos para a medicação estimulante; mas para a maioria dos pacientes o exercício é usado como complemento – uma estratégia que os médicos deveriam realmente abraçar, junto com o uso de agentes farmacológicos, para que seus pacientes possam aumentar seu nível de atenção e melhorar o humor" (editores da ADDitude, 2019). Um estudo que envolveu crianças com TDAH apontou que a atividade física resultou em ganhos semelhantes nas tarefas de função executiva, independentemente do uso, ou não, de um estimulante (metilfenidato) pelos pequenos pacientes (Medina et al., 2010). Em casos subclínicos ou leves de TDAH, ou em pacientes com má resposta ou de tolerabilidade, o uso da atividade física também é uma boa escolha alternativa à farmacoterapia. Tal como ocorre com pacientes diabéticos, nos quais os níveis de insulina são modificados com base em mudanças ambientais e de estilo de vida, é muito importante que novos estudos sejam conduzidos com o objetivo de determinar se é possível diminuir a dose do estimulante ou sua duração de uso, nos casos em que esse tratamento é complementado com a prática de atividade física.

Tendo em vista que os estudos farmacológicos e comportamentais para TDAH não avaliaram a atividade física como desfecho, pouco se sabe sobre os efeitos dos tratamentos para TDAH nos níveis de atividade dos pacientes. Ademais, esses estudos não abordaram o nível de atividade física como meta nos tratamentos comportamentais publicados para TDAH baseados em evidências, a saber: treinamento para controle do comportamento (TCC) para pais de crianças com TDAH, ou terapia cognitivo-comportamental para adultos com esse transtorno. No entanto, o programa de tratamento de verão criado por William Pelham Jr. (Pelham et al., 2000), que se revelou altamente eficaz para jovens com TDAH, recorre à implementação de estratégias comportamentais para melhora da participação e das habilidades esportivas em um acampamento de verão. É bastante provável que o uso do programa de Pelham Jr. aumente o envolvimento com a atividade física em longo prazo. Esse programa intensivo, que é oferecido a jovens com TDAH em várias localidades norte-americanas, envolve um sistema de pontos para motivar e recompensar o envolvimento ativo e o desenvolvimento de habilidades esportivas que vão do futebol ao basquete, além de outras habilidades comportamentais e sociais. Apesar da robusta eficácia desse programa, ainda não foi publicada uma análise dos componentes que avalie os ganhos relacionados ao aumento da atividade física no âmbito dessa complexa intervenção. É bem possível que, se tivermos também como meta a atividade física, isso aumentará ainda mais o impacto associado às terapias comportamentais para TDAH.

SUPERAÇÃO DAS BARREIRAS À ATIVIDADE FÍSICA

Os níveis mais baixos de atividade física observados em crianças com TDAH podem ser devidos, em parte, ao próprio transtorno, a comorbidades psiquiátricas e a barreiras socioeconômicas à participação em atividades organizadas em suas comunidades. Como exemplo, crianças com TDAH apresentam percentuais mais elevados de comportamento disruptivo, desobediente e agressivo; além disso, elas demonstram motivação inconsistente (Spencer et al., 2007). As crianças afetadas exibem maiores percentuais de comportamento opositor e um espírito esportivo inconsistente em ambientes desportivos recreativos, fatores que interferem em seu envolvimento e sucesso nas práticas esportivas. Por outro lado, isso resultará, em longo prazo, na diminuição da atividade física (Johnson e Rosen, 2000). Além disso, pais de crianças com TDAH convivem com mais estresse e apresentam percentuais elevados de TDAH, depressão e transtornos por uso de drogas (Roizen et al., 1996). Esses pais também tendem a usar abordagens parentais menos eficazes e mais negativas, punitivas e inconsistentes, em comparação com pais de jovens não portadores de TDAH (Johnston e Mash, 2001). Assim, pode ser bastante difícil para os pais de crianças com TDAH implementar ou incentivar a participação de seus filhos na atividade física e/ou limitar seus próprios comportamentos sedentários, como o uso do celular e da internet (Weiss et al., 2011).

Os profissionais da saúde que atendem indivíduos com TDAH podem ser muito úteis na melhora da saúde e do funcionamento dessa população; para tanto, devem avaliar o nível de atividade física e apoiar mudanças familiares e ambientais que promovam aumento da atividade. As famílias devem ser incentivadas a identificar oportunidades organizadas apropriadas na sua comunidade e a incorporar a atividade física em suas rotinas diárias. Exemplificando, a família pode fazer planos que envolvem passeios com o animal de estimação, praticar um esporte, começar o dia fazendo yoga, ou participar de jogos que enfatizem a atividade física antes da hora de fazer os trabalhos de casa. Essa estratégia pode beneficiar o humor e a concentração. As barreiras comportamentais podem ser abordadas com o treinamento para controle do comportamento (TCC) para pais de crianças com TDAH. Foi constatado que o TCC melhora os percentuais de obediência e comportamento nas tarefas e diminui o comportamento opositor (Zwi et al., 2011); tais efeitos melhorariam a capacidade da criança em seguir as instruções do treinador, interagir com os colegas e aprender habilidades esportivas. Na elaboração de seus planos terapêuticos, os profissionais da saúde que cuidam de adultos com TDAH devem considerar a incorporação de metas a serem atingidas na atividade física. Além disso, também devem oferecer sua ajuda aos pacientes para agendamentos e para que se lembrem das atividades, acompanhando seu progresso na atividade.

Da mesma forma que os profissionais da saúde devem instituir os necessários apoios comportamentais e ambientais que funcionarão como incentivo para que o paciente tenha comportamentos positivos com relação às tarefas escolares e no local de trabalho, devem ser implementados princípios semelhantes para que seja incentivada a prática do exercício físico em ambientes familiares e escolares, com a finalidade de superar as barreiras motivacionais ao exercício. Para tanto, o profissional da saúde pode incluir estratégias que aumentem a novidade; por exemplo, variar o exercício ou a atividade, formular um calendário e um sistema de monitorização e identificar recompensas sociais e de outros tipos, tais como a prática do exercício em grupo ou o treinamento para um evento ou caminhada de 5 km.

Existem várias formas de integração da atividade física em um plano terapêutico para pacientes com TDAH.

Exemplo de caso 1

Michael era um garoto de 10 anos com TDAH e com sobrepeso. Antes do tratamento com estimulantes, ele não tinha condições de participar em esportes organizados por causa do seu comportamento disruptivo e opositor. Com o tratamento, o garoto pôde participar de aulas de natação, terminando por fazer parte de uma equipe de natação. A atenção e o foco de Michael melhoravam durante os treinos de natação, assim como sua participação de maneira adequada e também suas habilidades sociais. No ensino médio, Michael continuou na equipe de natação e manteve as amizades que fez com a prática dessa atividade. À medida que seu engajamento social e seu comportamento melhoraram, também foram observados ganhos em seu desempenho acadêmico.

A atividade física também pode ajudar adultos com TDAH.

Exemplo de caso 2

Jane é uma paciente de 22 anos com TDAH; ela estuda à noite em uma faculdade comunitária; durante o dia, trabalha em uma loja de roupas. Jane tinha dificuldade para se concentrar nas aulas e se manter organizada com suas matérias e seus prazos; tal situação resultava em notas baixas, prejudicando sua formatura. A moça não sentia a necessidade de tomar estimulantes no trabalho, graças às baixas demandas organizacionais; quando tomava a medicação para as aulas noturnas, ficava com insônia. Junto com seu médico, Jane criou um cronograma que consistia em fazer uma caminhada de 20 minutos com o cachorro de sua colega de quarto antes de sair para as aulas noturnas; depois, devia fazer treinamento em vídeo de 15 minutos depois das aulas e antes de começar a estudar. Jane percebeu uma melhora no seu foco após os treinamentos, tendo conseguido concluir suas tarefas com mais eficiência. E foi até mesmo capaz de reservar um tempo extra para o planejamento de sua lista de tarefas semanais.

ORIENTAÇÕES FUTURAS

Apesar dos resultados promissores, decorrentes de intervenções clínicas e escolares direcionadas para a prática da atividade física em crianças com TDAH, habitualmente essa prática não é abordada como parte de um tratamento abrangente do TDAH. As intervenções que visam aumentar a atividade física em crianças e em adultos com TDAH têm potencial para a promoção do desenvolvimento do funcionamento executivo, a redução da sintomatologia do TDAH, a melhora do funcionamento cotidiano e a promoção da saúde, com implicações para o bem-estar dos pacientes em longo prazo. As intervenções fundamentadas na família, que trabalham com cuidadores com o objetivo de gerar mudanças duradouras no estilo de vida e no comportamento, podem se constituir em uma estratégia apropriada com vistas ao aumento da atividade física especificamente nas crianças.

É importante que os pesquisadores estudem mais profundamente esse tópico, para que seja possível determinar a melhor forma de inclusão dos exercícios físicos em um plano terapêutico abrangente para o TDAH. Ainda restam dúvidas importantes no que tange à relação entre atividade física e funcionamento executivo e sintomas de TDAH. Exemplificando, contamos com um corpo limitado de evidências quanto à duração dos benefícios cognitivos decorrentes da atividade física e ao modo preciso como tais ganhos ocorrem no nível neurobiológico. Também ainda não foi esclarecido quais graus de intensidade e de duração da atividade são necessários para que possamos obter benefícios significativos. Até o momento, sabemos muito pouco sobre os efeitos dose-resposta, manutenção e generalização. Além disso, hoje em dia praticamente inexistem evidências acerca dos efeitos da medicação estimulante na atividade física e do papel do tratamento farmacológico no aumento ou na supressão dos ganhos da atividade física para melhorar o funcionamento cognitivo. Por fim, ainda são escassos os estudos já publicados sobre os efeitos da atividade física para adultos com TDAH ou sobre intervenções que visem a um aumento da atividade, especificamente nessa população.

Em resumo, pessoas com TDAH correm o risco de sofrer uma série de resultados negativos (p. ex., obesidade e doenças cardiovasculares); e alguns estudos sugerem que a prática de atividade física está associada à melhora dos sintomas de TDAH em crianças e à melhora do funcionamento cognitivo ao longo da vida. Contudo, pouco se sabe ainda sobre como aumentar a prática do exercício físico nessa população em contextos do mundo real, para que sejam obtidos resultados significativos. No tratamento desse transtorno, é importante que os médicos analisem a atividade física de seus pacientes, devendo também implementar um esquema para a prática regular de exercícios como parte de uma avaliação mais abrangente. Apesar das lacunas que ainda persistem na literatura que estuda essa área, os médicos realmente podem melhorar a vida de seus pacientes com TDAH, aprimorando tanto sua saúde como o funcionamento da atenção e ajudando-os no estabelecimento de um estilo de vida mais ativo.

PERGUNTAS PARA DISCUSSÃO

1. Quais são os fatores que podem afetar o nível de atividade de crianças e adultos com TDAH?
2. Qual é o ganho extra para pacientes com TDAH com o acréscimo do exercício físico a um plano terapêutico para esse transtorno?
3. De que modo os médicos podem ajudar crianças, adolescentes e adultos com TDAH a praticarem exercícios físicos e a aumentarem seu nível de atividade?

LEITURAS RECOMENDADAS

1. Cornelius C, Fedewa AL, Ahn S: The effect of physical activity on children with ADHD: a quantitative review of the literature. Journal of Applied School Psychology 33(2):136-170, 2017.
2. Halperin JM, Healey DM: The influences of environmental enrichment, cognitive enhancement, and physical exercise on brain development: can we alter the developmental trajectory of ADHD? Neurosci Biobehav Rev 35(3):621-634, 2011.
3. Hoza B, Smith AL, Shoulberg EK, et al: A randomized trial examining the effects of aerobic physical activity on attention-deficit/hyperactivity disorder symptoms in young children. J Abnorm Child Psychol 43(4):655-667, 2015.

REFERÊNCIAS

1. ADDitude editors: Everything you need to know about ADHD. New York, ADDitude, 2019. Available at: www.additudemag.com/what-is-adhd-symptoms-causestreatments. Accessed January 11, 2019.
2. Adler LD, Nierenberg AA: Review of medication adherence in children and adults with ADHD. Postgrad Med 122(1):184-191, 2010 20107302.
3. Ahn S, Fedewa AL: A meta-analysis of the relationship between children's physical activity and mental health. J Pediatr Psychol 36(4):385-397, 2011 21227908.
4. Antshel KM, Hier BO, Barkley RA: Executive functioning theory and ADHD, in Handbook of Executive Functioning. Edited by Goldstein S, Naglieri JA. New York, Springer, 2014, pp 107-120.
5. Archer T, Kostrzewa RM: Physical exercise alleviates ADHD symptoms: regional deficits and development trajectory. Neurotox Res 21(2):195-209, 2012 21850535.
6. Arns M, Conners CK, Kraemer HC: A decade of EEG theta/beta ratio research in ADHD: a meta-analysis. J Atten Disord 17(5):374-383, 2013 23086616.
7. Brown HE, Atkin AJ, Panter J, et al: Family based interventions to increase physical activity in children: a systematic review, meta-analysis and realist synthesis. Obes Rev 17(4):345-360, 2016 26756281.
8. Cook BG, Li D, Heinrich KM: Obesity, physical activity, and sedentary behavior of youth with learning disabilities and ADHD. J Learn Disabil 48(6):563-576, 2015 24449262.
9. Cornelius C, Fedewa AL, Ahn S: The effect of physical activity on children with ADHD: a quantitative review of the literature. Journal of Applied School Psycholgy 33(2):136-170, 2017.
10. Cortese S, Tessari L: Attention-deficit/hyperactivity disorder (ADHD) and obesity: update 2016. Curr Psychiatry Rep 19(1):4, 2017 28102515.
11. Dalsgaard S, Østergaard SD, Leckman JF, et al: Mortality in children, adolescents, and adults with attention deficit hyperactivity disorder: a nationwide cohort study. Lancet 385(9983):2190-2196, 2015 25726514.

12. Diamond A, Lee K: Interventions shown to aid executive function development in children 4 to 12 years old. Science 333(6045):959–964, 2011 21852486.
13. Gapin J, Etnier JL: The relationship between physical activity and executive function performance in children with attention-deficit hyperactivity disorder. J Sport Exerc Psychol 32(6):753-763, 2010 21282836.
14. Gapin JI, Labban JD, Etnier JL: The effects of physical activity on attention deficit hyperactivity disorder symptoms: the evidence. Prev Med 52(suppl 1):S70-S74, 2011 21281664.
15. Halperin JM, Healey DM: The influences of environmental enrichment, cognitive enhancement, and physical exercise on brain development: can we alter the developmental trajectory of ADHD? Neurosci Biobehav Rev 35(3):621-634, 2011 20691725.
16. Hillman CH, Buck SM, Themanson JR, et al: Aerobic fitness and cognitive development: Event-related brain potential and task performance indices of executive control in preadolescent children. Dev Psychol 45(1):114-129, 2009a 19209995.
17. Hillman CH, Pontifex MB, Raine LB, et al: The effect of acute treadmill walking on cognitive control and academic achievement in preadolescent children. Neuroscience 159(3):1044-1054, 2009b 19356688.
18. Hillman CH, Pontifex MB, Castelli DM, et al: Effects of the FITKids randomized controlled trial on executive control and brain function. Pediatrics 134(4):e1063-e1071, 2014 25266425.
19. Hoza B, Smith AL, Shoulberg EK, et al: A randomized trial examining the effects of aerobic physical activity on attention-deficit/hyperactivity disorder symptoms in young children. J Abnorm Child Psychol 43(4):655-667, 2015 25201345.
20. Hoza B, Martin CP, Pirog A, et al: Using physical activity to manage ADHD symptoms: the state of the evidence. Curr Psychiatry Rep 18(12):113, 2016 27807701.
21. Huang CJ, Huang CW, Tsai YJ, et al: A preliminary examination of aerobic exercise effects on resting EEG in children with ADHD. J Atten Disord 21(11):898-903, 2017 25359761.
22. Huang T, Larsen KT, Ried-Larsen M, et al: The effects of physical activity and exercise on brain-derived neurotrophic factor in healthy humans: A review. Scand J Med Sci Sports 24(1):1-10, 2014 23600729.
23. Johnson RC, Rosen LA: Sports behavior of ADHD children. J Atten Disord 4(3):150-160, 2000.
24. Johnston C, Mash EJ: Families of children with attention-deficit/hyperactivity disorder: review and recommendations for future research. Clin Child Fam Psychol Rev 4(3):183-207, 2001 11783738.
25. Kessler RC, Adler L, Barkley R, et al: The prevalence and correlates of adult ADHD in the United States: results from the National Comorbidity Survey Replication. Am J Psychiatry 163(4):716-723, 2006 16585449.
26. Khalife N, Kantomaa M, Glover V, et al: Childhood attention-deficit/hyperactivity disorder symptoms are risk factors for obesity and physical inactivity in adolescence. J Am Acad Child Adolesc Psychiatry 53(4):425-436, 2014 24655652.
27. Liu D-Y, Shen X-M, Yuan F-F, et al: The physiology of BDNF and its relationship with ADHD. Mol Neurobiol 52(3):1467-1476, 2015 25354496.
28. McQuade JD, Hoza B: Peer relationships of children with ADHD, in Attention-Deficit Hyperactivity Disorder: A Handbook for Diagnosis and Treatment. New York, Guilford, 2015, pp 210-222.
29. Medina JA, Netto TL, Muszkat M, et al: Exercise impact on sustained attention of ADHD children, methylphenidate effects. Atten Defic Hyperact Disord 2(1):49-58, 2010 21432590.
30. Molina BS, Hinshaw SP, Swanson JM, et al: The MTA at 8 years: prospective follow-up of children treated for combined-type ADHD in a multisite study. J Am Acad Child Adolesc Psychiatry 48(5):484-500, 2009 19318991.
31. Pelham WE, Gnagy EM, Greiner AR, et al: Behavioral versus behavioral and pharmacological treatment in ADHD children attending a summer treatment program. J Abnorm Child Psychol 28(6):507-525, 2000 11104314.

32. Polanczyk GV, Willcutt EG, Salum GA, et al: ADHD prevalence estimates across three decades: an updated systematic review and meta-regression analysis. Int J Epidemiol 43(2):434-442, 2014 24464188.
33. Pontifex MB, Saliba BJ, Raine LB, et al: Exercise improves behavioral, neurocognitive, and scholastic performance in children with attention-deficit/hyperactivity disorder. J Pediatr 162(3):543–551, 2013 23084704.
34. Roizen NJ, Blondis TA, Irwin M, et al: Psychiatric and developmental disorders in families of children with attention-deficit hyperactivity disorder. Arch Pediatr Adolesc Med 150(2):203-208, 1996 8556127.
35. Safren SA, Duran P, Yovel I, et al: Medication adherence in psychopharmacologically treated adults with ADHD. J Atten Disord 10(3):257-260, 2007 17242421.
36. Schoenfelder EN, Kollins SH: Topical review: ADHD and health-risk behaviors: toward prevention and health promotion. J Pediatr Psychol 41(7):735-740, 2016 26717959.
37. Schoenfelder E, Moreno M, Wilner M, et al: Piloting a mobile health intervention to increase physical activity for adolescents with ADHD. Prev Med Rep 6:210-213, 2017 28373931.
38. Spencer TJ, Biederman J, Mick E: Attention-deficit/hyperactivity disorder: diagnosis, lifespan, comorbidities, and neurobiology. Ambul Pediatr 7(1 suppl):73-81, 2007 17261486.
39. Tan BW, Pooley JA, Speelman CP: A meta-analytic review of the efficacy of physical exercise interventions on cognition in individuals with autism spectrum disorder and ADHD. J Autism Dev Disord 46(9):3126-3143, 2016 27412579.
40. Verburgh L, Königs M, Scherder EJ, et al: Physical exercise and executive functions in preadolescent children, adolescents and young adults: a meta-analysis. Br J Sports Med 48(12):973–979, 2013 23467962.
41. Verret C, Guay MC, Berthiaume C, et al: A physical activity program improves behavior and cognitive functions in children with ADHD: an exploratory study. J Atten Disord 16(1):71-80, 2012 20837978.
42. Vysniauske R, Verburgh L, Oosterlaan J, et al: The effects of physical exercise on functional outcomes in the treatment of ADHD: a meta-analysis. J Atten Disord 2016 26861158Epub ahead of print.
43. Weiss MD, Baer S, Allan BA, et al: The screens culture: impact on ADHD. Atten Defic Hyperact Disord 3(4):327-334, 2011 21948003.
44. Zwi M, Jones H, Thorgaard C, et al: Parent training interventions for attention deficit hyperactivity disorder (ADHD) in children aged 5 to 18 years. Cochrane Database Syst Rev (12):CD003018, 2011 22161373.

10

Exercício físico no tratamento dos transtornos do espectro autista

Janani Venugopalakrishnan, M.D., M.P.H.
Antonio Hardan, M.D.

PONTOS PRINCIPAIS

- Pessoas com transtorno do espectro autista (TEA) são geralmente menos ativas que seus pares neurotípicos.
- O exercício físico está associado a melhoras em sintomas específicos de TEA e pode ajudar na atenuação de problemas comuns, como ansiedade e comportamentos perturbadores.
- A adaptação da atividade física aos interesses do indivíduo, bem como o apoio e a participação da família, pode ajudar pessoas com TEA na introdução da prática regular e continuada do exercício físico nas suas rotinas diárias.

O transtorno do espectro autista (TEA) é um transtorno do neurodesenvolvimento especificado na quinta edição do *Manual Diagnóstico e Estatístico de Transtornos Mentais* (DSM-5; American Psychiatric Association, 2013), presente durante o período inicial de desenvolvimento e acompanhado por déficits na comunicação e interação sociais, junto com padrões limitantes e repetitivos de comportamento, interesses ou atividades. TEA é uma deficiência do desenvolvimento de comum ocorrência, sendo um dos distúrbios neurológicos mais comuns em crianças. O TEA abrange os diagnósticos do DSM-IV (American Psychiatric Association, 1994) de transtorno autista, transtorno de Asperger, transtornos desintegrativos da infância e transtorno generalizado do desenvolvimento sem outra especificação. Os sintomas do TEA causam danos significativos no funcionamento social e ocupacional e em outras áreas de funcionamento, não sendo explicados mais adequadamente por atrasos no desenvolvimento ou por deficiência intelectual. Em pacientes com TEA, o transtorno pode estar associado à deficiência intelectual, a deficiências de linguagem, distúrbios do neurodesenvolvimento e problemas genéticos e clínicos. Com frequência, os níveis de gravidade são definidos pelos níveis de apoio necessários no contexto de déficits na comunicação social e de comportamentos limitantes e repetitivos. As causas do TEA são heterogêneas e multifatoriais, envolvendo exposição a drogas e toxinas, prematuridade, infecções, complicações na gravidez ou no parto, deleções genéticas, mutações, anomalias cromossômicas e idade paterna avançada.

Nos casos de TEA, os déficits sociais observados são: baixa reciprocidade socioemocional, diminuição no compartilhamento de interesses e déficits na comunicação verbal e não verbal, o que resulta em dificuldades na formação, na manutenção e na compreensão dos relacionamentos. Os padrões de comportamento limitantes e repetitivos envolvem comportamentos estereotipados, insistência na resistência a mudanças na rotina diária e interesses limitados ou fixos. Os comportamentos estereotipados se referem ao uso repetido de objetos; movimentos verbais ou motores (p. ex., oscilar, pular, agitar as mãos, girar, andar de um lado para o outro, sapatear e encarar com os olhos); e vocalizações. Na área da sensibilidade, são observados problemas de hiporreatividade ou hiper-reatividade a estímulos sensoriais, junto com desafios ambientais para a regulação das informações auditivas, visuais e táteis. Esses comportamentos podem ter efeitos distrativos, uma vez que interferem na atenção às tarefas, na aquisição de competências, no domínio de tarefas simples e nos comportamentos sociais positivos; e também comprometem o aprendizado (Kern et al., 1982). Além disso, observa-se um aumento na ocorrência de desafios comportamentais e do humor em pacientes com TEA, como agressão, crises, impulsividade, hiperatividade, ansiedade, depressão e comportamentos autolesivos. Diante de tal situação, as pessoas com esse transtorno sentem muita dificuldade em funcionar adequadamente nos ambientes sociais e em responder positivamente ao ambiente.

Ainda não contamos com tratamentos disponíveis que curem os sintomas do autismo, mas podemos recorrer a várias intervenções que visam diminuir os comportamentos desadaptativos e melhorar os déficits de comunicação social e os comportamentos limitantes e repetitivos. Essas intervenções se baseiam no comportamento (intervenções comportamentais intensivas e precoces); fonoaudiologia, terapia física e ocupacional; terapias de integração sensorial; farmacoterapias; intervenções auditivas e visuais; e várias intervenções comportamentais naturalistas, como o modelo *Early Start Denver* (Dawson et al., 2010), análise comportamental aplicada e o tratamento de resposta pivotal (*pivotal response treatment*, PRT). Curiosamente, diversos artigos publicados examinaram os efeitos da prática do exercício físico na redução da frequência e da intensidade de alguns dos déficits básicos e comportamentos associados, bem como relatos de alguns professores de educação especial que fornecem provas preliminares de ganhos na cooperação e na capacidade de atenção após a prática de atividade física, aulas de educação física e excursões de campo (Burns e Ault, 2009).

Vêm se acumulando evidências que sugerem um papel importante da prática do exercício físico na promoção da saúde física e mental, e esse recurso vem ganhando a atenção dos prestadores de serviços de saúde com relação à melhora de comportamentos, funcionamento cognitivo e desempenho acadêmico, tanto em crianças neurotípicas quanto em crianças com TEA. Essa área de estudo em indivíduos com TEA ficou facilitada, graças a uma combinação de um aumento generalizado no interesse pela prática do exercício físico na população em geral e também pelas tendências recentes dos percentuais de prevalência de TEA. De acordo com a Rede de Monitoramento do Autismo e das Deficiências do Desenvolvimento de 2014 (Centers for Disease Control and Prevention, CDC), a prevalência de TEA é de 1 em 59 crianças com 8 anos de idade (16,8 por 1.000; Baio et al., 2018). Já foram estudados detalhadamente vários tipos de atividade física, desde exercícios aeróbicos até corridas, esportes aquáticos, artes marciais, basquetebol, programas do tipo mente-corpo, equitação, yoga, bicicleta ergométrica e esgrima (Bahrami et al., 2012; Chan et al., Chan et al., 2015; Pan, 2011; Schmitz Olin et al., 2017). Os achados dessas investigações sugerem que a atividade física pode melhorar a atenção, o funcionamento cognitivo e a reciprocidade socioemocional em indivíduos com TEA (Koehne et al., 2016; Neely et al., 2015). A diminuição das crises e dos comportamentos estereotipados são mais alguns dos benefícios observados com a prática do exercício (Bremer et al., 2016). Também foram observados ganhos no domínio da comunicação social e atenuação nos comportamentos autoestimulantes (Neely et al., 2015; Rafie et al., 2017). Também são dignos de nota os relatos de casos individuais oriundos da prática clínica, por terem sido observadas melhoras cognitivas e comportamentais leves depois do exercício (Chan et al., 2015; Lang et al., 2010).

A NECESSIDADE DO EXERCÍCIO EM TRANSTORNOS DO ESPECTRO AUTISTA

As limitações cognitivas, motoras e sociais vivenciadas por pessoas com TEA representam barreiras a um acesso regular à atividade física. Tal situação faz que essa prática seja ainda mais necessária para esse grupo, diante do aumento da prevalência de problemas metabólicos, como a obesidade e outras comorbidades clínicas associadas. Pessoas com TEA exibem pontuações mais baixas para seu condicionamento físico; e tais indivíduos estão menos condicionados porque, nessa população, é mais comum a presença de um comportamento sedentário, em comparação com grupos equivalentes com desenvolvimento típico (McCoy et al., 2016; Tyler et al., 2014).

À medida que as crianças com TEA vão envelhecendo, observa-se uma diminuição dos níveis de atividade; crianças com TEA no ensino fundamental são mais ativas do que crianças mais velhas com esse distúrbio (Pan e Frey, 2006). Além disso, interesses restritos que ficam limitados à tecnologia – isto é, o uso excessivo da mídia, e em particular videogames e televisão – podem fazer que o estilo de vida desses pacientes seja intensamente sedentário, o que resulta em aumento do peso. Quando comparadas com grupos assemelhados, crianças com TEA demonstram menor probabilidade de envolvimento ativo em esportes ou nas atividades clubísticas no ano anterior (McCoy et al., 2016). Quanto maior a gravidade do autismo, maiores são as probabilidades de redução na atividade física e na participação em esportes e atividades clubísticas (McCoy et al., 2016).

As pessoas com TEA tendem a se concentrar comparativamente menos nos exercícios e a dispender menos tempo na prática de atividades físicas moderadas a vigorosas; esses indivíduos necessitam de programas mais orientados que os ajudem nas intervenções físicas (Stanish et al., 2017). Há evidências que sugerem que adolescentes com TEA são geralmente menos ativos quando comparados a adolescentes com desenvolvimento típico; assim, adolescentes com o transtorno têm maior probabilidade de apresentar sobrepeso ou obesidade e de aumento no índice de massa corporal (Srinivasan et al.,2014). A prevalência da obesidade é de 30,4% no grupo de TEA *versus* 23,6% em jovens sem TEA (Must et al., 2014). Na população com TEA, os níveis mais elevados de consumo de alimentos e de problemas gastrointestinais também são fatores contributivos para a ocorrência de obesidade. A obesidade, por sua vez, acarreta outras consequências significativas para a saúde, como diabetes, doenças cardiovasculares, hipertensão e acidente vascular cerebral.

Tratamentos psicofarmacológicos (como a medicação antipsicótica atípica) e distúrbios alimentares também são fatores contributivos para a ocorrência de obesidade. Ganho de peso, síndrome metabólica e problemas cardíacos são alguns dos efeitos colaterais secundários aos medicamentos comumente utilizados nessa população; isso faz que seja ainda mais crucial a prática de uma atividade física saudável por tais pacientes. Densidade mineral óssea (DMO) é outro parâmetro físico estudado; foi constatado que a DMO é menor em meninos com TEA do que em grupo controle formado por meninos pré-púberes neurotípicos. Esse achado sugere a ocorrência de níveis ainda mais baixos de atividade física (Neumeyer et al., 2013). O resultado de tal situação é um maior risco de ocorrência de fraturas em crianças e adultos com TEA.

As crianças com TEA isolam-se e preferem se concentrar nos seus próprios interesses; essa situação contribui para a diminuição dos níveis de atividade, e a prática do exercício físico é fator crucial para que seja minimizado o impacto desse estilo de vida. Por fim, a atividade física pode levar a uma redução nos comportamentos estereotipados e desadaptativos, como episódios de agressão, crises e comportamentos autolesivos. Como resultado, o paciente será beneficiado com melhoras na sua qualidade de vida.

DESAFIOS PARA PESSOAS COM TRANSTORNO DO ESPECTRO AUTISTA

Em comparação com seus colegas ou com crianças com desenvolvimento típico, os indivíduos com autismo não praticam exercícios com a mesma regularidade (McCoy et al., 2016). Conforme foi mencionado na seção anterior, os desafios específicos para esse grupo relacionados à presença de déficits comportamentais, físicos e cognitivos limitam o acesso e o interesse pela atividade física. Com relação aos problemas comportamentais presentes no grupo com TEA, a sociedade exagera em sua percepção quanto aos níveis reais do comprometimento, e essa é uma limitação social que resulta em limitação ao acesso (Llewellyn e Hogan, 2010).

Indivíduos com TEA sentem dificuldades com relação às interações sociais, à linguagem em uma conversação e à compreensão de sugestões sociais e instruções explícitas durante as atividades. Assim, para essa população, a participação nas atividades físicas em grupo fica limitada; e em alguns casos a prática do exercício físico fica restrita a esportes solitários, que são menos divertidos que os esportes coletivos. A segregação de atividades com base no nível de habilidade pessoal e a limitação da acessibilidade com relação a alguns dos jogos mais competitivos são outras barreiras ao acesso às oportunidades de exercício físico para pessoas com TEA (Pan e Frey, 2006).

Em comparação com grupos equivalentes, os níveis reduzidos para as habilidades motoras também podem se constituir em um fator dissuasor, fazendo que os jovens acabem optando por alguma prática mais fácil, como assistir à televisão ou praticar jogos *on-line*, em vez de fazerem alguma atividade física. Em crianças com TEA, pode-se observar atraso no desenvolvimento motor, menor flexibilidade da parte inferior do corpo, menor proficiência motora e uma resistência limitada. Nessa população, também são observados desafios físicos, na forma de uma diminuição nas habilidades visuoespaciais e visuomotoras, o que resultará em deficiências de coordenação e de equilíbrio. É possível que essas dificuldades provoquem quedas e acidentes frequentes, o que se constitui em fator limitante ao acesso a determinadas atividades. Com relação às atividades praticáveis por esse grupo, as opções também são limitadas. E o nível de competição, afora os avançados requisitos do conjunto de habilidades necessárias para certos tipos de exercício, diminui as oportunidades dadas a crianças com TEA para a prática da atividade física.

Frequentemente indivíduos com TEA exibem problemas comportamentais como agressão, agitação e outros problemas comórbidos de saúde mental (p. ex., ansiedade, hiperatividade, impulsividade), o que por si só limita seu envolvimento consistente nas atividades físicas e o atendimento das expectativas. Essas pessoas também demonstrarão maior dificuldade em manter qualquer atividade, em especial exercícios físicos. Interrupções na rotina decorrentes de doenças ou de outros fatores físicos também podem causar um revés nos regimes de exercícios físicos. O medo e a ansiedade desadaptativos decorrentes de lesões e acidentes sofridos durante a prática do exercício físico também podem fazer que algumas crianças com TEA evitem praticar o exercício.

Problemas sensoriais, e em especial a hiperestimulação causada por ruídos e por áreas lotadas em um campo ou ginásio esportivo, podem levar a um comportamento desadaptativo e gerar ansiedade. Nessa população, é comum a ocorrência de distúrbios do sono e perturbações do ritmo circadiano, acompanhados por letargia e irritabilidade, junto com um recrudescimento nos distúrbios comportamentais. Esse cenário promove maior cansaço e perturbações diurnas, dificultando a adesão a uma rotina regular de exercícios. Porém, é provável que muitos desses problemas sejam minimizados em resposta à prática do exercício físico; em consequência, será observada redução das barreiras a uma participação contínua. Tal cenário é fundamental para a otimização dos resultados comportamentais e socioemocionais.

ESTUDOS BASEADOS EM EVIDÊNCIAS E EXPERIÊNCIAS EMPÍRICAS

Foram publicados estudos sobre a prática do exercício físico com base em pessoas com TEA de diferentes faixas etárias (desde crianças pré-escolares até adultos). Foram observados ganhos nas habilidades sociais e motoras, tanto em crianças quanto em adultos que passaram por intervenções individuais com exercícios (Sowa e Meulenbroek, 2012). Esses autores não observaram qualquer mudança na comunicação. Em um estudo transversal em crianças com TEA e seus irmãos com idades entre 7 e 12 anos, os autores utilizaram um programa aquático de 14 semanas, que teve como resultado melhoras nas habilidades aquáticas e no condicionamento físico. Em certos programas com exercícios assistidos praticados por colegas com desenvolvimento típico ou por irmãos, as crianças com TEA mostraram melhoras mais expressivas quando comparadas a crianças com desenvolvimento típico nas áreas da interação social e física (Chu e Pan, 2012). Uma revisão metanalítica analisou os efeitos do exercício em indivíduos com TEA com idades entre 3 e 41 anos com uso de exercícios variados, como caminhadas, esportes aquáticos, ciclismo, corrida e musculação. Os autores dessa revisão descobriram que a prática do exercício físico resultou na atenuação de comportamentos estereotipados e da agressão. Os participantes também foram beneficiados com uma redução nos comportamentos para tarefas esporádicas (Lang et al., 2010). Foi demonstrado que o treinamento em artes marciais produz benefícios continuados na redução de comportamentos estereotipados até 30 dias após a intervenção. Também foram observadas melhoras na proficiência motora, nas respostas acadêmicas e nos comportamentos nas tarefas (Neely et al., 2015; Rafie et al., 2017). Os pesquisadores não consideraram a fadiga como razão para a diminuição dos comportamentos perturbadores, sobretudo por terem sido observadas melhoras no funcionamento acadêmico, no funcionamento motor e nos comportamentos durante as tarefas após a prática da atividade física (Elliott et al., 1994).

Ainda não foram esclarecidos os mecanismos subjacentes aos efeitos do exercício sobre os comportamentos em indivíduos com TEA; mas, conforme foi descrito no Capítulo 2, "Exercício físico e o cérebro", a neurogênese, a angiogênese e a neuromodulação podem estar implicadas.

Exemplo de caso 1

John é um adolescente de 16 anos que parou de frequentar a escola secundária especial por demonstrar ansiedade, impulsividade e comportamentos perturbadores graves. Nos últimos três anos, o rapaz vem estudando em casa. John tinha um longo histórico de extrema hipersensibilidade a ruídos altos; atitudes agressivas; dificuldade em fazer transições, especialmente das atividades ligadas à mídia; e ansiedade. Ele foi inscrito em um programa de condicionamento físico não estruturado, tendo acesso a equipamentos de ginástica acompanhado por um de seus pais duas vezes por semana, durante 1 hora a cada vez. Transcorridos três meses, os pais de John informaram que, depois da prática dessas atividades, ele era beneficiado com a atenuação da agressividade e das crises. John também estava recebendo medicação psicotrópica, mas sem nenhuma modificação ao longo dos três meses de participação nos exercícios.

Exemplo de caso 2

Sam é um adolescente de 14 anos com dificuldades comportamentais, como agressividade, além de apresentar transtorno de déficit de atenção e hiperatividade

(TDAH) do tipo combinado. O garoto também apresenta problemas clínicos comórbidos e já passou por cirurgias ortopédicas durante um período de três anos, necessitando de fisioterapia e exercício. Sam participava em um programa intensivo de fisioterapia domiciliar envolvendo caminhadas, alongamento e levantamento de peso com a supervisão de terapeutas e de um treinador. Os pais de Sam observaram melhoras na atitude, diminuição da ansiedade e melhora na regulação emocional e na capacidade de redirecionamento durante o envolvimento do garoto nas atividades físicas. A interrupção das atividades resultou em um aumento dos comportamentos desadaptativos e em desajustamento, tanto em casa como no ambiente escolar; subsequentemente, os exercícios físicos foram retomados.

Exercícios intensos, como a corrida e a equitação, resultam em efeito mais expressivo, em comparação com formas mais leves, como as caminhadas. Uma forma de melhorar a cooperação e a motivação consiste em pedir que as pessoas escolham suas próprias atividades preferidas, em vez de terem que praticar atividades impostas. Observa-se maior participação com o uso de exercícios com intensidade moderada a vigorosa em sessões mais curtas, em comparação com sessões mais demoradas. Pessoas com TEA tendem a exibir melhor desempenho com reforços frequentes e com o estabelecimento de metas (LaLonde et al., 2014). Elas também tendem a se sair melhor quando há menos demandas de socialização em atividades específicas. Por outro lado, contar com um colega nos programas de exercícios físicos proporciona apoio e melhora as interações sociais e a motivação para a aderência ao regime.

Em estudos sobre a prática do exercício físico, foram observados benefícios para habilidades motoras, índice de massa corporal e humor. Foram também observadas melhoras nas habilidades motoras perceptivas em adolescentes com autismo, após uma intervenção de 10 semanas de exercícios em grupo, consistindo em jogos com bola, atividades motoras e práticas esportivas (Rafie et al., 2017). Um programa de nove meses de caminhada em esteira para um grupo de adolescentes com autismo grave resultou em melhora dos comportamentos de caminhada em esteira e na redução dos índices de massa corporal (Pitetti et al., 2007). Marca et al. (2015) observaram melhora no humor e no sono após a prática regular de exercícios aeróbicos e treinamento de habilidades motoras.

Exemplo de caso 3

Dave é um adolescente de 17 anos com TEA e TDAH, do tipo combinado, que luta contra impulsividade e hiperatividade graves que afetam seu funcionamento diário. Foi observado que técnicas simples de exercício físico, como correr no quintal e fazer algumas flexões, acalmavam o rapaz durante a noite, facilitando as rotinas e transições da hora de dormir.

COGNIÇÃO

Sabe-se que a atividade física antes das sessões educacionais melhora o envolvimento acadêmico e também diminui os estereótipos durante o ensino entre indivíduos com TEA. Chan et al. (2015) estudaram grupos que praticaram a arte marcial chinesa conhecida como *nei gong*, relaxamento muscular progressivo ou nenhuma intervenção. Transcorrido um mês, os autores do estudo observaram progresso nas habilidades de memória no grupo praticante de *nei gong* (exercício) quando seus participantes receberam uma tarefa de memória visual computadorizada, o que foi verificado pelo aumento da coerência teta eletroencefalográfica entre as regiões frontal e posterior do cérebro. Já nos grupos de relaxamento muscular progressivo e de controle (sem intervenção) isso não foi observado. O programa foi considerado capaz de melhorar o processamento da memória, regulando a conectividade funcional neural por meio do exercício mente-corpo e, portanto, melhorando o funcionamento da memória em indivíduos com autismo (Chan et al., 2015).

Oriel et al. (2011) constataram que a realização de exercícios aeróbicos antes das atividades em sala de aula melhorou o envolvimento acadêmico. Isso foi demonstrado pela ocorrência de diferenças significativas nas respostas corretas entre o grupo de exercício em comparação ao grupo controle depois de 15 minutos de corrida. Foram mensurados comportamentos estereotipados, número de respostas corretas *versus* incorretas e percentual de comportamentos em tarefa (Oriel et al., 2011). Em outro estudo, foi demonstrado que uma estratégia de intervenção com dança/movimento melhora a inferência de emoções em adultos com TEA. Nesse estudo, os autores observaram melhor desempenho acadêmico após a prática de exercício de intensidade leve (Koehne et al., 2016). Em um estudo que envolveu participantes com TEA e TDAH (Tan et al., 2016), 61,75% apresentaram melhor desempenho cognitivo depois do exercício. Isso ficou demonstrado pela melhora dos comportamentos nas tarefas e do desempenho em tarefas simples de aprendizagem. No grupo praticante de exercícios, também ocorreram ganhos pequenos a médios na melhora da cognição. Em um estudo comparativo que implantou um programa de equitação terapêutica com duração de 10 semanas (Gabriels et al., 2012), indivíduos com TEA mostraram melhora nas avaliações pós-condição quanto ao domínio dos comportamentos de autorregulação, a estereotipias, habilidades motoras e linguagem expressiva. Também foram observados benefícios para o humor e diminuições na letargia e na irritabilidade.

Em outro estudo, foram observadas melhoras nas habilidades de comunicação, de resposta e de expressão em um estudo de 12 semanas com 24 sessões de atividades físicas estruturadas (Zhao e Chen, 2018). A incorporação dos princípios do modelo de Tratamento e Educação de Crianças Autistas e com Deficiência de Comunicação Relacionada (*Treatment and Education of Autistic and Related Communication-Handicapped Children*, TEACCH) e do Programa para a Educação e Enriquecimento de Habilidades Relacionais (*Program for the Education and Enrichment of Relational Skills*, PEERS) ao regime de exercícios físicos ajudou na obtenção de ganhos nas habilidades sociais. O modelo PEERS é uma intervenção de habilidades sociais baseada em evidências com duração de 14 semanas; esse modelo pretende ajudar adolescentes com TEA a fazer amigos. Em suas avaliações, os pais de crianças com TEA identificaram benefícios com o uso desse programa de exercícios estruturados de 12 semanas, em termos de melhoras na interação social e nas habilidades de comunicação.

Outros estudos destacam a importância da atividade física na melhora das habilidades sociais e do funcionamento executivo. A incorporação de um sistema de recompensa promove motivação para a participação, conforme citado por Zhao e Chen (2018). A prática ativa de jogos de videogame, com inclusão de uma tecnologia de realidade aumentada, foi testada como simulação de atividade física, mas seus resultados foram inconsistentes em termos de melhora dos resultados para as habilidades sociais (Chung et al., 2015). Um programa de natação com hidroginástica melhorou as habilidades aquáticas, tendo também resultado em ganhos sociais (Pan, 2010). Pan et al. (2017) observaram benefícios no funcionamento executivo e na proficiência nas habilidades motoras após uma intervenção com tênis de mesa ao longo de 12 semanas.

EFEITO DO EXERCÍCIO NOS COMPORTAMENTOS ESTEREOTIPADOS

Schmitz Olin et al. (2017) examinaram o efeito da atividade física nos comportamentos estereotipados de pacientes com TEA. Ao que parece, a prática do exercício físico não elimina comportamentos estereotipados, mas pode ajudar em sua redução, além de aumentar sua funcionalidade. Schmitz Olin et al. (2017) estudaram os efeitos da prática de diferentes intensidades do exercício aeróbico nos comportamentos estereotipados, como agitação das mãos, oscilação do corpo e ecolalia. O exercício foi realizado com intensidade leve a moderada *versus* alta intensidade, e os autores mediram a frequência das estereotipias uma hora antes e depois do exercício. Foi demonstrado que o exercício aeróbico de intensidade leve a moderada foi benéfico em termos da atenuação dos comportamentos estereotipados, enquanto o exercício de alta intensidade piorou esses comportamentos (Schmitz Olin et al., 2017).

Liu et al. (2015) observaram que a prática de exercício moderado a vigoroso durante 15 minutos atenuou os comportamentos estereotipados por até duas horas depois da prática. Os autores notaram uma redução nas estereotipias independentemente da idade, do gênero e do transtorno. Em outro estudo, seus autores observaram especificamente uma diminuição nas atividades estereotipadas durante apenas pequenos intervalos, após somente uma breve intervenção com exercício físico, sem a presença de outras variáveis de confusão (Petrus et al., 2008). Bahrami et al. (2012) examinaram a eficácia de um programa de técnicas de *kata* (uma forma de artes marciais) com duração de 14 semanas na redução de estereotipias. Esses autores descobriram que o grupo praticante do exercício foi beneficiado com a atenuação dos comportamentos – mesmo até um mês após o treino.

Em outro estudo, Tse et al. (2018) sugeriram a possibilidade de obtenção de um efeito benéfico pela adequação do tipo de exercício à estereotipia. Isso ficou evidenciado pela diminuição da oscilação das mãos depois de 15 minutos de uma intervenção com exercício de bate-bola (*ball tapping*), enquanto um grupo que apresentava oscilação corporal não respondeu significativamente ao mesmo exercício. Esse estudo sugeriu que a combinação da biomecânica das estereotipias com uma intervenção específica com exercício físico pode resultar em melhoras com um direcionamento para o comportamento repetitivo específico. Foram observados níveis inferiores de comportamentos autoestimulantes após a prática do exercício, e não depois de outras atividades, como a participação em aulas comuns ou assistir televisão. Isso ficou demonstrado por um estudo de meninos com TEA em sessões de treinamento linguístico que se seguiram às práticas de exercícios físicos, assistir televisão ou fazer tarefas acadêmicas comuns (Watters e Watters, 1980). Em um estudo que envolveu adultos com autismo e deficiência intelectual moderada a grave, foi observada uma melhora de 65% nas estereotipias e uma redução de 57% nos comportamentos desadaptativos (p. ex., agressão, vocalizações altas, comportamentos autolesivos) após a prática de exercícios aeróbicos vigorosos (Elliott et al., 1994). Além disso, esse estudo também comprovou a importância da intensidade do exercício físico, pela comparação do exercício com atividades motoras habituais.

Exemplo de caso 4

Landon é um rapaz de 22 anos com TEA e deficiência intelectual moderada; ele também sofre de transtorno obsessivo-compulsivo, ansiedade severa e agressividade. Landon se apresentou à clínica com hipersensibilidade a ruídos altos e também com comportamentos estereotipados de oscilar e caminhar de um lado para o outro. Esse quadro limitava em muito as suas interações sociais e ambientais, provocando aumento na ansiedade. Landon participava de um programa aquático com duração de um ano, frequentando aulas de natação duas vezes por semana e comparecendo à academia junto com os pais. Seus comportamentos, especialmente o de agressividade, melhoravam nos dias em que se exercitava. Os pais de Landon também observaram que, após o exercício, ocorria atenuação nos comportamentos autoestimulantes, tendo atribuído esse efeito aos benefícios da atividade física na diminuição da ansiedade.

Vale a pena enfatizar que, nesses exemplos de casos, os pacientes estavam recebendo medicamentos para condições comórbidas e problemas comportamentais, mas as melhoras nos comportamentos que se seguiam ao programa de exercícios foram especificamente trazidas à atenção do terapeuta pelos pais dos pacientes, sem que houvesse qualquer modificação nos medicamentos concomitantes.

LIMITAÇÕES

É importante que a literatura citada neste capítulo seja interpretada com cautela. A generalização das condições dos exercícios investigados fica limitada devido à pouca disponibilidade de ambientes estruturados com acomodações para TEA e de equipamentos especializados para atendimento das necessidades motoras e sensoriais. Em alguns desses estudos citados, parâmetros de medição não padronizados também são fatores limitantes. Generalizações e a replicabilidade ficam igualmente limitadas pelo amplo espectro de comportamentos e déficits apresentados no TEA, o que resulta em diferenças individuais na resposta às intervenções. Pequenos tamanhos da amostra, ausência de randomização e intervenções limitadas no tempo são outros fatores que dificultam a generalização desses estudos.

Em sua maioria, as pesquisas enfocaram indivíduos do gênero masculino; e para a população feminina estudada, os dados são inadequados. Grande parte da pesquisa também se concentrou em pacientes com TEA e com alta funcionalidade, deixando de incluir crianças com formas de TEA mais graves e intelectualmente incapacitantes. Além disso, são poucos os artigos já publicados que abordaram a faixa etária da primeira infância. Os variados tipos de modalidades de exercício estudadas, com diferenças na intensidade e na duração, e as variadas apresentações do TEA, dificultam a tarefa de identificação das recomendações ideais para exercícios físicos com vistas ao direcionamento para comportamentos específicos. Já foram publicados muitos estudos sobre os efeitos do exercício físico em comportamentos estereotipados, mas pouquíssimos avaliam os resultados das funções cognitivas e executivas.

ORIENTAÇÕES FUTURAS

É importante que mais pesquisas sejam publicadas, tanto em ambientes individuais quanto em grupo, com o objetivo de replicar descobertas preliminares na quais os exercícios físicos melhoram as habilidades em pessoas com TEA. Há também necessidade de estudos clínicos randomizados de grande porte que possam fornecer respostas mais conclusivas sobre a eficácia de diferentes tipos de atividade física nas principais características do TEA, bem como nos comportamentos associados. Também aguardamos por pesquisas específicas que se debrucem sobre os mecanismos neurobiológicos dos efeitos do exercício físico em modelos animais e em indivíduos com TEA. Por outro lado, há também necessidade de estudos longitudinais de acompanhamento que verifiquem se os ganhos da atividade física persistirão ao longo dos anos. Os estudos recentemente publicados se concentraram sobretudo em indivíduos com TEA com alta funcionalidade. Assim, é importante que sejam realizadas mais pesquisas que envolvam pessoas com deficiência intelectual e níveis graves de autismo.

Instrutores especiais com experiência nos desafios e nas necessidades das crianças com TEA podem ajudar muito na redução da ansiedade, com vistas à escolha do tipo de exercício físico e ao cumprimento das instruções. E as avaliações ocupacionais e fisioterapêuticas também poderão ajudar na escolha do tipo específico de exercício físico para determinadas famílias e crianças. Por outro lado, atividades individualizadas que levem em conta as dificuldades de cada paciente, tanto nas áreas motoras como nas áreas sensoriais, poderão ajudar no atendimento das necessidades da criança. Na abordagem das dificuldades decorrentes da superestimulação sensorial em indivíduos com TEA, também poderá ser de grande utilidade o uso de áreas especiais dos ginásios com atividades sensoriais alinhadas às necessidades visuoespaciais e motoras (além de outras considerações, como estratégias de redução de ruído). Por outro lado, há vantagens em defender o uso de áreas de lazer, atividades e jogos mais inclusivos por pessoas com TEA, em vez do uso de instalações segregadas e limitadas. Com essa estratégia, será possível ampliar o acesso e as oportunidades sociais. As tecnologias concebidas visando ao incentivo da mobilidade (p. ex., aplicativos e jogos que recompensem a atividade física) também podem se revelar promissoras, tanto para crianças quanto para adultos com TEA.

CONCLUSÃO

Um grande corpo de pesquisas e evidências clínicas sugere que a incorporação do exercício físico nas rotinas diárias de pessoas com TEA pode resultar em benefícios no bem-estar social, cognitivo, comportamental e físico. Também foi demonstrado que as intervenções com habilidades motoras melhoram a capacidade de comunicação e o desempenho acadêmico. Em comparação com outras intervenções, a atividade física é mais barata e consome menos tempo; portanto, essa estratégia é mais acessível para a maioria da população. Além disso, sua implementação em casa, em parques e na escola (i. e., nos ambientes naturais da criança) fica facilitada. Assim, o exercício físico é uma das formas mais acessíveis de tratamento para comportamentos desadaptativos. Muitos pesquisadores concluíram ser pouco provável que a fadiga explique as melhoras observadas nas crises ou em outros comportamentos inadequados. Isso sugere que os efeitos diretos do exercício físico na saúde e na plasticidade do cérebro são fatores contributivos para a obtenção desses ganhos. Foi demonstrado que o envolvimento e o apoio da família e dos colegas melhoram as interações sociais e proporcionam contínua motivação para que a criança participe das atividades físicas.

PERGUNTAS PARA DISCUSSÃO

1. Na sua prática, a atividade física produz benefícios em longo prazo na atenuação de comportamentos desadaptativos e no atendimento às necessidades sensoriais de crianças com TEA?
2. Em sua opinião, que tipos de exercício poderão resultar em maiores ganhos para a cognição, agressão, comportamentos estereotipados, hiperatividade, impulsividade ou ansiedade em pacientes com TEA?
3. Como você poderia ajudar uma família a superar os obstáculos iniciais para o envolvimento de seu filho em uma atividade física continuada?

LEITURAS RECOMENDADAS

1. Elliott RO Jr, Dobbin AR, Rose GD, et al: Vigorous, aerobic exercise versus general motor training activities: effects on maladaptive and stereotypic behaviors of adults with both autism and mental retardation. J Autism Dev Disord 24(5):565-576, 1994.
2. Petrus C, Adamson SR, Block L, et al: Effects of exercise interventions on stereotypic behaviours in children with autism spectrum disorder. Physiother Can 60(2):134-145, 2008.
3. Sorensen C, Zarrett N: Benefits of physical activity for adolescents with autism spectrum disorders: a comprehensive review. Review Journal of Autism and Developmental Disorders 1(4):344-353, 2014.

REFERÊNCIAS

1. American Psychiatric Association: Diagnostic and Statistical Manual of Mental Disorders, 4th Edition. Washington, DC, American Psychiatric Association, 1994.
2. American Psychiatric Association: Diagnostic and Statistical Manual of Mental Disorders, 5th Edition. Arlington, VA, American Psychiatric Association, 2013.
3. Bahrami F, Movahedi A, Marandi SM, et al: Kata techniques training consistently decreases stereotypy in children with autism spectrum disorder. Res Dev Disabil 33(4):1183-1193, 2012 22502844.
4. Baio J, Wiggins L, Christensen DL, et al: Prevalence of autism spectrum disorder among children aged 8 Years – Autism and Developmental Disabilities Monitoring Network, 11 sites, United States, 2014. MMWR Surveill 67(6):1-23, 2018 29701730.
5. Brand S, Jossen S, Holsboer-Trachsler E, et al: Impact of aerobic exercise on sleep and motor skills in children with autism spectrum disorders – a pilot study. Neuropsychiatr Dis Treat 11:1911-1920, 2015 26346856.
6. Bremer E, Crozier M, Lloyd M: A systematic review of the behavioural outcomes following exercise interventions for children and youth with autism spectrum disorder. Autism 20(8):899-915, 2016 26823546.
7. Burns BT, Ault R: Exercise and autism symptoms: a case study. Psi Chi Journal of Undergraduate Research 14(2):43-51, 2009.
8. Chan AS, Han YM, Sze SL, et al: Neuroenhancement of memory for children with autism by a mind-body exercise. Front Psychol 6:1893, 2015 26696946.
9. Chu CH, Pan CY: The effect of peer- and sibling-assisted aquatic program on interaction behaviors and aquatic skills of children with autism spectrum disorders and their peers/siblings. Res Autism Spectr Disord 6(3):1211-1223, 2012.
10. Chung PJ, Vanderbilt DL, Soares NS: Social behaviors and active videogame play in children with autism spectrum disorder. Games Health J 4(3):225-234, 2015 26182068.
11. Dawson G, Rogers S, Munson J, et al: Randomized, controlled trial of an intervention for toddlers with autism: the Early Start Denver Model. Pediatrics 125:e17-e23, 2010 19948568.
12. Elliott RO Jr, Dobbin AR, Rose GD, et al: Vigorous, aerobic exercise versus general motor training activities: effects on maladaptive and stereotypic behaviors of adults with both autism and mental retardation. J Autism Dev Disord 24(5):565-576, 1994 7814306.
13. Gabriels RL, Agnew JA, Holt KD, et al: Pilot study measuring the effects of therapeutic horseback riding on school-age children and adolescents with autism spectrum disorders. Res Autism Spectr Disord 6(2):578-588, 2012.
14. Kern L, Koegel RL, Dyer K, et al: The effects of physical exercise on self-stimulation and appropriate responding in autistic children. J Autism Dev Disord 12(4):399-419, 1982 7161239.
15. Koehne S, Behrends A, Fairhurst MT, et al: Fostering social cognition through an imitation- and synchronization-based dance/movement intervention in adults with autism spectrum disorder: a controlled proof-of-concept study. Psychother Psychosom 85(1):27-35, 2016 26609704.
16. LaLonde KB, MacNeill BR, Wolfe Eversole L, et al: Increasing physical activity in young adults with autism spectrum disorders. Res Autism Spectr Disord 8(12):1679-1683, 2014.
17. Lang R, Koegel KL, Ashbaugh K, et al: Physical exercise and individuals with autism spectrum disorders: a systematic review. Res Autism Spectr Disord 4(4):565-576, 2010.
18. Liu T, Fedak AT, Hamilton M: Effect of physical activity on the stereotypic behaviors of children with autism spectrum disorder. International Journal of School Health 3(1):e28674, 2015.
19. Llewellyn A, Hogan K: The use and abuse of models of disability. Disabil Soc 15(1):157-165, 2010.

20. McCoy SM, Jakicic JM, Gibbs BB: Comparison of obesity, physical activity, and sedentary behaviors between adolescents with autism spectrum disorders and without. J Autism Dev Disord 46(7):2317-2326, 2016 26936162.
21. Must A, Phillips SM, Curtin C, et al: Comparison of sedentary behaviors between children with autism spectrum disorders and typically developing children. Autism 18(4):376-384, 2014 24113339.
22. Neely L, Rispoli M, Gerow S, et al: Effects of antecedent exercise on academic engagement and stereotypy during instruction. Behav Modif 39(1):98-116, 2015 25271070.
23. Neumeyer AM, Gates A, Ferrone C, et al: Bone density in peripubertal boys with autism spectrum disorders. J Autism Dev Disord 43(7):1623-1629, 2013 23124396.
24. Oriel KN, George CL, Peckus R, et al: The effects of aerobic exercise on academic engagement in young children with autism spectrum disorder. Pediatr Phys Ther 23(2):187-193, 2011 21552085.
25. Pan CY: Effects of water exercise swimming program on aquatic skills and social behaviors in children with autism spectrum disorders. Autism 14(1):9-28, 2010 20124502.
26. Pan CY: The efficacy of an aquatic program on physical fitness and aquatic skills in children with and without autism spectrum disorders. Res Autism Spectr Disord 5(1):657-665, 2011.
27. Pan CY, Frey GC: Physical activity patterns in youth with autism spectrum disorders. J Autism Dev Disord 36(5):597-606, 2006 16652237.
28. Pan CY, Chu CH, Tsai CL, et al: The impacts of physical activity intervention on physical and cognitive outcomes in children with autism spectrum disorder. Autism 21(2):190-202, 2017 27056845.
29. Petrus C, Adamson SR, Block L, et al: Effects of exercise interventions on stereotypic behaviours in children with autism spectrum disorder. Physiother Can 60(2):134-145, 2008 20145777.
30. Pitetti KH, Rendoff AD, Grover T, et al: The efficacy of a 9-month treadmill walking program on the exercise capacity and weight reduction for adolescents with severe autism. J Autism Dev Disord 37(6):997-1006, 2007 17151799.
31. Rafie F, Ghasemi A, Zamani Jam A, et al: Effect of exercise intervention on the perceptual-motor skills in adolescents with autism. J Sports Med Phys Fitness 57(1-2):53-59, 2017 27028719.
32. Schmitz Olin S, McFadden BA, Golem DL, et al: The effects of exercise dose on stereotypic behavior in children with autism. Med Sci Sports Exerc 49(5):983-990, 2017 28060033.
33. Sowa M, Meulenbroek R: Effects of physical exercise on autism spectrum disorders: a meta-analysis. Res Autism Spectr Disord 6(1):46-57, 2012.
34. Srinivasan SM, Pescatello LS, Bhat AN: Current perspectives on physical activity and exercise recommendations for children and adolescents with autism spectrum disorders. Phys Ther 94(6):875-889, 2014 24525861.
35. Stanish HI, Curtin C, Must A, et al: Physical activity levels, frequency, and type among adolescents with and without autism spectrum disorder. J Autism Dev Disord 47(3):785-794, 2017 28066867.
36. Tan BWZ, Pooley JA, Speelman CP: A meta-analytic review of the efficacy of physical exercise interventions on cognition in individuals with autism spectrum disorder and ADHD. J Autism Dev Disord 46(9):3126-3143, 2016 27412579.
37. Tse CYA, Pang CL, Lee PH: Choosing an appropriate physical exercise to reduce stereotypic behavior in children with autism spectrum disorders: a non-randomized crossover study. J Autism Dev Disord 48(5):1666-1672, 2018 29196864.
38. Tyler K, MacDonald M, Menear K: Physical activity and physical fitness of schoolaged children and youth with autism spectrum disorders. Autism Res Treat 2014:312163, 2014 25309753.
39. Watters RG, Watters WE: Decreasing self-stimulatory behavior with physical exercise in a group of autistic boys. J Autism Dev Disord 10(4):379-387, 1980 6927742.
40. Zhao M, Chen S: The effects of structured physical activity program on social interaction and communication for children with autism. BioMed Res Int 2018:1825046, 2018 29568743.

PARTE III

Corpo saudável, mente saudável

11

Yoga e tai chi para pessoas com transtornos psiquiátricos

Michelle Guo, B.A.
Michael E. Thase, M.D.
Anup Sharma, M.D., Ph.D.

PONTOS PRINCIPAIS

- Nos Estados Unidos, vem aumentando o percentual de pessoas praticantes de yoga e tai chi; isso sugere maior interesse nessas abordagens do tipo mente-corpo por parte da população em geral e sua acessibilidade para aqueles indivíduos com transtornos psiquiátricos.
- Yoga e tai chi podem atenuar significativamente os sintomas psiquiátricos em diversas populações clínicas.
- Estudos de práticas do tipo mente-corpo demonstraram que as intervenções com yoga e tai chi, em comparação com intervenções de controle, podem modificar processos fisiopatológicos e também a estrutura e a função de regiões-chave do cérebro.

A farmacoterapia e a psicoterapia são tratamentos eficazes de primeira linha para transtornos psiquiátricos, como o transtorno depressivo maior (TDM), transtornos de ansiedade, esquizofrenia e distúrbios do sono. Embora essas terapias possam resultar em ganhos significativos na vida das pessoas com transtornos psiquiátricos, podem ocorrer inconsistências nas respostas a esses tratamentos. Além disso, alguns pacientes podem ficar desencorajados com relação ao uso de intervenções farmacológicas e psicoterapêuticas, em função de preocupações com relação à tolerabilidade, efeitos colaterais, custo e acesso. Como resultado, é importante que contemos com terapias adjuvantes eficazes e toleráveis para pacientes que não respondem à monoterapia farmacológica ou para aqueles que preferem abordagens de estilo de vida baseadas em evidências para tratamento de suas condições psiquiátricas.

As práticas de mente-corpo constituem um grupo grande e diversificado de práticas de estilo de vida com potencial para afetar substancialmente a neurofisiologia, tanto em indivíduos saudáveis como naqueles com transtornos psiquiátricos (Sharma e Newberg, 2015). A *National Health Interview Survey* sugeriu que o uso de yoga, tai chi e qi gong vem aumentando linearmente com o passar do tempo, de 5,8% em 2002 para 6,7% em 2007 e para 10,1% em 2012 (Clarke et al., 2015). É digno de nota que o aumento na prática do yoga responde por 80% da prevalência, ocorrendo em todas as faixas etárias, dos 18 anos em diante. Práticas de mente-corpo, como o yoga e o tai chi, parecem favorecer as pessoas ao longo de ampla faixa etária e com níveis de experiência variados; isso sugere que há potencial para um impacto terapêutico ao longo da vida das pessoas. Entre as áreas de investigação ativas, situa-se o uso de abordagens de mente-corpo para pessoas que convivem com problemas de saúde mental.

INTERVENÇÕES COM YOGA PARA TRANSTORNOS PSIQUIÁTRICOS

Yoga é um sistema de multicomponentes que envolve exercícios respiratórios (pranayama), sequências posturais (asanas) e práticas de meditação (Balaji et al., 2012). Cada um desses componentes pode influenciar o funcionamento neurobiológico. O yoga combina os efeitos das posturas físicas, que foram associadas a mudanças no humor (Phillips et al., 2003), e da meditação, que aumenta os níveis do fator neurotrófico derivado do cérebro (Xiong e Doraiswamy, 2009). As práticas de respiração do yoga também resultam em efeitos fisiológicos (p. ex., ativação parassimpática, atenuação das respostas de estresse e modulação da atividade talâmica) (Brown e Gerbarg, 2005).

Sharma et al. (2017) realizaram um estudo-piloto randomizado com o objetivo de avaliar a viabilidade, a eficácia e a tolerabilidade do Yoga Sudarshan Kriya (YSK) como tratamento adjuvante em pacientes com TDM que apresentavam resposta incompleta ao tratamento antidepressivo. YSK é uma técnica de meditação baseada na respiração, e seus praticantes são levados a um estado meditativo e repousante (Sharma et al., 2017). O estudo preliminar demonstrou que o YSK exerce um efeito antidepressivo bem tolerado em pacientes com depressão em decorrência da dependência de álcool (Vedamurthachar et al., 2006) e em pacientes internados com TDM (Janakiramaiah et al., 2000). Além disso, o YSK diminui os níveis de cortisol, aumenta a prolactina e melhora o estado antioxidante nos seus praticantes (Janakiramaiah et al., 1998; Sharma et al., 2003).

Com base nessa pesquisa, Sharma et al. (2017) desenvolveram um estudo-piloto randomizado baseado no YSK para pacientes ambulatoriais previamente diagnosticados com TDM, de acordo com os critérios do DSM-IV-TR (American Psychiatric Association, 2000), e que estavam em medicação antidepressiva com doses estáveis. Os pacientes foram recrutados com base nas pontuações totais da Escala de Avaliação de Depressão de Hamilton de 17 itens (HDRS-17) na triagem e nas consultas iniciais. No início do estudo, a pontuação total média na HDRS-17 foi de 20,4, valor indicativo de depressão moderada, apesar da terapia farmacológica.

O estudo randomizado, cego para o avaliador e controlado por lista de espera consistiu em 25 participantes, com 13 participantes no grupo ativo (intervenção YSK) e 12 participantes no grupo controle (em lista de espera) (Sharma et al., 2017). Todos os participantes foram orientados a continuar com seus medicamentos antidepressivos, sem mudança na dosagem, durante toda a duração do estudo. A intervenção com o yoga consistiu em duas fases de um programa em grupo baseado em um manual. Durante a primeira fase, os participantes completaram um programa YSK de seis sessões, consistindo em respiração YSK, posturas de yoga, meditação na posição sentada e orientações sobre estresse, durante 3,5 horas por dia. Na segunda fase, os participantes fizeram sessões semanais de acompanhamento do YSK (1,5 horas por sessão) e completaram uma versão prática do YSK em casa (20 a 25 minutos por dia).

A análise por intenção de tratar (IDT) com YSK demonstrou (na avaliação desde o início até dois meses depois) melhoras mais expressivas na pontuação total do HDRS-17 em comparação ao grupo controle em lista de espera (diferença média –10,27; $P = 0,0032$) (Sharma et al., 2017). Tanto para as amostras IDT quanto para as amostras completas, o grupo YSK foi beneficiado com melhoras mais expressivas em comparação ao grupo controle em lista de espera para as medidas de eficácia secundárias, inclusive no Inventário de Depressão de Beck (diferença média para IDT –15,48, diferença média completa –18,61; $P = 0,0043$) e no Inventário de Ansiedade de Beck (diferença média para IDT –5,19, diferença média completa –6,23; $P = 0,0005$). Esses resultados corroboram a eficácia e a tolerabilidade do YSK como tratamento adjuvante para pacientes ambulatoriais com TDM com resposta inadequada a medicamentos antidepressivos. Por outro lado, esse estudo identifica a resposta ao tratamento adjuvante com YSK em comparação à continuação do atual regime de medicação dos participantes. Embora esse estudo não tenha incluído um grupo controle ativo, o grau e a duração da melhora observada após a prática do YSK sugerem que a prática tem potencial como tratamento adjuvante eficaz para pessoas que convivem com sintomas depressivos significativos.

O YSK também foi avaliado no tratamento de pacientes com transtorno de ansiedade generalizada (TAG). Katzman et al. (2012) conduziram um estudo-piloto que visou estudar a eficácia e a tolerabilidade do YSK como tratamento adjuvante para pacientes ambulatoriais com TAG que não alcançaram remissão depois de um mínimo de oito semanas de terapia ansiolítica tradicional e que tinham sido medicados anteriormente com terapia cognitivo-comportamental e/ou redução do estresse baseada em *mindfulness* (atenção plena). Os tratamentos farmacológicos para o TAG podem causar efeitos colaterais, como náuseas e ganho de peso (Kennedy et al., 2001). Esses efeitos colaterais, em combinação com sua eficácia variável, podem dificultar a remissão em longo prazo (Katzman et al., 2008).

Os pacientes que participaram nesse estudo tiveram um diagnóstico primário de TAG com uma pontuação total na Escala de Avaliação de Ansiedade de Hamilton (HAM-A) de 20 ou mais, e uma pontuação para Impressão Clínica Global – Gravidade da Doença (CGI-S) de 5-7. O curso YSK de 5 dias e 22 horas foi ministrado por um psiquiatra que também era experiente professor de yoga, com certificação para ministrar cursos YSK. Os pacientes aprenderam técnicas de respiração, alongamentos do yoga e meditação orientada. E ao longo do curso também se envolveram na discussão sobre enfrentamento cognitivo e avaliação de estressores.

Esse estudo revelou que, quatro semanas após a conclusão do curso, a pontuação total do HAM-A estava significativamente reduzida em comparação com as pontuações pré-intervenção nos 29 pacientes que completaram o HAM-A na amostra IDT ($t = 4{,}59$; $P < 0{,}01$) (Katzman et al., 2012). O percentual de resposta foi de 73% (diminuição de pelo menos 50% no HAM-A) e o percentual de remissão foi de 41% (pontuação HAM-A ≤ 7); esses números se comparam favoravelmente com outros estudos de psicoterapia e farmacoterapia (Nimatoudis et al., 2004). Não foram observadas mudanças significativas na Escala de Intolerância à Incerteza ou na Escala de Perfeccionismo Multidimensional, que medem o perfeccionismo auto-orientado, orientado para o outro e socialmente prescrito; esses achados sugerem ser improvável que a intolerância à incerteza e o perfeccionismo sejam responsáveis pela atenuação da ansiedade associada à realização do curso do YSK. Em vez disso, esse estudo sugere que uma melhora significativa no enfrentamento orientado para a emoção ($t = -3{,}45$; $P < 0{,}02$) pode mediar o efeito do YSK na ansiedade. Em seu estudo de 2012, Katzman e colegas sugeriram que o YSK pode ser uma opção no tratamento do TAG não remitido, mediante melhor regulação emocional.

Van der Kolk et al. (2014) conduziram um estudo clínico para avaliar o uso da yogaterapia para mulheres com sintomas de transtorno de estresse pós-traumático (TEPT). Em decorrência dos percentuais de resposta incompleta à terapia de exposição no tratamento do TEPT (Bradley et al., 2005), é essencial que sejam identificadas terapias adjuvantes eficazes. Os autores identificaram a yogaterapia como possível opção para esses pacientes. A yogaterapia combina os efeitos da meditação e dos exercícios respiratórios na modulação da excitação (Breslau et al., 1995). Além disso, promove a regulação emocional por meio da observação do medo, em vez de iniciar a evitação (Hölzel et al., 2011). As posturas físicas do *hatha yoga* ajudam seus praticantes no desenvolvimento da flexibilidade e da consciência corporal para os aspectos fisiológicos das sensações físicas, o que é importante para o reconhecimento das respostas emocionais desencadeadas (Wilamowska et al., 2010).

Pesquisadores sêniors e profissionais de yoga certificados com mestrado e doutorado em psicologia colaboraram com a finalidade de desenvolver um programa semanal de yoga com duração de 10 semanas, acompanhado por informações sobre traumas (Van der Kolk et al., 2014). Esse programa se concentrou especificamente no tratamento de mulheres de 18 a 58 anos com TEPT crônico não responsivo ao tratamento, definido como pelo menos três anos de pré-tratamento para TEPT sem que tivesse ocorrido melhora significativa dos sintomas. A intervenção com o yoga envolveu respiração, posturas e meditação. O programa incentivou a autoinvestigação e uma atitude de franqueza com relação às sensações corporais; para tanto, o instrutor proferia frases convidativas para demonstrações de sensibilidade. No grupo controle, a intervenção consistiu em uma aula semanal de educação para saúde da mulher ao longo de um período de 10 semanas, com enfoque na participação ativa e no apoiamento, não sendo discutidas questões relacionadas ao trauma. Trinta e duas mulheres foram designadas aleatoriamente para cada grupo, com reuniões semanais para os grupos com duração de uma hora.

Os resultados desse estudo sugerem que a yogaterapia oferece uma educação eficaz para a consciência corporal, com vistas à regulação emocional (Van der Kolk et al., 2014). A consciência corporal oferece aos participantes uma oportunidade de obter sensações de controle e tolerância com relação às suas próprias respostas físicas aos estímulos do ambiente. Embora ambos os grupos tenham sido beneficiados com reduções significativas na Escala Administrada pelo Médico para avaliação do TEPT, tal diminuição teve um tamanho de efeito maior para o grupo praticante de yoga (d = 1,07 *versus* d = 0,66; $P < 0{,}05$). Ambos os grupos exibiram reduções significativas na Escala do Trauma de Davidson durante a primeira metade do tratamento (depois de cinco semanas), mas na conclusão do programa de 10 semanas essas melhoras tinham persistido somente no grupo praticante de yoga e não no grupo controle. Os tamanhos de efeito observados no grupo de yoga foram comparáveis aos dos tratamentos psicoterapêuticos e farmacológicos de rotina. Tanto o grupo de yoga quanto o grupo controle proporcionaram aspectos sociais, mas apenas o grupo de yoga demonstrou enfoque no corpo físico e na interocepção. Assim, ao que parece, os aspectos físicos do yoga são os elementos da intervenção com essa técnica responsáveis pela atenuação dos sintomas do TEPT. Os resultados desse estudo oferecem uma possibilidade de recuperação pós-trauma por meio de abordagens com yogaterapia.

Duraiswamy et al. (2007) conduziram um estudo clínico randomizado com a prática da yogaterapia para pacientes moderadamente enfermos com esquizofrenia em comparação a um grupo controle que praticou exercício físico ativo. Foram incluídos no estudo 61 pacientes com diagnóstico confirmado de esquizofrenia e pontuação CGI-S ≥ 4. O ensino dos programas para cada grupo ficou a cargo de um terapeuta com treinamento para ministrar aulas de yogaterapia e de terapia com exercícios físicos. O tratamento com o yoga incluía exercícios respiratórios, técnicas de relaxamento e asanas para desenvolvimento de força física e estabilidade. Alguns asanas específicos foram: Bhujangasana (postura da cobra) e Dandasana (postura do bastão). Os participantes do grupo alocado para o exercício físico praticaram caminhada rápida, corrida e relaxamento. Os membros de ambos os grupos receberam treinamento de uma hora por dia, cinco dias por semana, durante 15 dias. Os dois grupos foram avaliados pela Escala das Síndromes Positiva e Negativa para Esquizofrenia (*Positive and Negative Syndrome Scale for Schizophrenia* [PANSS]).

Quatro meses depois de iniciado o estudo, os pacientes designados aleatoriamente para o grupo de yogaterapia exibiam uma diferença significativa na PANSS total média quando comparados ao grupo controle ativo (tamanho do efeito 0,74; $P = 0,03$) (Duraiswamy et al., 2007). A mudança na PANSS deveu-se em grande parte às reduções nos sintomas negativos, na depressão e nas pontuações para anergia. Os resultados desse estudo clínico randomizado, controlado e com metodologia cega com uso da yogaterapia sugerem que o yoga pode se revelar eficaz como terapia adjuvante para pessoas com esquizofrenia.

O yoga não só tem se revelado eficaz no tratamento de transtornos psiquiátricos em adultos como também demonstrou ser prática benéfica no tratamento de crianças de 6 a 11 anos com transtorno do déficit de atenção com hiperatividade (TDAH). Um estudo indiano recentemente publicado analisou o impacto de uma intervenção com yoga ao longo de seis semanas para 55 crianças com TDAH avaliadas com a Escala Vanderbilt de Diagnóstico de TDAH para Professores (Mehta et al., 2012). As sessões matinais, realizadas duas vezes por semana, consistiam em 25 minutos de yoga e meditação, 30 minutos de ludoterapia e 5 minutos de discussão e *feedback* das crianças. As avaliações iniciais, depois de seis semanas e depois de um ano foram preenchidas no questionário da Escala Vanderbilt para TDAH pelos professores e pais das crianças.

As pontuações atribuídas com a Escala Vanderbilt para Professores às crianças participantes no programa demonstraram reduções significativas desde o início até os pontos de avaliação de seis semanas e de um ano (mediana da pontuação

= 13 no início, 4,0 depois de seis semanas e 0,5 depois de um ano; $P < 0,0001$ para cada comparação com os valores no início do estudo). Da mesma forma, as pontuações com a Escala Vanderbilt atribuídas pelos pais das crianças também demonstraram melhoras, com uma mediana para a pontuação de 9,0 no início do estudo, 6,0 depois de seis semanas e 5,0 depois de um ano ($P < 0,001$ para cada comparação com os valores no início do estudo). Porém, tanto na avaliação dos professores como na dos pais não foi detectada melhora significativa entre as pontuações efetuadas depois de seis semanas e depois de um ano. Apesar disso, transcorrido um ano de participação no programa, 91,9% das crianças apresentavam melhora em sintomas de TDAH com relação ao início do estudo, com base nos relatos dos pais. Há necessidade de mais estudos sobre populações infantis e adolescentes, para que tenhamos um quadro mais completo sobre o potencial do yoga no tratamento de problemas de saúde mental ao longo da vida.

Exemplo de caso 1

Brian é um jovem profissional de 30 anos com histórico de depressão e ansiedade com início na adolescência. Recentemente, foi informado de que seria demitido de seu emprego em uma empresa *startup*. Ele ficou arrasado com a notícia, porque tinha se mudado para o outro lado do país a fim de trabalhar nessa empresa. Desde que tomou conhecimento de que ficaria desempregado, sofreu um retorno significativo da depressão e da ansiedade, compatíveis com um episódio depressivo grave, apesar de estar em dia com a medicação antidepressiva que vinha tomando regularmente há vários anos. As tentativas de aumento da dose da medicação não surtiram efeito. Tendo em vista que já tinha tomado vários medicamentos desde quando era bem jovem, o rapaz resistia em tentar um novo medicamento no momento. Como já havia manifestado grande interesse em técnicas de yoga e meditação, seu psiquiatra lhe forneceu informações sobre um programa YSK a ser brevemente iniciado em sua área. Brian foi orientado para que continuasse a tomar sua medicação, enquanto completava um período experimental de oito semanas com o programa YSK. O rapaz se matriculou no curso e aprendeu a prática do YSK, continuou frequentando sessões semanais em grupo e continuou a praticar habitualmente essa modalidade em casa (cinco vezes por semana) durante oito semanas. No final do programa, ele relatou ter alcançado melhoras significativas no humor, no interesse, no sono e na ansiedade. Estava se sentindo mais capaz, tendo decidido dar início à busca por outro emprego.

INTERVENÇÕES COM TAI CHI PARA TRANSTORNOS PSIQUIÁTRICOS

Tai chi é um exercício para mente-corpo que teve suas origens na China. O exercício se baseia em movimentos lentos e intencionais, coordenados com a respiração, que visam relaxar e fortalecer o corpo e a mente, além de melhorar a saúde (Wayne e Kaptchuk, 2008). As intervenções com tai chi para pacientes com transtornos psiquiátricos são planejadas para um enfoque na combinação de exercícios aeróbicos, diminuição do estresse e meditação consciente. Foi demonstrado que o tai chi promove relaxamento e diminui a estimulação do sistema nervoso simpático (Irwin et al., 2008; Reid-Arndt et al., 2012). Em estudos com base em eletroencefalogramas (EEG) de participantes instruídos para praticar tai chi, seus autores observaram um aumento da atividade das ondas alfa, beta e teta do EEG do lobo frontal, sugerindo mais relaxamento e maior nível de atenção (Liu et al., 2003; Pan et al., 1994). Além disso, em comparação com outras formas de exercício aeróbico, o tai chi pode ser implantado com maior facilidade entre os idosos que apresentem limitações físicas em decorrência de doenças crônicas ou por falta de equilíbrio (Blumenthal et al., 1999).

Lavretsky et al. (2011) conduziram um estudo clínico randomizado com o objetivo de avaliar a eficácia de um tratamento adjuvante com base no tai chi, em comparação com um controle tratado com educação para a saúde para pacientes geriátricos com depressão. Todos os 112 participantes (com 60 anos ou mais) foram tratados com o medicamento escitalopram durante seis semanas. Transcorrido esse período, todos os pacientes que não conseguiram a remissão foram aleatoriamente designados para a prática do tai chi *versus* educação para a saúde. Na randomização, a pontuação média dos participantes no HDRS-24 tinha sido de 16 ou mais. Ao longo do estudo, o tratamento com escitalopram teve prosseguimento para todos os participantes. Tanto as intervenções com tai chi quanto as com educação para a saúde tinham duração de duas horas, uma vez por semana, durante 10 semanas. A intervenção com tai chi enfatizou o controle sobre a capacidade de resposta dos participantes relacionada à excitação por meio da prática de movimentos repetitivos, com baixa intensidade e em ritmo lento. A intervenção com educação para a saúde ofereceu um controle ativo para elementos terapêuticos inespecíficos, como, o apoiamento social. Foram proferidas palestras didáticas para os participantes, abordando temas importantes como a depressão, o estresse, o sono e questões relacionadas à saúde. Além disso, houve participação de discussões em grupo.

Os resultados desse estudo sugerem que o uso do tai chi como terapia complementar para pacientes geriátricos com depressão foi mais eficaz do que a educação para a saúde. Embora os dois grupos de intervenção tenham sido beneficiados com uma diminuição da gravidade da depressão, os autores observaram reduções mais expressivas na gravidade naqueles idosos do grupo de tai chi do que em idosos do grupo de educação para a saúde (interação grupo *vs.* tempo: $F_{[5.285]} = 2{,}26$; $P < 0{,}05$). No grupo de praticantes de tai chi, 94% dos participantes obtiveram resposta à depressão, definida como pontuações de 10 ou menos no HDRS-17, e 65% foram beneficiados com remissão, definida como pontuações de 6 ou menos no HDRS-17 (Lavretsky et al., 2011). Apenas 77% dos participantes no grupo de educação para a saúde alcançaram resposta à depressão; 51% foram beneficiados com remissão ($P < 0{,}06$). Em comparação com o grupo de educação para a saúde + escitalopram, o grupo de tai chi + escitalopram foi beneficiado com ganhos mais expressivos no funcionamento físico (interação grupo *vs.* tempo: $F_{[1,66]} = 5{,}73$; $P = 0{,}02$) e também na cognição (interação grupo *vs.* tempo: $F_{[1,65]} = 5{,}29$; $P < 0{,}05$), além de reduções mais importantes para a proteína C reativa, um marcador inflamatório (efeito do tempo: $F_{[2,78]} = 3{,}14$; $P < 0{,}05$). Esses resultados sugerem que a prática do tai chi tem potencial para a atenuação dos sintomas de depressão em populações geriátricas com TDM.

Yeung et al. (2012) propuseram uma intervenção com tai chi visando a uma redução nos sintomas depressivos entre pessoas sino-norte-americanas. Em um estudo clínico randomizado, imigrantes chineses de meia-idade com TDM foram aleatoriamente inscritos em um grupo de intervenção com tai chi *versus* um grupo controle em lista de espera. Os participantes do grupo com intervenção de tai chi participaram de aulas em grupo com duração de uma hora, ministradas duas vezes por semana durante 12 semanas. Em comparação com o grupo controle da lista de espera, o grupo de intervenção com tai chi demonstrou maiores percentuais de resposta, definidos como uma diminuição de 50% ou mais no HDRS-17 (24% *vs.* 0%) e também melhores percentuais de remissão, definidos como uma pontuação de 7 ou menos no HDRS-17 (19% *vs.* 0%). Mas tais diferenças não tiveram significado estatístico. Esse estudo-piloto identificou o tai chi como uma intervenção promissora no tratamento de TDM em populações de imigrantes chineses, sobretudo nos casos com limitações tanto no acesso como no conhecimento dos recursos de saúde mental.

Exemplo de caso 2

Theresa é uma senhora de 65 anos que mora com os filhos. Ao longo dos últimos seis meses, sua família notou que ela estava mais retraída e isolada. Um dos seus filhos a levou à médica de atendimento primário. A médica informou que Theresa poderia estar apresentando sintomas de depressão, tendo também observado que ela vinha demonstrando alguma deterioração na sua saúde física, com aumento do ganho de peso e má postura. Considerando que Theresa não praticava exercício físico nem estava interessada em tomar medicamento psiquiátrico nessa altura da vida, a médica de atendimento primário sugeriu que ela participasse de um programa de tai chi em um centro de saúde local. A médica instruiu Theresa a comparecer ao centro pelo menos duas vezes por semana. Theresa gostou das aulas, que considerou leves e envolventes, e continuou frequentando-as regularmente por várias semanas. Na consulta de acompanhamento de três meses, Theresa tinha melhor aparência. Seu humor tinha melhorado; a idosa estava mais engajada, tendo mesmo começado a frequentar mais eventos sociais. Ao todo, houve melhora geral no seu estilo de vida.

RISCOS ASSOCIADOS À PRÁTICA DO YOGA E DO TAI CHI

Ao considerar a oportunidade, ou não, de recomendar para seus pacientes as práticas do yoga e tai chi como opções terapêuticas, os prestadores de cuidados da saúde devem avaliar cuidadosamente os benefícios e os riscos de tais práticas. É relativamente pequeno o número de eventos adversos relatados em praticantes saudáveis. A ocorrência de eventos adversos tem sido associada à respiração forçada e a posturas específicas (p. ex., Sirsasana [postura invertida sobre a cabeça]) (Cramer et al., 2013). As intervenções com yoga concebidas para pessoas com transtornos psiquiátricos devem ser adaptadas, com vistas à limitação desses eventos adversos, para que sejam maximamente inclusivas, com a incorporação de posturas e movimentos respiratórios suaves. Na prática do tai chi, os movimentos de agachamento podem resultar em dores ou lesões nos joelhos (Chen et al., 2011). Portanto, pacientes com problemas clínicos graves devem ser orientados a trabalhar com a ajuda de terapeutas que tenham experiência em lidar com populações clínicas. Para proteção da articulação do joelho, as intervenções devem ser planejadas de modo que a pessoa não use movimentos repetidos de agachamento. Tanto no yoga quanto no tai chi, os instrutores também devem ser orientados para que ofereçam lembretes aos pacientes – de que devem praticar em seu próprio nível, com lento aumento da intensidade, de modo que sejam evitadas lesões.

LIMITAÇÕES DOS ESTUDOS

Embora os estudos analisados neste capítulo ofereçam informações promissoras acerca dos mecanismos do yoga e do tai chi no tratamento de transtornos psiquiátricos, a robustez das suas conclusões fica limitada por diversos fatores. Em sua maioria, esses estudos são do tipo aberto (i. e., tanto o autor como o participante têm conhecimento da intervenção em teste) e não seguem metodologia cega; portanto, as características de demanda podem ter afetado as medidas de resultado (Katzman et al., 2012). É tarefa difícil comparar a eficácia de diferentes intervenções, em decorrência de diferenças existentes entre populações de pacientes e no estágio inicial da doença, no tratamento instituído no grupo controle (lista ativa *versus* lista de espera), nos aspectos das intervenções (como a qualidade dos instrutores e a duração da intervenção) e no rigor metodológico do estudo.

Em muitos casos, os dados disponíveis nos estudos avaliados ficavam limitados por causa do abandono de participantes. Entre as razões para a desistência de participantes, os autores citaram desinteresse, lesões físicas não resultantes da intervenção ou conflitos com o horário de trabalho. Mesmo com a análise IDT, os resultados ficam limitados pela carência de dados relativos aos participantes que se perderam para o acompanhamento.

Por fim, no caso de pacientes em situação de isolamento social, as intervenções do tipo mente-corpo podem funcionar como uma fonte de apoiamento social. Embora alguns estudos tenham identificado especificamente que a intervenção foi mais eficaz (com significado estatístico) quando houve controle da interação social *versus* condição de controle, Cho (2008) constatou o desaparecimento dos efeitos de uma intervenção de tai chi em um grupo de pacientes chineses idosos com depressão, ao serem controladas as mudanças no apoiamento social. Portanto, devemos analisar cuidadosamente os efeitos do apoiamento social nos estudos com intervenções do tipo mente-corpo realizados em sessões de grupo.

SUGESTÕES PARA PESQUISAS FUTURAS

Como ocorre com todos os estudos clínicos que se debruçam em populações de pacientes com doenças psiquiátricas, amostras pequenas limitam o poder estatístico. Para que possamos avaliar mais adequadamente o potencial do yoga e do tai chi como estratégias para a atenuação dos sintomas de transtornos psiquiátricos, é importante que sejam reunidas amostras maiores. A realização de mais estudos com pacientes portadores de problemas clinicamente diagnosticados nos ajudará a elucidar os efeitos desses exercícios do tipo mente-corpo em pacientes acometidos por graus mais graves de transtornos psiquiátricos. Por fim, também há necessidade de mais estudos que abranjam adultos jovens e adolescentes com transtornos psiquiátricos. Tais estudos contribuirão para a nossa capacidade de fornecer opções terapêuticas duradouras aos pacientes em uma fase mais inicial do curso da doença.

FACILITAÇÃO DA PARTICIPAÇÃO

É importante que os profissionais clínicos interessados em sugerir intervenções do tipo mente-corpo para seus pacientes sejam capazes de explicar os principais aspectos das intervenções, sobretudo no caso de pacientes que jamais tenham experimentado tais modalidades. É essencial que o profissional discuta aspectos da natureza da intervenção com seus pacientes, para que possa compreender como eles conceituam a intervenção, avaliar seu nível de interesse e também a viabilidade da implementação da intervenção. Se o profissional clínico tiver condições de tomar por base suas experiências pessoais ao descrever as particularidades da intervenção, seus pacientes terão condições mais sólidas na tomada de decisão sobre sua participação em uma intervenção do tipo mente-corpo. Os profissionais também devem ser capazes de oferecer informações básicas sobre os modos como determinada intervenção mente-corpo pode ter influência nos sintomas psiquiátricos. No que diz respeito à implementação, os profissionais de saúde capazes de oferecer sugestões específicas em relação a instrutores, aulas ou *workshops* poderão ajudar ainda mais no encaminhamento de seus pacientes para os recursos comunitários adequados. Também podem sugerir a seus pacientes que considerem a realização de um período experimental, para que seja determinada a adequação (ou não) da intervenção. Concluído esse período experimental, os profissionais poderão passar detalhes específicos sobre a frequência e a duração da prática que tenha influenciado efetivamente os sintomas clínicos. E também podem sugerir que seus pacientes preencham registros (em papel ou por meio digital) para acompanhamento de sua adesão a uma intervenção do tipo mente-corpo. Atualmente, contamos com vários aplicativos do tipo mente-corpo para uso no celular; tais aplicativos podem ajudar na persistência da conexão entre os pacientes e a intervenção.

CONCLUSÃO

Neste capítulo, resumimos vários achados clínicos importantes obtidos com pesquisas que estudaram o uso do yoga e/ou do tai chi no tratamento de transtornos psiquiátricos. Essas descobertas demonstram como esses exercícios do tipo mente-corpo podem ser utilizados pelo profissional de saúde, junto com as modalidades convencionais, para que ele possa ajudar seus pacientes quanto à obtenção de respostas terapêuticas mais satisfatórias e, em última análise, à remissão.

PERGUNTAS PARA DISCUSSÃO

1. De que modo o yoga e o tai chi diferem dos atuais tratamentos psiquiátricos (medicamentos e psicoterapia)?
2. Ao levar em conta abordagens complementares para o tratamento de transtornos psiquiátricos, em que situação o profissional de saúde recomendaria a prática do yoga ou do tai chi? Quais são os benefícios e riscos a serem considerados?
3. Que tipo de paciente seria adequado para a prática do yoga ou do tai chi no tratamento de um transtorno psiquiátrico? Que tipo de paciente seria menos adequado?

LEITURAS RECOMENDADAS

1. Sharma A, Newberg AB: Mind-body practices and the adolescent brain: clinical neuroimaging studies. Adolesc Psychiatry (Hilversum) 5(2):116-124, 2015.
2. Sharma A, Barrett MS, Cucchiara AJ, et al: A breathing-based meditation intervention for patients with major depressive disorder following inadequate response to antidepressants: a randomized pilot study. J Clin Psychiatry 78(1):e59-e63, 2017.

REFERÊNCIAS

1. American Psychiatric Association: Diagnostic and Statistical Manual of Mental Disorders, 4th Edition, Text Revision. Washington, DC, American Psychiatric Association, 2000.
2. Balaji PA, Varne SR, Ali SS: Physiological effects of yogic practices and transcendental meditation in health and disease. N Am J Med Sci 4(10):442-448, 2012 23112963.
3. Blumenthal JA, Babyak MA, Moore KA, et al: Effects of exercise training on older patients with major depression. Arch Intern Med 159(19):2349-2356, 1999 10547175.
4. Bradley R, Greene J, Russ E, et al: A multidimensional meta-analysis of psychotherapy for PTSD. Am J Psychiatry 162(2):214-227, 2005 15677582.
5. Breslau N, Davis GC, Andreski P: Risk factors for PTSD-related traumatic events: a prospective analysis. Am J Psychiatry 152(4):529-535, 1995 7694900.
6. Brown RP, Gerbarg PL: Sudarshan Kriya yogic breathing in the treatment of stress, anxiety, and depression: part I-neurophysiologic model. J Altern Complement Med 11(1):189-201, 2005 15750381.
7. Chen HL, Liu K, You QS: Attention should be paid to preventing knee injury in tai chi exercise. Inj Prev 17(4):286-287, 2011 21788230.
8. Cho KL: Effect of tai chi on depressive symptoms amongst Chinese older patients with major depression: the role of social support. Med Sport Sci 52:146-154, 2008 18487894.
9. Clarke TC, Black LI, Stussman BJ, et al: Trends in the use of complementary health approaches among adults: United States, 2002–2012. Natl Health Stat Rep (79):1-16, 2015 25671660.
10. Cramer H, Krucoff C, Dobos G: Adverse events associated with yoga: a systematic review of published case reports and case series. PLoS One 8(10):e75515, 2013 24146758.

11. Duraiswamy G, Thirthalli J, Nagendra HR, et al: Yoga therapy as an add-on treatment in the management of patients with schizophrenia – a randomized controlled trial. Acta Psychiatr Scand 116(3):226-232, 2007 17655565.
12. Hölzel BK, Lazar SW, Gard T, et al: How does mindfulness meditation work? Proposing mechanisms of action from a conceptual and neural perspective. Perspect Psychol Sci 6(6):537-559, 2011 26168376.
13. Irwin MR, Olmstead R, Motivala SJ: Improving sleep quality in older adults with moderate sleep complaints: a randomized controlled trial of tai chi chih. Sleep 31(7):1001-1008, 2008 18652095.
14. Janakiramaiah N, Gangadhar B, Murthy PJNV, et al: Therapeutic efficacy of Sudarshan Kriya yoga (SKY) in dysthymic disorder. NIMHANS J 17:21-28, 1998.
15. Janakiramaiah N, Gangadhar BN, Naga Venkatesha Murthy PJ, et al: Antidepressant efficacy of Sudarshan Kriya yoga (SKY) in melancholia: a randomized comparison with electroconvulsive therapy (ECT) and imipramine. J Affect Disord 57(1-3):255-259, 2000 10708840.
16. Katzman MA, Vermani M, Jacobs L, et al: Quetiapine as an adjunctive pharmacotherapy for the treatment of non-remitting generalized anxiety disorder: a flexible-dose, open-label pilot trial. J Anxiety Disord 22(8):1480-1486, 2008 18455360.
17. Katzman MA, Vermani M, Gerbarg PL, et al: A multicomponent yoga-based, breath intervention program as an adjunctive treatment in patients suffering from generalized anxiety disorder with or without comorbidities. Int J Yoga 5(1):57-65, 2012 22346068.
18. Kennedy SH, Eisfeld BS, Cooke RG: Quality of life: an important dimension in assessing the treatment of depression? J Psychiatry Neurosci 26(suppl):S23-S28, 2001 11590966.
19. Lavretsky H, Alstein LL, Olmstead RE, et al: Complementary use of tai chi chih augments escitalopram treatment of geriatric depression: a randomized controlled trial. Am J Geriatr Psychiatry 19(10):839-850, 2011 21358389.
20. Liu Y, Mimura K, Wang L, et al: Physiological benefits of 24-style Taijiquan exercise in middle-aged women. J Physiol Anthropol Appl Human Sci 22(5):219-225, 2003 14519910.
21. Mehta S, Shah D, Shah K, et al: Peer-mediated multimodal intervention program for the treatment of children with ADHD in India: one-year followup. ISRN Pediatr 2012:419168, 2012 23316384.
22. Nimatoudis I, Zissis NP, Kogeorgos J, et al: Remission rates with venlafaxine extended release in Greek outpatients with generalized anxiety disorder: a double-blind, randomized, placebo controlled study. Int Clin Psychopharmacol 19(6):331-336, 2004 15486518.
23. Pan W, Zhang L, Xia Y: The difference in EEG theta waves between concentrative and non-concentrative qigong states – a power spectrum and topographic mapping study. J Tradit Chin Med 14(3):212-218, 1994 7799657.
24. Phillips WT, Kiernan M, King AC: Physical activity as a nonpharmacological treatment for depression: a review. J Evid Based Integr Med 8(2):139-152, 2003.
25. Reid-Arndt SA, Matsuda S, Cox CR: Tai chi effects on neuropsychological, emotional, and physical functioning following cancer treatment: a pilot study. Complement Ther Clin Pract 18(1):26-30, 2012 22196570.
26. Sharma A, Newberg AB: Mind-body practices and the adolescent brain: clinical neuroimaging studies. Adolesc Psychiatry (Hilversum) 5(2):116-124, 2015 27347478.
27. Sharma A, Barrett MS, Cucchiara AJ, et al: A breathing-based meditation intervention for patients with major depressive disorder following inadequate response to antidepressants: a randomized pilot study. J Clin Psychiatry 78(1):e59-e63, 2017 27898207.
28. Sharma H, Sen S, Singh A, et al: Sudarshan Kriya practitioners exhibit better antioxidant status and lower blood lactate levels. Biol Psychol 63(3):281-291, 2003 12853172.
29. van der Kolk BA, Stone L, West J, et al: Yoga as an adjunctive treatment for posttraumatic stress disorder: a randomized controlled trial. J Clin Psychiatry 75(6):e559-e565, 2014 25004196.

30. Vedamurthachar A, Janakiramaiah N, Hegde JM, et al: Antidepressant efficacy and hormonal effects of Sudarshana Kriya yoga (SKY) in alcohol dependent individuals. J Affect Disord 94(1-3):249-253, 2006 16740317.
31. Wayne PM, Kaptchuk TJ: Challenges inherent to t'ai chi research: part I – t'ai chi as a complex multicomponent intervention. J Altern Complement Med 14(1):95-102, 2008 18199021.
32. Wilamowska ZA, Thompson-Hollands J, Fairholme CP, et al: Conceptual background, development, and preliminary data from the unified protocol for transdiagnostic treatment of emotional disorders. Depress Anxiety 27(10):882-890, 2010 20886609.
33. Xiong GL, Doraiswamy PM: Does meditation enhance cognition and brain plasticity? Ann N Y Acad Sci 1172:63-69, 2009 19743551.
34. Yeung A, Lepoutre V, Wayne P, et al: Tai chi treatment for depression in Chinese Americans: a pilot study. Am J Phys Med Rehabil 91(10):863-870, 2012 22790795.

12

Mindfulness no tratamento dos transtornos psiquiátricos

Lynn Yudofsky, M.D
David Spiegel, M.D.

PONTOS PRINCIPAIS

- *Mindfulness* (atenção plena) é um tipo de meditação que vem se tornando amplamente utilizado na medicina convencional, e um corpo crescente de pesquisas indica que sua prática pode ser eficaz no tratamento de vários transtornos psiquiátricos.
- Diversos estudos mostram agora que a meditação do tipo *mindfulness* pode resultar em alterações neurobiológicas estruturais e funcionais.
- Foi demonstrado que o *mindfulness* beneficia os médicos que utilizam esse tipo de meditação; além disso, também pode ajudar a reduzir o esgotamento (*burnout*) na medicina.

Meditação é "o ato de dar atenção exclusiva a algo, seja como atividade religiosa ou como uma forma de se ficar calmo e relaxado" (*Cambridge English Dictionary*, https://dictionary.cambridge.org/us/dictionary/english/meditation). O uso da meditação teve seu início há milhares de anos, predominantemente em contextos religiosos. Neste capítulo, nosso foco recairá em uma forma de meditação: *mindfulness*, ou atenção plena. Durante milênios, a meditação tem sido utilizada em vários contextos religiosos. Duas das religiões mais conhecidas, nas quais a meditação vem desempenhando um papel importantíssimo, são o budismo e o hinduísmo, mas a meditação também fez parte das religiões islâmicas, judaicas e cristãs (Trousselard et al., 2014).

Jon Kabat-Zinn (1994), que detém o crédito pela introdução da atenção plena na cultura ocidental, conceituou essa forma de meditação como "prestar atenção de maneira particular: de maneira proposital, no momento presente e sem emitir juízo de valor" (p. 4). Em 1997, na Universidade de Massachusetts, Kabat-Zinn ajudou a secularizar e até a medicalizar a meditação pela técnica de atenção plena, ao desenvolver técnicas de redução do estresse baseadas em *mindfulness* (*mindfulness-based stress reduction*, MBSR) e ao fundar a Clínica de Redução de Estresse e o Centro de *Mindfulness* em Medicina, Cuidados de Saúde e Sociedade. Kabat-Zinn determinou sete fatores da atenção plena: não julgamento, paciência, mente de principiante, confiança, paralisação da busca, aceitação e deixar-se levar (desapego)" (Kabat-Zinn, 1990, p. 33). Graças ao trabalho pioneiro desse pesquisador, o que antes era uma prática religiosa se transformou em uma metodologia científica que começou a ser utilizada para ajudar pessoas que padeciam de distúrbios clínicos e de transtornos psiquiátricos, além de também pessoas com estresse em geral.

Além das técnicas de MBSR, existem muitos outros tipos de programas de atenção plena desenvolvidos ao longo dos anos. Mas para as finalidades deste capítulo, nossa ênfase recaiu principalmente na MBSR e na terapia cognitiva baseada em *mindfulness* (*mindfulness-based cognitive therapy*, MBCT), bem como nos programas de prevenção à recaída fundamentada em *mindfulness* (*mindfulness-based relapse prevention,* MBRP). MBCT, que combina técnicas de atenção plena com terapia cognitivo-comportamental, foi originalmente desenvolvida como terapia para a depressão, tendo sido expandida como terapia também para outros transtornos psiquiátricos, além da depressão (Hofmann e Gómez, 2017). MBRP é um programa desenvolvido no Centro de Pesquisa de Comportamentos de Dependência (Addictive Behaviors Research Center) da Universidade de Washington que utiliza habilidades de atenção plena para ajudar pessoas com alguma dependência (Bowen et al., 2009).

Desde o ambulatório de cuidados primários até a sala de operações cirúrgicas e os consultórios psicoterapêuticos de psiquiatria, a técnica de atenção plena e outras formas de meditação vêm rapidamente ganhando popularidade no seio da medicina convencional. Além disso, a meditação com a técnica de atenção plena também vem sendo cada vez mais utilizada no setor empresarial, nas escolas – em todos os níveis –, e até nas prisões. Atualmente, contamos com vários aplicativos para a prática da atenção plena, vídeos específicos no YouTube® e até uma revista chamada *Mindful.* Vem crescendo o corpo de estudos voltados para a avaliação dos benefícios da meditação em pacientes com transtornos específicos – tanto clínicos quanto psiquiátricos. Além do alívio dos sintomas de uma série de problemas clínicos e psiquiátricos, tais pesquisas demonstraram que meditação com a técnica de atenção plena melhora especificamente certos distúrbios, como os transtornos de ansiedade e de humor, transtorno do déficit de atenção e hiperatividade, transtornos alimentares e do sono, transtornos por uso de drogas e transtornos psicóticos. Embora a técnica de atenção plena tenha sido empregada no tratamento de uma ampla gama de transtornos psiquiátricos, neste capítulo discutiremos as doenças psiquiátricas mais comuns e aquelas que foram mais intensamente estudadas: ansiedade, depressão e transtornos de dependência.

Dividimos este capítulo em três seções principais. A primeira seção analisa estudos de pesquisa baseados nos benefícios da atenção plena para vários problemas psiquiátricos comuns, como: transtornos da ansiedade e do humor e transtornos de dependência. Na segunda seção, analisamos os estudos publicados sobre os mecanismos neurológicos envolvidos na atenção plena. Por fim, na terceira seção, discutimos os benefícios da atenção plena para o clínico e demonstramos como essa técnica pode ser implementada na prática clínica. Graças ao vasto e crescente número de estudos que se debruçam sobre intervenções com a técnica da atenção plena como terapia para transtornos psiquiátricos, os estudos aqui apresentados são metanálises, em sua maioria.

ATENÇÃO PLENA COMO TRATAMENTO PARA DOENÇAS PSIQUIÁTRICAS

Diversos estudos têm corroborado os benefícios do uso da atenção plena como ajuda para que as pessoas lidem com suas doenças físicas, desde o resfriado comum até a epilepsia. Exemplos representativos incluem uma revisão narrativa das evidências em favor de terapias baseadas em técnicas de atenção plena para problemas físicos por Linda E. Carlson (2012). Essa pesquisadora revisou a literatura sobre intervenções com atenção plena em pacientes com diabetes, dores crônicas, síndrome do intestino irritável, artrite, fibromialgia, dor nas costas, doenças cardiovasculares e HIV/Aids. Sua análise revelou que a atenção plena foi eficaz em graus variados no tratamento desses problemas físicos. Em sua revisão, Linda E. Carlson concluiu que os pacientes são beneficiados com o uso da atenção plena em diferentes problemas, tendo em vista que os sintomas de todas essas condições (e de outras) podem ser agravados pelo estresse. Nos seus estudos sobre atenção plena em pessoas com câncer (Carlson e Garland, 2005; Carlson et al., 2004, 2013, 2015), a pesquisadora demonstrou a ocorrência de ganhos psicológicos e fisiológicos, inclusive com normalização dos padrões de cortisol e prevenção do encurtamento dos telômeros. A atenção plena pode ajudar as pessoas a aprender maneiras de lidar com seus sintomas – e com o estresse concomitante – de modo mais receptivo, compassivo e relaxado. O resultado é o alívio dos sintomas.

Da mesma forma que a atenção plena ajuda a melhorar os sintomas físicos, vários estudos demonstraram que a técnica também pode ajudar a reduzir os sintomas cognitivos e emocionais. Em uma revisão sistemática e metanálise sobre atenção plena voltada para transtornos psiquiátricos, Goldberg et al. (2018) avaliaram 142 estudos clínicos randomizados com o objetivo de determinar a eficácia do tratamento baseado em técnicas de atenção plena com relação à sintomatologia clínica de enfermidades psiquiátricas. Na fase pós-terapêutica, a atenção plena se revelou superior a grupos com nenhum tratamento (d = 0,55), tratamento mínimo (d = 0,37), controles ativos inespecíficos (d = 0,35) e controles ativos específicos (d = 0,23). Durante o acompanhamento, as intervenções baseadas em atenção plena se revelaram superiores às condições sem tratamento (d = 0,50), controles ativos inespecíficos (d = 0,52) e controles ativos específicos (d = 0,29). As condições de atenção plena não diferiram das condições de tratamento mínimo (d = 0,38) e de tratamento baseado em evidências (d = 0,09). De acordo com o estudo de Goldberg et al., os efeitos da atenção plena foram observados mais consistentemente em indivíduos com depressão maior e com transtornos específicos por tabagismo e por uso de drogas.

Embora muitos estudos tenham confirmado que a atenção plena é terapia eficaz para certos transtornos psiquiátricos comuns, resta a questão: como, exatamente, essa técnica ajuda a melhorar os sintomas psiquiátricos? Essa questão foi abordada por Gu et al. (2015) em uma revisão sistemática e metanálise de 20 estudos sobre meditação. Essa equipe de pesquisadores estudou como o MBSR e o MBCT melhoram a saúde mental e o bem-estar dos pacientes. Para tanto, investigaram os mecanismos dos efeitos do MBCT e do MBSR medindo as capacidades de atenção plena, autocompaixão, reatividade emocional, reatividade cognitiva, pensamento negativo repetitivo (ruminação, inquietude e preocupações), flexibilidade psicológica e especificidade da memória autobiográfica (i. e., a capacidade de recuperar memórias de eventos pessoais específicos). Esse estudo descreveu evidências que sugeriram que a atenção plena afeta os resultados para a saúde mental, ampliando a capacidade de conscientização e de aceitação e diminuindo ruminações e inquietudes.

Meditação pela técnica de atenção plena para pessoas com ansiedade e depressão

Considerando a ênfase dada ao não julgamento, ao relaxamento, ao desapego e à aceitação, não deve surpreender que a técnica de atenção plena esteja se tornando uma terapia amplamente reconhecida para uso em transtornos de ansiedade e depressão grave. Serpa et al. (2014) conduziram um estudo prospectivo que envolveu 79 veteranos com diagnósticos psiquiátricos variados e que tomaram parte em curso de MBSR com duração de 9 semanas. Os participantes apresentavam problemas psiquiátricos agudos e ativos (p. ex., psicose, uso de drogas e transtornos de personalidade), e 24% deles apresentavam ideação suicida ativa (Serpa et al., 2014). O único critério de exclusão para a participação no estudo foi demência avançada. Ao analisar os dados coletados em questionários pré-MBSR e pós-MBSR, os pesquisadores concluíram que os veteranos tinham sido beneficiados com reduções significativas na ansiedade, na depressão e na ideação suicida.

Em sua metanálise para terapias baseadas na atenção plena, Khoury et al. (2013) examinaram 209 estudos com a finalidade de avaliar a eficácia da técnica em pessoas com sintomas de uma variada gama de problemas psiquiátricos. Esse estudo demonstrou que a atenção plena foi particularmente útil na diminuição da depressão, da ansiedade e do estresse; além disso, também foi constatada sua maior eficácia quando comparada a diversos outros tipos de intervenções, por exemplo, educação psicológica (*g* de Hedges = 0,61; intervalo de confiança [IC] de 95%, 0,27-0,96) , terapia de suporte (*g* de Hedges = 0,37; IC 95%, 0,17-0,57; I^2 = 64%), procedimentos de relaxamento (*g* de Hedges = 0,19; IC 95%, 0,03-0,35) e técnicas de supressão ou de imagens (*g* de Hedges = 0,26; IC 95%, 0,10-0,53). Diante das estimativas dos tamanhos do efeito, os autores sugeriram que a técnica de atenção plena é moderadamente eficaz em pré- e pós-comparações (*n* = 72 estudos; *g* de Hedges = 0,55) em comparação com indivíduos do grupo controle (em lista de espera) (*n* = 67; g de Hedges = 0,53) e em comparação com outros tratamentos ativos (n = 68; *g* de Hedges = 0,33), inclusive outros tratamentos psicológicos (*n* = 35; *g* de Hedges = 0,22). Nesse estudo de eficácia clínica, não foram observadas diferenças significativas entre o uso da atenção plena em comparação a terapia cognitivo-comportamental, terapias comportamentais ou tratamento farmacológico.

Em um estudo clínico randomizado que examinou o transtorno de ansiedade generalizada (TAG), 93 indivíduos com TAG foram aleatoriamente designados para uma intervenção em grupo com MBSR (duração: 8 semanas) ou para o grupo controle, submetido a um programa educacional para controle do estresse (Hoge et al., 2013). Para a medição dos sintomas de ansiedade, os pesquisadores utilizaram a Escala de Avaliação de Ansiedade de Hamilton (HAM-A; medida de desfecho primário), as escalas de Impressão Clínica Global - Gravidade da Doença e de Impressão Clínica Global - Melhoria (CGI-S e CGI-I) e o Inventário de Ansiedade de Beck (BAI). Os participantes do grupo tratado com MBSR foram beneficiados com uma redução significativamente maior na ansiedade, de acordo com as pontuações obtidas com CGI-S, CGI-I e BAI. Nesses mesmos participantes, também foi observado um aumento nos autodepoimentos positivos.

As duas intervenções resultaram em reduções significativas nas pontuações da HAM-A e a diferença não foi significativa.

Também foi demonstrado que a técnica de atenção plena tem eficácia ao ser aplicada tanto pessoalmente quanto pela internet. Esse achado é importante, porque muitas pessoas não dispõem de tempo para participar todas as semanas de sessões de atenção plena, não têm acesso ao tratamento, não podem pagar, estão preocupadas com o estigma representado por sua doença ou relutam em sair de casa em decorrência da natureza da sua doença. Os cuidados de saúde transmitidos por meios digitais e a "medicina de conveniência" são tendências crescentes junto ao público em geral. Em um estudo, 91 participantes diagnosticados com TAG, transtorno de pânico, transtorno de ansiedade social ou transtorno de ansiedade sem outra especificação foram aleatoriamente designados para um grupo de tratamento com as técnicas de atenção plena com base na internet *versus* um grupo controle de participação em um fórum de discussão *on-line* (Boettcher et al., 2014). Os participantes do grupo de terapia com atenção plena apresentaram maior redução nos sintomas de ansiedade, depressão e insônia, além de melhora moderada na qualidade de vida do que os do grupo controle.

Piet e Hougaard (2011) selecionaram seis estudos clínicos randomizados para inclusão em uma revisão sistemática e metanálise sobre o efeito da MBCT na prevenção de recidivas em pacientes com transtorno depressivo maior recorrente. A implementação da MBCT diminuiu significativamente o risco de recaída ou de recorrência, com uma taxa de risco de 0,66 para MBCT em comparação ao tratamento habitual ou controles com placebo, correspondendo a 34% de redução do risco relativo. Em uma análise de subgrupo previamente planejada, foi observada uma redução do risco relativo da ordem de 43% para os participantes com três ou mais episódios anteriores; por outro lado, os pesquisadores não observaram nenhuma redução do risco para os participantes com apenas dois episódios. Em dois estudos, a MBCT demonstrou uma eficácia pelo menos equivalente à medicação antidepressiva de manutenção. Esses achados sugerem que a técnica de atenção plena pode ser terapia eficaz na prevenção de recaídas da depressão em indivíduos que tinham passado por três ou mais episódios anteriores. Pode-se considerar a MBCT como uma alternativa potencial para pacientes com depressão que apresentem efeitos colaterais significativos ou que sejam incapazes de tolerar medicamentos psiquiátricos.

Exemplo de caso 1

Rose é uma mulher de 60 anos com dor crônica e TAG. Antes da avaliação e do tratamento psiquiátrico, ela consumia narcóticos e benzodiazepínicos com regularidade para ajudá-la no controle da dor e da ansiedade. Depois que seu psiquiatra obteve um histórico completo da qualidade e do curso de seus sintomas psiquiátricos e clínicos, o profissional ofereceu a Rose a opção de tentar a técnica de atenção plena. Embora cética sobre a possibilidade de ajuda para seus sintomas com essa terapia, ela se mostrou receptiva ao aprendizado das técnicas. Inicialmente, seu psiquiatra apresentou à sua paciente a prática da atenção plena com uma discussão sobre sua história, seguida por uma breve visão geral dos resultados dos estudos sobre a técnica, além de explicar o modo de condução da prática. Em seguida, o psiquiatra ensinou exercícios de atenção plena a Rose, inclusive para uma respiração consciente e para escaneamentos corporais. Depois, orientou-a para a prática de um exercício de atenção plena com duração de 5 a 10 minutos ao final de cada sessão semanal. O escaneamento corporal envolvia o foco da atenção nas sensações do corpo, que servia para ajudar Rose a ampliar sua consciência e aliviar o estresse e a tensão. O psiquiatra pediu a Rose que avaliasse em separado a dor e a ansiedade, utilizando para cada um desses fatores uma escala de 1 a 10 (10 = a maior intensidade) antes e depois de cada sessão de atenção plena. No início, ela percebeu que sua mente divagava muito durante esses exercícios, e seu psiquiatra a fez ver que a mente divaga naturalmente. Nos momentos em que ocorria dispersão de sua atenção, Rose aprendeu a fazer que ela (a atenção) retornasse à sua respiração.

Ao longo de várias sessões, seu psiquiatra foi aumentando lentamente a duração dos exercícios, até que Rose conseguiu praticar com facilidade um exercício de atenção plena de 20 minutos. Após cada sessão, Rose classificava consistentemente a sua dor e sua ansiedade como tendo diminuído. Então, começou a fazer os exercícios sozinha, fora das consultas; mas inicialmente percebeu que tinha dificuldade de se lembrar de praticá-los. Entretanto, sua consistência foi melhorando progressivamente a cada tentativa. Ela e seu psiquiatra estabeleceram então em um cronograma para a prática regular que consistia em cerca de 15 a 20 minutos diários de exercícios de atenção plena. Rose optou por fazer seus exercícios pela manhã, por considerar que, nessa fase do dia, seus níveis de dor e ansiedade eram mais intensos. Foi se convencendo de que seus exercícios de atenção plena criavam um tom positivo para o resto do seu dia. Gradualmente ao longo de dois meses, percebeu que seus níveis de ansiedade e dor tinham diminuído, assim como o uso de benzodiazepínicos e analgésicos narcóticos. Ela informou ao seu psiquiatra que se sentia com maior controle sobre seus sintomas, tendo verificado que, em muitos dias, não precisava tomar analgésicos e ansiolíticos.

Meditação com atenção plena para pessoas dependentes de droga

A prática da atenção plena também demonstrou ser eficaz na ajuda de pessoas que padecem de transtornos de dependência – incluindo indivíduos com dependência de droga e também aqueles que lutam contra os chamados vícios do comportamento, como a compulsão alimentar e os jogos de azar. Estudos demonstraram que a atenção plena ajuda a atenuar a intensidade dos desejos e a prevenir recaídas. Em um estudo clínico randomizado que reuniu 168 participantes com transtornos por uso de droga, o MBRP foi comparado ao tratamento habitual (Bowen et al., 2009). Os participantes do grupo tratado com MBRP foram beneficiados com percentuais de recidiva significativamente mais baixos durante o período de 4 meses após a intervenção em comparação aos participantes submetidos ao tratamento habitual. O estudo também sugeriu que, em comparação com os participantes medicados com o tratamento habitual, os participantes do grupo tratado com MBRP demonstravam desejos menos intensos, suas ações demonstravam maior consciência e aceitavam com maior facilidade suas experiências negativas.

Bowen et al. (2014) conduziram um estudo para verificar a eficácia do uso de MBRP em longo prazo em pessoas que completaram com sucesso um programa para usuários de drogas e álcool. Os autores compararam o programa MBRP *versus* prevenção de recidivas ou psicoeducação e programas de 12 etapas (tratamento habitual). Para tanto, designaram aleatoriamente 286 participantes para MBRP, prevenção de recaídas ou tratamento habitual, com monitoração durante 12 meses. Tanto no grupo de prevenção de recidivas como no grupo de MBRP os autores observaram uma diminuição significativa no risco de recidiva para uso de drogas e para consumo excessivo de álcool. No acompanhamento de seis meses para intervalo de demora até o primeiro uso da droga, os participantes dos grupos de tratamento com MBRP e de prevenção de recidivas informaram um número significativamente menor de dias de consumo excessivo de álcool em comparação a participantes do grupo de tratamento habitual. Já no acompanhamento de 12 meses, os participantes tratados com MBRP relataram ter ocorrido uma redução significativa do consumo excessivo de álcool e um número significativamente menor de dias de uso da droga em comparação aos grupos de prevenção de recidivas e de tratamento habitual. O estudo de Bowen e colegas sugere que, em longo prazo, a técnica de MBRP pode ser uma abordagem eficaz para ajudar na mitigação das recaídas de drogas e álcool.

Em recente revisão sistemática e metanálise de 42 estudos sobre atenção plena e dependência, Li et al. (2017) documentaram a ocorrência de efeitos significativos dos tratamentos com as técnicas de atenção plena na diminuição da gravidade e da frequência do uso de drogas, bem como das intensidades do desejo por drogas psicoativas e na gravidade do estresse. É digno de nota que, para os fumantes de cigarros, foram observados maiores aumentos nos percentuais de abstinência com a prática da atenção plena em comparação a tratamentos alternativos; também foi constatado que esses participantes tiveram uma probabilidade 76% maior para conseguirem a abstinência (Li et al., 2017).

Já foram publicados inúmeros estudos em apoio aos benefícios da atenção plena para usuários de tabaco. Em uma revisão sistemática da literatura sobre esse tema, de Souza et al. (2015) revisaram 198 artigos, tendo concluído que as técnicas da atenção plena possibilitaram a prevenção de recidivas, a diminuição no número de cigarros fumados e na intensidade do desejo, além de terem melhorado a capacidade de enfrentamento dos participantes. As conclusões dessa revisão são altamente relevantes, uma vez que o uso de produtos com tabaco continua ainda sendo a principal causa de morte evitável em todo o mundo (Centers for Disease Control and Prevention, 2017b). Contudo, os pesquisadores alertaram para a necessidade de mais estudos que sejam cuidadosamente concebidos nessa área, para que seus achados sejam apoiados ou refutados (de Souza et al., 2015).

Diversos estudos examinaram a eficácia das técnicas de atenção plena no tratamento de pessoas com transtornos de compulsão alimentar periódica e obesidade. Em uma revisão da literatura que se debruçou sobre intervenções baseadas na atenção plena para a obesidade, O'Reilly et al. (2014) verificaram que, dos 21 estudos incluídos na revisão, 18 revelaram que a prática da atenção plena melhorou os comportamentos alimentares ligados à obesidade – sobretudo a compulsão alimentar periódica, a alimentação externa (que ocorre quando alguém é exposto a sinais para comer, como imagens e cheiros) e a alimentação emocional. Esses achados são muito relevantes, tendo em vista que as pessoas com obesidade se encontram em maior risco para a ocorrência de diversas doenças crônicas; entre outras, cardiopatia, diabetes tipo II, acidente vascular cerebral e até mesmo algumas formas de câncer (Centers for Disease Control and Prevention, 2017a). Por outro lado, muitas pessoas obesas tentam inúmeras modalidades terapêuticas em busca de ajuda para a perda de peso. Muitas dessas modalidades são dispendiosas, ineficazes em termos da produção de resultados em longo prazo ou representam alto risco, como as dietas extremas, o uso de comprimidos dietéticos ou mesmo procedimentos cirúrgicos. Embora haja necessidade de mais estudos nessa área, contamos com dados que sugerem que, em lugar das inúmeras intervenções de uso mais comum, a atenção plena pode ser uma terapia mais eficaz, segura e econômica para o combate aos transtornos alimentares relacionados à obesidade.

Exemplo de caso 2

Harold é um paciente de 40 anos com obesidade e diabetes tipo II que tende a consumir *junk food* em seus momentos de estresse. Seu psiquiatra discutiu com ele os conceitos fundamentais da atenção plena e as formas como esse programa poderia ser utilizado para ajudá-lo a diminuir o estresse e a combater a compulsão alimentar. Nos exercícios de atenção plena, Harold aprendeu a relaxar; desacelerar; aproveitar mais seus alimentos; perceber quando já estava saciado; e abandonar outras atividades enquanto comia (p. ex., assistir televisão ou navegar na Web pelo celular). E começou a notar maior sintonia com seus níveis de fome e saciedade. Em geral, Harold passou a comer menos, e seu peso foi diminuindo lentamente. Seu psiquiatra também discutiu os modos para aumentar a prática do exercício físico, por exemplo, "caminhadas conscientes", nas quais Harold prestava muita atenção às sensações e ao ambiente enquanto caminhava (i. e., a sensação de estar com os pés no chão, a brisa na pele, o odor das flores, os sons silvestres e tentativas de perceber diferentes detalhes do ambiente). Harold considerou essa prática como algo prazeroso e relaxante, tendo também percebido uma redução em seu nível de estresse. Ao longo de alguns meses nos quais se alimentou e fez suas caminhadas com consciência, ele continuou perdendo peso. Por outro lado, também diminuíram seus níveis glicêmicos em jejum. Assim como Rose, Harold foi beneficiado com um controle progressivamente maior sobre seus sintomas clínicos e psiquiátricos.

ATENÇÃO PLENA E O CÉREBRO

As mudanças neurobiológicas que ocorrem com a prática da meditação e da atenção plena constituem uma recente área de pesquisa. Fox et al. (2014) conduziram uma revisão sistemática e metanálise visando descobrir se ocorrem, ou não, mudanças estruturais do cérebro associadas à meditação. Esses autores avaliaram 123 diferenças estruturais no cérebro descritas em 21 estudos de neuroimagem que envolveram cerca de 300 praticantes da meditação. Nesse estudo, seus autores recorreram a uma metanálise de estimativa de probabilidade anatômica, tendo encontrado oito regiões cerebrais que tinham sido efetivamente alteradas nos praticantes da meditação: córtex frontopolar ou área 10 de Brodmann (metaconsciência), hipocampo (consolidação e reconsolidação da memória), giros cingulados anterior e médio (autorregulação), córtex orbitofrontal (regulação da emoção), córtices sensoriais e ínsula (consciência corporal exteroceptiva e interoceptiva), fascículo longitudinal superior (comunicação intra-hemisférica) e corpo caloso (comunicação inter-hemisférica). Contudo, os autores observaram algumas limitações (p. ex., limitações metodológicas e vieses de publicação entre os estudos por eles avaliados).

Em outra metanálise, Boccia et al. (2015) investigaram estudos de ressonância magnética (RM) que envolviam 37 estudos experimentais individuais de ressonância magnética funcional (fRM) sobre ativações funcionais durante tarefas de meditação (642 participantes), 63 estudos experimentais de fRM sobre mudanças funcionais atribuíveis à meditação (1.652 participantes; grupo de meditação *versus* grupo controle) e 10 estudos experimentais com RM estrutural para mudanças estruturais atribuíveis à meditação (581 participantes). Boccia e colegas utilizaram a análise de estimativa de probabilidade de ativação, tendo constatado que a prática de meditação promove mudanças funcionais e estruturais em áreas cerebrais envolvidas na atenção, na formação de memória e no funcionamento executivo, bem como em processos autorreferenciais, inclusive a autoconsciência e a autorregulação. Um estudo amplamente citado constatou mudanças na atividade da rede de modo padrão, que processa a autorreflexão, em particular uma diminuição da atividade no córtex cingulado posterior (Brewer et al., 2011). Esses pesquisadores sugeriram que tais resultados poderiam fornecer mais evidências em favor dos benefícios da atenção plena na prevenção do declínio cognitivo relacionado ao envelhecimento e no tratamento de transtornos de humor, ansiedade e dependência. Diversos estudos demonstraram que a meditação com a técnica da atenção plena promove mudanças nas substâncias branca e cinzenta do cérebro. Hölzel et al. (2011) propuseram que o uso da atenção plena aumenta a densidade da substância cinzenta, e Doll et al. (2015) concluíram pela existência de uma associação entre o uso da atenção plena e a conectividade funcional intrínseca (i. e., uma atividade contínua sincronizada) entre a rede de modo padrão e a rede de saliência. Tang et al. (2010) descobriram que mesmo períodos curtos de meditação (quatro semanas ou 11 horas) têm potencial de promover mudanças na substância branca com envolvimento do córtex cingulado anterior (i. e., uma parte envolvida na autorregulação) no cérebro.

A atenção plena também foi objeto de estudo no contexto da resposta imunológica. Tang et al. (2007) mostraram que um período curto de meditação (cinco dias) pode resultar na diminuição dos níveis de cortisol e no aumento da imunorreatividade. Esses estudos e também outros sugerem que cursos curtos de meditação podem não apenas gerar efeitos significativos na experiência subjetiva de uma pessoa, mas também podem promover mudanças objetivas nos níveis celular, genético e neuronal. Em uma revisão sistemática de estudos clínicos randomizados, Black e Slavich (2016) analisaram os efeitos da meditação com técnicas de atenção plena nos parâmetros do sistema imunológico, com enfoque em cinco desfechos: 1) proteínas inflamatórias circulantes e estimuladas, 2) fatores de transcrição celular e expressão gênica, 3) contagem de células imunológicas, 4) envelhecimento das células imunológicas e 5) resposta dos anticorpos. As descobertas de Black e Slavich sugeriram possíveis efeitos da meditação com técnicas de atenção plena em marcadores específicos da inflamação, na imunidade mediada por células e no envelhecimento biológico. Porém, os pesquisadores alertaram para a necessidade de mais estudos nessa área, e seu estudo foi limitado pelas grandes diferenças nos modelos dos estudos, nos procedimentos de análises e nas populações de pacientes.

A ATENÇÃO PLENA PARA O PROFISSIONAL DE SAÚDE MENTAL

Benefícios da atenção plena para médicos

Hoje em dia, sabe-se que a atenção plena beneficia não apenas o paciente, mas também o médico, ajudando os profissionais na prevenção de seu esgotamento (*burnout*). Em uma revisão de oito estudos que se debruçaram no treinamento de prestadores de cuidados da saúde e professores nas técnicas de atenção plena saúde, Luken e Sammons (2016) constataram que em seis dos estudos ocorreu diminuição significativa no esgotamento dos profissionais depois de terem sido treinados na técnica. Na verdade, a atenção plena também pode diminuir o estresse de equipes que trabalham em ambientes clínicos de alta intensidade (p. ex., no pronto-socorro). Em um estudo com 50 enfermeiros do serviço de emergência, Westphal et al. (2015) demonstraram que a atenção plena reduz a ansiedade, a depressão e o esgotamento.

A atenção plena também ajudar os médicos, possibilitando que ofereçam cuidados de melhor qualidade. Em um estudo observacional que envolveu 45 médicos que tratavam pacientes com HIV, seus autores observaram que o atendimento de pacientes por médicos conhecedores profundos da técnica de atenção plena ou por médicos que se classificavam como mais informados na técnica tinha maior probabilidade de se caracterizar por um padrão de comunicação centrado no paciente (razão de probabilidade ajustada para consulta centrada no paciente = 4,14; IC 95%, 1,58-10,86). Em tais consultas, tanto pacientes quanto médicos se esforçavam mais para a estruturação de um relacionamento e também nas discussões de tópicos psicossociais (Beach et al., 2013). Médicos com altas pontuações para a atenção plena também apresentavam um tom emocional mais positivo com relação aos pacientes (β ajustado = 1,17; IC 95%, 0,46-1,9). Por outro lado, os pacientes demonstraram maior propensão para classificar mais favoravelmente a comunicação clínica (taxa de prevalência ajustada [TPA] = 1,48; IC 95%, 1,1701,86) e também relataram maior satisfação geral (TPA = 1,45; IC 95, 1,15-1,84) quando atendidos por médicos com alto nível de conhecimento da atenção plena.

Incorporação da atenção plena na prática clínica

Os médicos adeptos da prática da atenção plena podem ser mais efetivos em suas orientações dessa técnica para seus pacientes (ver Capítulo 18, "Estilo de vida do médico e comportamento promotor da saúde"). Christiane Wolf e J. Greg Serpa, em seu livro *A Clinician's Guide to Teaching Mindfulness* (Manual do Clínico para o Ensino de *Mindfulness*), recomendaram a incorporação da atenção plena pelos médicos em suas práticas clínicas, pois tanto pacientes quanto médicos serão beneficiados com esse programa (Wolf e Serpa, 2015). Não existe uma fórmula única para a incorporação da atenção plena na prática clínica. Em uma revisão narrativa sobre atenção plena nos sistemas de saúde, Demarzo et al. (2015) concluíram que as intervenções fundamentadas nessa técnica são "intervenções complexas", que dependem de abordagens e modelos de transferência da técnica inovadores e criativos, de modo que sua implementação se dê de maneira acessível, com manutenção de uma relação custo-benefício satisfatória. Em outras palavras, não se pode contar com uma abordagem única para todos os pacientes.

Em primeiro lugar, os médicos devem se esforçar para obter uma formação adequada. Uma possibilidade consiste em que o médico encontre um mentor que o ajude no aprendizado das terapias com a atenção plena; ou então, poderá fazer um curso em alguma instituição acadêmica, ou na comunidade. O médico pode se valer de excelentes programas e ferramentas de treinamento *on-line*; além disso, também pode consultar algum dos muitos livros esclarecedores já publicados sobre a atenção plena. Em segundo lugar, ao instituir a atenção plena em seu arsenal terapêutico, o médico deverá sempre ter em mente o fato de que cada paciente e suas necessidades e problemas específicos lhes são exclusivos. É essencial a obtenção de um histórico clínico e neuropsiquiátrico abrangente, pois há elementos no histórico que o ajudarão a informar ao seu paciente sobre qual tipo de intervenção com atenção plena deverá escolher. Na literatura, ainda não foi publicado um conjunto suficiente de dados para resultados sindrômicos específicos para que se possa recomendar definitivamente uma abordagem com a atenção plena, em detrimento de outras abordagens, para problemas específicos. Portanto, existe espaço para que sejam instituídas modificações criteriosas, respeitosas e seguras das abordagens padrão com atenção plena, tendo em vista as necessidades específicas e as tendências pessoais de cada paciente. No tratamento de pacientes para cessação do tabagismo, por exemplo, o médico pode introduzir técnicas de atenção plena que induzam o paciente a lidar com as sensações desconfortáveis que o acomete ao ter desejo ou vontade de fumar. Especificamente, essa situação é conhecida como *surfar o impulso*, uma técnica desenvolvida por Alan Marlatt (Bowen e Marlatt, 2009). Em uma forma de iniciar o processo, o médico pode conduzir treinamentos de atenção plena sessão a sessão junto com seus pacientes, conforme foi descrito por Wolf e Serpa (2015).

No caso dos clínicos que estão começando a introduzir terapias com atenção plena em sua prática, uma boa estratégia consiste em iniciar e/ou terminar cada sessão do paciente com um exercício de atenção plena de cinco minutos, por exemplo, com um escaneamento corporal (i. e., um exercício de relaxamento de atenção plena que envolve uma tomada de consciência quanto às sensações do corpo no momento presente). O médico deve incentivar seu paciente para que pratique diariamente o mesmo regime em sua casa. E lembrar a eles que, assim como no caso dos exercícios, 5 a 10 minutos diários de atenção plena são melhores do que nenhum minuto e tal prática poderá resultar em benefícios psicológicos, fisiológicos e neurológicos. Para a realização de uma prática mais aprofundada (dependendo do paciente e do transtorno a ser tratado), o médico talvez possa incentivar seu paciente a se inscrever e participar de um programa MBSR de 8 semanas.

CONCLUSÃO

Atualmente, os médicos contam com um corpo significativo de evidências que confirmam a eficácia da meditação pelas técnicas de atenção plena para pacientes com transtornos psiquiátricos. A prática da meditação com atenção plena resulta em documentadas mudanças neurobiológicas em seus praticantes. Para pacientes com doenças psiquiátricas graves, a atenção plena pode ser utilizada mais adequadamente em conjunto com outros tratamentos; mas para outros pacientes, a atenção plena pode oferecer alguns benefícios em relação ao uso da farmacoterapia, já que a atenção plena apresenta um perfil de efeitos colaterais menor do que muitos medicamentos, tem uma relação de custo-benefício efetiva (há diversos aplicativos e vídeos gratuitos *on-line*), resulta em benefícios duradouros e, além disso, é conveniente, pois o paciente pode praticá-la em qualquer lugar. Por fim, foi demonstrado que a meditação com as técnicas de atenção plena proporciona ganhos significativos também para os médicos adeptos dessa prática.

PERGUNTAS PARA DISCUSSÃO

1. Já foi demonstrado que a atenção plena tem eficácia no tratamento de transtornos psiquiátricos. Diante disso, como podemos incorporá-la nas

sessões com nossos pacientes? Qual é a melhor estratégia para treinamento de médicos que gostariam de incorporar a atenção plena em sua prática?
2. Como podemos motivar e incentivar nossos pacientes para a prática da atenção plena por conta própria, fora do consultório do psiquiatra?
3. Qual é a melhor forma de integrar a atenção plena para uso dos próprios prestadores de cuidados de saúde em seu local de trabalho, como um meio auxiliar de prevenção do esgotamento (*burnout*) e também para diminuição do estresse?

LEITURAS RECOMENDADAS

1. Lake JA, Spiegel D: Complementary and Alternative Treatments in Mental Health Care. Washington, DC, American Psychiatric Publishing, 2007.
2. Wolf C, Serpa JG: A Clinician's Guide to Teaching Mindfulness: The Comprehensive Session-by--Session Program for Mental Health Professionals and Health Care Providers. Oakland, CA, New Harbinger, 2015.
3. Zerbo E, Schlechter A, Desai S, et al: Becoming Mindful: Integrating Mindfulness Into Your Psychiatric Practice. Arlington, VA, American Psychiatric Association Publishing, 2017.

REFERÊNCIAS

1. Beach MC, Roter D, Korthuis PT, et al: A multicenter study of physician mindfulness and health care quality. Ann Fam Med 11(5):421-428, 2013 24019273.
2. Black DS, Slavich GM: Mindfulness meditation and the immune system: a systematic review of randomized controlled trials. Ann N Y Acad Sci 1373(1):13-24, 2016 26799456.
3. Boccia M, Piccardi L, Guariglia P: The meditative mind: a comprehensive metaanalysis of MRI studies. BioMed Res Int 2015:419808, 2015 26146618.
4. Boettcher J, Aström V, Pahlsson D, et al: Internet-based mindfulness treatment for anxiety disorders: a randomized controlled trial. Behav Ther 45(2):241-253, 2014 24491199.
5. Bowen S, Marlatt A: Surfing the urge: brief mindfulness-based intervention for college student smokers. Psychol Addict Behav 23(4):666-671, 2009 20025372.
6. Bowen S, Chawla N, Collins SE, et al: Mindfulness-based relapse prevention for substance use disorders: a pilot efficacy trial. Subst Abus 30(4):295-305, 2009 19904665.
7. Bowen S, Witkiewitz K, Clifasefi SL, et al: Relative efficacy of mindfulness-based relapse prevention, standard relapse prevention, and treatment as usual for substance use disorders: a randomized clinical trial. JAMA Psychiatry 71(5):547-556, 2014 24647726.
8. Brewer JA, Worhunsky PD, Gray JR, et al: Meditation experience is associated with differences in default mode network activity and connectivity. Proc Natl Acad Sci USA 108(50):20254-20259, 2011 22114193.
9. Carlson LE: Mindfulness-based interventions for physical conditions: a narrative review evaluating levels of evidence. ISRN Psychiatry 2012:651583, 2012.
10. Carlson LE, Garland SN: Impact of mindfulness-based stress reduction (MBSR) on sleep, mood, stress and fatigue symptoms in cancer outpatients. Int J Behav Med 12(4):278-285, 2005 16262547.
11. Carlson LE, Speca M, Patel KD, et al: Mindfulness-based stress reduction in relation to quality of life, mood, symptoms of stress and levels of cortisol, dehydroepiandrosterone sulfate (DHEAS) and

melatonin in breast and prostate cancer outpatients. Psychoneuroendocrinology 29(4):448-474, 2004 14749092.

12. Carlson LE, Doll R, Stephen J, et al: Randomized controlled trial of mindfulnessbased cancer recovery versus supportive expressive group therapy for distressed survivors of breast cancer. J Clin Oncol 31(25):3119-3126, 2013 23918953.
13. Carlson LE, Beattie TL, Giese-Davis J, et al: Mindfulness-based cancer recovery and supportive-expressive therapy maintain telomere length relative to controls in distressed breast cancer survivors. Cancer 121(3):476-484, 2015 25367403.
14. Centers for Disease Control and Prevention: Overweight and Obesity: Adult Obesity Facts. Atlanta, GA, Centers for Disease Control and Prevention, 2017a. Available at: www.cdc.gov/obesity/data/adult.html. Accessed January 13, 2018.
15. Centers for Disease Control and Prevention: Smoking and Tobacco Use, Fast Facts: Diseases and Death. Atlanta, GA, Centers for Disease Control and Prevention, 2017b. Available at: www.cdc.gov/tobacco/data_statistics/fact_sheets/fast_facts/index.htm. Accessed January 7, 2018.
16. Demarzo MMP, Cebolla A, Garcia-Campayo J: The implementation of mindfulness in healthcare systems: a theoretical analysis. Gen Hosp Psychiatry 37(2):166-171, 2015 25660344.
17. de Souza IC, de Barros VV, Gomide HP, et al: Mindfulness-based interventions for the treatment of smoking: a systematic literature review. J Altern Complement Med 21(3):129-140, 2015 25710798.
18. Doll A, Hölzel BK, Boucard CC, et al: Mindfulness is associated with intrinsic functional connectivity between default mode and salience networks. Front Hum Neurosci 9:461, 2015 26379526.
19. Fox KC, Nijeboer S, Dixon ML, et al: Is meditation associated with altered brain structure? A systematic review and meta-analysis of morphometric neuroimaging in meditation practitioners. Neurosci Biobehav Rev 43:48-73, 2014 24705269.
20. Goldberg SB, Tucker RP, Greene PA, et al: Mindfulness-based interventions for psychiatric disorders: a systematic review and meta-analysis. Clin Psychol Rev 59:52-60, 2018 29126747.
21. Gu J, Strauss C, Bond R, et al: How do mindfulness-based cognitive therapy and mindfulness-based stress reduction improve mental health and wellbeing? A systematic review and meta-analysis of meditation studies. Clin Psychol Rev 37:1-12, 2015 25689576.
22. Hofmann SG, G.mez AF: Mindfulness-based interventions for anxiety and depression. Psychiatr Clin North Am 40(4):739-749, 2017 29080597.
23. Hoge EA, Bui E, Marques L, et al: Randomized controlled trial of mindfulness meditation for generalized anxiety disorder: effects on anxiety and stress reactivity. J Clin Psychiatry 74(8):786-792, 2013 23541163.
24. Hölzel BK, Carmody J, Vangel M, et al: Mindfulness practice leads to increases in regional brain gray matter density. Psychiatry Res 191(1):36-43, 2011 21071182.
25. Kabat-Zinn J: Full Catastrophe Living: Using the Wisdom of Your Body and Mind to Face Stress, Pain, and Illness. New York, Delacourt, 1990.
26. Kabat-Zinn J: Wherever You Go, There You Are: Mindfulness Meditation in Everyday Life. New York, Hyperion, 1994.
27. Khoury B, Lecomte T, Fortin G, et al: Mindfulness-based therapy: a comprehensive meta-analysis. Clin Psychol Rev 33(6):763-771, 2013 23796855.
28. Li W, Howard MO, Garland EL, et al: Mindfulness treatment for substance misuse: a systematic review and meta-analysis. J Subst Abuse Treat 75:62-96, 2017 28153483.
29. Luken M, Sammons A: Systematic review of mindfulness practice for reducing job burnout. Am J Occup Ther 70(2):7002250020p1-7002250020p10, 2016 26943107.
30. O'Reilly GA, Cook L, Spruijt-Metz D, et al: Mindfulness-based interventions for obesity-related eating behaviours: a literature review. Obes Rev 15(6):453-461, 2014 24636206.

31. Piet J, Hougaard E: The effect of mindfulness-based cognitive therapy for prevention of relapse in recurrent major depressive disorder: a systematic review and meta-analysis. Clin Psychol Rev 31(6):1032-1040, 2011 21802618.
32. Serpa GJ, Taylor S, Tillisch K: Mindfulness-based stress reduction (MBSR) reduces anxiety, depression, and suicidal ideation in veterans. Med Care 52(12 suppl 5):S19-S24, 2014 25397818.
33. Tang Y-Y, Ma Y, Wang J, et al: Short-term meditation training improves attention and self-regulation. Proc Natl Acad Sci U S A 104(43):17152-17156, 2007 17940025.
34. Tang Y-Y, Lu Q, Geng X, et al: Short-term meditation induces white matter changes in the anterior cingulate. Proc Natl Acad Sci USA 107(35):15649-15652, 2010 20713717.
35. Trousselard M, Steiler D, Claverie D et al: The history of mindfulness put to the test of current scientific data: unresolved questions [in French]. Enceephale 40(6):474-480, 2014 25194754.
36. Westphal M, Bingisser MB, Feng T, et al: Protective benefits of mindfulness in emergency room personnel. J Affect Disord 175(April):79-85, 2015 25597793.
37. Wolf C, Serpa JG: A Clinician's Guide to Teaching Mindfulness. Oakland, CA, New Harbinger, 2015.

13

Dieta e nutrição na prevenção e no tratamento adjuvante dos transtornos psiquiátricos

Jonathan Burgess, M.D.

Evidências emergentes e convincentes para a nutrição como fator crucial nas elevadas prevalências e incidências de transtornos mentais sugerem que a dieta é tão importante para a psiquiatria quanto para a cardiologia, a endocrinologia e a gastroenterologia.

Sarris et al.,2015

PONTOS PRINCIPAIS

- A dieta e a nutrição podem ter influência no risco de ocorrência de muitos transtornos psiquiátricos, bem como nos seus sintomas.
- Os mecanismos citados são o impacto da dieta na neuroinflamação e no estresse oxidativo.
- Deficiências de nutrientes específicos também podem contribuir para o surgimento e a gravidade de transtornos psiquiátricos.

No campo nascente da psiquiatria do estilo de vida, contamos com evidências significativas de que, além do *mindfulness*, do sono e do exercício, a dieta é um componente fundamental na prevenção e no tratamento de doenças neurológicas e psiquiátricas. Na verdade, atualmente as Orientações para a Prática Clínica em Transtornos do Humor, publicadas pelo Royal Australian and New Zealand College of Psychiatrists (Malhi et al., 2015), recomendam que os médicos considerem a dieta como parte integrante do tratamento de rotina para transtornos do humor. As pesquisas no campo da psiquiatria dietética vêm amadurecendo constantemente, com uma evolução de estudos observacionais para estudos clínicos randomizados duplos-cegos que examinam intervenções em microbiomas, intervenções com nutrientes e suplementos e intervenções dietéticas abrangentes que tenham demonstrado eficácia no tratamento de transtornos psiquiátricos. Esses resultados sugerem que as investigações sobre intervenções dietéticas para pacientes com problemas psiquiátricos provavelmente darão seus melhores frutos nas gerações vindouras, graças aos esforços da comunidade médica para maximização da saúde e minimização dos danos à mente humana com a ajuda de hábitos de estilo de vida modificáveis.

Existem três mecanismos básicos por meio dos quais a dieta afeta a saúde mental: 1) microbioma, 2) neuroinflamação e estresse oxidativo e 3) nutrientes individuais. O microbioma está discutido no Capítulo 14, "Eixo intestino-cérebro e microbioma nos transtornos psiquiátricos". A neuroinflamação e o estresse oxidativo serão discutidos ao longo deste capítulo. Por fim, os nutrientes individuais são cofatores necessários para a síntese dos neurotransmissores. Como exemplo, a síntese de serotonina tem seu início com o aminoácido triptofano, dependendo da presença de ferro, cálcio, magnésio, zinco, folato, vitamina B6 e vitamina C, que funcionam como cofatores. As sínteses de dopamina e noradrenalina começam com a tirosina e dependem da presença dos cofatores ferro, cobre, magnésio, folato, vitamina B6 e vitamina C. A ocorrência de insuficiência nutricional para qualquer desses minerais e vitaminas poderá acarretar uma redução nos níveis desses neurotransmissores básicos; tais problemas podem funcionar como fatores no desenvolvimento de transtornos psiquiátricos. Além disso, diante de uma insuficiência ou deficiência, esses nutrientes podem ter influência em casos de transtornos psiquiátricos que permaneçam resistentes ao tratamento, apesar da farmacoterapia.

TRANSTORNOS DE HUMOR

Transtornos depressivos unipolares

Estudos observacionais sobre dieta e transtornos depressivos

Em um dos primeiros estudos prospectivos de coorte a examinar alimentos integrais – em vez de nutrientes individuais – em relação à depressão, Akbaraly et al. (2009) constataram que pessoas que consumiam o tercil mais alto *versus* tercil mais baixo de *alimentos integrais* (p. ex., vegetais, frutas, peixe) tinham uma probabilidade 26% menor de sofrer depressão ao longo de um período de cinco anos. Os autores verificaram também que os participantes que consumiram o tercil mais alto *versus* tercil mais baixo de alimentos processados (p. ex., carboidratos refinados, carnes processadas, alimentos fritos) estavam sob um risco 58% maior de sofrer depressão. Depois de levados em conta os dados sociodemográficos, o tabagismo, atividade física e também enfermidades clínicas, os autores consideraram que os resultados tinham significado estatístico.

Pesquisadores estudaram a dieta mediterrânea, que consiste principalmente em alimentos de base vegetal: vegetais, legumes, cereais integrais, nozes, sementes, frutas e azeite de oliva, junto com alguns tipos de peixes e com um consumo moderado de carne bovina e de aves. Psaltopoulou et al. (2013) conduziram uma metanálise composta por nove estudos de coorte transversais do tipo caso-controle que avaliaram a adesão à dieta mediterrânea e condições neurológicas e psiquiátricas. Em uma resposta dependente da dose, a adesão moderada à dieta mediterrânea reduziu significativamente o risco de ocorrência de depressão em 27%, enquanto uma adesão elevada reduziu esse risco em 32%.

Nanri et al. (2013) examinaram a relação entre dieta e suicídio em sua pesquisa *Japanese Public Health Center-based Prospective Study*. No total, esses autores avaliaram 89.037 inscritos de 1995 até 1998 durante um período de acompanhamento de 20 anos. Em comparação com o quartil mais baixo, o quartil mais alto de adesão a uma dieta "prudente" (que enfatizava o consumo de vegetais, frutas, produtos de soja, cogumelos, algas marinhas e peixes) foi associado a uma diminuição de 54% no risco de suicídio – um resultado de grande significado estatístico, depois de levados em conta a sociodemografia, os comportamentos de saúde e as doenças clínicas.

Mecanismos da dieta, danos oxidativos e neuroinflamação em transtornos depressivos

Dieta, nível de atividade e fatores genéticos contribuem para o estresse neuro-oxidativo que, por sua vez, ativa as vias imunoinflamatórias por meio de múltiplos ciclos de *feedback*; e o resultado é a ocorrência de danos neuronais. A oxidação danifica os neurônios ao produzir epítopos que aumentam a imunoglobulina G e a imunoglobulina M, dois autoanticorpos que se ligam às proteínas de sinalização neuronal, prejudicando as vias de sinalização posteriores que afetam a sobrevivência celular, a neuroplasticidade e a neurotransmissão. Além disso, também ocorrem danos oxidativos diretos às membranas neuronais, cujos resultados são: funcionamento celular aberrante, apoptose e diminuição da neurogênese.

Embora existam predisposições genéticas para a ocorrência de inflamação capazes de aumentar o risco de depressão e de diminuir a capacidade de resposta aos agentes antidepressivos, há vários fatores modificáveis que podem afetar as vias imunoinflamatórias oxidativas. Em um paciente obeso, os adipócitos aumentam de tamanho e liberam leptina e fator de necrose tumoral alfa (TNF-α), que são compostos pró-inflamatórios contributivos para o estado inflamatório de baixo grau presente na obesidade. Além disso, os níveis séricos e teciduais de espécies reativas de oxigênio são afetados pelas escolhas alimentares. Legumes, nozes, frutas e azeite de oliva contêm antioxidantes potentes que aumentam a capacidade antioxidante neuronal. Esse efeito diminui os danos neuronais e o estado neuroinflamatório que contribuem para os sintomas depressivos. Os polifenóis vegetais aumentam a neuroplasticidade e modulam fatores neurotróficos, como o fator neurotrófico derivado do cérebro (BDNF). Por outro lado, alguns nutrientes específicos foram implicados na saúde psiquiátrica.

Estudos de nutrientes e transtornos depressivos

Ômega 3

Os ácidos graxos essenciais são precursores dos eicosanoides, substâncias semelhantes aos hormônios, com atuação em quase todos os tecidos do corpo. É digno de nota que os ácidos graxos ômega-3 e ômega-6 produzem eicosanoides que exercem efeitos opostos em quase todos os aspectos. O ômega-3, por exemplo, produz eicosanoides com ação anti-inflamatória e anticoagulante para as plaquetas, enquanto os eicosanoides ômega-6 exercem ação pró-inflamatória e pró-coagulante para as plaquetas. Além disso, os ácidos graxos ômega-3 e ômega-6 são inibidores competitivos entre si, pois essas moléculas competem pelas mesmas enzimas que as transformam em seus compostos biologicamente ativos. Portanto, se o organismo apresentar um desequilíbrio significativo de ômega-3 ou ômega-6, um dos ácidos graxos pode prejudicar substancialmente as vias do outro.

Em relação à saúde psiquiátrica, os ácidos graxos essenciais constituem até 20% do peso seco do cérebro e funcionam modulando os níveis de noradrenalina, dopamina e de serotonina, a neuroinflamação, a apoptose, a neurogênese e os níveis de BDNF. Sarris et al. (2016) conduziram uma metanálise de oito estudos clínicos randomizados duplos-cegos cujos autores utilizaram o ácido graxo ômega-3 como adjuvante para depressão. Sarris e colegas observaram melhora significativa nos sintomas psiquiátricos, com um tamanho de efeito de 0,61 ($P =$ 0,009). Ao limitar a análise à suplementação com ácido eicosapentaenoico (EPA) *versus* complementos de ômega-3 combinados de EPA e ácido docosaexaenoico (DHA), o tamanho de efeito aumentou (0,69; $P = 0,007$). Esse achado sugeriu que EPA pode ser o agente terapêutico dominante para a ocorrência de depressão. Devemos notar que EPA é mais específico como agente anti-inflamatório, enquanto DHA é um constituinte primário do volume estrutural do cérebro. O DHA será discutido mais adiante, nas seções que abordam a esquizofrenia e os distúrbios cognitivos.

Zinco

O zinco é um mineral essencial que afeta as vias de crescimento celular, a apoptose, a imunidade e as funções neuronais, sendo um agente redutor das reações de neuro-oxidação. Os níveis séricos de zinco são mais baixos em pessoas com depressão, e a gravidade da depressão está relacionada ao grau de deficiência de zinco. Sarris et al. (2016) revisaram dois estudos clínicos randomizados duplos-cegos nos quais o zinco foi empregado como terapia adjuvante em pacientes com depressão, tendo constatado que o uso desse mineral melhorou significativamente os sintomas depressivos em um dos estudos, tendo também melhorado significativamente os sintomas depressivos em casos de depressão resistente ao tratamento.

L-metilfolato

L-metilfolato é uma forma reduzida do folato; essa é a única forma de folato capaz de atravessar a barreira hematoencefálica. Papakostas et al. (2012) publicaram os resultados de dois estudos clínicos randomizados duplos-cegos (n = 148; n = 75) que usaram L-metilfolato como terapia adjuvante para inibidores seletivos de recaptação de serotonina (ISRS). Uma dose de 7,5 mg de L-metilfolato não melhorou a depressão. No entanto, o uso de 15 mg de L-metilfolato mais do que dobrou o percentual de resposta resultante do uso exclusivo de ISRS (32,3% *vs.* 14,6%), o que se caracterizou por reduções de 50% ou mais na Escala de Avaliação de Depressão de Hamilton. A Food and Drug Administration (FDA) dos Estados Unidos aprovou o uso do L-metilfolato em pacientes deprimidos com níveis subideais de folato. Ao serem utilizadas outras formas de folato em estudos clínicos randomizados e duplos-cegos, os resultados obtidos foram inconclusivos.

Outros nutrientes

Selênio, magnésio e vitamina D também exercem efeitos abrangentes na saúde dos neurônios, nas reações redox e na neurotransmissão. Embora dados epidemiológicos tenham associado deficiências desses nutrientes à depressão, as evidências para o uso desses suplementos mononutrientes como terapia para sintomas clínicos de depressão ainda permanecem inconclusivas.

Intervenções dietéticas e transtornos depressivos unipolares

Brinkworth et al. (2009) conduziram um estudo clínico randomizado (N = 106) que envolveu indivíduos com índice de massa corporal (IMC) igual ou superior a 25 e sem evidências de depressão clínica. Os indivíduos foram designados aleatoriamente para o consumo de uma dieta rica em gorduras e com baixíssimo teor de carboidratos *versus* uma dieta rica em vegetais e em carboidratos durante um ano. Calorias e perda de peso foram equivalentes para cada grupo. No acompanhamento de 52 semanas, o grupo que consumiu grandes quantidades de vegetais e de carboidratos demonstrou melhora significativa no humor, e foram obtidos efeitos médios a grandes, medidos com a escala total do Perfil de Estados de Humor; os autores observaram melhoras específicas na irritação-hostilidade, confusão-perplexidade, depressão-desânimo e perturbação total do humor.

Brinkworth e colegas repetiram o estudo em 2016 ($N = 115$), não tendo detectado diferenças no humor entre os grupos que consumiram alimentos com alto teor de gordura *versus* alto teor de carboidratos (Brinkworth et al., 2016). No entanto, a metodologia do estudo foi modificada de modo que fosse incluído o exercício físico, que sabidamente influencia na melhora do humor. Os pesquisadores também modificaram os tipos de gorduras utilizadas no estudo, substituindo as gorduras saturadas por gorduras poli-insaturadas, o que também pode ter causado impacto no humor.

Em um pequeno estudo transversal randomizado controlado duplo-cego publicado anteriormente ($N = 12$), Kien et al. (2013) testaram o impacto do uso de ácidos graxos saturados *versus* insaturados no humor. Para tanto, os participantes receberam alimentos pré-preparados, nos quais era modificada apenas a proporção de gordura saturada de cadeia longa *versus* insaturada nas receitas. Transcorridas três semanas de intervenção, os participantes que consumiram mais gorduras poli-insaturadas tinham sido significativamente beneficiados com níveis mais baixos de irritação-hostilidade, além das melhoras nos níveis de tendência (*trend level*) para a perturbação do humor total e para a depressão-desânimo. Os resultados desses estudos são interessantes; contudo, é importante que tais resultados sejam replicados em estudos de maior porte.

Em relação à prevenção da depressão clínica, Stahl et al. (2014) publicaram um curioso estudo sobre a influência do treinamento dietético na prevenção da depressão em idosos com sintomas depressivos subsindrômicos. O estudo distribuiu aleatoriamente 247 pacientes para um grupo de intervenção com terapia de resolução de problemas em comparação a um grupo controle dietético com treinamento. A depressão subsindrômica evoluiu para uma depressão clínica em 20% e 25% dos participantes sem intervenção. Apenas 10,5% dos pacientes em ambos os grupos do estudo evoluíram para o quadro de depressão; esse achado foi compatível com as descobertas de estudos clínicos randomizados precedentes, que utilizaram intervenções para prevenção da depressão (Stahl et al., 2014). As intervenções também diminuíram a carga de sintomas depressivos em 40%, segundo o Inventário de Depressão de Beck. Deve-se ter em mente que a duração total das intervenções foi de 5,5 horas ao longo de dois anos; isso demonstrou uma notável eficiência no valor terapêutico do treinamento dietético na prevenção da depressão clínica em idosos.

No tratamento da depressão clínica, Jacka et al. (2017) concluíram um estudo histórico, no qual demonstraram a eficácia da dieta como terapia adjuvante em casos de depressão moderada a grave. Além do tratamento habitual, 67 pacientes com depressão clínica foram aleatoriamente designados para receber sete horas de instrução sobre a dieta mediterrânea em comparação a um grupo controle que teve sete horas de apoiamento social. Os critérios de inclusão no estudo foram uma dieta "pobre", de acordo com um instrumento de avaliação de dietas. O grupo com a intervenção dietética conseguiu maior remissão da depressão, alcançando um percentual quatro vezes maior em comparação ao grupo controle (32% *vs.* 8%), além de melhoras significativas nos sintomas depressivos *versus* grupo controle ($P \leq 0{,}03$). O tamanho do efeito da intervenção dietética foi muito grande: 1,16. Embora haja necessidade de um reexame dessa intervenção em estudos de maior porte, os resultados obtidos sugerem que a melhora da dieta como terapia adjuvante à psicoterapia e à psicofarmacologia pode se constituir em uma ferramenta terapêutica poderosa para pacientes com depressão e com deficiências em seu estado alimentar basal.

Transtornos do espectro bipolar

Estudos observacionais da dieta e transtornos do espectro bipolar

São poucos os estudos epidemiológicos já publicados que examinam práticas alimentares e transtorno bipolar. Em 2003, Noaghiul e Hibbeln conduziram uma comparação transnacional entre consumo de frutos do mar e percentuais de ocorrência de transtornos bipolares e esquizofrenia. No estudo, não houve significância para a associação entre consumo de peixe e esquizofrenia, embora outras pesquisas tenham demonstrado tal associação. No entanto, o menor consumo de frutos do mar foi exponencialmente associado a maiores percentuais de transtornos bipolares, com elevado significado estatístico ($P < 0{,}0001$) e alto nível de correlação ($r = 0{,}85$) (Noaghiul e Hibbeln, 2003). Não foram calculados tipos específicos de frutos do mar, o que passa a ter maior importância com relação ao equilíbrio entre os benefícios dos ácidos graxos ômega-3 e os malefícios neurológicos causados pelo mercúrio. Apenas uma porção de atum branco, por exemplo, excede a dose recomendada de mercúrio para uma semana inteira de alimentação.

Em 2011, Jacka e colegas conduziram uma rigorosa análise transversal que avaliou a relação entre dieta e doença bipolar em mulheres (Jacka et al., 2011a). Os autores realizaram entrevistas clínicas estruturadas com 1.046 mulheres. Suas dietas foram categorizadas como: "tradicional", com ênfase em cereais integrais, vegetais, frutas, peixe, carnes de cordeiro e bovina; "ocidental", com ênfase em alimentos processados; e "moderna", com ênfase em frutas, saladas, peixes, tofu, feijão, nozes, iogurte e vinho tinto. Cada aumento no desvio-padrão das dietas ocidental e moderna foi associado a um aumento de 88% e 72% no risco para diagnóstico de transtorno bipolar, respectivamente. Cada aumento no desvio-padrão da dieta tradicional foi associado a uma diminuição de 47% no risco para diagnóstico de transtorno bipolar. O modelo transversal do estudo não permite uma análise de causalidade. Entretanto, as dietas ocidentais têm sido associadas a maior risco de depressão unipolar, não explicado pela análise de causalidade reversa. Curiosamente, a associação da dieta moderna com o transtorno bipolar parece constituir um aspecto aberrante nos dados. A dieta moderna seria considerada rica em nutrientes e de ação anti-inflamatória – o que, como seria de se esperar, reduziria os sintomas do transtorno bipolar. Porém, a associação transversal poderia ser explicada por mudanças dietéticas secundárias ao diagnóstico de transtorno bipolar. Será importante que, na abordagem desses tópicos, os futuros estudos examinem prospectivamente tais especulações.

Mecanismos para lesão oxidativa e inflamação no transtorno do espectro bipolar

O transtorno bipolar compartilha muitos danos oxidativos e processos imunoinflamatórios semelhantes aos ativos em pessoas com depressão, entretanto com diversas e importantes características diferenciadoras. Em casos de transtorno bipolar, marcadores inflamatórios fazem ciclos com as crises de mania e depressão. Durante os episódios maníacos, ocorre elevação nos níveis de TNF-alfa, interleucina (IL)-2, IL-6, IL-8 e interferon-gama. Com o desaparecimento da crise de mania, quase todos os marcadores inflamatórios retornam para seus níveis basais. Porém, TNF-α continua com níveis elevados. Durante os episódios depressivos, observa-se que a IL-6 aumenta, antes de seu retorno aos valores basais durante a remissão dos episódios. Os pacientes bipolares com histórico de comportamento suicida apresentam elevação crônica da IL-6. Também deve-se ter em mente que a natureza cíclica da doença bipolar – que pode exercer efeitos variados no metabolismo dos nutrientes durante os estados de doença e de eutimia – torna ainda mais complicada a investigação nutricional em pessoas com transtorno bipolar.

Nos episódios bipolares, os ciclos de inflamação colaboram para a *carga alostática*, definida como o "desgaste" sofrido pelo corpo por ocasião de cada episódio angustiante causado pelo aumento dos marcadores inflamatórios e oxidativos. As citocinas inflamatórias diminuem a sensibilidade dos receptores de glicocorticoides e de insulina, e tal situação provoca hipercortisolemia e resistência à insulina. Em pacientes que padecem de transtorno bipolar, essa desregulação metabólica, em combinação com um aumento da agregação plaquetária e endotelial e com um distúrbio autonômico, contribui para que as doenças cardiovasculares se tornem a principal causa de mortalidade em pacientes bipolares. Com efeito, o nível de gravidade da doença bipolar, que fica evidenciado pelas características psicóticas, é prognóstico de níveis mais elevados para doenças cardiovasculares. Independentemente da possível influência da nutrição nos sintomas centrais do transtorno bipolar, é muito importante que o médico promova uma melhora dietética abrangente para seus pacientes, pois tal medida resultará em benefícios cardiovasculares.

Estudos de alguns nutrientes e transtornos do espectro bipolar

Ômega-3

Em sua revisão sistemática e metanálise de estudos clínicos randomizados duplos-cegos, Sarris et al. (2012) avaliaram o uso de ômega-3 em pacientes com transtorno bipolar. Foi demonstrada melhora significativa em pacientes com depressão bipolar com a suplementação de EPA/DHA. O tamanho de efeito foi modesto, de apenas 0,34. No estudo clínico randomizado duplo-cego de maior sucesso ($N = 44$), os participantes receberam doses elevadas de EPA (6,2 g) e de DHA (3,4 g). Os ganhos no grupo de intervenção foram tão acentuados que os autores optaram pelo encerramento precoce do estudo, para que o grupo controle também pudesse obter benefícios clínicos semelhantes. Nos seis estudos que examinaram a mania bipolar, não foi detectada qualquer significância clínica. No entanto, a metanálise exibiu melhoras no nível de tendência ($P \leq 0,15$) sugestivas de possíveis ganhos.

N-acetilcisteína e glutationa

N-acetilcisteína (NAC) é um suplemento de venda livre (sem prescrição médica) e também um medicamento farmacêutico. Em termos gerais, NAC é uma forma altamente biodisponível para a cisteína, um aminoácido. Cisteína é o ingrediente limitante na produção de glutationa, que é o principal antioxidante para o sistema nervoso central. No campo da Psiquiatria, a deficiência de glutationa é fator relevante para casos de depressão, transtorno bipolar e esquizofrenia. Com relação ao transtorno bipolar, Berk et al. (2008a) demonstraram eficácia no tratamento da depressão bipolar com a administração de doses diárias de 2 g de NAC. Os autores do estudo designaram aleatoriamente uma amostra de 75 pacientes com transtorno bipolar I ou II e um episódio maníaco ou depressivo recente (nos últimos 6 meses) para tratamento com NAC *versus* placebo. Transcorridas 24 semanas, os autores observaram ganhos significativos no grupo NAC para os sintomas depressivos; na ocasião, foram calculados tamanhos de efeito médios a grandes. Devemos ter em mente que os ganhos ocorreram ao longo do tempo; diante dessa observação, algumas categorias de sintomas exigiram maior duração do estudo, até que fosse demonstrado um efeito significativo. No final do estudo, NAC foi descontinuada durante quatro semanas no grupo de intervenção. Com isso, os sintomas depressivos retornaram aos seus níveis basais. Esse achado sugere que NAC tinha sido o fator essencial para a melhora dos sintomas. Por outro lado, em um estudo de acompanhamento conduzido por Berk para manutenção bipolar (Berk et al., 2012), não foram observados resultados significativos com o uso de NAC. Atualmente, há estudos em andamento sobre esse tópico (Ellengaard et al., 2018).

É importante ressaltar a disponibilidade de diversos nutrientes e alimentos capazes de ajudar na manutenção dos níveis de glutationa. Vegetais crucíferos, iogurte e aveia contêm cisteína. As vitaminas C e E, que são antioxidantes, ajudam a repor a glutationa oxidada, com sua reversão ao estado antioxidante ativo. Selênio é um cofator essencial para a síntese de glutationa. Na verdade, em estudos clínicos conduzidos para avaliar NAC, consumo diário de 500 UI de vitamina E ou 200 μg de suplementação de selênio é tipicamente um fator de exclusão do candidato à participação. Curiosamente, a pessoa pode obter 200 μg diários de selênio com a ingestão de duas a quatro castanhas-do-pará. Embora ainda seja prematura uma recomendação para o consumo da castanha-do-pará como terapia dietética em pacientes com transtornos psiquiátricos, em futuros estudos clínicos randomizados sobre dietas na psiquiatria, vale a pena o acréscimo intencional desse ingrediente nas dietas anti-inflamatórias saudáveis. Por outro lado, devemos ter em mente que o selênio é um mineral que, tal como o lítio, certamente pode alcançar níveis de toxicidade. Assim, se tais estudos com dietas forem realizados, os pesquisadores deverão ficar atentos aos níveis terapêuticos de selênio.

Aminoácidos de cadeia ramificada

Aminoácidos de cadeia ramificada (AACR) (p. ex., valina, isoleucina, leucina) inibem competitivamente a transposição de tirosina por meio da barreira hematoencefálica, o que resulta em atenuação da produção de dopamina e das catecolaminas no sistema nervoso central. Scarna et al. (2003) testaram a administração de AACR como terapia adjuvante em pacientes com mania aguda. Essa pesquisa tomou por base um estudo clínico precedente, no qual foi demonstrado que os AACR poderiam atenuar os efeitos da metanfetamina em voluntários saudáveis. No estudo duplo-cego randomizado controlado de Scarna et al. (2003), 25 pacientes com mania aguda receberam uma bebida contendo 60 g de AACR *versus* placebo durante sete dias como terapia adjuvante ao tratamento de rotina. Os autores observaram que a intervenção em estudo diminuiu significativamente os sintomas maníacos em 6 horas, com grande tamanho de efeito. Após a intervenção de sete dias, os participantes foram acompanhados por mais sete dias; nesse período, demonstraram sintomas maníacos significativamente atenuados em comparação ao grupo controle. Devemos ter em mente que o uso de doses elevadas de AACR pode resultar em toxicidade hepática. Por isso, os pacientes medicados com valproato foram excluídos do estudo.

Fórmulas de micronutrientes de amplo espectro

É importante mencionar com cautela que foram publicados relatos de atenuação dos sintomas bipolares com o uso de fórmulas de micronutrientes de amplo espectro (comercializadas como *EMPower Plus* e *Daily Essential Nutrients*). Essas fórmulas consistem em 16 minerais, 14 vitaminas, três antioxidantes e três aminoácidos. Os relatos tiveram início há mais de duas décadas, quando Kaplan et al. (2001) publicaram os resultados de um estudo clínico aberto para 11 pacientes bipolares. Foi observada uma redução de 55% nos sintomas e de 50% na necessidade de medicação. Porém, no único estudo clínico randomizado duplo-cego inédito ($N = 40$) que testou essa fórmula em pacientes bipolares, não foi percebida qualquer melhora dos sintomas *versus* placebo (Kaplan, 2012). Estudaremos mais adiante essas fórmulas de micronutrientes, na seção sobre transtorno do déficit de atenção e hiperatividade (TDAH).

Dieta cetogênica e transtornos do espectro bipolar

Há justificativa para o uso de uma dieta cetogênica em pacientes com transtorno bipolar, mas essa estratégia permanece no campo das hipóteses. Os medicamentos para transtornos convulsivos têm obtido êxito no tratamento de pacientes com transtorno bipolar, e dietas cetogênicas têm sido introduzidas com sucesso em pacientes com transtornos convulsivos. Assim, é bem possível que as dietas cetogênicas tenham influência positiva nos casos de transtorno bipolar. Com efeito, foram publicados relatos de casos com atenuação dos sintomas em pessoas com transtorno bipolar e transtorno esquizoafetivo tratadas com dietas cetogênicas (Palmer, 2017). No entanto, há necessidade de novos estudos clínicos randomizados que visem descobrir se essa abordagem é ou não aplicável a uma população mais ampla de pacientes com transtorno bipolar. Tais estudos também poderão definir se há modos de prever quando uma dieta cetogênica poderá ser benéfica para um subconjunto de pacientes bipolares.

TRANSTORNOS DO ESPECTRO DA ESQUIZOFRENIA

Estudos observacionais de dietas e transtornos do espectro da esquizofrenia

Em 2004, o psiquiatra Malcolm Peet concluiu um estudo ecológico no qual foram avaliados os resultados de dois anos para pacientes com esquizofrenia e com o uso de dieta (Peet, 2004a, 2004b). Esse autor fundamentou sua hipótese (i. e., de que a dieta impacta a esquizofrenia) em estudos observacionais precedentes cujos achados se seguem: 1) foram obtidos resultados mais animadores para pacientes com transtornos do espectro da esquizofrenia em alguns países em desenvolvimento (p. ex., Nigéria, Índia) em comparação a países desenvolvidos (p. ex., Reino Unido, Estados Unidos); 2) a melhora dos resultados da esquizofrenia obtidos em países em desenvolvimento refletiu a ocorrência de níveis mais baixos de distúrbios cardiometabólicos nesses países; 3) pacientes com esquizofrenia se apresentam com mais distúrbios cardiometabólicos, independentemente do perfil dos efeitos colaterais causados pelo uso de antipsicóticos; e 4) no início da doença, estão presentes biomarcadores de doenças cardiometabólicas em pacientes jamais tratados para psicose. Na verdade, em uma revisão sistemática e metanálise recentemente publicada, foi confirmada a presença de biomarcadores pré-diabéticos em pacientes com primeiro episódio de psicose e jamais tratados. Nesse estudo, foi demonstrado um aumento de 5,44 vezes na diminuição da tolerância à glicose em comparação a indivíduos assemelhados no grupo controle (Perry et al., 2016).

Com base nesses estudos observacionais, Peet postulou que transtornos psiquiátricos e doenças cardiometabólicas podem compartilhar etiologias comuns; além disso, sugeriu que alimentos benéficos para a saúde cardiometabólica também seriam benéficos para transtornos psiquiátricos. Em seu estudo ecológico, Peet descobriu que, transcorridos dois anos, o consumo de carne vermelha, laticínios e açúcar refinado resultou em piora significativa dos resultados para pacientes com esquizofrenia. Por outro lado, pacientes que consumiram feijão e peixe tiveram seus resultados significativamente melhorados (Peet, 2004a, 2004b). A pesquisa de Peet foi um dos primeiros estudos epidemiológicos a estabelecer o campo da psiquiatria nutricional.

Mecanismos para dieta, volume cerebral e transtornos do espectro da esquizofrenia

Os mecanismos para transtornos do espectro da esquizofrenia são semelhantes aos mecanismos para depressão maior e para transtornos bipolares, em relação aos tópicos de estresse oxidativo que provocam reações imunoinflamatórias que alteram significativamente a conectividade neuronal e as espinhas dendríticas, além de resultarem em reduções nas células gliais de suporte. Porém, em comparação com os transtornos do humor, os danos neuronais são mais graves em casos de esquizofrenia, sendo observadas alterações notáveis no volume cerebral, particularmente no córtex pré-frontal e nas áreas hipocampo-para-hipocampais, que são áreas relacionadas à função executiva, à memória e à cognição. Uma atenuação da perda – e até mesmo um novo crescimento – dessas áreas cerebrais é parcialmente influenciada por fatores neurotróficos como o BDNF, tendo sido observada uma correlação inversa entre níveis de BDNF e gravidade dos sintomas na esquizofrenia.

Pesquisas mais antigas determinaram que dietas ricas em gordura e açúcar diminuíram os níveis de BDNF no sistema nervoso central (Peet, 2004a). No estudo *Prevención con Dieta Mediterránea* (PREDIMED), que teve duração de cinco anos e envolveu 7.447 pessoas, Sánchez-Villegas et al. (2011) aprofundaram esse achado ao demonstrar que uma dieta mediterrânea com acréscimo de nozes foi capaz de reduzir o risco de baixos níveis de BDNF. Nesse estudo randomizado e controlado, comparativo entre uma dieta mediterrânea e uma dieta com baixo teor de gordura, semelhante à recomendada pela American Heart Association (Tabela 13.1), os autores selecionaram 234 pacientes para avaliação dos níveis de BDNF. Em comparação com o grupo controle (que consumia a dieta com baixo teor de gordura), os participantes do grupo da dieta mediterrânea + nozes foram beneficiados com 78% de diminuição da probabilidade de apresentarem baixos níveis de BDNF durante um período de três anos ($P < 0,05$). Curiosamente, a dieta mediterrânea associada ao azeite de oliva não pareceu causar impacto nos níveis de BDNF (Sánchez-Villegas et al., 2011). Esses resultados sugerem que o uso de ingredientes específicos em dietas saudáveis pode ter efeitos importantes para a saúde neurológica e psiquiátrica.

TABELA 13.1 Questionário para uso de dietas

Questionário de avaliação da dieta mediterrânea utilizada nos estudos PREDIMED	0 pontos	1 ponto
1. Você utiliza azeite de oliva extravirgem como principal gordura culinária?	Não	Sim
2. Quanto azeite extravirgem você consome especificamente em determinado dia (incluindo o óleo usado para fritar, em saladas, nas refeições fora de casa etc.)?	< 4 colheres de sopa	≥ 4 colheres de sopa
3. Quantas porções de vegetais você consome por dia (1 porção = 200 g; considere acompanhamentos como meia porção)?	< 2	≥ 2
4. Quantas frutas (inclusive na forma de suco natural) você consome por dia?	< 3	≥ 3
5. Quantas porções de carne vermelha, hambúrguer ou produtos cárneos (p. ex., presunto, salsicha) você consome por dia (1 porção = 100-145 g)?	≥ 1	< 1
6. Quantas porções de manteiga, margarina ou nata você consome por dia (1 porção = 1 colher de sopa)	≥ 1	< 1
7. Quantos refrigerantes ou bebidas gaseificadas você consome por dia?	≥ 1	< 1

(continua)

TABELA 13.1 Questionário para uso de dietas (*continuação*)

Questionário de avaliação da dieta mediterrânea utilizada nos estudos PREDIMED	0 pontos	1 ponto
8. Quantas taças de vinho você bebe por semana?	< 7 copos	≥ 7 copos
9. Quantas porções de leguminosas (i. e., feijão, ervilha, lentilha) você consome por semana (1 porção = 145 g)?	< 3	≥ 3
10. Quantas porções de peixe ou moluscos você consome (1 porção = 100-145 g de peixe ou 200 g de moluscos)?	< 3	≥ 3
11. Quantas vezes por semana você consome doces ou produtos de pastelaria comerciais (não caseiros), como bolos, cookies, biscoitos ou creme de leite?	≥ 3	< 2
12. Quantas porções de grãos (inclusive amendoim) você consome por semana (1 porção = 30 g)?	< 3	≥ 3
13. De preferência você consome carne de frango ou de peru em vez de carne de vitela ou de porco, hambúrguer ou linguiça?	Não	Sim ou vegetariano
14. Quantas vezes por semana você consome vegetais, macarrão, arroz ou outros pratos temperados com sofrito (molho feito com tomate e cebola, alho-poró ou alho e refogado em azeite de oliva)?	< 2	≥ 2
Perguntas extras para a psiquiatria nutricional (não parte do estudo PREDIMED)		
15. Qual é a porcentagem de seus produtos de cereais que são 100% feitos com cereais integrais?	< 75%	≥ 75%
16. Você consome diariamente vegetais crucíferos (brócolis, couve, repolho, couve-flor, couve-de-bruxelas, acelga)?	Não	Sim
17. Você consome diariamente alimentos ricos em flavonoides (cacau cru, chocolate amargo, frutas vermelhas, chá verde feito na hora)?	Não	Sim
18. Você consome diariamente probióticos ou alimentos fermentados (suplemento probiótico, iogurte natural sem aditivos, kimchi, chucrute cru, kombucha)?	Não	Sim
19. Você consome corantes, sabores ou conservantes artificiais?	Não	Sim
20. Você se expõe muito à luz solar ou consome ≥ 2.000 UI de colecalciferol diariamente?	Não	Sim
Modificações sugeridas no questionário acima para psiquiatria		
Perguntas 1 e 2: Trocar azeite por azeite extravirgem, conforme metodologia PREDIMED.		

(continua)

TABELA 13.1 Questionário para uso de dietas (*continuação*)

Questionário de avaliação da dieta mediterrânea utilizada nos estudos PREDIMED	0 pontos	1 ponto
Pergunta 8: Não há necessidade de bebidas alcoólicas, que devem se limitar a ≤ 7 doses por semana para mulheres e ≤ 14 doses por semana para homens. Acrescente 1 ponto por permanecer dentro desses limites.		
Pergunta 10: Limite o consumo de peixes com alto teor de mercúrio (p. ex., atum, peixe-espada) ou peixes com alto teor de ômega-6 (p. ex., tilápia).		
Pergunta 14: Pode trocar tomate e cebola, alho-poró ou alho por qualquer outro vegetal.		

Obs.: O questionário para consumo de alimentos é gratuito e validado para avaliação da dieta mediterrânea de 14 itens e foi utilizado nos estudos PREDIMED, acrescido de mais seis perguntas. A pontuação do questionário é simples: quanto mais pontos, melhor. Pode ser utilizado para avaliação e orientação, à medida que as pessoas avaliam e melhoram as suas dietas para obtenção de uma saúde cardiometabólica e psiquiátrica ideal.
Abreviatura: PREDIMED: Prevención con Dieta Mediterránea.
Fonte. www.predimed.es; Martínez-González et al., 2012; Schroder et al., 2011.

Estudos de nutrientes e transtornos do espectro da esquizofrenia

Oligominerais

Deficiências e excessos de diversos minerais têm sido relacionados a transtornos neurológicos e psiquiátricos, inclusive esquizofrenia. Liu et al. (2015) concluíram um estudo do tipo caso-controle no qual compararam níveis séricos de minerais em 124 pessoas com esquizofrenia *versus* 124 indivíduos assemelhados sem transtornos psiquiátricos (grupo controle). Após a análise multivariada, a presença de esquizofrenia foi associada com níveis significativamente mais baixos de selênio e cobre.

Há relatos de uma associação entre aumento e também diminuição dos níveis de cobre e esquizofrenia. Cobre é um mineral que faz parte de várias enzimas antioxidantes, e a deficiência desse metal pode resultar em um aumento dos danos oxidativos no sistema nervoso. Contudo, também há necessidade da presença de enzimas com cobre em sua composição para que ocorra a síntese de dopamina e noradrenalina; diante disso, surge a possibilidade de alteração da síntese de dopamina em presença de níveis excessivos de cobre.

Selênio é um cofator necessário para a síntese de glutationa, que é a principal enzima antioxidante do sistema nervoso central. Do et al. (2000) constataram em pacientes com esquizofrenia que os níveis de glutationa são 27% mais baixos no líquido cefalorraquidiano e 52% mais baixos no córtex pré-frontal medial do que em indivíduos correspondentes do grupo controle. Baixos níveis séricos de selênio diminuem a síntese de glutationa e, portanto, aumentam o estresse neuro-oxidativo. Por outro lado, existe uma relação entre níveis séricos mais elevados de selênio e diminuição do risco de esquizofrenia e de outros transtornos psiquiátricos (Liu et al., 2015). Porém, é possível que ocorra toxicidade por selênio; o limite superior tolerável para esse mineral equivale a 400 μg por dia (uma castanha-do-pará contém 68-91 μg).

N-acetilcisteína e glutationa

Berk et al. (2008b) conduziram um estudo clínico randomizado duplo-cego que se estendeu por 28 semanas ($N = 140$) e avaliou pacientes com esquizofrenia. Em comparação com o grupo tratado com placebo, no grupo que recebeu *N-acetilcisteína* (NAC) foi observada melhora significativa nos sintomas totais, gerais e negativos, de acordo com as avaliações da Impressão Clínica Global (ICG) e da Escala de Síndrome Positiva e Negativa (*Positive and Negative Syndrome Scale*, PANSS) ($P \leq 0,05$). Os tamanhos de efeito foram considerados moderados. Transcorridas quatro semanas após a interrupção da NAC, as melhoras observadas no grupo de intervenção retornaram aos níveis basais da disfunção. Alguns anos depois, essas descobertas foram confirmadas por um segundo estudo clínico randomizado e controlado do tipo duplo-cego (Farokhnia et al., 2013).

Colecalciferol (vitamina D3)

"Vitamina D" é um nome impróprio. O colecalciferol, a substância geralmente chamada de vitamina D, é um hormônio esteroide que afeta a expressão de centenas de genes, tanto no desenvolvimento quanto ao longo da vida. Como um neuro-hormônio, o colecalciferol afeta a diferenciação dos neurônios, a conectividade interneuronal e o desenvolvimento do sistema dopaminérgico.

Kinney et al. (2009) conduziram uma revisão sistemática e metanálise de 49 estudos que examinaram variações nos percentuais de esquizofrenia e possíveis fatores contributivos para o transtorno. Esses autores postularam a hipótese do colecalciferol, com evidências de que a latitude e o clima frio tinham correlação mais robusta com os percentuais de esquizofrenia, em comparação com qualquer outro fator medido. Regiões situadas em latitudes elevadas apresentam percentuais de esquizofrenia 10 vezes maiores quando comparadas a regiões próximas do equador, apesar de maior riqueza e melhores sistemas de saúde nos países setentrionais. Em regiões de alta latitude, indivíduos com pele escura (um fator que inibe a produção de colecalciferol) ou residentes em regiões com consumo mais baixo de peixe (que fornece colecalciferol + DHA/EPA) apresentavam os mais altos percentuais de esquizofrenia. Por outro lado, em países situados em altas latitudes nos quais os residentes consumiam 23 kg ou mais de peixe por pessoa por ano, os percentuais de esquizofrenia eram equivalentes aos observados nas regiões equatoriais. Esses achados sugerem que a dieta pode ser ferramenta poderosa na prevenção de transtornos do espectro da esquizofrenia.

Ômega-3

Amminger et al. (2010, 2015) conduziram um estudo clínico randomizado duplo-cego que envolveu 81 jovens com ultra-alto risco de ocorrência de psicose. O grupo de intervenção recebeu suplementação de DHA-EPA durante três meses *versus* grupo controle que recebeu placebo. No acompanhamento de um ano, dois pacientes pertencentes ao grupo de suplementação com ômega-3 *versus* 11 pacientes no grupo de placebo apresentavam um transtorno psicótico ($P < 0,05$). No acompanhamento de 6,7 anos, quatro pacientes no grupo ômega-3 *versus* 16 pacientes no grupo placebo tinham sido acometidos com um transtorno psicótico ($P < 0,05$). Contudo, em um estudo randomizado, controlado e do tipo duplo-cego de maior porte ($N = 304$) e com metodologia semelhante, mas com o acréscimo da terapia cognitivo-comportamental (TCC) nos dois grupos de tratamento, seus autores não foram capazes de confirmar que o uso do ômega-3 proporcionou ganhos significativos em comparação ao placebo (McGorry et al., 2017). É provável que essa discrepância reflita a natureza multifatorial desse distúrbio do neurodesenvolvimento, que exige intervenções abrangentes e personalizadas em vez de uma única suplementação de nutrientes, para que se consiga uma conversão dos estados de risco ultra-alto para a psicose clínica.

Embora ainda permaneçam inconclusivas as evidências que favorecem o uso de ômega-3 na prevenção de transtornos psicóticos em jovens de ultra-alto risco, a suplementação com DHA/EPA parece resultar em algum benefício para os sintomas da esquizofrenia em pacientes com diagnóstico estabelecido. Bozzatello et al. (2016) concluíram uma revisão sistemática de suplementação com ômega-3 em pacientes com esquizofrenia. Oito dos 11 estudos clínicos randomizados duplos-cegos revisados demonstraram ganhos significativos nos sintomas psiquiátricos em pessoas com transtornos não agudos do espectro da esquizofrenia. Contudo, o único estudo que examinou o ômega-3 em casos de psicose aguda demonstrou piora dos sintomas psicóticos.

Em estudos de depressão, EPA parece ser o ingrediente mais ativo, graças ao seu mecanismo anti-inflamatório; já nos estudos de esquizofrenia, DHA pode ser um componente importante (Hallahan et al., 2016; Pawełczyk et al., 2016). Pode-se explicar essa diferença pela necessidade da manutenção do volume do cérebro em pacientes com transtornos do espectro da esquizofrenia. Os ácidos graxos essenciais representam até 20% da massa seca do cérebro, e DHA é um constituinte do ômega-3. Se os pacientes não tiverem acesso a uma fonte consistente e barata de peixe com baixo teor de mercúrio (i. e., que forneça EPA e DHA, além de ingredientes extras), talvez se justifique a suplementação com ômega-3.

Folato e L-metilfolato

Níveis baixos de folato ou vitamina B12 podem resultar em inflamação crônica, em decorrência do aumento nos níveis de homocisteína, um composto inflamatório ligado a doenças cardiovasculares e a transtornos psiquiátricos. Níveis elevados de homocisteína estão associados, por exemplo, a maior risco de esquizofrenia, bem como a maior risco de infarto do miocárdio na população em geral. Nos casos de esquizofrenia, a deficiência de folato pode ser decorrente de uma diminuição do consumo dessa vitamina; ou pode ter origem funcional, causada por polimorfismos genéticos que resultarão em um metabolismo aberrante do folato. Mesmo com a ingestão de folato na dieta recomendada pelo Departamento de Agricultura dos Estados Unidos, ainda assim pode ocorrer uma deficiência funcional, com possível necessidade de suplementação.

Levine et al. (2006) conduziram um estudo cruzado randomizado duplo-cego com duração de 6 meses ($N = 42$) com folato e vitaminas B12 e B6 para pacientes com níveis elevados de homocisteína. Em comparação com o grupo tratado com placebo, o grupo de intervenção apresentou melhoras significativas nos sintomas totais da escala PANSS e melhoras no nível de tendência nos sintomas positivos, negativos e gerais ($P = 0{,}02$-$0{,}08$). Roffman et al. (2018) publicaram um estudo clínico randomizado duplo-cego de 12 semanas ($N = 55$) no qual foi usado L-metilfolato, a forma bioativa totalmente reduzida de folato. Em comparação com placebo, o L-metilfolato melhorou significativamente os sintomas negativos da escala PANSS, independentemente dos fenótipos genéticos; e, ao serem computados os fenótipos genéticos, também melhorou os sintomas totais, negativos e gerais da escala PANSS. A administração de L-metilfolato também aumentou a espessura do córtex cerebral na avaliação por ressonância magnética (Roffman et al., 2018). Devemos ter em mente que L-metilfolato foi aprovado pela FDA para tratamento da hiper-homocisteinemia em pacientes com esquizofrenia.

Intervenções dietéticas e transtornos do espectro da esquizofrenia

Em pacientes com esquizofrenia, o estudo do eixo intestino-cérebro envolve investigações sobre antígenos alimentares que atravessam o epitélio intestinal e são conducentes à autoimunidade, que pode estar implicada na patologia da esquizofrenia. Desses antígenos alimentares, o glúten de trigo vem recebendo maior atenção. Pacientes com esquizofrenia têm probabilidade três a quatro vezes maior de sofrer doença celíaca e de apresentar níveis mais elevados de anticorpos antigliadina, em comparação com o público em geral. Em pacientes com esquizofrenia, os anticorpos antigliadina podem ter especificidade diferente dos anticorpos encontrados na doença celíaca, de modo que suas atividades autoimunogênicas podem ser direcionadas ao sistema nervoso central. Houve relatos de casos de melhora ou mesmo de remissão da psicose com uma dieta isenta de glúten (Delichatsios et al., 2016).

Nas décadas de 1960 e 1970, Dohan e Grasberger (1973) iniciaram dois estudos clínicos randomizados duplos-cegos para pacientes internados com transtornos do espectro da esquizofrenia (*N* = 103 e *N* = 105). Esses estudos investigaram o padrão de atendimento *versus* padrão de atendimento + dieta isenta de glúten e leite. O grupo de intervenção demonstrou melhora significativa nos sintomas, transferência mais precoce das enfermarias trancadas para enfermarias abertas e também altas hospitalares mais precoces. Desde aquela época, pesquisadores replicaram estudos randomizados, controlados e duplos-cegos. Alguns desses estudos demonstraram benefícios significativos com o uso de uma dieta livre de glúten para pacientes com esquizofrenia (Singh e Kay, 1976). Por outro lado, outros estudos não conseguiram detectar qualquer benefício (Potkin et al., 1981). Contamos com evidências preliminares para a existência de um subconjunto genético ou de biomarcadores específicos em pacientes com esquizofrenia; tais fatores ajudariam a prever quem seria beneficiado com as dietas isentas de glúten. Atualmente estão em andamento estudos que abordam esses fatores (Kelly, 2017, 2018).

Raine et al. (2003) concluíram uma intervenção em crianças com o objetivo de verificar se uma abordagem multifatorial que incluísse mudanças na dieta poderia prevenir a ocorrência do transtorno de personalidade esquizotípica. Um grupo de crianças de 3 anos provenientes de uma comunidade carente (*N* = 83) recebeu uma intervenção que consistia em uma refeição diária saudável, aumento da atividade física e educação sociocognitiva. O grupo de intervenção foi comparado com indivíduos de controle correspondentes (*N* = 355) que receberam educação de rotina para a comunidade em questão. A intervenção multifatorial ocorreu ao longo de dois anos, desde os 3 até os 5 anos de idade. Na avaliação de acompanhamento dos participantes nas idades de 17 e 23 anos, o grupo de intervenção demonstrou pontuações esquizotípicas e de desorganização significativamente mais baixas. É importante notar que as crianças que apresentavam sinais de desnutrição aos 3 anos foram as responsáveis pelo impulso para essas melhoras significativas.

TRANSTORNOS PSIQUIÁTRICOS PEDIÁTRICOS E DO DESENVOLVIMENTO

Estudos observacionais e transtornos psiquiátricos com início pediátrico

Jacka et al. (2013) concluíram o primeiro estudo de coorte prospectivo (*N* = 23.020 mães com filhos) a enfocar o padrão das dietas materna e pós-natal e sua possível influência nos comportamentos internalizantes e externalizantes, que são prognosticadores validados do desenvolvimento de transtornos psiquiátricos. Os padrões alimentares gestacionais e infantis foram caracterizados como "saudáveis" – consistindo em grande consumo de vegetais, frutas, cereais integrais, óleos vegetais, ovos e peixes – ou "não saudáveis", consistindo em alimentos processados.

Jacka e colegas conseguiram estabelecer diferenças entre os efeitos independentes da dieta materna *versus* dieta pós-natal no desenvolvimento de comportamentos internalizantes e externalizantes. O aumento do consumo de alimentos não saudáveis e a diminuição da ingestão de alimentos saudáveis durante a primeira infância foram fatores prognósticos independentes para comportamentos internalizantes e externalizantes em crianças de 18 meses a 5 anos, depois de terem sido levados em conta fatores sociodemográficos e de saúde mental (p. ex., idade dos pais, idade gestacional, saúde mental materna e dieta materna durante a gravidez). O aumento no consumo de alimentos não saudáveis durante a gravidez também foi preditor de maiores percentuais de comportamentos externalizantes em crianças, independentemente do efeito da dieta infantil. Surpreende que o efeito das dietas materna e infantil tenha sido um fator prognóstico tão forte para transtornos psiquiátricos na infância quanto a depressão materna, que é um fator de risco estabelecido para transtornos psiquiátricos na prole (Jacka et al., 2013).

Estudos observacionais e saúde mental dos adolescentes

Considerando que 75% das doenças mentais se manifestam pela primeira vez na adolescência e na idade adulta jovem, Jacka et al. (2011b) conduziram um estudo prospectivo transversal com duração de dois anos (N = 3.040) com uma população de adolescentes, relacionando os padrões alimentares à saúde mental pediátrica. As pontuações para uma dieta "saudável" tomaram por base o Índice de Alimentação Saudável Alternativa da Faculdade de Saúde Pública da Universidade Harvard e o Índice da Dieta Mediterrânea. Já as pontuações para dieta "não saudável" foram derivadas da quantificação dos volumes de alimentos altamente processados.

Em conformidade com os achados da literatura específica para adultos, os autores observaram um padrão linear de dose-resposta para consumo de dietas saudáveis e melhor saúde mental, e para consumo de dietas não saudáveis e pior saúde mental ($P < 0{,}001$). No acompanhamento de dois anos, as dietas basais também foram preditoras do estado de saúde mental. É importante ressaltar que as mudanças que ocorrem na dieta ao longo do período de dois anos refletiram mudanças no estado de saúde mental. Aumento no consumo de alimentos saudáveis foi associado à melhora do estado de saúde mental; e aumento no consumo de alimentos não saudáveis foi associado à piora do estado de saúde mental, depois de computados os fatores sociodemográficos, as pontuações iniciais para saúde mental e as pontuações iniciais para as dietas. Os autores também descobriram que má saúde mental inicial não foi fator prognóstico para as escolhas alimentares durante o período de acompanhamento de dois anos, sugerindo ser improvável uma causalidade reversa. Esses achados incentivam a formulação de algumas teorias intrigantes. Existe uma correlação entre a dieta e o desenvolvimento da doença mental por ocasião de seu início; e a dieta pode ser um fator modificável na prevenção e no tratamento parcial da doença mental ao longo do tempo (Jacka et al., 2011b). Ainda não sabemos se tais colocações são causais ou se estão correlacionadas com outros fatores.

TRANSTORNO DO DÉFICIT DE ATENÇÃO E HIPERATIVIDADE

Estudos observacionais com dietas e transtorno do déficit de atenção e hiperatividade

Tem-se observado uma consistência internacional na relação entre qualidade da dieta e ocorrência de TDAH. Howard et al. (2011) publicaram um estudo prospectivo ($N = 2.868$) de acompanhamento de crianças desde a gestação até os 14 anos de idade com o objetivo de determinar quais fatores podem aumentar o risco de ocorrência de TDAH. Um padrão alimentar "ocidental", que consiste em alto consumo de alimentos processados, foi associado a uma duplicação das probabilidades de estabelecimento de um diagnóstico de TDAH aos 14 anos de idade, depois de levados em conta fatores sociodemográficos, grandes eventos de estresse durante a gravidez gestacional, atividade física infantil e tempo de tela. Woo et al. (2014) publicaram um estudo de caso-controle ($N = 192$) na Coreia, noo qual demonstraram uma relação inversa de dose-resposta significativa entre TDAH e uma dieta "tradicional saudável", consistindo em vegetais, kimchi, cereais integrais e peixes gordurosos, com baixa ingestão de alimentos processados, laticínios e carne. A análise dos tercis mais altos em comparados aos mais baixos da dieta saudável tradicional demonstrou uma diferença três vezes maior no diagnóstico de TDAH, depois de terem sido levados em conta os fatores sociodemográficos. Ríos-Hernández et al. (2017) publicaram um estudo de caso-controle ($N = 120$), no qual detectaram associações inversas significativas para dieta mediterrânea e TDAH. Os tercis mais altos *versus* mais baixos de adesão a uma dieta mediterrânea foram associados a uma probabilidade sete vezes menor de ocorrência de TDAH, depois de levados em conta os fatores sociodemográficos, o uso de tabaco pela família e a atividade física infantil.

Mecanismos da dieta e transtorno do déficit de atenção e hiperatividade: aditivos alimentares artificiais

Além das deficiências nutricionais, do estresse oxidativo e da inflamação, fatores que aparentemente estão implicados em muitos transtornos psiquiátricos, também foram propostos fatores de risco ambientais implicados no TDAH (p. ex., metais pesados, organofosforados, cloratos e ftalatos). Uma das exposições químicas mais estabelecidas pela ciência e relacionadas à hiperatividade em crianças são os aditivos alimentares artificiais.

McCann et al. (2007) publicaram um estudo transversal randomizado e duplo-cego com duração de seis semanas com crianças de 3 anos (n = 153) e de 8 a 9 anos (n = 144), com o objetivo de testar os efeitos dos aditivos alimentares artificiais na atenção e na hiperatividade em crianças saudáveis. Os autores recorreram a pesquisas precedentes para determinar as misturas de corantes artificiais, junto com o conservante benzoato de sódio, para que fossem mimetizados os tipos e as quantidades de corantes artificiais diariamente consumidos pelas crianças. Em quase todos os modelos de avaliação estatística, os corantes artificiais e o benzoato de sódio causaram aumentos significativos ou de tendência na hiperatividade quando comparados ao placebo. O tamanho médio do efeito foi de 0,18 nessa população não clínica. Em populações clínicas de pacientes com TDAH, um tamanho de efeito de 0,2 equivale a cerca de 10% dos comportamentos hiperativos observados (McCann et al., 2007).

Com relação aos efeitos dos aditivos artificiais em pacientes que atendem aos critérios diagnósticos de TDAH, Sonuga-Barke et al. (2013) publicaram uma metanálise de oito estudos clínicos randomizados. Esses autores analisaram em separado escalas de classificação de pais e professores que foram considerados "insuficientemente cegos" *versus* prestadores de serviços médicos que foram considerados "provavelmente cegos". Com a remoção de corantes artificiais das dietas de crianças com TDAH, houve melhora significativa dos sintomas, tanto na avaliação por pais e professores quanto na avaliação pelos médicos; os tamanhos de efeito foram, respectivamente, 0,32 ($P = 0{,}02$) e 0,42 ($P = 0{,}004$). Os prestadores de serviços médicos relataram efeitos maiores e maior significância em comparação a pais e professores.

Estudos de micronutrientes de amplo espectro e transtorno do déficit de atenção e hiperatividade

Em 2014, Rucklidge et al. publicaram os resultados do primeiro estudo duplo-cego randomizado controlado de micronutrientes de amplo espectro para TDAH. Nesse estudo, 80 adultos com diagnóstico de TDAH receberam uma fórmula de micronutrientes de amplo espectro contendo 36 minerais, vitaminas, antioxidantes e aminoácidos. Desde o início até 8 semanas, houve melhoras significativas, com tamanhos de efeito moderados (0,46-0,67) na escala de avaliação de Conners para TDAH em adultos (autorrelatadas e avaliadas por observador) e nas escalas CGI-melhora de TDAH e CGI-melhora global (avaliadas pelo médico) (Rucklidge et al., 2014). A análise de subgrupo para pacientes com depressão moderada a grave (n = 22) demonstrou melhoras significativas no humor, tendo ocorrido melhoras no humor em nível de tendência para todos os pacientes no grupo que recebeu os micronutrientes. Na conclusão do estudo, mais que o dobro dos pacientes no grupo de micronutrientes melhoraram "muito" a "muitíssimo" na escala CGI-melhora de TDAH ($P < 0,013$; Rucklidge et al., 2014).

Rucklidge et al. (2018) realizaram um estudo clínico randomizado duplo-cego com duração de 10 semanas ($N = 93$), no qual usaram micronutrientes de amplo espectro em crianças de 7 a 12 anos com diagnóstico de TDAH. Aplicando a análise de intenção de tratar, os micronutrientes demonstraram melhoras significativas em seis das 16 escalas e subescalas de TDAH em comparação ao placebo, com tamanhos de efeito moderados (0,46-0,66) e melhoras no nível de tendência em mais seis escalas e subescalas ($P \leq 0,10$), com tamanhos de efeito pequenos a moderados (0,35-0,47). Especificamente, os micronutrientes de amplo espectro melhoraram os sintomas de desatenção, agressão e desregulação do humor, mas os sintomas de hiperatividade e impulsividade não melhoraram. É digno de nota que os pacientes tratados com fármacos para TDAH foram excluídos desse estudo, e a fórmula de micronutrientes de amplo espectro foi usada como tratamento nutracêutico independente (Rucklidge et al., 2018).

Intervenções dietéticas e transtorno do déficit de atenção e hiperatividade

Pelsser et al. (2011) publicaram o mais amplo estudo até a presente data ($N = 100$), que se propôs a examinar os efeitos de uma dieta de "eliminação restrita" com duração de cinco semanas para sintomas de TDAH e transtorno desafiador de oposição. Dieta de eliminação restrita é um tipo de dieta simplificada, constituída por apenas alguns ingredientes; em seguida, adiciona-se ou se remove alimentos com base na resposta sintomática. Foram eliminados os alimentos cujo consumo levou a um aumento dos sintomas. Para esse estudo, a dieta incluiu arroz, peru, cordeiro, vegetais (p. ex., alface, cenoura, couve-flor, repolho, beterraba), pera e água. Esses alimentos eram complementados com batata, frutas, milho e trigo, consumidos em dias pré-programados e em quantidades predeterminadas. A dieta foi projetada para que fosse mantida uma ingestão diária suficiente de nutrientes.

Os sintomas de TDAH foram estabelecidos por médicos cegos para a pesquisa. Para tanto, foi usada a Escala de Avaliação de TDAH (*ADHD Rating Scale*, ARS). Os pais e professores não cegos para a pesquisa usaram a Escala Abreviada de Conners (*Abbreviated Conners' Scale*, ACS). Na ARS, para uma pontuação total de 54, o grupo da dieta de eliminação melhorou 23,7 pontos a mais em comparação ao grupo controle ($P < 0{,}0001$). Na ACS, para uma pontuação total de 30, o grupo da dieta de eliminação melhorou 11,8 pontos a mais em comparação ao grupo controle ($P < 0{,}0001$). Das 50 crianças participantes no grupo da dieta de eliminação, 32 responderam clinicamente, o que foi definido como uma diminuição de 40% ou mais nos sintomas de TDAH. Os sintomas do transtorno desafiador de oposição foram reduzidos com igual magnitude. O tamanho do efeito da intervenção foi de 1,6. Pesquisas futuras esclarecerão se esses efeitos, ou a dieta, seriam ou poderiam ser mantidos por longos períodos (Pelsser et al., 2011).

Em 2013, Sonuga-Barke e colegas publicaram uma metanálise abrangendo oito estudos clínicos randomizados que avaliaram a influência de dietas de eliminação restrita nos sintomas de TDAH. Tendo em vista a dificuldade de cegar pais e professores para uma intervenção dietética abrangente, é possível que suas avaliações tenham sido tendenciosas. Na verdade, os investigadores descobriram que os avaliadores não cegos relataram a ocorrência de uma redução significativa nos sintomas de TDAH, com um tamanho de efeito de 1,48 ($P = 0{,}01$), enquanto os avaliadores cegos para a dieta relataram uma redução de nível de tendência nos sintomas de TDAH com um tamanho de efeito de 0,51 ($P = 0{,}06$; Sonuga-Barke et al., 2013).

TRANSTORNO DO ESPECTRO AUTISTA

Estudos observacionais de dieta e autismo e de transtorno do déficit de atenção e hiperatividade

Em 2018, Sanchez e colegas publicaram uma revisão sistemática e metanálise de 32 publicações que avaliaram 684.775 crianças participantes de 36 estudos de coorte e de caso-controle em oito países. O estudo utilizou um esquema de dose-resposta para a comparação entre crianças nascidas de mães com peso saudável *versus* mães com sobrepeso e obesidade antes da gravidez. O excesso de peso antes da gravidez aumentou a probabilidade de ocorrência de qualquer transtorno do neurodesenvolvimento em 1,17 vezes, e a obesidade aumentou as chances em 1,51 vezes ($P < 0{,}001$). As probabilidades de ocorrência de transtornos específicos aumentaram como se segue: TDAH, 1,30 e 1,62 ($P \leq 0{,}01$); transtorno do espectro autista (TEA), 1,1 e 1,36 ($P \leq 0{,}026$); atraso intelectual,

1,19 e 1,58 ($P \leq 0{,}003$); e qualquer problema emocional ou comportamental, 1,14 ($P = 0{,}16$) e 1,42 ($P \leq 0{,}001$), respectivamente (Sanchez et al., 2018). O mecanismo específico para o excesso de peso e a obesidade é a presença de um ambiente inflamatório durante a gravidez, o que, por sua vez, resulta em uma cascata de eventos que afetam o desenvolvimento do cérebro (p. ex., citocinas aberrantes e função microglial). Contudo, o peso é um dado biométrico único que também pode ser indicativo de uma dieta pouco saudável, contendo deficiências nutricionais; alimentos ultraprocessados e de alto índice glicêmico; aditivos alimentares; metais pesados; pesticidas; e desreguladores endócrinos prejudiciais à saúde neurológica (Sanchez et al., 2018).

Colecalciferol e transtorno do espectro autista

Colecalciferol é um neuroesteroide que altera a morfologia cerebral, certos genes relacionados à sobrevivência neuronal, o desenvolvimento da fala e da linguagem e a síntese de dopamina. O colecalciferol também exibe propriedades anti-inflamatórias e antiautoimunes, protege as mitocôndrias, regula positivamente os níveis de glutationa, elimina subprodutos oxidativos e promove quelação de metais pesados.

Vinkhuyzen et al. (2018) publicaram um estudo de coorte prospectivo (N = 4.229) no qual foi demonstrada uma associação significativa entre deficiência persistente de colecalciferol gestacional e traços de autismo, conforme medição com a Escala de Responsividade Social (*Social Responsiveness Scale*, SRS). Pela análise dos níveis de colecalciferol do soro materno na 21ª semana de gestação e também do sangue do cordão umbilical do bebê, os pesquisadores determinaram que indivíduos que apresentavam deficiência gestacional persistente de colecalciferol exibiam mais traços de autismo aos 6 anos de idade (com significado estatístico; $P < 0{,}001$). Utilizando uma pontuação SRS de corte dicotômico, os pesquisadores determinaram que indivíduos com deficiência de colecalciferol no meio da gestação tinham uma probabilidade 3,8 vezes maior de positividade para autismo em comparação a indivíduos com colecalciferol suficiente no meio da gestação, depois de levados em conta os fatores sociodemográficos e possíveis complicações na gravidez e no parto (Vinkhuyzen et al., 2018).

Wu et al. (2018) publicaram um estudo do tipo caso-controle (N = 1.550) em que avaliaram os efeitos do colecalciferol pré-natal no desenvolvimento de TEA. Os autores mediram o sangue dos neonatos para níveis de colecalciferol, que foram comparados com o diagnóstico de TEA aos 3 anos de idade. Depois do ajuste para os fatores sociodemográficos, possíveis complicações na gravidez e no parto e histórico familiar de TEA, e tendo o quartil mais alto de colecalciferol como referência, os três quartis inferiores foram associados a 1,9 ($P = 0{,}082$),

2,5 (P = 0,024) e 3,6 (P < 0,001) de aumento na probabilidade de ocorrência de TEA. Ao dividir os níveis de colecalciferol neonatal em quintis, os pesquisadores observaram que uma curva em forma de J se ajustava significativamente melhor em comparação a uma associação linear reta (P = 0,032), com o menor risco de TEA em 49,1 nmol/L ocorrendo no 76º percentil na distribuição dessa coorte (Wu et al., 2018). Curiosamente, uma curva em forma de J quase idêntica foi relatada para colecalciferol neonatal e risco de esquizofrenia (McGrath et al., 2010).

Em pacientes com autismo, a deficiência de colecalciferol parece se estender até a infância. Wang et al. (2016) conduziram uma metanálise de 11 estudos na qual avaliaram os níveis de colecalciferol em indivíduos com autismo (n = 870) *versus* indivíduos de controle saudáveis (n = 782). Os autores encontraram níveis significativamente mais baixos de colecalciferol em pacientes com autismo (P = 0,0002), sem que houvesse qualquer evidência de viés de publicação.

Embora a suplementação com colecalciferol seja apropriada em pessoas com níveis insuficientes, estudos clínicos randomizados duplos-cegos que utilizaram essa substância em pacientes com TEA obtiveram resultados inconsistentes com relação à melhora dos principais sintomas do TEA. Há necessidade de mais estudos que nos possibilitem distinguir se a dose, a idade por ocasião da suplementação ou as diferenças genéticas são responsáveis pelos resultados inconsistentes do estudo.

Sulforafano, brócolis, brotos de brócolis e transtornos do espectro autista

Singh et al. (2014) publicaram um estudo clínico randomizado duplo-cego com duração de 18 semanas (N = 44) no qual testaram os efeitos do sulforafano, um composto de brócolis, em crianças com TEA. Esse estudo teve sua origem na observação de que 35% dos pacientes com TEA apresentam melhora dos sintomas principais durante uma enfermidade febril. Por outro lado, a capacidade antioxidante dos pacientes com TEA é significativamente menor em comparação a indivíduos não acometidos pelo transtorno. O sulforafano ativa as mesmas proteínas de choque térmico acionadas em enfermidades febris, além de estimular a transcrição-mestre de genes dos elementos de resposta antioxidante (ERA), que aumentam a produção sistêmica de antioxidantes.

Em comparação com o grupo que recebeu placebo, no grupo tratado com sulforafano foi observada uma diminuição significativa nos sintomas constantes na Lista de Verificação de Comportamento Aberrante (*Aberrant Behavior Checklist*, ABC; P < 0,001), em todas as subescalas da ABC ($P \leq 0,05$) e na Escala de Responsividade Social (*Social Responsiveness Scale*, SRS) (P = 0,017), com melhora significativa nas subescalas de conscientização, comunicação, motivação e maneirismo. Os respondedores clínicos na ABC foram: 60% do grupo de sulforafano *versus* 20% do grupo de placebo; na SRS, 35% do grupo de sulforafano *versus* 0% do grupo de placebo foram respondedores clínicos ($P = 0{,}036$). Além disso, em comparação com o grupo de placebo, o grupo tratado com sulforafano melhorou "muito" ou "muitíssimo" nas subescalas da escala CGI-melhora, para interação social (46,2% *vs.* 0%; $P = 0{,}007$), comportamento anormal (53,8% *vs.* 9%; $P = 0{,}014$) e comunicação verbal (42,3% *vs.* 0%; $P = 0{,}015$). É importante ressaltar que ocorreu reversão dos resultados benéficos após a interrupção do tratamento durante quatro semanas (Singh et al., 2014).

Porém, atualmente essa intervenção se apresenta com limitações em sua praticidade. O composto de sulforafano utilizado no estudo era de qualidade farmacêutica, enquanto os suplementos de sulforafano comumente disponíveis não estão sob regulamentação; além disso, estudos precedentes sobre esses produtos não conseguiram demonstrar níveis de sulforafano mensuráveis no soro de pessoas que consumiram os suplementos. Em relação aos 50 a 150 μmol de sulforafano utilizados nesse estudo, uma colher de sopa de brotos de brócolis ou uma xícara de brócolis integral contém 50 μmol de sulforafano. Por último, dois membros do grupo tratado com sulforafano sofreram convulsão durante a intervenção. Ambos os pacientes já tinham sofrido convulsões anteriormente e nenhum dos dois estava sendo medicado com anticonvulsivantes no momento da ocorrência da convulsão durante o estudo clínico. No entanto, considerando que o sulforafano ativa proteínas de choque térmico e tendo em vista que convulsões podem ser induzidas pela febre, esse é um evento adverso, sendo mecanismo merecedor de muita atenção (Singh et al., 2014).

Intervenções dietéticas e transtornos do espectro autista

Tem havido interesse em dietas isentas de glúten e caseína para pessoas com autismo; foi demonstrado que seu uso traz benefícios para os sintomas principais do TEA em estudos cegos (Knivsberg et al., 2002; Whiteley et al., 2010). Todavia, no único estudo duplo-cego ($N = 14$) já publicado, não foram observadas melhoras (Hyman et al., 2016). No futuro, talvez valha a pena realizar um estudo randomizado, controlado e duplo-cego de maior porte; mas atualmente não contamos com evidências convincentes de que tais dietas melhoram pacientes com TEA; além disso, há algumas evidências para ocorrência de menor densidade óssea em crianças que seguiram essas dietas. Os pais que optarem pelo uso dessas dietas devem acrescentar fontes adequadas de cálcio (Sathe et al., 2017).

FUNÇÃO COGNITIVA E TRANSTORNOS COGNITIVOS

Estudos observacionais com dieta e função cognitiva e distúrbios cognitivos

Em 2013, Psaltopoulou e colegas publicaram uma metanálise de nove estudos transversais de caso-controle e de coorte, tendo avaliado a adesão a uma dieta mediterrânea e o risco de comprometimento cognitivo. Em uma resposta dependente da dose, foi observada uma associação significativa entre adesões moderada e elevada à dieta mediterrânea e redução de 21% e de 40% no risco de comprometimento cognitivo leve, respectivamente; e também no risco de demência e doença de Alzheimer, sem evidências de viés de publicação (Psaltopoulou et al., 2013).

McEvoy et al. (2017) publicaram um estudo transversal de grande porte (N = 5.907, idade média de 67,8 anos) no qual avaliaram a função cognitiva global em relação à adesão à dieta mediterrânea *versus* dieta MIND (i. e., um híbrido da dieta mediterrânea e da dieta DASH [Abordagem dietética para controle da hipertensão]). Depois de considerados os fatores sociodemográficos, os hábitos de saúde e doenças comórbidas, a adesão moderada e alta à dieta mediterrânea foi associada, respectivamente, a 15% (P = 0,08) e a 35% (P < 0,001) de redução na probabilidade de comprometimento cognitivo. Da mesma forma, a adesão moderada e alta à dieta MIND foi associada, respectivamente, a 15% (P = 0,10) e a 30% (P = 0,001) de redução na probabilidade de comprometimento cognitivo.

Anastasiou et al. (2017) publicaram um estudo transversal (N = 1.865, idade média de 73 anos) no qual os autores avaliaram a associação entre função cognitiva e percentuais de demência e adesão à dieta mediterrânea. O estudo utilizou uma bateria de testes administrados por neurologistas para desempenho cognitivo e demência. Após o ajuste para fatores sociodemográficos, ingestão calórica, doenças neurológicas comórbidas e situação do genótipo da apolipoproteína E (*APOE*), as pontuações para consumo alimentar dos participantes (0-55 pontos), baseadas em registros detalhados, resultaram em uma redução de 10% na probabilidade de ocorrência de demência para cada ponto de maior adesão à dieta mediterrânea ($P \leq 0,05$). As pontuações do quartil mais alto *versus* mais baixo reduziram em 65% as probabilidades de ocorrência de demência ($P \leq 0,05$). Na pontuação, cada redução de 2 pontos e de 4 pontos era equivalente ao mesmo risco para um ano de envelhecimento para um diagnóstico de demência e para o desempenho cognitivo, respectivamente ($P \leq 0,05$).

Estudos de imagem sobre dieta, volume cerebral e função cognitiva

As perdas volumétrica e de conectividade interneural detectadas por imagens cerebrais constituem sinais característicos de comprometimento cognitivo e demência. Já foram publicados diversos estudos de imagens de alta qualidade que buscaram avaliar a relação entre dieta e peso, além da manutenção do volume cerebral durante o processo de envelhecimento. Janowitz et al. (2015) conduziram dois estudos transversais com imagens volumétricas do cérebro ($N = 758$, idade média de 50 anos e $N = 1.586$, idade média de 46 anos), nos quais os autores estudaram a relação entre circunferência da cintura e substância cinzenta. Janowitz e colegas detectaram uma relação inversa (com significado estatístico) entre circunferência da cintura *versus* volume de substância cinzenta nos lobos frontal e temporal, no sistema límbico e nas regiões do hipocampo funcionalmente envolvidas com o controle comportamental, a recompensa e a cognição.

Em seu estudo transversal com 674 idosos sem evidência de demência, Gu et al. (2015) avaliaram o volume cerebral em relação à dieta. Os participantes que aderiram a uma dieta mediterrânea tiveram uma diferença de cinco anos na idade cerebral; nesse grupo, os volumes das substâncias cinzenta e branca e os volumes cerebrais totais estavam significativamente aumentados, com efeitos particularmente notados nos lobos frontal e temporal. Proporções mais altas de peixe e proporções mais baixas de carne vermelha foram alguns dos fatores correlatos mais robustos para a melhora do volume cerebral. Luciano et al. (2017) realizaram um estudo prospectivo longitudinal ($N = 401$) no qual foi medido o volume cerebral ao longo do tempo em relação à dieta. Após o devido ajuste para gênero, fatores de risco cardiometabólicos e função cognitiva, os autores constataram que, em comparação com a baixa adesão à dieta mediterrânea, os participantes com alta adesão mantiveram o volume cerebral total durante o período de três anos (com significado estatístico). Esse resultado demonstrou pela primeira vez que a dieta pode influenciar o volume cerebral de maneira longitudinal.

Estudos de nutrientes e flavonol na função cognitiva e distúrbios cognitivos

Ômega-3

Já ficou devidamente estabelecido que a amamentação melhora o desenvolvimento cognitivo e o desempenho das crianças, em parte porque o leite materno é uma fonte natural de DHA. Também é fato que, quando as mães grávidas e lactantes aumentam o consumo de DHA ao consumirem alimentos ou suplementos ricos em DHA, seus filhos melhoram o desempenho em tarefas cognitivas e no QI. Drover et al. (2009) conduziram três estudos clínicos randomizados duplos-cegos (*N* = 29), nos quais demonstraram ganhos no desempenho cognitivo aos 9 meses em bebês alimentados com leite instantâneo suplementado com DHA e ácido araquidônico, desde que a suplementação tivesse início por volta das 6 semanas de vida, ou antes.

Mais tarde na vida, o declínio cognitivo e a demência partilham qualidades com a esquizofrenia, na medida em que a manutenção do volume cerebral é preocupação primária para a redução da patologia. Tendo em vista que DHA, e não EPA, é o ácido graxo ômega-3 que serve como volume estrutural do cérebro, a maioria dos estudos sobre ômega-3 e cognição tem se concentrado no DHA. Yurko-Mauro et al. (2015) realizaram uma metanálise de 15 estudos clínicos randomizados duplos-cegos na qual testaram DHA e memória episódica. Houve melhora significativa na memória episódica em pacientes com comprometimento cognitivo leve medicados com DHA ($P = 0,004$), mas essa substância se revelou ineficaz em pessoas sem queixa de comprometimento cognitivo. Uma análise de subgrupo sugeriu que havia necessidade de doses diárias superiores a 1 g de uma combinação de DHA-EPA ($P = 0,04$) ou de doses isoladas de DHA superiores a 500 mg para que ocorresse melhora significativa ($P \leq 0,038$). Contudo, o tamanho do efeito do ômega-3 na memória episódica foi pequeno (0,114).

Yassine et al. (2017) realizaram uma revisão da história das pesquisas sobre a suplementação com DHA para pacientes com declínio cognitivo, demência e doença de Alzheimer. Resumidamente, em casos de doença de Alzheimer clínica, a suplementação com DHA é ineficaz. Porém, existem evidências clínicas de que a suplementação com doses elevadas (≥ 1 g/dia) parece ser eficaz para a prevenção do início da doença de Alzheimer em portadores de *APOE4*. São amplas as evidências quanto à existência de mecanismos diversos em favor dessa hipótese. Os portadores de *APOE4* exibem metabolismo aberrante do DHA – por exemplo, ocorre maior catabolismo hepático, diminuição do transporte por meio da barreira hematoencefálica, menor integração aos neurônios e maior oxidação do DHA. A suplementação com DHA em portadores de *APOE4* é uma estratégia que pode ajudar na estabilização desses mecanismos, aumentando, assim, a disponibilidade de DHA para manutenção do volume cerebral.

Folato

Durga et al. (2007) conduziram um estudo clínico randomizado duplo-cego de grande porte (*N* = 819, com idades entre 50 e 70 anos) com duração de três anos, no qual avaliaram o impacto da suplementação com folato no declínio cognitivo relacionado ao envelhecimento. Embora estudos clínicos randomizados que precederam esse estudo e que utilizaram folato como intervenção para melhora da cognição não tenham produzido resultados significativos, Durga e colegas, em seus critérios de inclusão, admitiram pacientes apenas se seus níveis de homocisteína estivessem elevados e se os níveis de vitamina B12 estivessem situados dentro dos limites normais. Considerando que tanto baixos teores de folato quanto baixos teores de vitamina B12 podem aumentar os níveis de homocisteína, os pesquisadores tiveram certeza de que os níveis elevados de homocisteína eram decorrentes da insuficiência de folato.

Em comparação com placebo, a suplementação com folato resultou em melhoras significativas na função cognitiva global, memória, velocidade sensório-motora e velocidade de processamento de informações, além de melhoras não significativas na velocidade complexa e na fluência das palavras. O tamanho do efeito da intervenção foi igual a 1,5 anos de envelhecimento para função cognitiva global, 4,7 anos para memória, 6,9 anos para memória atrasada, 1,7 anos para velocidade sensório-motora e 2,1 anos para velocidade de processamento de informações. Embora esses resultados sejam promissores, a intervenção apenas se aplica a um grupo seleto de pacientes que apresentam níveis elevados de homocisteína mediados por folato e níveis normais de vitamina B12. Por outro lado, apenas sete pacientes no estudo obtiveram uma pontuação inferior a 24 no Miniexame do Estado Mental. Portanto, os resultados do estudo talvez não se apliquem a pacientes com comprometimento cognitivo clínico estabelecido.

Bagas e extratos de bagas

Os flavonoides apresentam ampla variedade de mecanismos neuronais antioxidantes e anti-inflamatórios. As antocianidinas, isto é, os compostos vermelho-azulados presentes nas frutas vermelhas, atravessam a barreira hematoencefálica indo se localizar em áreas do cérebro relacionadas ao aprendizado e à memória. Devore et al. (2012) publicaram um estudo prospectivo de coorte ($N = 16.010$) no qual analisaram os efeitos do consumo de flavonoides presentes em mirtilos e morangos no declínio cognitivo em mulheres com 70 anos ou mais. Depois de considerados os dados sociodemográficos, a ingestão de álcool, o IMC e a atividade física, os autores constataram uma associação significativa entre alto consumo de frutas vermelhas (mirtilos ≥ 1 porção por semana *vs.* < 1 porção por mês e/ou morangos ≥ 2 porções por semana *vs.* < 1 porção por semana) e melhora da função cognitiva. O efeito foi de até 2,5 anos de envelhecimento cognitivo.

Já foram publicados diversos estudos clínicos randomizados em seres humanos, tanto em populações clínicas quanto não clínicas, com suco ou extratos liofilizados de mirtilo, cereja ou morango (Miller et al., 2018). Todos esses estudos eram de pequeno porte e pouca duração. Em cada um desses estudos, foi observada melhora em um ou mais domínios cognitivos, enquanto os demais domínios cognitivos não melhoraram em comparação a placebo. Esses resultados sugerem a necessidade de estudos de maior porte e mais duração, para que possam ser obtidos resultados convincentes.

Cacau, chocolate e flavonoides do chocolate

Os estudos clínicos sobre extratos de bagas e flavonoides são preliminares, mas a pesquisa sobre flavonoides do chocolate é mais robusta. O chocolate contém compostos que aumentam a produção de óxido nítrico no endotélio de modo dependente do uso, causando vasodilatação. Como exemplo, depois que participantes consumiram chocolate com alto teor de flavonol, ocorreu aumento do débito cardíaco e dilatação dos vasos sanguíneos coronarianos; com o aumento da atividade cognitiva, os vasos sanguíneos que irrigam as áreas do cérebro em uso também sofrem vasodilatação maior do que sem consumo de chocolate. Mastroiacovo et al. (2015) e Desideri et al. (2012) conduziram dois estudos clínicos randomizados duplos-cegos quase idênticos. Nesses estudos, foi testado o efeito dos flavonoides do cacau nas medidas cognitivas e cardiometabólicas em idosos. Os dois estudos divergiram no seguinte aspecto: Mastroiacovo e colegas testaram indivíduos idosos sem evidência de comprometimento cognitivo, e Desideri e colegas testaram pacientes com comprometimento cognitivo leve. Nos dois estudos, 90 idosos foram aleatoriamente designados para grande consumo (993 mg), consumo intermediário (520 mg) ou baixo consumo (48 mg) de flavonoides diariamente durante 8 semanas. Os pesquisadores observaram uma resposta dose-dependente nos grupos de intervenção em comparação aos grupos de controle. Em resposta ao consumo de flavonoides, foi observada melhora nos pacientes com comprometimento cognitivo leve no nível de tendência no Miniexame do Estado Mental ($P = 0{,}13$) e ganhos significativos nas pontuações dos Testes das Trilhas A e B e de Fluência Verbal ($P \leq 0{,}018$). Para os idosos não clínicos, foram observadas melhoras significativas nas pontuações do Teste das Trilhas A e B e nas pontuações para Fluência Verbal ($P \leq 0{,}0001$). Também foram observados ganhos significativos na pressão arterial, na resistência à insulina e nos níveis lipídicos para os grupos de intervenção.

Utilizando ressonância magnética funcional de alta definição, Brickman et al. (2014) demonstraram que a degradação do giro denteado no hipocampo era a região cerebral mais confiável com relação ao declínio cognitivo ligado ao processo de envelhecimento. Esses autores também determinaram que os flavonoides do cacau podem melhorar o fluxo sanguíneo e a ativação do giro dentado, resultando em melhora da cognição. Brickman e colegas conduziram um estudo clínico randomizado duplo-cego com duração de três meses ($N = 37$) para avaliação de dois grupos: com alta ingestão *versus* baixa ingestão de flavonol. Em comparação com o grupo de consumo de baixas quantidades de flavonol, o grupo que consumiu muito flavonol exibiu melhora significativa

(P = 0,038) no desempenho cognitivo ligado ao giro denteado. Foi constatado um grande efeito (0,816). Ainda no grupo de alto consumo, os autores verificaram aumentos significativos no fluxo sanguíneo cerebral para o giro denteado. Os flavonoides do chocolate podem ser reduzidos pelo processamento. O processamento do cacau com álcali, por exemplo, elimina efetivamente o conteúdo de flavonol; assim, os pesquisadores usam chocolate processado nos grupos de controle de chocolate com baixo teor de flavonol. Nos produtos comerciais, o chocolate amargo tradicionalmente processado e o cacau cru apresentam os maiores teores de flavonoides.

Estudos randomizados e controlados com dietas e função cognitiva

Em seu estudo PREDIMED-NAVARRA (N = 522), Martínez-Lapiscina et al. (2013) relataram os resultados do primeiro estudo clínico randomizado de longa duração (média de 6,5 anos). No estudo, os autores avaliaram os efeitos cognitivos da dieta mediterrânea em indivíduos com fatores de risco cardiovascular. A população em estudo foi um subconjunto do estudo PREDIMED (N = 7.447) – simplesmente o maior estudo sobre dietas no estilo de vida na história da pesquisa. No estudo, Martinez-Lapiscina e colegas designaram aleatoriamente pacientes com alto risco cardiovascular para uma dieta mediterrânea suplementada com azeite de oliva extravirgem (MedDiet + azeite) *versus* 30 g de nozes, amêndoas e avelãs por dia (MedDiet + sementes) *versus* um grupo controle com consumo de baixos teores de gordura. Ao final do estudo, os autores fizeram testes cognitivos com uso do Miniexame do Estado Mental e do Teste do Desenho do Relógio. Depois de levados em conta os fatores de confusão, os autores verificaram que ambos os testes tiveram pontuações significativamente mais altas para os grupos MedDiet + azeite e MedDiet + nozes *versus* grupo controle com consumo de baixos teores de gordura ($P \leq 0{,}045$). Depois de levada em conta a depressão no subconjunto de indivíduos que foram rastreados para depressão (n = 268; $P \leq 0{,}045$), os resultados permaneceram consistentes.

Valls-Pedret et al. (2015) aperfeiçoaram o estudo PREDIMED-NAVARRA com o acréscimo de testes cognitivos iniciais e de acompanhamento em 334 pacientes (idade média de 66,8 anos no início do estudo); os autores acompanharam esses pacientes durante 4,1 anos em média. Em termos de modelo, o estudo de Valls-Pedret e colegas foi quase idêntico ao estudo precedente, pois ambos eram subconjuntos do estudo PREDIMED, de maior porte. No modelo totalmente ajustado, os grupos de intervenção MedDiet + azeite e MedDiet + nozes *versus* grupo controle com baixos teores de gordura foram beneficiados com ganhos significativos ou de nível de tendência nas pontuações compostas para memória, função executiva e cognição global, com exceção da função executiva no grupo MedDiet + nozes *versus* grupo controle. O grupo em estudo melhorou, mas sem que houvesse associação estatística ($P = 0{,}221$).

CONCLUSÃO

Uma dieta abrangente à base de alimentos naturais minimamente processados e recém-preparados fornece fontes ricas em nutrientes e em antioxidantes. Esse tipo de dieta pode ajudar todas as pessoas nos seus esforços para melhorar a saúde (ver Tabela 13.2 para uma lista de recomendações nutricionais). Esse conselho é particularmente pertinente para pessoas com transtornos do espectro bipolar e/ou transtornos do espectro da esquizofrenia, que se apresentam com uma morbidade desproporcional com doenças cardiometabólicas. As melhoras na qualidade da dieta, no estado nutricional e na diversidade do microbioma e a atenuação das cascatas neuroinflamatórias e dos danos neuro-oxidativos ligados à dieta podem beneficiar certos pacientes na prevenção do surgimento de transtornos psiquiátricos, além de funcionarem como terapia adjuvante para tais transtornos. Em relação aos estudos clínicos randomizados duplos-cegos que usaram a suplementação de nutrientes, os resultados foram tanto promissores quanto inconsistentes com relação à eficácia no tratamento dos principais sintomas psiquiátricos. Pode-se concluir pela necessidade do uso de certos nutrientes, mas essa estratégia terapêutica não será suficiente se os demais constituintes da dieta e as escolhas de estilo de vida das pessoas propiciarem um ambiente obesogênico, pró-oxidativo e pró-inflamatório em seus sistemas corporais. Por outro lado, mesmo as melhores dietas podem necessitar de suplementação em pessoas com fatores genéticos que inibam o uso eficiente de cada nutriente.

PERGUNTAS PARA DISCUSSÃO

1. Em que situação você consideraria uma intervenção na dieta para ajudar um paciente com sintomas resistentes ao tratamento?
2. Quais são os testes laboratoriais que podem ajudá-lo a ter maior precisão no uso das intervenções nutricionais?
3. Como você envolveria um paciente em um processo que resulte em mudanças dietéticas persistentes como ajuda ao seu tratamento psiquiátrico?

TABELA 13.2 Recomendações dietéticas para a saúde psiquiátrica

Recomendação global
Evidências epidemiológicas sugerem que dietas integrais com preferência por cereais integrais, feijões, vegetais, cogumelos, nozes, sementes, frutas, azeite de oliva e peixe e que excluem alimentos processados e ingredientes artificiais podem ter ação preventiva para depressão; transtorno bipolar; esquizofrenia; e distúrbios de desenvolvimento, pediátricos e cognitivos.
Recomendações para transtornos depressivos
O uso de ácidos graxos ômega-6 EPA como adjuvantes pode melhorar os sintomas depressivos.
Zinco, como adjuvante, pode melhorar os sintomas depressivos.
L-metilfolato é aprovado pela FDA para níveis subideais de folato em pacientes deprimidos; 15 mg de L-metilfolato como adjuvante de um ISRS pode melhorar os sintomas depressivos.
A dieta mediterrânea pode melhorar os sintomas depressivos e aumentar a remissão, quando usada como adjuvante do tratamento padrão em pacientes com desnutrição inicial.
Recomendações para transtornos do espectro bipolar
A suplementação com ômega-3 pode ser benéfica para sintomas depressivos.
A administração diária de 60 g de BCAA durante uma semana, como adjuvante ao tratamento padrão, pode atenuar os sintomas agudos de mania. O uso concomitante de BCAA e valproato está contraindicado, por causa de possíveis danos hepáticos.
Há relatos de casos de dieta cetogênica com benefícios para os sintomas bipolares.
Recomendações para transtornos do espectro da esquizofrenia
N-acetilcisteína administrada como adjuvante pode ser eficaz no tratamento de sintomas negativos.
O uso de folato e L-metilfolato como adjuvantes pode melhorar os sintomas principais da esquizofrenia, sobretudo em pacientes com metabolismo aberrante do folato. L-metilfolato está aprovado pela FDA para hiper-homocisteinemia em pacientes com esquizofrenia.
Os ácidos graxos ômega-3 DHA-EPA podem ser benéficos para os sintomas principais em pacientes com esquizofrenia não aguda. Pacientes em psicose aguda devem evitar a suplementação com ácidos graxos ômega-3.
A insuficiência de colecalciferol durante a gestação e no período perinatal está associada ao risco de esquizofrenia.
Recomendações para TDAH
Corantes e conservantes artificiais aumentam a hiperatividade em crianças. Micronutrientes de amplo espectro podem melhorar a desatenção e a desregulação do humor, tanto em crianças quanto em adultos.
Dietas de eliminação restrita podem melhorar os principais sintomas do TDAH.
Recomendações para TEA
Excesso de peso antes da gravidez e níveis gestacionais insuficientes de colecalciferol estão associados ao risco de TEA.

(continua)

TABELA 13.2 Recomendações dietéticas para a saúde psiquiátrica (*continuação*)

A insuficiência de colecalciferol pode continuar na infância; os efeitos da suplementação de colecalciferol nos sintomas principais do TEA são inconclusivos, mas podem ser dose--dependentes.
Recomendações para funções e transtornos cognitivos
DHA administrado no início da vida melhora a função cognitiva em crianças.
DHA ômega-3 pode beneficiar adultos com comprometimento cognitivo leve, mas o efeito é pequeno.
DHA ômega-3 pode beneficiar portadores de *APOE4*.
Em longo prazo, a suplementação com folato pode melhorar a cognição em pacientes com hiper-homocisteinemia por deficiência de folato.
O consumo de chocolate com alto teor de flavonol aumenta o fluxo sanguíneo para o cérebro e melhora o desempenho cognitivo.
A dieta mediterrânea pode inibir o declínio cognitivo, melhorando a saúde cardiovascular.

APOE4: apolipoproteína E4; BCAA: aminoácidos de cadeia ramificada; DHA: ácido docosaexaenoico; EPA: ácido eicosapentaenoico; FDA: Food and Drug Administration dos Estados Unidos; ISRS: inibidor seletivo da recaptação de serotonina; TDAH: transtorno do déficit de atenção e hiperatividade; TEA: transtorno do espectro autista.

LEITURAS RECOMENDADAS

1. Jacka FN, O'Neil A, Opie R, et al: A randomised controlled trial of dietary improvement for adults with major depression (the "SMILES" trial). BMC Medicine 15(1):23, 2017.
2. Malhi GS, Bassett D, Boyce P, et al: Royal Australian and New Zealand College of Psychiatrists Clinical Practice Guidelines for Mood Disorders. Aust N Z J Psychiatry 49(12):1087-1206, 2015.
3. Sarris J, Logan AC, Akbaraly TN, et al: Nutritional medicine as mainstream in psychiatry. Lancet Psychiatry 2(3):271-274, 2015.

REFERÊNCIAS

1. Akbaraly TN, Brunner EJ, Ferrie JE, et al: Dietary pattern and depressive symptoms in middle age. Br J Psychiatry 195(5):408-413, 2009 19880930.
2. Amminger GP, Sch.fer MR, Papageoriou K, et al.: Long-chain omega-3 fatty acids for indicated prevention of psychotic disorders: a randomized, placebo-controlled trial. Arch Gen Psychiatry 67(2):146-154, 2010 20124114.
3. Amminger GP, Sch.fer MR, Schl.gelhofer M, et al: Longer-term outcome in the prevention of psychotic disorders by the Vienna omega-3 study. Nat Commun 6:7934, 2015 26263244.
4. Anastasiou CA, Yannakoulia M, Kosmidis MH, et al: Mediterranean diet and cognitive health: initial results from the Hellenic Longitudinal Investigation of Ageing and Diet. PLoS One 12(8):e0182048, 2017 28763509.
5. Berk M, Copolov DL, Dean O, et al: N-acetyl cysteine for depressive symptoms in bipolar disorder: a double-blind randomized placebo-controlled trial. Biol Psychiatry 64(6):468-475, 2008a 18534556.

6. Berk M, Copolov D, Dean O, et al: N-acetyl cysteine as a glutathione precursor for schizophrenia: a double-blind, randomized, placebo-controlled trial. Biol Psychiatry 64(5):361-368, 2008b 18436195.
7. Berk M, Dean OM, Cotton SM, et al: Maintenance N-acetyl cysteine treatment for bipolar disorder: a double-blind randomized placebo controlled trial. BMC Med 10:91, 2012 22891797.
8. Bozzatello P, Brignolo E, De Grandi E, et al: Supplementation with omega-3 fatty acids in psychiatric disorders: a review of literature data. J Clin Med 5(8):67, 2016 27472373.
9. Brickman AM, Khan UA, Provenzano FA, et al: Enhancing dentate gyrus function with dietary flavanols improves cognition in older adults. Nat Neurosci 17(12):1798-1803, 2014 25344629.
10. Brinkworth GD, Buckley JD, Noakes M, et al: Long-term effects of a very lowcarbohydrate diet and a low-fat diet on mood and cognitive function. Arch Intern Med 169(20):1873-1880, 2009 19901139.
11. Brinkworth GD, Luscombe-Marsh ND, Thompson CH, et al: Long-term effects of very low-carbohydrate and high-carbohydrate weight-loss diets on psychological health in obese adults with type 2 diabetes: randomized controlled trial. J Intern Med 280(4):388-397, 2016 27010424.
12. Delichatsios HK, Leonard MM, Fasano A, et al: Case records of the Massachusetts General Hospital. case 14-2016: a 37-year-old woman with adult-onset psychosis. N Engl J Med 374(19):1875-1883, 2016 27168437.
13. Desideri G, Kwite-Uribe C, Grassi D, et al: Benefits in cognitive function, blood pressure, and insulin resistance through cocoa flavanol consumption in elderly subjects with mild cognitive impairment: the Cocoa, Cognition, and Aging (CoCoA) study. Hypertension 60(3):794-801, 2012 22892813.
14. Devore EE, Kang JH, Breteler MMB, et al: Dietary intakes of berries and flavonoids in relation to cognitive decline. Ann Neurol 72(1):135-143, 2012 22535616.
15. Do KQ, Trabensinger MK, Lauer CJ, et al.: Schizophrenia: glutathione deficit in cerebrospinal fluid and prefrontal cortex in vivo. Eur J Neurosci 12(1):3721-3728, 2000 11029642.
16. Dohan FC, Grasberger JC: Relapsed schizophrenics: earlier discharge from the hospital after cereal-free, milk-free diet. Am J Psychiatry 130(6):685-688, 1973 4739849.
17. Drover J, Hoffman DR, Casta.eda YS, et al: Three randomized controlled trials of early long-chain polyunsaturated fatty acid supplementation on means-end problem solving in 9-month-olds. Child Dev 80(5):1376-1384, 2009 19765006.
18. Durga J, van Boxtel MP, Schouten EG, et al: Effect of 3-year folic acid supplementation on cognitive function in older adults in the FACIT trial: a randomised, double blind, controlled trial. Lancet 369(9557):208-216, 2007 17240287.
19. Ellengaard PK, Licht RW, Poulsen HE, et al: Add-on treatment with N-acetylcysteine for bipolar depression: a 24-week randomized double-blind parallel group placebo-controlled multicentre trial (NACOS-study protocol). J Bipolar Disord 6(1):11, 2018 29619634.
20. Farokhnia M, Azarkolah A, Adinehfar F, et al: N-acetylcysteine as an adjunct to risperidone for treatment of negative symptoms in patients with chronic schizophrenia: a randomized, double--blind, placebo-controlled study. Clin Neuropharmacol 36(6):185-192, 2013 24201233.
21. Gu Y, Brickman AM, Stern Y, et al: Mediterranean diet and brain structure in a multiethnic elderly cohort Neurology 85(20):1744-1751, 2015 26491085.
22. Hallahan B, Ryan T, Hibbeln JR, et al: Efficacy of omega-3 highly unsaturated fatty acids in the treatment of depression. Br J Psychiatry 209(3):192-201, 2016 27103682.
23. Howard AL, Robinson M, Smith GJ, et al: ADHD is associated with a "Western" dietary pattern in adolescents. J Atten Disord 15(5):403-411, 2011 20631199.
24. Hyman SL, Stewart PA, Foley J, et al: The gluten-free/casein-free diet: a doubleblind challenge trial in children with autism. J Autism Dev Disord 46(1):205-220, 2016 26343026.

25. Jacka FN, Pasco JA, Mykletun A, et al: Diet quality in bipolar disorder in a population-based sample of women. J Affect Disord 129(1-3):332-337, 2011a 20888648.
26. Jacka FN, Kremer PJ, Berk M, et al: A prospective study of diet quality and mental health in adolescents. PLoS One 6(9):e24805, 2011b 21957462.
27. Jacka FN, Ystrom E, Brantsaeter AL, et al: Maternal and early postnatal nutrition and mental health of offspring by age 5 years: a prospective cohort study. J Am Acad Child Adolesc Psychiatry 52(10):1038-1047, 2013 24074470.
28. Jacka FN, O'Neil A, Opie R, et al: A randomised controlled trial of dietary improvement for adults with major depression (the "SMILES" trial). BMC Med 15(1):23, 2017 28137247.
29. Janowitz D, Wittfeld K, Terock J, et al: Association between waist circumference and gray matter volume in 2344 individuals from two adult community-based samples. Neuroimage 122:149-157, 2015 26256530.
30. Kaplan BJ: Clinical trial of a nutritional supplement in adults with bipolar disorder (NCT00109577). Calgary, Alberta, Canada, University of Calgary, 2012. Available at: https://clinicaltrials.gov/ct2/show/NCT00109577. Accessed October 20, 2017.
31. Kaplan BJ, Simpson JSA, Ferre RC, et al: Effective mood stabilization with a chelated mineral supplement: an open-label trial in bipolar disorder. J Clin Psychiatry 62(12):936-944, 2001 11780873.
32. Kelly D: Randomized controlled trial of a gluten free diet in patients with schizophrenia who are gliadin-positive (NCT01927276). Catonsville, MD, University of Maryland, 2017. Available at: https://clinicaltrials.gov/ct2/show/NCT01927276. Accessed December 14, 2018.
33. Kelly D: Confirmatory efficacy trial of a gluten-free diet in a subgroup of persons with schizophrenia who have high levels of IgG anti-gliadin antibodies (AGA IG) (NCT03183609). Catonsville, MD, University of Maryland, 2018. Available at: https://clinicaltrials.gov/ct2/show/NCT03183609. Accessed December 14, 2018.
34. Kien CL, Bunn JY, Tompkins CL, et al: Substituting dietary monounsaturated fat for saturated fat is associated with increased daily physical activity and resting energy expenditure and with changes in mood. Am J Clin Nutr 97(4):689-697, 2013 23446891.
35. Kinney DK, Teixeira P, Hsu D, et al: Relation of schizophrenia prevalence to latitude, climate, fish consumption, infant mortality, and skin color: a role for prenatal vitamin d deficiency and infections? Schizophr Bull 35(3):582–595, 2009 19357239.
36. Knivsberg AM, Reichelt KL, H.ien T, N.dland M: A randomised, controlled study of dietary intervention in autistic syndromes. Nutr Neurosci 5(4):251-261, 2002 12168688.
37. Levine J, Stahl Z, Sela BA, et al: Homocysteine-reducing strategies improve symptoms in chronic schizophrenic patients with hyperhomocysteinemia. Biol Psychiatry 60(3):265–269, 2006 16412989.
38. Liu T, Lu Q-B, Yan L, et al: Comparative study on serum levels of 10 trace elements in schizophrenia. PLoS One 10(7):e0133622, 2015 26186003.
39. lno M, Corley J, Cox SR, et al: Mediterranean-type diet and brain structural change from 73 to 76 years in a Scottish cohort. Neurology 88(5):449-455, 2017 28053008.
40. Malhi GS, Bassett D, Boyce P, et al: Royal Australian and New Zealand College of Psychiatrists Clinical Practice Guidelines for Mood Disorders. Aust N Z J Psychiatry 49(12):1087-1206, 2015.
41. Martínez-Gonz.lez MA, Garcia-Arellano A, Toledo E: A 14-item Mediterranean diet assessment tool and obesity indexes among high-risk subjects: the PREDIMED trial. PLoS One 7(8):e43134 2012 22905215.
42. Martínez-Lapiscina EH, Clavero P, Toledo E, et al: Mediterranean diet improves cognition: the PREDIMED-NAVARRA randomised trial. J Neurol Neurosurg Psychiatry 84(12):1318-1325, 2013 23670794.
43. Mastroiacovo D, Kwik-Uribe C, Grassi D, et al: Cocoa flavanol consumption improves cognitive function, blood pressure control, and metabolic profile in elderly subjects: the Cocoa, Cognition,

and Aging (CoCoA) Study – a randomized controlled trial. Am J Clin Nutr 101(3):538–548, 2015 25733639.

44. McCann D, Barrett A, Cooper A, et al: Food additives and hyperactive behaviour in 3-year-old and 8/9-year-old children in the community: a randomised, double-blinded, placebo-controlled trial. Lancet 370(9598):1560-1567, 2007 17825405.
45. McEvoy CT, Guyer H, Langa KM, et al: Neuroprotective diets are associated with better cognitive function: the Health and Retirement Study. J Am Geriatr Soc 65(8):1857-1862, 2017 28440854.
46. McGorry PD, Nelson B, Markulev C, et al: Effect of omega-3 polyunsaturated fatty acids in young people at ultrahigh risk for psychotic disorders: the NEURAPRO randomized clinical trial. JAMA Psychiatry 74(1):19-27, 2017 27893018.
47. McGrath JJ, Eyles DW, Pedersen CB, et al: Neonatal vitamin D status and risk of schizophrenia: a population-based case-control study. Arch Gen Psychiatry 67(9):889-894, 2010 20819982.
48. Miller MG, Hamilton DA, Joseph JA, Shukitt-Hale B: Dietary blueberry improves cognition among older adults in a randomized, double-blind, placebo-controlled trial Eur J Nutr 57(3):1169-1180, 2018 28283823.
49. Nanri A, Mizoue T, Poudel-Tandukar K, et al: Dietary patterns and suicide in Japanese adults: the Japan Public Health Center-based Prospective Study. Br J Psychiatry 203(6):422-427, 2013 24115342.
50. Noaghiul S, Hibbeln JR: Cross-national comparisons of seafood consumption and rates of bipolar disorders. Am J Psychiatry 160(12):2222-2227, 2003 14638594.
51. Palmer CM: Ketogenic diet in the treatment of schizoaffective disorder: two case studies. Schizophr Res 189:208-209, 2017 28162810.
52. Papakostas GI, Shelton RC, Zajecka JM, et al: l-Methylfolate as adjunctive therapy for SSRI-resistant major depression: results of two randomized, double-blind, parallel-sequential trials. Am J Psychiatry 169(12):1267-1274, 2012 23212058.
53. Pawełczyk T, Grancow-Grabka M, Kotlicka-Antczak M, et al: A randomized controlled study of the efficacy of six-month supplementation with concentrated fish oil rich in omega-3 polyunsaturated fatty acids in first episode schizophrenia. J Psychiatr Res 73:34-44, 2016 26679763.
54. Peet M: Diet, diabetes and schizophrenia: review and hypothesis. Br J Psychiatry Suppl 47:S102-S105, 2004a 15056602.
55. Peet M: International variations in the outcome of schizophrenia and the prevalence of depression in relation to national dietary practices: an ecological analysis. Br J Psychiatry 184:404-408, 2004b 15123503.
56. Pelsser LM, Frankena K, Toorman J, et al: Effects of a restricted elimination diet on the behaviour of children with attention-deficit hyperactivity disorder (INCA study): a randomised controlled trial. Lancet 377(9764):494-503, 2011 21296237.
57. Perry BI, McIntosh G, Weich S, et al: The association between first-episode psychosis and abnormal glycaemic control: systematic review and meta-analysis. Lancet Psychiatry 3(11):1049-1058, 2016 27720402.
58. Potkin SG, Weinberger D, Kleinman J, et al: Wheat gluten challenge in schizophrenic patients. Am J Psychiatry 138(9):1208-1211, 1981 7270725.
59. Psaltopoulou T, Sergentanis TN, Panagiotakos DB, et al: Mediterranean diet, stroke, cognitive impairment, and depression: a meta-analysis. Ann Neurol 74(4):580-591, 2013 23720230.
60. Raine A, Mellingen K, Liu J, et al: Effects of environmental enrichment at ages 3-5 years on schizotypal personality and antisocial behavior at ages 17 and 23 years. Am J Psychiatry 160(9):1627-1635, 2003 12944338.
61. Ríos-Hernández A, Alda JA, Farran-Codina A, et al: The Mediterranean diet and ADHD in children and adolescents. Pediatrics 139(2):e20162027, 2017 28138007.

62. Roffman JL, Petruzzi LJ, Tanner AS, et al: Biochemical, physiological and clinical effects of L-methylfolate in schizophrenia: a randomized controlled trial. Mol Psychiatry 23(2):316-322, 2018 28289280.
63. Rucklidge JJ, Frampton CM, Gorman B, et al: Vitamin-mineral treatment of attention-deficit hyperactivity disorder in adults: double-blind randomised placebocontrolled trial. Br J Psychiatry 204:306–315, 2014 24482441.
64. Rucklidge JJ, Eggleston MJF, Johnstone JM, et al: Vitamin-mineral treatment improves aggression and emotional regulation in children with ADHD: a fully blinded, randomized, placebo-controlled trial. J Child Psychol Psychiatry 59(3):232–246, 2018 28967099.
65. Sanchez CE, Barry C, Sabhlok A, et al: Maternal pre-pregnancy obesity and child neurodevelopmental outcomes: a meta-analysis. Obes Rev 19(4):464-484, 2018 29164765.
66. Sánchez-Villegas A, Galbete C, Martinez-Gonz.lez M., et al: The effect of the Mediterranean diet on plasma brain-derived neurotrophic factor (BDNF) levels: the PREDIMED-NAVARRA randomized trial. Nutr Neurosci 14(5):195-201, 2011 22005283.
67. Sarris J, Mischoulon D, Schweitzer I: Omega-3 for bipolar disorder: meta-analyses of use in mania and bipolar depression. J Clin Psychiatry 73(1):81-86, 2012 21903025.
68. Sarris J, Logan AC, Akbaraly TN, et al: Nutritional medicine as mainstream in psychiatry. Lancet Psychiatry 2(3):271–274, 2015 26359904.
69. Sarris J, Murphy J, Mischoulon D, et al: Adjunctive nutraceuticals for depression: a systematic review and meta-analyses. Am J Psychiatry 173(6):575-587, 2016 27113121.
70. Sathe N, Andrews JC, McPheeters ML, et al: Nutritional and dietary interventions for autism spectrum disorder: a systematic review. Pediatrics 139(6):e20170346, 2017 28562286.
71. Scarna A, Gijsman HJ, McTavish SFB, et al: Effects of a branched-chain amino acid drink in mania. Br J Psychiatry 182:210–213, 2003 12611783.
72. Schröder H, Fit. M, Estruch R, et al: A short screener is valid for assessing Mediterranean diet adherence among older Spanish men and women. J Nutr 141(6):1140–1145, 2011 21508208.
73. Singh K, Connors SL, Macklin EA, et al: Sulforaphane treatment of autism spectrum disorder (ASD). Proc Natl Acad Sci USA 111(43):15,550–15,555, 2014 25313065.
74. Singh MM, Kay SR: Wheat gluten as a pathogenic factor in schizophrenia. Science 19(4225):401-402, 1976 1246624.
75. Sonuga-Barke EJ, Brandeis D, Cortese S, et al: Nonpharmacological interventions for ADHD: systematic review and meta-analyses of randomized controlled trials of dietary and psychological treatments. Am J Psychiatry 170(3):275-289, 2013 23360949.
76. Stahl ST, Albert SM, Dew MA, et al: Coaching in healthy dietary practices in at-risk older adults: a case of indicated depression prevention. Am J Psychiatry 171(5):499-505, 2014 24788282.
77. Valls-Pedret C, Sala-Vila A, Serra-Mir M, et al: Mediterranean diet and age-related cognitive decline: a randomized clinical trial. JAMA Intern Med 175(7):1094-1103, 2015 25961184.
78. Vinkhuyzen AAE, Eyles DW, Burne THJ, et al: Gestational vitamin D deficiency and autism-related traits: the Generation R Study. Mol Psychiatry 23(2):240-246, 2018 27895322.
79. Wang T, Shan L, Du L, et al: Serum concentration of 25-hydroxyvitamin D in autism spectrum disorder: a systematic review and meta-analysis. Eur Child Adolesc Psychiatry 25(4):341-350, 2016 26514973.
80. Whiteley P, Haracopos D, Knivsberg AM, et al: The ScanBrit randomised, controlled, single-blind study of a gluten- and casein-free dietary intervention for children with autism spectrum disorders. Nutr Neurosci 13(2):87-100, 2010 20406576.
81. Woo HD, Kim DW, Hong YS, et al: Dietary patterns in children with attention deficit/hyperactivity disorder (ADHD). Nutrients 6(4):1539-1553, 2014 24736898.
82. Wu D-M, Wen X, Han X-R, et al: Relationship between neonatal vitamin D at birth and risk of autism spectrum disorders: the NBSIB study. J Bone Miner Res 33(3):458-466, 2018 29178513.

83. Yassine HN, Braskie MN, Mack WJ, et al: Association of docosahexaenoic acid supplementation with Alzheimer disease stage in apolipoprotein E e4 carriers: a review. JAMA Neurol 74(3):339-347, 2017 28114437.
84. Yurko-Mauro K, Alexander DD, Van Elswyk ME: Docosahexaenoic acid and adult memory: a systematic review and meta-analysis. PLoS One 10(3):e0120391, 2015 25786262.

14

Eixo intestino-cérebro e microbioma nos transtornos psiquiátricos

Emeran A. Mayer, M.D.
Hyo Jin Ryu, B.S.

PONTOS PRINCIPAIS

- A comunicação bidirecional ocorre no âmbito do eixo cérebro-microbioma intestinal por meio de vários mecanismos.
- A ciência pré-clínica apoia o papel da microbiota intestinal nas emoções e no comportamento.
- Estudos clínicos recentemente publicados implicam alterações na sinalização cerebral para o microbioma intestinal em pessoas com transtornos psiquiátricos.
- Vêm surgindo recomendações terapêuticas com base em mudanças nas interações do cérebro-microbioma intestinal.

Sobretudo com base em estudos experimentais em modelos animais, na última década foram alcançados progressos significativos no esclarecimento do papel das interações bidirecionais entre o sistema nervoso, o trato gastrointestinal e o microbioma intestinal. Estudos experimentais conduzidos em modelos animais confirmaram o papel do microbioma intestinal na modulação de comportamentos afetivos, sociais, nociceptivos e ingestivos. Entretanto, ainda há limitações quanto à causalidade e à transposição desses resultados para seres humanos saudáveis e para pacientes com perturbações psiquiátricas. Por outro lado, ainda está por ser estabelecida a eficácia de tratamentos específicos direcionados ao microbioma intestinal. Não obstante essas limitações, a nova ciência do cérebro-microbioma intestinal (CMI) vem gerando esforços consideráveis, tanto no meio acadêmico como na indústria, para que fique determinado que

E.A. Mayer recebeu bolsa do National Institute of Diabetes and Digestive and Kidney Diseases (DK048351, DK064539 e DK096606).

as intervenções prebióticas, probióticas e pós-bióticas podem trazer benefícios na forma de tratamento primário ou de terapia adjuvante em problemas como os transtornos do espectro autista, ansiedade, depressão, doença de Alzheimer, doença de Parkinson, esquizofrenia e epilepsia. Essas modalidades terapêuticas podem assumir a forma de dietas especiais, suplementos dietéticos (prebióticos e probióticos), novos probióticos, novas moléculas de ação direcionada para moléculas de sinalização microbiana intestinal (pós-bióticos) ou bióticos que confiram benefícios à saúde mental (psicobióticos).

Neste capítulo, inicialmente oferecemos uma breve revisão das principais descobertas que comprovam a existência de uma sinalização bidirecional entre o cérebro e a microbiota intestinal em animais e também em seres humanos e, em seguida, revisamos as evidências do papel dos canais de comunicação CMI nos transtornos psiquiátricos. Por fim, discutimos as possíveis implicações terapêuticas dessa comunicação no âmbito do eixo CMI.

SINALIZAÇÃO DO CÉREBRO PARA A MICROBIOTA INTESTINAL

Contamos com mais de 40 anos de literatura que demonstram o efeito do estresse na estrutura comunitária do microbioma intestinal; essas pesquisas foram objeto de revisão em outros estudos (Cryan e Dinan, 2012; Rhee et al., 2009). Um efeito consistentemente observado em diferentes modelos envolve a diminuição temporária, induzida pelo estresse, na abundância do gênero *Lactobacillus* na microbiota das fezes. Conforme o resumo apresentado na Tabela 14.1 e ilustrado na Figura 14.1, inúmeros mecanismos, mediados sobretudo pelo sistema nervoso autônomo, resultam na modulação do ambiente microbiano e na expressão e comportamento dos genes microbianos. Essas alterações induzidas pelo estresse na fisiologia intestinal modificam o habitat microbiano intestinal, e tal mudança poderá resultar em uma modulação da composição e/ou da atividade da microbiota. Um estudo recentemente publicado usou um modelo de camundongo com estresse crônico variável, e seus autores demonstraram que houve diminuição de *Lactobacillus* nas fezes, além de um desvio no metabolismo do triptofano da serotonina para a via da quinurenina (Marin et al., 2017). Essas descobertas pré-clínicas sugerem que a disbiose intestinal induzida pelo estresse crônico em seres humanos pode resultar na modulação da função cerebral por metabolitos microbianos (ver a próxima seção, "Sinalização da microbiota intestinal para o cérebro").

Além desses efeitos indiretos da influência do cérebro no microbioma intestinal, já ficou demonstrado em modelos animais de estresse a ocorrência de uma modulação direta da expressão de genes de virulência microbiana pela noradrenalina no lúmen intestinal (Hughes e Sperandio, 2008). Embora os efeitos do sistema nervoso autônomo em diversas funções intestinais tenham sido estudados sobretudo para o estresse, pesquisas observacionais mais antigas também demonstraram efeitos semelhantes em relação a certos estados emocionais, como o medo, a raiva e a tristeza. Exemplificando, enquanto o medo e a ansiedade estão associados à aceleração do trânsito intestinal, já foi observada uma diminuição na motilidade intestinal em episódios de tristeza (Mayer, 2011).

TABELA 14.1 Mecanismos mediadores do efeito do estresse no microbioma intestinal

Área	Mecanismos
Ambiente microbiano	Motilidade gastrointestinal (alterações regionais no trânsito intestinal) Permeabilidade intestinal Secreção das células de Paneth (antimicrobianas) Secreção de líquido e muco pelo intestino Secreção de ácido gástrico/biliar pH intraintestinal Permeabilidade das barreiras epitelial e hematoencefálica
Microbioma	Modulação direta da expressão dos genes e da virulência dos microrganismos pela noradrenalina liberada no lúmen intestinal Moléculas sinalizadoras induzidas pelo estresse, liberadas no lúmen do intestino (p. ex., serotonina e opioides)

Obs.: Essas moléculas foram revisadas detalhadamente por Mayer (2011) e Rhee et al. (2009).

SINALIZAÇÃO DA MICROBIOTA INTESTINAL PARA O CÉREBRO

Estudos pré-clínicos

Evidências atuais indicam que a modulação ascendente do sistema nervoso central (SNC) pelo microbioma intestinal ocorre principalmente por meio de mecanismos neuroimunes e neuroendócrinos, em muitos casos com envolvimento do nervo vago e (possivelmente) dos nervos espinhais. A Tabela 14.2 relaciona modelos experimentais e intervenções utilizadas para demonstrar as influências da microbiota intestinal no cérebro e no comportamento. Essa comunicação é mediada por várias moléculas derivadas dos microrganismos, incluindo ácidos graxos de cadeia curta (AGCC), ácidos biliares secundários e metabólitos do triptofano, que atuam nas células enteroendócrinas do intestino ou que podem ingressar na circulação sistêmica, em particular no contexto de um aumento da permeabilidade intestinal.

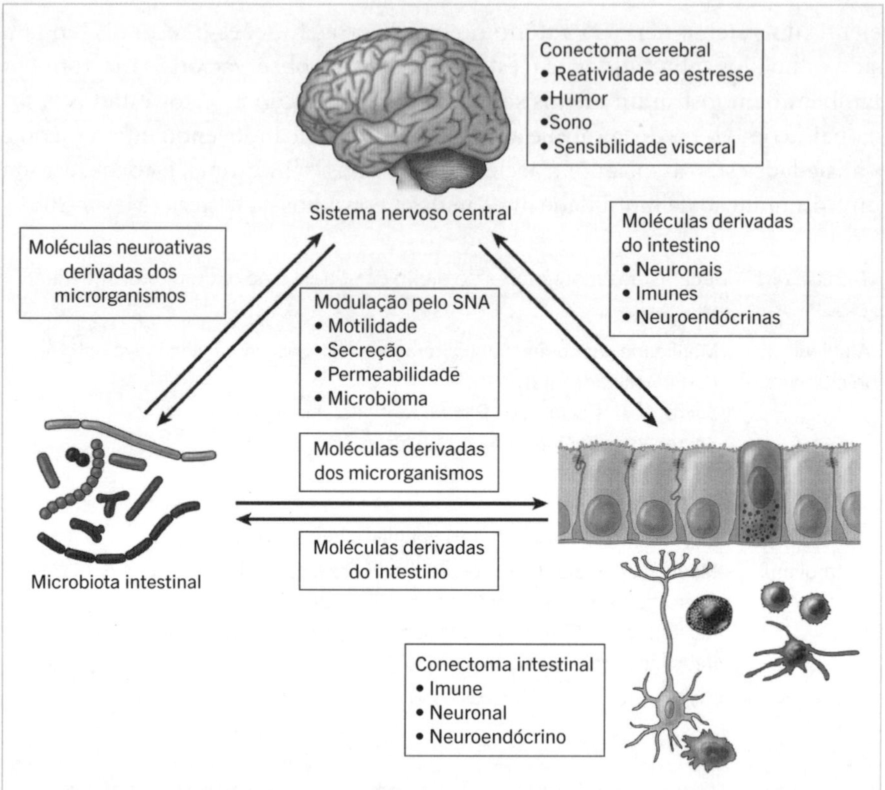

FIGURA 14.1 Modelo biológico de sistemas de interações do cérebro-microbioma intestinal. Os microrganismos intestinais comunicam-se com o intestino por meio de metabólitos microbianos; e alterações que ocorrem na função intestinal podem modular o comportamento microbiano intestinal. Através do sistema nervoso autônomo (SNA), o cérebro pode alterar a composição microbiana intestinal e funcionar indiretamente, modulando o ambiente microbiano intestinal *in loco*. O cérebro também pode alterar diretamente as funções dos microrganismos intestinais, modulando os perfis de expressão genética através do sistema nervoso simpático. Os microrganismos intestinais podem se comunicar indiretamente com o cérebro – por meio de moléculas derivadas do intestino – ou diretamente – por meio de sinais gerados por microrganismos. Alterações que ocorrem no ganho dessas interações bidirecionais, em resposta a perturbações como estresse psicossocial ou orientado para o intestino (p. ex., dieta, medicamentos, infecção), podem mudar o comportamento desse sistema, manifestando-se na forma de distúrbios cerebrais-intestinais.

Fonte: Fung TC, Olson CA, Hsiao EY: "Interactions Between the Microbiota, Immune and Nervous Systems in Health and Disease." *Nature Neuroscience* 20(2):145-155, 2017. Adaptada com permissão de Springer Nature. ©2017.

TABELA 14.2 Estratégias experimentais em modelos pré-clínicos para estudo das influências da microbiota intestinal no cérebro e no comportamento

Estratégia	Significado
Livre de germes	O fenótipo livre de germes pode ser revertido pela recolonização com uma microbiota livre de patógenos específicos, derivada de ser humano, e sintética.
Antibióticos	Os antibióticos induziram mudanças temporárias na composição e na diversidade da microbiota fecal e aumentaram o comportamento exploratório e a expressão do fator neurotrófico derivado do cérebro no hipocampo. Em camundongos adultos, o tratamento prolongado diminuiu a neurogênese hipocampal e resultou em déficits em tarefas de identificação de objetos novos por meio de um mecanismo dependente de monócitos circulantes. A transferência adotiva de monócitos Ly6C^{hi} ou o exercício voluntário e a terapia probiótica resgataram esses fenótipos.
Probióticos	Os probióticos diminuíram o comportamento similar à ansiedade (basal ou induzido) em modelos animais com microbiota intestinal normal. A suplementação com probióticos melhorou a memória e o aprendizado em camundongos diabéticos.

Obs.: esses achados foram resumidos por Bercik et al. (2012) e por Mayer et al. (2015).
Ly6C^{hi}: complexo de antígeno linfocitário 6, lócus C, em níveis elevados.

Além desses metabólitos, a microbiota pode gerar uma série de moléculas neuroativas, entre elas, o ácido gama-aminobutírico (GABA), serotonina, noradrenalina e dopamina (Cryan e Dinan, 2012; Mayer et al., 2015). Foram descritas interações entre metabólitos microbianos intestinais e células enteroendócrinas na regulação da saciedade e da fome; provavelmente tais interações também influenciam em outras funções. Dados pré-clínicos e clínicos demonstraram que AGCC derivados da microbiota, sintetizados a partir de polissacarídeos amiláceos e não amiláceos do hospedeiro, estimulam as células L localizadas na porção distal do íleo, para que secretem o peptídeo YY, bem como os peptídeos 1 e 2 semelhantes ao glucagon, que induzem saciedade e mudanças comportamentais (Holzer e Farzi, 2014). A ampla distribuição de receptores de AGCC acoplados à proteína G nas células enteroendócrinas envolvidas na regulação da ingestão e da digestão de alimentos reflete o importante papel dos microrganismos intestinais na regulação da ingestão de alimentos e na obesidade.

Um dos exemplos mais bem caracterizados de interação microbiana com o hospedeiro ocorre entre os microrganismos, as células enterocromafins e o cérebro. O triptofano é uma molécula essencial no eixo CMI por ser o precursor da serotonina (5-hidroxitriptofano), que é um neurotransmissor, além de uma série de outros metabólitos que contribuem para a sinalização neuroendócrina no âmbito do eixo CMI (Ruddick et al., 2006). A serotonina é produzida pelas células enterocromafins do trato gastrointestinal; 95% da serotonina presente no nosso organismo fica armazenada em células enterocromafins e nos neurônios entéricos, restando apenas 5% no cérebro (Kim e Camilleri, 2000). A microbiota intestinal é essencial para a disponibilidade periférica de triptofano – um ponto fundamental para a síntese de serotonina no cérebro.

Embora desconheçamos os mecanismos exatos que resultam na regulação periférica do triptofano, algumas evidências sugerem que a microbiota pode modular a degradação desse aminoácido obtido na alimentação pela via da quinurenina (Schwarcz et al., 2012). Em um modelo de estresse crônico variável em camundongos, a administração do probiótico *L. reuteri* normalizou as mudanças comportamentais induzidas pelo estresse; esse efeito foi associado à redução dos níveis circulantes de quinurenina, em decorrência da inibição da expressão de indolamina 2,3-dioxigenase 1 (*IDO1*) no mRNA pelo H_2O_2 derivado da microbiota. Esses achados sugerem uma possível função da quinurenina na modulação do cérebro e do comportamento (Marin et al., 2017).

É sabido que as bactérias comensais moldam o sistema imunológico do hospedeiro e afetam a sinalização das células imunológicas periféricas para o SNC (Fung et al., 2017). Um estudo recentemente publicado demonstrou que a microbiota intestinal também pode influenciar o desenvolvimento e a função das células imunológicas residentes no SNC, sobretudo a microglia (Erny et al., 2015). Em camundongos livres de germes, houve comprometimento da maturação e da morfologia da microglia, o que resultou no enfraquecimento das respostas iniciais à exposição a patógenos (Erny et al., 2015). Esse fenótipo pode ser normalizado pela suplementação pós-natal com AGCC ou pela colonização com uma comunidade microbiana complexa. Além do papel crucial desempenhado pela sinalização microbiana na programação do eixo CMI durante o início da vida, é importante que ocorra a sinalização dos microrganismos intestinais para o cérebro durante toda a vida adulta, para que seja preservada a maturação microglial (Erny et al., 2015).

No âmbito do eixo CMI, existem duas barreiras naturais à sinalização: a barreira intestinal e a barreira hematoencefálica. A permeabilidade dessas duas barreiras não é estática, pois o estresse, estados inflamatórios e os próprios microrganismos intestinais têm a capacidade de modular a permeabilidade essas estruturas. Portanto, a quantidade de informação que chega ao cérebro a partir do intestino é muito variável, dependendo do estado do hospedeiro.

Estudos clínicos

Um pequeno número de estudos clínicos obteve êxito em demonstrar a existência de uma associação entre a estrutura da comunidade microbiana intestinal com parâmetros cerebrais e resultados subjetivos de intervenções com probióticos e prebióticos. Ao que parece, a suplementação de seres humanos com probióticos não altera a composição microbiana intestinal, mas induz seus efeitos no cérebro por meio da modificação do estado transcricional coletivo do microbioma. Um exame da dinâmica e metabolômica funcional da comunidade microbiana ajudará a refinar nosso conhecimento sobre os mecanismos subjacentes responsáveis por esses efeitos; tal exame também poderá ser útil para a identificação de possíveis alvos para intervenção terapêutica. Até agora, nenhum estudo controlado de alta qualidade em seres humanos relatou efeitos de outras intervenções direcionadas ao microbioma (p. ex., antibióticos ou transplantes microbianos fecais) no cérebro ou no comportamento.

ASPECTOS EVOLUTIVOS DAS INTERAÇÕES DO CÉREBRO-MICROBIOMA INTESTINAL

Conforme ilustra a Figura 14.2, há vários fatores que moldam a programação do CMI durante os três primeiros anos de vida, inclusive gestação. Durante esse período, a estrutura comunitária da microbiota intestinal está em fase de estabelecimento e as interações do microbioma em evolução com o SNC em desenvolvimento estão em processo de programação. Após esse período de programação, a microbiota intestinal e o CMI permanecerão muito estáveis, quando se tornarão muito menos suscetíveis a perturbações ao longo da vida adulta. Com base nesse lapso de tempo, é provável que vários distúrbios do desenvolvimento neurológico possam ser afetados positivamente pela interferência na programação normal por infecções maternas, influências dietéticas e medicamentos, em particular antibióticos.

ALTERAÇÕES NAS INTERAÇÕES DO CÉREBRO-MICROBIOMA INTESTINAL EM DOENÇAS PSIQUIÁTRICAS E NEUROLÓGICAS

Uma revisão sistemática de estudos clínicos sobre o microbioma em pacientes com esquizofrenia e transtorno bipolar sugere a existência de uma associação entre esses transtornos e redução da diversidade microbiana, indicando também diferenças na comunidade global em comparação a amostras comparativas não psiquiátricas (Dickerson et al., 2017). Em alguns relatos, táxons microbianos específicos foram associados a características clínicas das doenças (p. ex., saúde

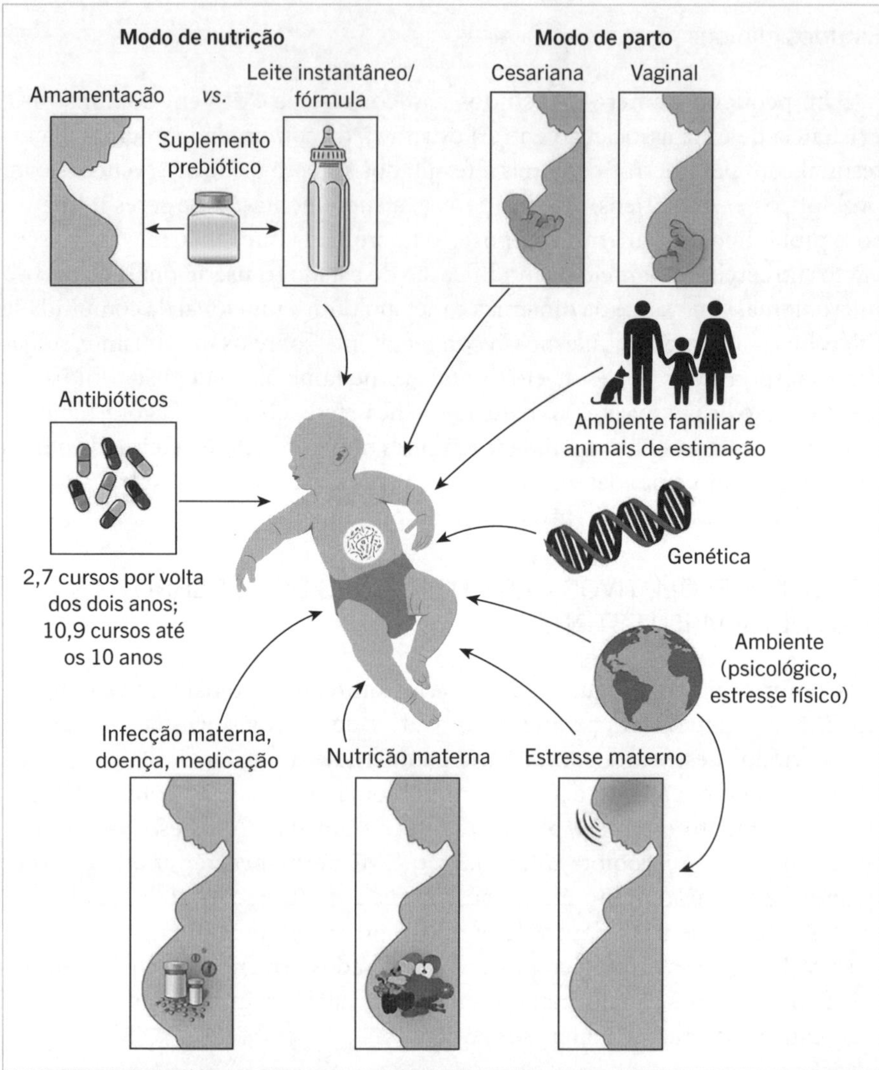

FIGURA 14.2 Eventos no início da vida e desenvolvimento do microbioma intestinal infantil. O início da vida representa um período particularmente vulnerável para o microbioma intestinal infantil, porque o microbioma responde intensamente a inúmeros fatores. Além da genética, as influências pré-natais (p. ex., nutrição materna, estresse, saúde em geral), método utilizado no parto, nutrição no início da vida (amamentação, alimentação com leite instantâneo/fórmula), ambientes físicos e psicológicos e uso de antibióticos influenciam o microbioma intestinal infantil.

Fonte: reimpresso com permissão de Borre YE, O'Keeffe GW, Clarke G, et al.: "Microbiota and Neurodevelopmental Windows: Implications for Brain Disorders." *Trends in Molecular Medicine* 20(9):509-518, 2014, com permissão de Elsevier.

física, sintomas depressivos e psicóticos e sono), mas os pesquisadores contavam com uma escassez de informações disponíveis sobre o potencial funcional dessas alterações comunitárias. A alteração da permeabilidade intestinal pode ser um mecanismo plausível, pelo qual a disbiose microbiana pode influenciar tanto o funcionamento da fisiologia sistêmica quanto o funcionamento do cérebro, o que resultaria em uma ativação imunológica sistêmica de baixo grau - o que também pode afetar o cérebro.

Depressão e ansiedade

Estudos pré-clínicos demonstraram que a microbiota tem a capacidade de modular comportamentos emocionais (Tabela 14.3) e de influenciar parâmetros significativos para a patogênese e gravidade da depressão, como os níveis de neurotransmissores e neuromoduladores serotonínicos, o fator neurotrófico derivado do cérebro, a sinaptogênese e a maturação de sinapses (Diaz Heijtz et al., 2011). Além disso, a disbiose intestinal associada ao transtorno depressivo maior é corroborada pela anormalidade dos parâmetros imunológicos séricos, verificada em subgrupos de pacientes deprimidos (Maes et al., 2008). Como exemplo, um aumento na expressão do receptor *toll-like* 4 e uma resposta imune mais intensa aos lipopolissacarídeos de bactérias comensais específicas, mediada por imunoglobulinas, resultam em um "intestino permeável", isto é, no aumento da permeabilidade intestinal e em um controle problemático da translocação bacteriana (Kelly et al., 2016a). Embora alguns estudos de caracterização do microbioma intestinal em pessoas com transtorno depressivo maior *versus* indivíduos saudáveis (grupo controle) tenham estabelecido correlações de conjunto marginalmente distintas, três diferentes estudos chegaram a resultados sugestivos de causalidade: o transplante de microrganismos fecais obtidos de seres humanos deprimidos para roedores induziu comportamentos semelhantes à depressão nos modelos animais (Kelly et al., 2016b; Zheng et al., 2016); a administração de prebióticos e probióticos a indivíduos saudáveis (grupo controle) melhorou a ansiedade e o humor (Steenbergen et al., 2015); e incidências de surtos de um subtipo de *Escherichia coli* no Canadá e na Alemanha causaram aumento da depressão e dos sintomas relacionados com a ansiedade na população afetada (Kelly et al., 2016a). Em um estudo de controle aninhado de publicação recente para o qual seus autores recorreram a um grande banco de dados populacionais na Inglaterra, houve um aumento significativo no risco de depressão e de ansiedade pós-antibioticoterapia (Lurie et al., 2015).

TABELA 14.3 Papel do microbioma intestinal no cérebro e no comportamento

Alterações no cérebro e comportamentais	Achados
Reatividade ao estresse	Ocorreu diminuição da corticosterona induzida pelo estresse pelo tratamento com *Lactobacillus rhamnosus*. O tratamento com *Bifidobacterium infantis* reverteu a diminuição induzida pela separação materna no comportamento natatório e na mobilidade, diminuição na noradrenalina cerebral e aumento nos níveis periféricos de IL-6 e de mRNA para fator de liberação de corticotropina da amígdala.
Comportamento similar à depressão e à ansiedade	Os comportamentos foram atenuados com o tratamento com *L. rhamnosus*. *B. breve* e *B. longum* diminuíram a ansiedade; o comportamento induzido com o uso de *B. longum* foi parecido com o resultante do uso de antidepressivos. Os comportamentos foram atenuados em indivíduos livres de germes ou com depleção da microbiota induzida por antibióticos; esses efeitos podem ser revertidos com a restauração da microbiota intestinal. Os comportamentos foram induzidos em camundongos livres de germes com separação materna, quando a microbiota de não separação materna foi transferida e modificada pelo ambiente colônico dos camundongos com separação materna. O transplante de microbiota fecal de pacientes com depressão para ratos com depleção da microbiota induziu comportamentos assemelhados à ansiedade e à depressão.
Resposta nociceptiva	A perturbação da microbiota intestinal induzida por antibióticos durante o período pós-natal foi associada a aumento da sensibilidade visceral na idade adulta. A atenuação da hipernocicepção foi associada ao aumento dos níveis de IL-10 na estimulação, tendo sido revertida pelo tratamento com anticorpos anti-IL-10. *Lactobacillus* aumentou a expressão de receptores μ-opioides e canabinoides nas células epiteliais intestinais e modulou as funções analgésicas gastrointestinais. *L. farciminis* produziu efeitos antinociceptivos, inclusive com prevenção de hipersensibilidade induzida por estresse, aumento da permeabilidade paracelular do cólon e fosforilação da cadeia leve da miosina dos colonócitos. *L. reuteri* preveniu a hiperexcitabilidade dos neurônios ganglionares da raiz dorsal do cólon com estímulos prejudiciais e aumentou a excitabilidade dos neurônios pós-hiperpolarização do cólon.

(continua)

TABELA 14.3 Papel do microbioma intestinal no cérebro e no comportamento (*continuação*)

Alterações no cérebro e comportamentais	Achados
Comportamento alimentar, preferência gustativa e consequências metabólicas	Foram observados: aumento da ingestão calórica e preferência por alimentos gordurosos e diminuição da sinalização de saciedade em camundongos com depleção da microbiota intestinal. Deficiência do receptor *toll-like* 5 foi associada à hiperfagia e a sintomas típicos de síndrome metabólica. A administração de *L. johnsonii* La1 foi associada à queda da pressão arterial, com alteração da neurotransmissão autonômica através dos nervos histaminérgicos centrais e do núcleo supraquiasmático.
Neuroquímica cerebral	Foi observada alteração nos níveis corticais e hipocampais do fator neurotrófico derivado do cérebro. Foi observada uma diminuição na expressão do receptor 5-HT_{1A} do hipocampo. Foram observados aumento da renovação de monoaminas do estriado e redução da expressão gênica da plasticidade sináptica.

Obs.: Esses achados foram resumidos por Berick et al. (2012), Cryan e Dinan (2012), Mayer et al. (2014, 2015) e Vuong e Hsiao (2017).
5-HT_{1A}: serotonina tipo 1A; IL: interleucina.

Transtorno do espectro autista (TEA)

Entre os abrangentes e variáveis sintomas centrais do TEA, observam-se dificuldades com o comportamento social e comunicativo, comportamento repetitivo e limitação nos interesses (ver Capítulo 10, "Exercício físico no tratamento dos transtornos do espectro autista"). Com frequência, as comorbidades associadas ao TEA incluem deficiência intelectual, perturbação do sono, dificuldades com a alimentação, ansiedade e sintomas gastrointestinais. A prevalência dos sintomas gastrointestinais varia de 9 a 90% (Vuong e Hsiao, 2017), e crianças afetadas por TEA têm quase oito vezes mais probabilidade de apresentar pelo menos um sintoma gastrointestinal (Chaidez et al., 2014). Além disso, foi observada uma robusta correlação entre gravidade dos sintomas gastrointestinais e gravidade dos sintomas do TEA. Em modelos pré-clínicos, também foi constatada uma importante correlação entre esses sintomas e condições de ansiedade e hiper-reatividade sensorial moduladas pela microbiota intestinal (Vuong e Hsiao, 2017). Disbiose intestinal é um achado cada vez mais documentado em pacientes com TEA, mas os resultados de diferentes estudos são muito variáveis e, da mesma forma que em outros problemas clínicos, a causalidade permanece ainda limitada a hipóteses intrigantes, mas ainda não testadas. Os resultados promissores recentemente obtidos por Kang et al. (2017) demonstraram que, em um estudo não controlado, a transferência de uma microbiota intestinal humana padronizada resultou em reduções nos sintomas gastrointestinais e comportamentais, com concomitante manutenção da eubiose intestinal, que persistia mesmo depois de transcorridas oito semanas desde o transplante microbiano fecal. Assim, é essencial que os pesquisadores realizem estudos clínicos duplos-cegos randomizados, para que se possa verificar o papel causal da microbiota intestinal como alvo terapêutico eficaz para a manutenção dos sintomas relacionados ao TEA.

Obesidade e dependência alimentar

A desregulação do comportamento alimentar desempenha um papel importante na atual epidemia de obesidade (Pedram et al., 2013). A microbiota intestinal também é importante na modulação dos sinais de saciedade (ver discussão anterior na seção "Sinalização da microbiota intestinal para o cérebro") e nos comportamentos alimentares (Arora et al., 2012). Em estudos pré-clínicos, foram feitos transplantes fecais de camundongos hiperfágicos e obesos para camundongos livres de germes, o que resultou na indução dos receptores a um comportamento hiperfágico e a ganho de peso (Turnbaugh et al., 2006; Vijay-Kumar et al., 2010). Por outro lado, o microbioma intestinal tem sido associado a alterações na microestrutura cerebral em indivíduos obesos, tendo sido possível diferenciar indivíduos obesos de indivíduos magros por meio de assinaturas microbianas cerebrais distintas (Fernandez-Real et al., 2015). A microbiota intestinal pode produzir vários compostos neuroativos (p. ex., diversos metabólitos contendo indol e serotonina). A administração de probióticos modifica a função cerebral (Tillisch et al., 2013), sendo afetados até mesmo alguns metabólitos cerebrais, como GABA e glutamato (Janik et al., 2016). Alguns estudos indicam que, após a cirurgia bariátrica, ocorreu uma mudança expressiva na composição microbiana intestinal (Damms-Machado et al., 2015; Furet et al., 2010; Graessler et al., 2013; Li et al., 2011; Zhang et al., 2009). Depois de transplantes fecais de indivíduos submetidos a uma cirurgia bariátrica para receptores não operados e livres de germes, foi surpreendentemente observada a transmissão dos efeitos da perda de peso decorrente da cirurgia, isto é, os receptores perderam peso e reduziram a ingestão de alimentos (Tremaroli et al., 2015).

Doença de Parkinson

Embora as características clínicas da doença de Parkinson sejam os déficits motores, também são observados inúmeros sintomas não motores que comprometem enormemente a qualidade de vida dos pacientes. Esses sintomas não motores são problemas relacionados à disfunção dos sistemas nervoso autônomo e entérico (p. ex., constipação decorrente de trânsito fecal lento), alterações sensoriais e sintomas psiquiátricos. O risco de ocorrência da doença de Parkinson aumenta com a infrequência dos movimentos fecais e com constipações mais graves. Por outro lado, também ocorre comorbidade significativa de sintomas semelhantes aos da doença de Parkinson e da síndrome do intestino irritável (Mertsalmi et al., 2017). Além disso, a obstipação se situa entre as primeiras características da doença de Parkinson, e seu surgimento ocorre em até 20 anos antes da disfunção motora (Fasano et al., 2015). Portanto, os sintomas gastrointestinais precoces e de início recente podem ser prodrômicos; isso faz da microbiota intestinal uma promissora fonte de informações para o diagnóstico, prognóstico e, potencialmente, patogênese. Até a presente data, os estudos clínicos sobre a microbiota intestinal em pacientes com Parkinson se limitaram à caracterização de um conjunto de diferenças *versus* indivíduos saudáveis (grupo controle), embora algumas das diferenças citadas possam, na verdade, ser consequência da deficiência no trânsito colônico. O estudo de Sampson et al. (2016) foi a primeira pesquisa a sugerir causalidade. Esses autores usaram um modelo de roedores, no qual demonstraram deficiências físicas mais expressivas, causadas pela microbiota de pacientes com Parkinson, o que não ocorreu nos indivíduos saudáveis do grupo controle.

Epilepsia

Atualmente, são limitadas as evidências científicas em favor do papel causal do microbioma intestinal em casos de epilepsia. Um estudo relatou diferenças significativas na arquitetura microbiana intestinal em bebês epilépticos (Xie et al., 2017). Os ganhos terapêuticos relatados com o uso de uma dieta cetogênica em pacientes com epilepsia resistente à terapia sugerem um possível papel para as alterações na função microbiana intestinal induzidas pela dieta. Depois de uma semana de tratamento com dieta cetogênica, 64% dos bebês epilépticos melhoraram visivelmente, tendo sido observada uma redução de 50% na frequência das crises (Xie et al., 2017).

Esquizofrenia

Ao que sabemos, apenas um estudo investigou o microbioma intestinal em pessoas esquizofrênicas com transtornos psicóticos correlatos (Schwarz et al., 2018). Os autores dessa pesquisa observaram que, em comparação com indivíduos não psiquiátricos (grupo controle), os pacientes com primeiro episódio de psicose exibiram alteração na assinatura microbiana intestinal, e a composição microbiana intestinal foi associada à gravidade dos sintomas psicóticos e ao funcionamento global em pacientes no momento da hospitalização determinada pela ocorrência do primeiro episódio de psicose. No acompanhamento de um ano, os pacientes de primeiro episódio que apresentavam as alterações mais expressivas na composição microbiana intestinal no momento da hospitalização tiveram percentuais mais baixos de remissão.

INTERVENÇÕES TERAPÊUTICAS

As terapias que têm por alvo o microbioma consistem em intervenções prebióticas, probióticas e pós-bióticas e em mudanças na dieta – medidas que podem modular diretamente o microbioma intestinal e os sistemas metabólico, imunológico e hormonal, sujeitos a sofrer perturbações em pacientes com transtornos psiquiátricos (Figura 14.3). Até a presente data, as melhores evidências falam em favor de um papel positivo das dietas do tipo mediterrâneo, em termos de prevenção e de respostas terapêuticas para a depressão (Jacka et al., 2017). No momento, são limitadas as evidências em favor dos benefícios das intervenções probióticas (Wallace e Milev, 2017) e não contamos com qualquer evidência derivada de estudos clínicos controlados e de alta qualidade que demonstre benefícios significativos com intervenções pós-bióticas sob a forma de suplementos dietéticos que mimetizam produtos microbianos intestinais.

Depressão

Vários estudos clínicos randomizados relataram associações entre padrões alimentares saudáveis e diminuição da prevalência e do risco de depressão e ansiedade (Opie et al., 2015). Os resultados do grande estudo europeu *Pre-*

FIGURA 14.3 Alvos terapêuticos no âmbito do eixo cérebro-microbioma intestinal (CMI) (página seguinte).

Mudanças induzidas pelo estresse no conectoma intestinal resultam na produção de metabólitos microbianos e de outras moléculas sinalizadoras que podem fazer retrossinalização no cérebro, resultando na modulação de redes cerebrais específicas. É bem provável que essa modulação cerebral, induzida pelo estresse através do eixo CMI, esteja envolvida em diversos transtornos psiquiátricos. Possíveis alvos para intervenções terapêuticas em diferentes níveis do eixo CMI estão indicados nos marcadores.

ACC: núcleo *accumbens*; Amyg: amígdala; BG: gânglios da base; CDNF: fator neurotrófico dopaminérgico cerebral; Hypo: hipotálamo; IfNγ: interferon gama; IL: interleucina; INS: ínsula; PAG: substância cinzenta periaquedutal; PBN: núcleos parabraquiais; PF: córtex pré-frontal; PPC: córtex parietal posterior; M1: córtex motor primário; S1: córtex somatossensorial primário; S2: córtex somatossensorial secundário; SMA: área motora suplementar; Thal: tálamo; TNF: fator de necrose tumoral.

Fonte: Enck P, Aziz Q, Barbara G, et al.: "Irritable Bowel Syndrome." Nature Reviews *Disease Primers* 2:16,014, 2016 e Mayer EA, Labus JS, Tillisch K, et al.: "Towards a Systems View of IBS." *Nature Reviews Gastroenterology and Hepatology* 12(10):592-605, 2015. Adaptada com permissão de Springer Nature. ©2016, 2015.

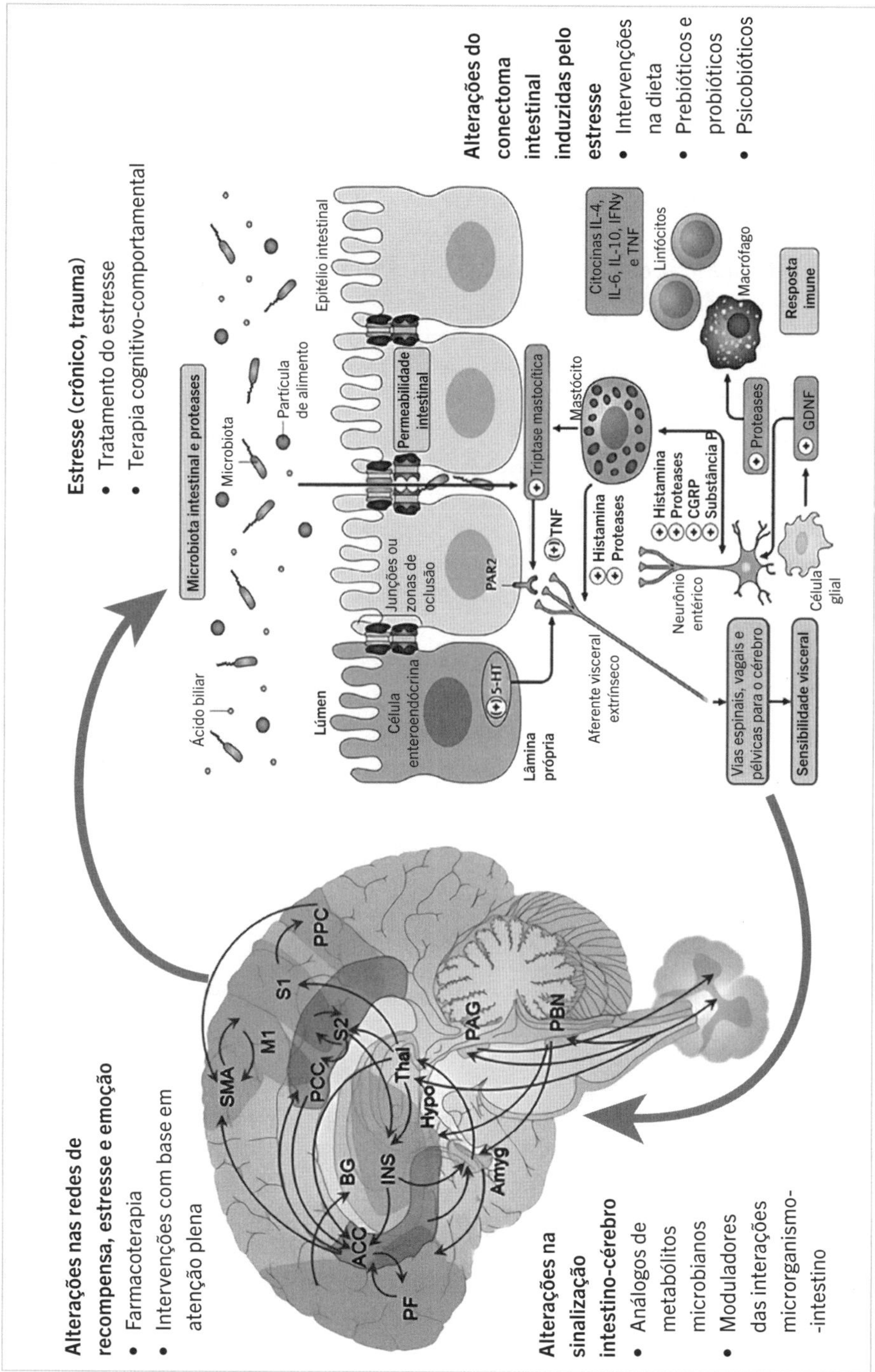
Alterações nas redes de recompensa, estresse e emoção
• Farmacoterapia
• Intervenções com base em atenção plena
Estresse (crônico, trauma)
• Tratamento do estresse
• Terapia cognitivo-comportamental
Alterações na sinalização intestino-cérebro
• Análogos de metabólitos microbianos
• Moduladores das interações microrganismo-intestino
Alterações do conectoma intestinal induzidas pelo estresse
• Intervenções na dieta
• Prebióticos e probióticos
• Psicobióticos
PF
ACC
BG
INS
Amyg
Hypo
Thal
PCC
SMA
M1
S2
S1
PPC
PAG
PBN
Microbiota intestinal e proteases
Ácido biliar
Microbiota
Partícula de alimento
Lúmen
Célula enteroendócrina
Junções ou zonas de oclusão
Epitélio intestinal
Permeabilidade intestinal
5-HT
PAR2
Lâmina própria
TNF
Triptase mastocítica
Mastócito
Aferente visceral extrínseco
Histamina
Proteases
Histamina
Proteases
CGRP
Substância P
Neurônio entérico
Célula glial
Proteases
GDNF
Citocinas IL-4, IL-6, IL-10, IFNγ e TNF
Linfócitos
Macrófago
Resposta imune
Vias espinais, vagais e pélvicas para o cérebro
Sensibilidade visceral

vención con Dieta Mediterránea (PREDIMED) (Sánchez-Villegas et al., 2013) revelaram uma forte tendência para redução no risco da incidência de depressão em indivíduos designados aleatoriamente para uma dieta mediterrânea rica em alimentos vegetais, polifenóis e ácidos graxos ômega-3. De maneira parecida, a adesão a uma dieta mediterrânea com acréscimo de óleo de peixe durante três meses fez baixar as pontuações para depressão; além disso, a adesão aumentou a qualidade de vida relacionada à saúde mental em pessoas com depressão autorreferida (Parletta et al., 2017). Já em um estudo realizado no sul da Itália, com envolvimento de 10.812 pessoas, os autores observaram uma associação positiva entre a adesão mais consistente a um padrão alimentar baseado no consumo de vegetais ou a dietas do tipo mediterrâneas e pontuações elevadas para resiliência psicológica (Bonaccio et al., 2018). O aconselhamento nutricional melhorou muito as pontuações para a dieta, ao mesmo tempo que diminuiu os sintomas de depressão em pessoas que tinham vivenciado um episódio depressivo grave (Jacka et al., 2017).

Esquizofrenia, epilepsia e doença de Alzheimer

Alguns pesquisadores especularam que o consumo de alimentos pouco saudáveis (em especial, dietas ricas em gordura e pobres em fibras), que é característico para muitas pessoas esquizofrênicas, pode resultar em desequilíbrio microbiano intestinal ou em disbiose, aumento da permeabilidade intestinal e em baixo grau de ativação imunológica sistêmica (Henderson et al., 2006). No entanto, em pessoas esquizofrênicas ainda não ficou estabelecido um efeito benéfico direto das mudanças dietéticas. Em pacientes com epilepsia refratária à terapia, algumas evidências sugerem benefícios com o consumo de uma dieta cetogênica (Nei et al., 2014) e, com base em experimentos com ratos (Olson et al., 2018), é possível que esse efeito benéfico tenha sido mediado pelo microbioma intestinal. Ficou demonstrado que a fiel adesão a uma dieta MIND (i. e., *Mediterranean DASH Intervention for Neurodegenerative Delay*, Intervenção por dieta mediterrânea/DASH para retardo neurodegenerativo), que tem composição semelhante à dieta mediterrânea, diminui o risco de declínio cognitivo (Morris et al., 2015).

A nutrição materna e na primeira infância também vem sendo considerada como fator determinante para os resultados subsequentes de saúde mental em crianças; e já faz muito tempo que graves deficiências de macronutrientes durante períodos cruciais do desenvolvimento vêm sendo implicadas na patogênese dos transtornos depressivos e psicóticos. Entretanto, ainda está por ser determinado um papel mediador do microbioma intestinal nesses benefícios dietéticos.

Exemplo de caso

Letitia é uma mulher de 40 anos com histórico de constipação leve e episódios recorrentes de dor na região abdominal inferior. A mãe de Letitia informou que ela veio à luz por meio de uma cesariana, tendo sido alimentada com leite instantâneo (fórmula). Em razão de infecções recorrentes do trato respiratório, por volta dos 3 anos de idade Letitia foi tratada com pelo menos quatro ciclos de antibióticos.

Durante os últimos dois anos, sofreu infecções sinusais cronicamente recorrentes, que foram repetidamente tratadas com antibióticos de amplo espectro. Durante a antibioticoterapia, Letitia apresentava movimentos intestinais mais frequentes e frouxos. A mulher também foi diagnosticada com ataques de pânico e, mais recentemente, vem observando um aumento em seu nível geral de ansiedade. A medicação com um probiótico durante 10 dias resultou na resolução completa dos sintomas gastrointestinais, bem como na melhora dos sintomas de ansiedade.

Letitia foi incentivada por seu psiquiatra a mudar sua alimentação para uma dieta mediterrânica tradicional, rica em alimentos vegetais e a consumir regularmente uma variedade de alimentos naturalmente fermentados (p. ex., chucrute, kimchi e iogurte). Também deveria continuar tomando seu probiótico durante pelo menos mais um ano. Essas medidas dietéticas tinham por objetivo aumentar a diversidade de sua microbiota intestinal, que pode ter sido comprometida durante suas primeiras experiências de vida, inclusive com a repetida administração dos antibióticos. Letitia também foi instruída sobre a prática de respiração abdominal e da redução do estresse baseada na atenção plena (*mindfulness*). A abordagem terapêutica combinada resultou em uma diminuição superior a 60% nos sintomas gastrointestinais e de ansiedade, e apenas raramente Letitia necessitou tomar clonazepam, conforme a necessidade.

CONCLUSÃO

Com base nos dados disponíveis, a ciência emergente que estuda o CMI tem potencial para aprimorar as terapias convencionais utilizadas em diversos transtornos psiquiátricos. Embora estudos experimentais em animais sugiram um possível papel terapêutico para certos probióticos (psicobióticos), ainda dependemos de mais estudos clínicos bem controlados com populações humanas para que se possa confirmar o valor terapêutico das terapias atualmente disponíveis com alvo no microbioma. No momento, há vários estudos clínicos em andamento avaliando o papel da dieta no tratamento da depressão e dos distúrbios cerebrais degenerativos; tais intervenções podem se revelar úteis como terapias com ação profilática ou adjuvante para os tratamentos farmacológicos existentes.

PERGUNTAS PARA DISCUSSÃO

1. Quais são os principais canais de comunicação entre a microbiota intestinal e o cérebro?
2. Qual é o papel da interação entre o cérebro, o intestino e o microbioma intestinal para pessoas com transtornos psiquiátricos?
3. Como médico atuante, de que modo pretende introduzir e integrar o que sabe acerca da importância das perturbações que ocorrem no eixo cérebro-intestino nos transtornos psiquiátricos?

LEITURAS RECOMENDADAS

1. Cryan JF, Dinan TG: Mind-altering microorganisms: the impact of the gut microbiota on brain and behaviour. Nat Rev Neurosci 13(10):701-712, 2012.
2. Fung TC, Olson CA, Hsiao EY: Interactions between the microbiota, immune and nervous systems in health and disease. Nat Neurosci 20(2):145-155, 2017.
3. Martin CR, Osadchiy V, Kalani A, et al: The brain-gut-microbiome axis. Cell Mol Gastroenterol Hepatol 6(2):133-146, 2018.
4. Mayer EA: Gut feelings: the emerging biology of gut-brain communication. Nat Rev Neurosci 12(8):453-466, 2011.
5. Mayer EA, Knight R, Mazmanian SK, et al: Gut microbes and the brain: paradigm shift in neuroscience. J Neurosci 34(46):15490-15496, 2014.

REFERÊNCIAS

1. Arora T, Loo RL, Anastasovska J, et al: Differential effects of two fermentable carbohydrates on central appetite regulation and body composition. PLoS One 7(8):e43263, 2012 22952656.
2. Bercik P, Collins SM, Verdu EF: Microbes and the gut-brain axis. Neurogastroenterol Motil 24(5):405-413, 2012 22404222.
3. Bonaccio M, Di Castelnuovo A, Costanzo S, et al: Mediterranean-type diet is associated with higher psychological resilience in a general adult population: findings from the Moli-sani study. Eur J Clin Nutr 72(1):154-160, 2018 28952609.
4. Chaidez V, Hansen RL, Hertz-Picciotto I: Gastrointestinal problems in children with autism, developmental delays or typical development. J Autism Dev Disord 44(5):1117-1127, 2014 24193577.
5. Cryan JF, Dinan TG: Mind-altering microorganisms: the impact of the gut microbiota on brain and behaviour. Nat Rev Neurosci 13(10):701-712, 2012 22968153.
6. Damms-Machado A, Mitra S, Schollenberger AE, et al: Effects of surgical and dietary weight loss therapy for obesity on gut microbiota composition and nutrient absorption. BioMed Res Int 2015:806248, 2015 25710027.
7. Diaz Heijtz R, Wang S, Anuar F, et al: Normal gut microbiota modulates brain development and behavior. Proc Natl Acad Sci USA 108(7):3047–3052, 2011 21282636.

8. Dickerson F, Severance E, Yolken R: The microbiome, immunity, and schizophrenia and bipolar disorder. Brain Behav Immun 62:46-52, 2017 28003152.
9. Erny D, Hrabe de Angelis AL, Jaitin D, et al: Host microbiota constantly control maturation and function of microglia in the CNS. Nat Neurosci 18(7):965-977, 2015 26030851.
10. Fasano A, Visanji NP, Liu LWC, et al: Gastrointestinal dysfunction in Parkinson's disease. Lancet Neurol 14(6):625–639, 2015 25987282.
11. Fernandez-Real JM, Serino M, Blasco G, et al: Gut microbiota interacts with brain microstructure and function. J Clin Endocrinol Metab 100(12):4505-4513, 2015 26445114.
12. Fung TC, Olson CA, Hsiao EY: Interactions between the microbiota, immune and nervous systems in health and disease. Nat Neurosci 20(2):145-155, 2017 28092661.
13. Furet JP, Kong LC, Tap J, et al: Differential adaptation of human gut microbiota to bariatric surgery-induced weight loss: links with metabolic and low-grade inflammation markers. Diabetes 59(12):3049-3057, 2010 20876719.
14. Graessler J, Qin Y, Zhong H, et al: Metagenomic sequencing of the human gut microbiome before and after bariatric surgery in obese patients with type 2 diabetes: correlation with inflammatory and metabolic parameters. Pharmacogenomics J 13(6):514-522, 2013 23032991.
15. Henderson DC, Borba CP, Daley TB, et al: Dietary intake profile of patients with schizophrenia. Ann Clin Psychiatry 18(2):99-105, 2006 16754415.
16. Holzer P, Farzi A: Neuropeptides and the microbiota-gut-brain axis. Adv Exp Med Biol 817:195-219, 2014 24997035.
17. Hughes DT, Sperandio V: Inter-kingdom signalling: communication between bacteria and their hosts. Nat Rev Microbiol 6(2):111-120, 2008 18197168.
18. Jacka FN, O'Neil A, Opie R, et al: A randomised controlled trial of dietary improvement for adults with major depression (the "SMILES" trial). BMC Med 15(1):23, 2017 28137247.
19. Janik R, Thomason LAM, Stanisz AM, et al: Magnetic resonance spectroscopy reveals oral Lactobacillus promotion of increases in brain GABA, N-acetyl aspartate and glutamate. Neuroimage 125:988-995, 2016 26577887.
20. Kang DW, Adams JB, Gregory AC, et al: Microbiota transfer therapy alters gut ecosystem and improves gastrointestinal and autism symptoms: an open-label study. Microbiome 5(1):10, 2017 28122648.
21. Kelly JR, Clarke G, Cryan JF, Dinan TG: Brain-gut-microbiota axis: challenges for translation in psychiatry. Ann Epidemiol 26(5):366–372, 2016a 27005587.
22. Kelly JR, Borre Y, O' Brien C, et al: Transferring the blues: depression-associated gut microbiota induces neurobehavioural changes in the rat. J Psychiatr Res 82:109-118, 2016b 27491067.
23. Kim DY, Camilleri M: Serotonin: a mediator of the brain-gut connection. Am J Gastroenterol 95(10):2698-2709, 2000 11051338.
24. Li JV, Ashrafian H, Bueter M, et al: Metabolic surgery profoundly influences gut microbial-host metabolic cross-talk. Gut 60(9):1214-1223, 2011 21572120.
25. Lurie I, Yang YX, Haynes K, et al: Antibiotic exposure and the risk for depression, anxiety, or psychosis: a nested case-control study. J Clin Psychiatry 76(11):1522-1528, 2015 26580313.
26. Maes M, Kubera M, Leunis JC: The gut-brain barrier in major depression: intestinal mucosal dysfunction with an increased translocation of LPS from gram negative enterobacteria (leaky gut) plays a role in the inflammatory pathophysiology of depression. Neuroendocrinol Lett 29(1):117-124, 2008 18283240.
27. Marin IA, Goertz JE, Ren T, et al: Microbiota alteration is associated with the development of stress-induced despair behavior. Sci Rep 7:43859, 2017 28266612.
28. Mayer EA: Gut feelings: the emerging biology of gut-brain communication. Nat Rev Neurosci 12(8):453-466, 2011 21750565.

29. Mayer EA, Knight R, Mazmanian SK, et al: Gut microbes and the brain: paradigm shift in neuroscience. J Neurosci 34(46):1549-15496, 2014 25392516.
30. Mayer EA, Tillisch K, Gupta A: Gut/brain axis and the microbiota. J Clin Invest 125(3):926-938, 2015 25689247.
31. Mertsalmi TH, Aho VTE, Pereira PAB, et al: More than constipation – bowel symptoms in Parkinson's disease and their connection to gut microbiota. Eur J Neurol 24(11):1375-1383, 2017 28891262.
32. Morris MC, Tangney CC, Wang Y, et al: MIND diet associated with reduced incidence of Alzheimer's disease. Alzheimers Dement 11(9):1007-1014, 2015 25681666.
33. Nei M, Ngo L, Sirven JI, Sperling MR: Ketogenic diet in adolescents and adults with epilepsy. Seizure 23(6):439-442, 2014 24675110.
34. Olson CA, Vuong HE, Yano JM, et al: The gut microbiota mediates the anti-seizure effects of the ketogenic diet. Cell 174(2):497, 2018 30007420.
35. Opie RS, O'Neil A, Itsiopoulos C, et al: The impact of whole-of-diet interventions on depression and anxiety: a systematic review of randomised controlled trials. Public Health Nutr 18(11):2074–2093, 2015 25465596.
36. Parletta N, Zarnowiecki D, Cho J, et al: A Mediterranean-style dietary intervention supplemented with fish oil improves diet quality and mental health in people with depression: a randomized controlled trial (HELFIMED). Nutr Neurosci (Dec 7):1-14, 2017 29215971.
37. Pedram P, Wadden D, Amini P, et al: Food addiction: its prevalence and significant association with obesity in the general population. PLoS One 8(9):e74832, 2013 24023964.
38. Rhee SH, Pothoulakis C, Mayer EA: Principles and clinical implications of the brain-gut-enteric microbiota axis. Nat Rev Gastroenterol Hepatol 6(5):306-314, 2009 19404271.
39. Ruddick JP, Evans AK, Nutt DJ, et al: Tryptophan metabolism in the central nervous system: medical implications. Expert Rev Mol Med 8(20):1–27, 2006 16942634.
40. Sampson TR, Debelius JW, Thron T, et al: Gut microbiota regulate motor deficits and neuroinflammation in a model of Parkinson's disease. Cell 167(6):1469-1480, 2016 27912057.
41. Sánchez-Villegas A, Martínez-González MA, Estruch R, et al: Mediterranean dietary pattern and depression: the PREDIMED randomized trial. BMC Med 11:208, 2013 24229349.
42. Schwarcz R, Bruno JP, Muchowski PJ, et al: Kynurenines in the mammalian brain: when physiology meets pathology. Nat Rev Neurosci 13(7):465-477, 2012 22678511.
43. Schwarz E, Maukonen J, Hyyti.inen T, et al: Analysis of microbiota in first episode psychosis identifies preliminary associations with symptom severity and treatment response. Schizophr Res 192:398-403, 2018 28442250.
44. Steenbergen L, Sellaro R, van Hemert S, et al: A randomized controlled trial to test the effect of multispecies probiotics on cognitive reactivity to sad mood. Brain Behav Immun 48:258-264, 2015 25862297.
45. Tillisch K, Labus J, Kilpatrick L, et al: Consumption of fermented milk product with probiotic modulates brain activity. Gastroenterology 144(7):1394-1401, 2013 23474283.
46. Tremaroli V, Karlsson F, Werling M, et al: Roux-en-y gastric bypass and vertical banded gastroplasty induce long-term changes on the human gut microbiome contributing to fat mass regulation. Cell Metab 22(2):228-238, 2015 26244932.
47. Turnbaugh PJ, Ley RE, Mahowald MA, et al: An obesity-associated gut microbiome with increased capacity for energy harvest. Nature 444(7122):1027-1031, 2006 17183312.
48. Vijay-Kumar M, Aitken JD, Carvalho FA, et al: Metabolic syndrome and altered gut microbiota in mice lacking Toll-like receptor 5. Science 328(5975):228-231, 2010 20203013.
49. Vuong HE, Hsiao EY: Emerging roles for the gut microbiome in autism spectrum disorder. Biol Psychiatry 81(5):411-423, 2017 27773355.

50. Wallace CJK, Milev R: The effects of probiotics on depressive symptoms in humans: a systematic review. Ann Gen Psychiatry 16:14, 2017 28239408.
51. Xie G, Zhou Q, Qiu CZ, et al: Ketogenic diet poses a significant effect on imbalanced gut microbiota in infants with refractory epilepsy. World J Gastroenterol 23(33):6164-6171, 2017 28970732.
52. Zhang H, DiBaise JK, Zuccolo A, et al: Human gut microbiota in obesity and after gastric bypass. Proc Natl Acad Sci USA 106(7):2365-2370, 2009 19164560.
53. Zheng P, Zeng B, Zhou C, et al: Gut microbiome remodeling induces depressivelike behaviors through a pathway mediated by the host's metabolism. Mol Psychiatry 21(6):786-796, 2016 27067014.

15

Controle do sono para desempenho, funcionamento do cérebro e saúde mental satisfatórios

Scott Kutscher, M.D.
Fiona Barwick, Ph.D.

PONTOS PRINCIPAIS

- Ocorre acumulação do impulso homeostático do sono, ou processo S, quando ficamos muito tempo acordados e muito ativos durante o dia. Um grande impulso do sono nos ajuda a adormecer mais rapidamente e a dormir com maior profundidade.
- Os ritmos circadianos, ou processo C, oscilam ao longo de 24 horas, ajudando-nos a permanecer acordados durante o dia, à medida que o impulso do sono aumenta, e a permanecer adormecidos durante a noite, à medida que o impulso do sono diminui. Os ritmos circadianos são influenciados por *Zeitgebers* (i. e., sincronizadores), por exemplo, a comida, a atividade e sobretudo a luz.
- Nos adultos saudáveis, o sono se caracteriza por múltiplos ciclos de entrada e saída de estágios mais leves e profundos de sono ao longo da noite; um sono profundo, sem movimentos oculares rápidos, ocorre predominantemente na primeira metade da noite; períodos mais longos de sono, com movimentos oculares rápidos, ocorrem na segunda metade da noite.
- Em pessoas com transtornos psiquiátricos, insônia e má higiene do sono são os problemas de sono mais comuns, mas também ocorrem hipersonia, desregulação circadiana, apneia obstrutiva do sono e síndrome das pernas inquietas. A insônia e a má higiene do sono são tratadas mais adequadamente com técnicas de terapia cognitivo-comportamental (TCC).

- As técnicas de TCC mais eficazes para melhora da insônia ensinam as pessoas a ficar na cama apenas o tempo que normalmente dormem (restrição de tempo na cama) e dormir apenas na cama e realizar atividades de vigília em outros lugares (treinamento de reassociação na cama).
- A prática de estratégias que visam acalmar a mente e relaxar o corpo suavizará o caminho para que se possa dormir muito melhor, em comparação com esforços bruscos nas tentativas de dormir, que são ineficazes e contraproducentes porque ativam a mente e o corpo e bloqueiam as vias do sono.

O sono é fundamental para manter a função biológica saudável e o desempenho ideal. Ele pode ser interrompido por vários motivos – distúrbios do sono, como insônia ou apneia do sono, condições médicas, como dor crônica ou diabetes, e problemas psiquiátricos, como depressão ou transtorno bipolar. Na verdade, os distúrbios do sono estão associados a quase todos os transtornos psiquiátricos e aos seus tratamentos farmacológicos. O sono interrompido pode levar a problemas cognitivos, pior desempenho atlético, desregulação do humor, aumento na incidência de doenças cardiovasculares, alterações do metabolismo, funcionamento imunológico menos satisfatório e maior incidência de câncer. Para promover um sono saudável, é importante que compreendamos os processos envolvidos no sono normal, que saibamos identificar a presença de distúrbios do sono e aprendamos as técnicas de correção dos fatores fisiológicos e psicológicos que contribuem para o sono anormal. Embora certos medicamentos e dispositivos possam resolver alguns distúrbios do sono, em muitos casos as terapias eficazes para melhorar o sono dependem do uso de técnicas cognitivo-comportamentais. Essas técnicas não só reduzem a carga farmacológica – que é tão comum nas doenças psiquiátricas – como também promovem comportamentos saudáveis que funcionam sinergicamente para aumentar a energia, melhorar o humor, fortalecer a capacidade de resposta e melhorar o sono.

SONO NORMAL DO ADULTO

O sono normal de um adulto pode ser descrito pela estrutura geral do sono e pelos processos que impulsionam esse fenômeno. Esses processos e sua interação determinam quando nos sentimos naturalmente sonolentos ou despertos. Eles também afetam as flutuações diárias no estado de vigília (i. e., atenção), no metabolismo e no desempenho. Em pessoas com um sono anormal, esses processos podem ser interrompidos ou podem estar degradados; portanto, frequentemente são alvos da terapia para melhora do sono.

Processo S

O princípio subjacente ao *processo S* – também chamado de impulso homeostático do sono – é simples: acumulamos um impulso de sono, ou débito de sono, à medida que permanecemos acordados. Quanto mais tempo ficamos acordados, maior é o acúmulo do impulso de sono, até chegar a um ponto em que ocorre sobrecarga do nosso sistema de vigília, o que nos faz dormir. O processo S é como se fosse uma montanha-russa: acumula energia potencial em sua subida e depois gasta essa energia durante a descida emocionante. O processo S está associado a um aumento nos níveis de vários metabólitos, sobretudo a adenosina. Depois de atingir um nível crítico, a adenosina ativa o centro primário do sono no hipotálamo, situado no núcleo pré-óptico ventrolateral, e inicia o processo de sono. A cafeína, a substância exógena de maior popularidade mundial, suprime o processo S, bloqueando os receptores de adenosina.

Processo C

Apesar do aumento na vontade de dormir, linearmente a maioria das pessoas não se sente mais sonolenta durante o dia. Em vez disso, a sensação de sonolência varia devido às ações do *processo C*, o processo circadiano de sono e da vigília. O processo C é regulado pelo núcleo supraquiasmático, um par de núcleos situado diretamente acima do quiasma óptico no hipotálamo. Esse processo se caracteriza por variações na melatonina, que é liberada na glândula pineal e regulada pela luz e pela temperatura corporal central. Existe uma correlação inversa entre esses marcadores, de modo que níveis baixos de melatonina e temperatura corporal central elevada indicam que a pessoa se encontra em maior estado de alerta, enquanto níveis altos de melatonina e temperatura corporal central baixa denotam maior sonolência. A melatonina atinge o seu nível mais baixo e a temperatura corporal central atinge um pico ao final da tarde e no início da noite, quando ocorre inibição do processo S, o que nos permite ficar acordados para, por exemplo, assistir televisão no horário nobre. Os níveis de melatonina começam a subir e a temperatura corporal central começa a cair ao aumentar a escuridão, pois a luz não estará mais exercendo uma ação de supressão da liberação de melatonina. Essa liberação desinibe o processo S, possibilitando assim o início do sono. Os níveis de melatonina continuam a aumentar durante a noite, atingindo um pico 2-3 horas antes do despertar final; no processo, ela ajuda a promover o sono contínuo nas primeiras horas da manhã, quando o processo

S não é tão intenso. O processo C continua a oscilar durante o dia e pode ser influenciado ou aumentado por diversos fatores denominados *zeitgebers*, como a alimentação, o exercício físico e mais notadamente a luz.

Arquitetura do sono

Assim como a sonolência normal é um produto de vários processos, nos adultos o sono saudável é um sistema dinâmico que envolve diversos neurotransmissores e regiões cerebrais. Dividimos o sono em: sono de movimento rápido dos olhos (*rapid eye movement*, REM) e sono de movimento não rápido dos olhos (*non-rapid eye movement*, NREM). O sono NREM é dividido em três estágios: N1, N2 e N3.

O sono NREM, apesar de ter esse nome (que, na verdade, representa o que ele não é), constitui a maior parte do período de sono; isoladamente, o estágio N2 representa 50% de uma noite normal de sono. O neurotransmissor predominante durante o sono NREM é o ácido gama-aminobutírico (GABA), e aumentos em seu nível estão associados a uma atividade cerebral progressivamente mais lenta, desde a faixa teta durante N1 até a faixa delta durante N3. Ocorre um aumento correlato na atividade parassimpática, acompanhado por quedas significativas no metabolismo, na pressão arterial e na frequência – um fenômeno conhecido como *dipping*.

O sono REM, ou sono onírico, é mediado pela acetilcolina no sistema de ativação reticular, constituindo a atividade cerebral na faixa teta ou alfa. Em comparação com o sono NREM, no sono REM o tônus simpático fica elevado e ocorre aceleração do metabolismo e maiores variabilidades na frequência cardíaca e na pressão arterial. Para evitar a representação de sonhos, há uma paralisia muscular geral, além de disparos fásicos de atividade muscular (p. ex., os rápidos movimentos laterais dos olhos, que dão nome ao sono REM).

Um adulto saudável passará várias vezes por diferentes estágios do sono, com início no estágio N1 (leve), passando pelo N2 (moderado) e pelo N3 (mais profundo), com nova atenuação antes que o sono ingresse pela primeira vez no REM, cerca de 90 minutos depois do início do processo do sono. O processo terá continuidade ao longo de toda a noite; em média, ocorrerão quatro ou cinco ciclos durante uma mesma noite. O sono N3, mais profundo, também conhecido como sono de ondas lentas, ocorre predominantemente na primeira metade da noite, com períodos progressivamente mais longos de sono REM mais para o início do amanhecer. A arquitetura do sono fica relativamente preservada ao longo da vida adulta, exceto por uma redução acentuada no sono N3.

SONO ANORMAL NO ADULTO

Resolução de problemas comuns do sono

Um histórico abrangente do sono deve fazer parte de toda avaliação de saúde mental, pois frequentemente os comportamentos e sintomas do sono informam o diagnóstico. Como exemplo, uma pessoa que se queixa de fadiga excessiva ou de sonolência e que informa ter apenas quatro horas de sono por noite seria tratada de modo diferente, em comparação com outra pessoa com a mesma queixa, mas que dorme 10 horas por noite. Os transtornos do sono são comuns e em muitos casos seus sintomas se sobrepõem àqueles dos transtornos psiquiátricos. Um paciente que relata ter dificuldades de memória e de concentração pode atender aos critérios para transtorno do déficit de atenção e hiperatividade (TDAH), mas quando parceiros de cama relatam que o paciente ronca muito e apresenta uma respiração ofegante, isso pode sugerir apneia do sono.

Para a obtenção de um histórico completo do sono, deve-se obter um traçado do período ou períodos de sono, uma estimativa dos horários de sono e vigília durante esses períodos, a descrição de comportamentos ou atividades durante o sono e o impacto percebido no desempenho ou no funcionamento diurno. Tendo em vista que, em geral, o paciente historiado está dormindo, poderá ter utilidade a obtenção de mais informações de parceiros de cama ou de outras pessoas da casa. Pesquisas validadas como a Escala de Sonolência de Epworth (Johns, 1991), a pesquisa STOP-BANG (Chung et al., 2008) ou o Questionário para Cronotipos (i. e., *Morningness-Eveningness Questionnaire*) (Horne e Östberg, 1976) estão prontamente disponíveis; essas ferramentas ajudarão o médico na triagem dos distúrbios do sono. Nos casos em que haja necessidade da realização de avaliações mais detalhadas para que o médico possa estabelecer um diagnóstico de distúrbios específicos do sono, a polissonografia é o padrão de referência. Mas existem outros instrumentos disponíveis, como o monitoramento ambulatorial do sono, a actigrafia e o uso de diários do sono.

O médico também deve identificar e tratar apropriadamente qualquer distúrbio clínico concomitante que possa afetar o sono. Algumas das condições capazes de resultar em perturbações do sono são: dor crônica, em especial fibromialgia e fadiga crônica; obesidade, alergias e doença pulmonar obstrutiva crônica, que podem causar dificuldades respiratórias à noite; desconforto gastrointestinal (p. ex., refluxo gastroesofágico ou síndrome do intestino irritável); e outros problemas (p. ex., diabetes em estágio avançado e doença renal crônica).

Sono insuficiente

Boa parte do que sabemos acerca das consequências do sono anormal em adultos concentra-se na perda de sono – parcial ou total. A American Academy of Sleep Medicine recomenda um mínimo de sete horas de sono por noite para condições ideais de saúde e segurança em adultos saudáveis, mas nos Estados Unidos até 40% dos adultos não conseguem atingir esse objetivo (Watson et al., 2015). À medida que a perda de sono aumenta, também aumenta a carga de sono no processo S. Transcorridos três a quatro dias de privação total do sono, o aumento da carga de sono resulta em maior sonolência (tanto relatada como medida), tempo de reação mais lento, lapsos de atenção, deterioração da função executiva, exacerbação de estados de humor negativos e até mesmo alucinações (Durmer e Dinges, 2005). No caso de uma privação crônica parcial do sono, são observados níveis semelhantes de deficiência; em muitos desses casos a pessoa não tem consciência disso. Além do comprometimento do desempenho neurocognitivo, a perda total ou parcial do sono afeta outros sistemas do organismo, ocorrendo deterioração acentuada no funcionamento cardiovascular e metabólico (Knutson et al., 2007). Esse impacto adverso nas saúdes mental e física enfatiza a necessidade de que, sempre que possível, se dê prioridade ao sono, para que sejam satisfeitas as necessidades essenciais.

Insônia

Contrastando com a hipersonolência causada por um sono insuficiente, a hiperexcitação caracteriza a insônia. Insônia é um dos distúrbios do sono mais comuns; nos Estados Unidos, estima-se uma incidência anual de 30% de insônia aguda e de 10% de insônia crônica (Ohayon, 2002). Um dos seus sintomas é a dificuldade percebida no início e na manutenção do sono. Embora estejam presentes uma percepção de fadiga e haja comprometimento correlacionado no funcionamento diurno, normalmente não ocorre hipersonolência; e as pessoas insones não conseguem dormir, apesar das oportunidades. A insônia pode ser um sintoma primário, mas em geral ocorre simultaneamente com algum distúrbio psiquiátrico ou clínico. O modelo Spielman de insônia (também conhecido como modelo comportamental 3P) teoriza os fatores predisponentes e geradores do risco de insônia, um ou mais estressores precipitantes que provocam uma insônia aguda, e fatores perpetuantes que resultam em insônia crônica (Spielman et al., 1987a). O tratamento recomendado para a insônia é a terapia cognitivo-comportamental (TCC) (Qaseem et al., 2016), pois sua prática se direciona para os fatores perpetuantes e resulta em melhora significativa e continuada em 70% a 80% dos indivíduos que completam a terapia. TCC tem eficácia mesmo nos casos em que a insônia ocorre junto com transtornos psiquiátricos, como depressão, ansiedade e transtorno de estresse pós-traumático (TEPT) (Edinger et al., 2009); algumas evidências sugerem um potencial para melhora dos resultados psiquiátricos, além de um sono de melhor qualidade (Manber et al., 2008; Talbot et al., 2014).

Respiração diante de distúrbios do sono

A apneia obstrutiva do sono (AOS) é um distúrbio respiratório no qual ocorrem episódios repetidos de colapso parcial (hipopneias) ou completo (apneias) das vias aéreas durante o sono. A AOS é diagnosticada por polissonografia ou por monitoramento ambulatorial, quando, na combinação de apneias e hipopneias, são anotados cinco ou mais episódios por hora, medidos pelo índice de apneia/hipopneia. A AOS é altamente prevalente na população em geral; até 25% dos homens e 10% das mulheres são diagnosticados com essa doença (Young et al., 1993). Embora seja frequentemente observada uma associação entre AOS e obesidade, em 50% dos casos a anatomia das vias aéreas superiores pode criar condições para uma predisposição genética para ocorrência da apneia do sono em indivíduos não obesos. O repetido colapso das vias aéreas pode perturbar o sono, resultando em uma privação crônica parcial do sono e em diminuição dos níveis sanguíneos de oxigênio. O problema também pode perturbar praticamente quase todos os sistemas do organismo por meio de diversas vias – sobretudo os sistemas cardiovascular, metabólico, neurocognitivo e hormonal. Também são comumente observados sintomas de humor causados pela privação crônica do sono. O tratamento recomendado para AOS é a pressão positiva nas vias aéreas, que se revela eficaz em 95% dos indivíduos que utilizam adequadamente essa terapia.

Distúrbios do ritmo circadiano

A constelação de distúrbios do ritmo circadiano pode ser explicada por irregularidades no processo C. Os ritmos circadianos naturais são ligeiramente mais longos do que um dia inteiro; por isso devem ser vinculados ou alinhados às 24 horas do relógio por meio de sinais externos, conhecidos como *zeitgebers*. O *Zeitgeber* mais poderoso é a luz, e seu sinal é enviado ao núcleo supraquiasmático por meio de receptores especializados de melanopsina situados na retina, que são mais sensíveis a comprimentos de onda curtos de luz azul-esverdeada. Nos casos em que os ritmos circadianos internos não estão alinhados com o ambiente externo, ocorre incompatibilidade entre os ritmos endógenos de sono-vigília e os horários de sono-vigília desejados ou necessários. Essa incompatibilidade provoca conflitos com os horários escolares e do trabalho, e também com as atividades sociais. Distúrbios decorrentes dos turnos de trabalho, por exemplo, ocorrem quando os horários de trabalho interferem ou se sobrepõem aos períodos naturais de sono. A síndrome do *jet lag* consiste na dissociação temporária entre ritmos internos e sinais externos, causada pelo cruzamento de três ou mais fusos horários.

Os distúrbios de atraso e de avanço da fase do sono, nos quais o processo C é deslocado para mais tarde ou mais cedo, são duas faces da mesma moeda. No distúrbio de fase retardada do sono, comumente observado na adolescência, o processo C é deslocado para mais tarde, de modo que a fase do sono pode não começar senão ao amanhecer, estendendo-se até a tarde. No distúrbio de fase avançada do sono, que pode ocorrer em idosos, o processo C é deslocado para mais cedo, de modo que a fase do sono começa no final da tarde ou no início da noite, terminando ao amanhecer. Nos casos em que o processo C está liberado porque os ritmos circadianos não estão compatibilizados pelos *zeitgebers*, o resultado é um distúrbio circadiano não igual a 24 horas. Nessas circunstâncias, a cada noite a hora de dormir se deslocará cada vez para mais tarde, até que o período de sono tenha se deslocado totalmente 24 horas por dia. Em geral, esse distúrbio ocorre em pessoas cegas, ou naquelas com lesão ou destruição das vias de melanopsina. Em caso de deterioração ou destruição do processo C, como ocorre em pessoas com transtornos neurodegenerativos como a demência, o resultado será um distúrbio de sono-vigília irregular. Nesses casos o sono ocorrerá de modo irregular e em períodos curtos ao longo do dia e da noite. Embora seja raro, o distúrbio de sono-vigília irregular também pode ocorrer em pacientes com transtornos psicóticos, como a esquizofrenia.

Síndrome das pernas inquietas

A síndrome das pernas inquietas (SPI) é o distúrbio motor de mais comum incidência. Essa síndrome é clinicamente diagnosticada em presença de quatro características distintas: 1) uma necessidade desconfortável de movimentar as pernas que 2) piora em repouso e que 3) piora à noite e é 4) aliviada pelo movimento. Com frequência os pacientes com SPI se queixam de insônia, mas um questionamento mais detalhado esclarecerá que as dificuldades do sono estão diretamente ligadas ao desconforto nas pernas. Em muitos casos, a SPI está associada a baixos níveis séricos de ferritina, um indicador que deve ser aferido em todos os pacientes. A SPI também está associada a movimentos periódicos dos membros durante o sono (MPMS), uma atividade semirrítmica dos membros que pode ser identificada pela polissonografia. Apesar da sobreposição, os MPMS são entidades clinicamente distintas, não fazendo parte dos critérios diagnósticos para SPI em adultos.

A SPI tem maior prevalência em pessoas que padecem de neuropatias e insuficiência renal, e também em mulheres grávidas. O distúrbio também está associado a certos transtornos psiquiátricos, como o TDAH, possivelmente porque os baixos níveis de ferritina desregulam as vias dopaminérgicas, em que o ferro é cofator necessário para a enzima tirosina hidroxilase na produção de dopamina (Cortese et al., 2005). A SPI complica o tratamento dos transtornos psiquiátricos, particularmente nos casos de depressão, porque geralmente as classes de medicamentos usadas no tratamento de pessoas deprimidas (inibidores seletivos da recaptação da serotonina [ISRS], inibidores da recaptação da serotonina-norepinefrina [SNRIs], antidepressivos tricíclicos [ADTs] e inibidores da monoamina oxidase) exacerbam os sintomas da SPI, e também porque as classes farmacológicas usadas no tratamento da SPI (agonistas da dopamina, opioides em baixas doses) podem exacerbar os sintomas psiquiátricos.

Exemplo de caso

Brandon, um universitário de 22 anos, relata ter dificuldade em adormecer e que seu sono não é reparador ao acordar. Na faculdade ele ficava acordado até tarde estudando e agendava todas as aulas para a tarde. Atualmente, Brandon precisa estar acordado às 6 da manhã para ir ao trabalho. Apesar de se deitar cedo (já por volta das nove horas da noite) como garantia de ter um tempo de sono suficiente, Brandon não adormece antes das duas ou três da manhã. O rapaz está cada vez mais preocupado com a forma como a falta de sono está afetando seu desempenho no trabalho; por isso, começou a consumir bebida alcoólica para adormecer. Mas em férias recentes com a família, Brandon retornou ao padrão da faculdade, isto é, de ir para a cama às 4 da manhã, acordando ao meio-dia – e se sentiu completamente descansado e revigorado.

Os distúrbios de fase atrasada do sono são comuns entre adultos jovens. Esses problemas se caracterizam por horários de sono significativamente mais tardios do que o considerado como normal. Essas pessoas parecem ter insônia no início do sono, mas o problema fica resolvido nas ocasiões em que conseguem dormir em sua janela natural de sono. Embora a ansiedade e o uso de drogas estejam frequentemente presentes, tais ocorrências podem ser secundárias à queixa de sono.

SONO ANORMAL DE ADULTOS EM TRANSTORNOS PSIQUIÁTRICOS

Visão geral dos problemas comuns do sono

Existe uma associação entre alterações no sono – por exemplo, alterações na necessidade de sono, na consolidação do sono, no tempo total de sono e na arquitetura do sono – e quase todos os transtornos psiquiátricos, bem como com seus tratamentos farmacológicos. Essa robusta associação enfatiza a necessidade de um rastreamento dos problemas do sono em pessoas com transtornos psiquiátricos, particularmente por ser comum a coexistência de problemas psiquiátricos. É provável que a relação causal entre o sono e distúrbios psiquiátricos seja bidirecional e complexa, em que os transtornos psiquiátricos causam ou contribuem para as perturbações do sono; além disso, a insuficiência ou a interrupção do sono aumenta o risco e a exacerbação de problemas psiquiátricos. Curiosamente, estudos em pessoas sobre sono normal e anormal demonstraram que os sistemas neurais e de resposta ao estresse envolvidos na regulação do humor e da ansiedade também estão envolvidos na regulação do sono-vigília, o que aponta para a presença de possíveis vias etiológicas partilhadas. O manejo eficaz dos transtornos psiquiátricos deve envolver tratamentos empiricamente comprovados para queixas de sono autorrelatadas. Orientações sobre o sono normal, técnicas comportamentais que ensinam hábitos de sono saudáveis e técnicas cognitivas que corrigem comportamentos ou crenças inúteis em torno do sono podem ajudar na obtenção de um sono melhor e também no tratamento dos sintomas psiquiátricos.

Transtorno depressivo maior

As interrupções do sono – por insônia, hipersonia e AOS – são tão comuns em pessoas com depressão que são utilizadas como um de seus critérios diagnósticos. Distúrbios subjetivos e objetivos do sono precedem e prognosticam episódios depressivos futuros, inclusive a depressão pós-parto. Os problemas do sono ficam ainda mais exacerbados porque as pessoas deprimidas tendem a passar mais tempo na cama, o que diminui o impulso e a qualidade do sono. Foram identificadas alterações objetivas na arquitetura do sono, como diminuição do sono N3 ou o sono de ondas lentas, redução da latência do sono REM e aumento do tempo de sono REM. Não deve surpreender que, em sua maioria, os medicamentos antidepressivos suprimam o sono REM e atrasem o seu início. Embora não sejam suficientemente específicas para que funcionem como biomarcadores, essas anomalias do sono podem persistir após a remissão, e isso levanta a possibilidade de que os distúrbios do sono possam representar uma suscetibilidade biológica à depressão (Minkel et al., 2017).

Os efeitos dos medicamentos antidepressivos podem agravar os distúrbios do sono em pacientes com depressão. Como exemplo, os ADT e os antidepressivos atípicos trazodona e mirtazapina são sedativos, enquanto os ISRS, os IRSN e a bupropiona, um antidepressivo atípico, geralmente têm ação ativadora. Os ADT e os ISRS também podem precipitar ou exacerbar a SPI. Para combater esses efeitos, os medicamentos sedativos devem ser tomados na hora de deitar, enquanto os medicamentos ativadores devem ser tomados pela manhã.

Com frequência, as queixas de sono persistem depois da resolução de outros sintomas depressivos, e sua persistência prognostica um aumento da gravidade e a recorrência da depressão. TCC é um tratamento de base empírica para depressão leve a moderada, que pode ser administrada em combinação com a TCC para insônia, com vistas à obtenção de benefícios sinérgicos para os pacientes afetados (Asarnow et al., 2014). Da mesma forma, a fototerapia com luz branca demonstrou eficácia em pacientes com depressão sazonal e hipersonia, e o tratamento adequado da AOS pode melhorar os sintomas de depressão. Como exemplo, um paciente diagnosticado com depressão e que passa 10 horas na cama, mas informa dormir apenas 6 horas por noite, pode ser incentivado para que diminua gradualmente o tempo na cama para sete horas, com o objetivo de aumentar tanto o desejo de dormir como o nível de suas atividades diurnas, em especial as atividades sociais e físicas – que melhoram o humor (consultar a seção "Combinação da oportunidade de dormir com a capacidade de dormir"). O médico também pode recomendar uma sessão de fototerapia pela manhã com duração de 45 minutos, logo após o despertar, para melhorar o humor e aumentar o estado de alerta do paciente. Curiosamente, metade dos indivíduos com depressão grave apresenta rápida melhora dos sintomas após uma privação total ou parcial do sono, mas essa técnica se faz acompanhar por efeitos adversos e, além disso, as melhoras se dissipam rapidamente após o sono de recuperação.

Transtorno bipolar

Os problemas de sono são tão comuns em pessoas com depressão bipolar quanto em pessoas com depressão unipolar, estendendo-se além dos limites da insônia e da hipersonia, com a ocorrência de padrões de sono irregulares, atraso na fase do sono e diminuição da necessidade de sono (Harvey et al., 2017). Em muitos casos, o atraso na fase do sono e a desregulação circadiana são decorrentes de horários irregulares, inconvenientes ou inadequados dos *zeitgebers* que regulam os ritmos circadianos, como exposição à luz, envolvimento em atividades e programação de refeições e eventos sociais. Em pacientes com transtorno bipolar, os distúrbios do sono pioram os sintomas presentes, aumentam o risco tanto para o início do problema quanto de sua recaída e têm continuidade entre episódios. É provável que os distúrbios do sono contribuam para a desinibição dos circuitos neurais do humor, da recompensa e da atenção, característicos do transtorno bipolar. A privação do sono, por exemplo, pode desencadear episódios maníacos ou hipomaníacos, em contraste com a melhora dos sintomas que ocorre em casos de depressão unipolar. Nos casos de transtorno bipolar, as alterações que ocorrem na arquitetura do sono são semelhantes às observadas na depressão maior, mas os resultados são menos consistentes.

É importante o momento de administração dos medicamentos utilizados no tratamento do transtorno bipolar. Antidepressivos para depressão unipolar também são prescritos para pacientes com depressão bipolar, e podem ter efeitos ativadores semelhantes (ver subseção "Transtorno depressivo maior"); os ADT e os ISRS demonstram maior propensão para a precipitação de episódios maníacos. Antipsicóticos atípicos prescritos especificamente para transtorno bipolar que tenham efeitos sedativos, como quetiapina e olanzapina, devem ser tomados ao deitar. Estabilizadores do humor, como a lamotrigina, que afetam a função circadiana ao atrasar o início do sono, devem ser tomados pela manhã. Tal como acontece com a depressão, as técnicas de TCC podem funcionar sinergicamente para melhorar os sintomas bipolares e as queixas relativas ao sono. Na verdade, recentemente foi testado um protocolo de TCC modificado, projetado para tratar simultaneamente sintomas de transtorno bipolar, insônia e desregulação circadiana, com relatos de sucesso (Kaplan e Harvey, 2013).

Transtorno de ansiedade

Tal como acontece com outros transtornos psiquiátricos, os distúrbios subjetivos do sono são incluídos como critérios diagnósticos para ansiedade generalizada, por ocorrerem com muita frequência (Krystal et al., 2017). Até 80% das pessoas com ansiedade apresentam sintomas compatíveis com insônia (Taylor et al., 2005). Normalmente, os problemas do sono começam junto com o início da ansiedade, mas a ansiedade também pode perturbar diretamente o sono, como nos ataques de pânico noturnos. Pode haver compartilhamento de vias causais por esses distúrbios, porque pessoas com ansiedade ou insônia apresentam um aumento na ativação nos sistemas de neurotransmissores promotores de vigília. Porém, até o momento, nenhuma anormalidade na arquitetura do sono foi descoberta em casos de ansiedade.

A TCC é o tratamento recomendado como de primeira linha para todos os transtornos de ansiedade – incluindo o transtorno do pânico e a ansiedade generalizada –, bem como para a insônia. Na verdade, a integração de técnicas de TCC com o objetivo de abordar ambos os transtornos já é objeto de estudo (Stanley et al., 2004). Orientações do médico sobre o sono normal e hábitos de sono saudáveis, junto com a correção de qualquer comportamento ou crença inadequada em relação ao sono, são medidas que podem ajudar a reduzir os sintomas de ansiedade e a melhorar o sono. Assim, pacientes com diagnóstico de ansiedade geralmente serão beneficiados com orientações sobre o sono; estratégias de relaxamento; e técnicas cognitivas que limitam a verificação das horas à noite, incentivam o paciente a desafiar e reformular crenças equivocadas e desprovidas de utilidade acerca do sono e a cultivar uma abordagem consciente da experiência de estar acordado à noite (ver subseções "Relaxe o Corpo" e "Acalme a Mente", mais adiante neste capítulo). Embora os médicos frequentemente prescrevam benzodiazepínicos para o tratamento de transtornos de ansiedade, uma vez que tais medicamentos reduzem a latência do início do sono, eles também suprimem o sono REM e N3.

Transtorno de estresse pós-traumático

Em geral, pessoas com TEPT também sofrem de distúrbio subjetivo do sono, que é um dos seus critérios diagnósticos (Krystal et al., 2017). Entre os problemas do sono, os pacientes podem apresentar-se com dificuldade em adormecer e permanecer dormindo (90%) e ter pesadelos (70%) – sintomas que refletem os domínios relacionados ao trauma de revivência e hipervigilância. Os pesadelos podem ser agravados pela AOS, que ocorre com mais frequência nessa população. O TEPT também deve ser diferenciado do transtorno de comportamento REM (TCR), uma parassonia em que ocorre perda da atonia muscular normal típica do sono REM e na qual os sonhos, muitas vezes com conteúdo violento, são "encenados". Apesar desses relatos subjetivos de distúrbios do sono por pacientes com TEPT, as únicas anormalidades consistentes na arquitetura do sono estão relacionadas ao sono REM (p. ex., maior densidade REM e transições mais frequentes do sono REM).

Os pacientes com TEPT devem ser cuidadosamente examinados para a presença de possíveis distúrbios do sono, sobretudo insônia, pesadelos, apneia do sono e TCR. O médico deve tratar adequadamente os problemas de sono diagnosticados, porque as queixas relativas ao sono podem persistir mesmo depois de um bem-sucedido tratamento do TEPT. Conforme já foi ventilado anteriormente na subseção "Insônia", o tratamento mais eficaz para a insônia é a TCC. Os pesadelos relacionados ao TEPT serão abordados mais adequadamente com um protocolo validado, como a terapia baseada na reestruturação de imagens (*Imagery Rehearsal. Therapy*) (Nadorff et al., 2014). Essa terapia, na qual o paciente "reescreve" um sonho desagradável para torná-lo mais positivo e fortalecedor, é um tratamento empírico que depende da prática diária da reescritura dos sonhos, mas permite que a pessoa diminua a frequência e/ou gravidade dos pesadelos, sem necessidade de medicação (Morganthaler et al., 2018). A administração de prazosina ou clonidina também pode ajudar a diminuir a frequência e a gravidade dos pesadelos, mas outros medicamentos comumente prescritos, como os ISRS, devem ser usados com mais cautela, pois podem ativar e também iniciar ou exacerbar os sintomas de TCR.

Transtornos do espectro da esquizofrenia

A esquizofrenia está associada a vários distúrbios do sono, como noites sem dormir, insônia, hipersonia, pesadelos, padrões irregulares de sono-vigília e desregulação circadiana de todos os tipos (Benson e Feinberg, 2017; Wulff et al., 2012). A desregulação circadiana pode refletir comportamentos inadequados de sono-vigília, exposição diminuída a *zeitgebers* eficazes e/ou alterações na secreção de melatonina. A deterioração do sono prognostica agravamento ou recorrência de sintomas psicóticos, bem como dificuldades para lidar com as situações. Objetivamente, pessoas esquizofrênicas se apresentam com dificuldade no início e na manutenção do sono, diminuição do tempo total de sono e redução do sono REM. Em decorrência da desregulação circadiana, muitos pacientes esquizofrênicos são beneficiados com esforços para o estabelecimento de um esquema de sono-vigília mais regular e com o reforço desse esquema com sinais circadianos extras, tais como refeições e atividades (tanto físicas como sociais) praticadas com maior regularidade (ver subseção "Estabelecimento e manutenção da boa higiene do sono", mais adiante).

A medicação apropriada é a base do tratamento da esquizofrenia. Os antipsicóticos, tanto de primeira quanto de segunda geração, podem melhorar o sono, por reduzirem o tempo até que o paciente adormeça, ou o tempo de vigília durante a noite; e também por aumentarem o tempo total de sono. No entanto, clozapina e olanzapina podem aumentar a duração do sono noturno até níveis problemáticos (12-14 horas), possivelmente devido aos seus efeitos sobre a serotonina, dopamina, norepinefrina e GABA. Os medicamentos antipsicóticos também podem induzir SPI e MPMS, bem como parassonias como o sonambulismo, porque sua ação diminui os níveis de dopamina. Nessa população, as técnicas de TCC constituem uma terapia adjuvante importante, porque abordam crenças imprecisas sobre o sono e comportamentos de sono-vigília desadaptativos. Na verdade, pesquisadores desenvolveram um protocolo modificado de TCC-insônia com o objetivo de abordar os diversos problemas de sono que ocorrem em pessoas esquizofrênicas (Freeman et al., 2015).

Transtorno do déficit de atenção e hiperatividade

O TDAH é comumente diagnosticado na infância; em dois terços dos indivíduos diagnosticados, o transtorno persiste na idade adulta (Cortese e Lecendreux, 2017). Originalmente, os distúrbios do sono constituíam um critério para TDAH, tendo ressurgido em orientações mais recentes como diagnóstico diferencial para apneia do sono ou atraso na fase do sono. Em crianças com TDAH, até 70% apresentam problemas de sono – inclusive maus hábitos de sono, insônia, atraso na fase do sono, apneia do sono, MPMS e SPI –, mas ainda não foi determinada a prevalência de tais problemas em adultos. Os efeitos ativadores dos medicamentos estimulantes usados no tratamento de TDAH complicam ainda mais o quadro clínico. Os distúrbios do sono devem ser cuidadosamente avaliados e, quando houver indicação, o médico deverá prescrever tratamentos empiricamente comprovados para AOS, SPI e insônia. São limitadas as evidências para o tratamento do atraso da fase do sono, mas duas terapias que podem ter utilidade são a fototerapia (Rybak et al., 2006) e a administração de melatonina (Auger et al., 2015).

Transtornos do espectro autista

Distúrbios do sono são de ocorrência comum em crianças com transtornos do espectro autista: até 80% dos pacientes apresentam problemas de sono, sobretudo insônia no início do sono (Veatch et al., 2015). A continuação e a evolução desses problemas ainda não foram devidamente esclarecidas na vida adulta, embora a insônia continue a ser um aspecto comumente observado (Goldman et al., 2017). Os problemas do sono exacerbam os sintomas do transtorno do espectro autista, pioram o funcionamento diário e influenciam negativamente a dinâmica familiar. A etiologia desse problema é multifatorial, com contribuições neurológicas (anormalidades na síntese de melatonina), clínicas e psiquiátricas (vulnerabilidade a convulsões e TDAH) e comportamentais (hipersensibilidade a estímulos, maus hábitos de sono). Sintomas comportamentais, como insensibilidade a sinais sociais e uma preferência por equipamentos eletrônicos, podem aumentar o risco de ocorrência de desregulação circadiana. A parassonia também pode ser mais comum em pessoas com transtornos do espectro autista, mas ainda não foi definida a suscetibilidade a outros distúrbios do sono, como AOS ou SPI. Educação e higiene do sono são abordagens de primeira linha que devem ser recomendadas para problemas do sono entre pessoas com transtornos do espectro autista; essas terapias devem ser acompanhadas por um tratamento adequado dos problemas clínicos e psiquiátricos que afetam o sono. Também é importante que médicos e cuidadores tenham ciência de como os medicamentos prescritos podem afetar o sono.

Uso e dependência de drogas

Em sua maioria, as substâncias suscetíveis ao uso abusivo alteram os padrões e a arquitetura do sono. Os efeitos específicos dependem de serem tais substâncias sedativas ou ativadoras. Um questionamento cuidadoso poderá revelar se o paciente é usuário por razões sociais ou como um "tratamento" de suas dificuldades do sono-vigília. Nesse último caso, o médico deve recomendar uma avaliação e tratamento apropriados para distúrbios relacionados ao sono, clínicos ou psiquiátricos, inclusive, em caso de necessidade, com o encaminhamento do paciente para um especialista em abuso de drogas (Roehrs e Roth, 2017).

Sedativos como o álcool, benzodiazepínicos e opiáceos podem encurtar o início do sono na primeira metade da noite, mas podem perturbar o sono em decorrência dos efeitos de rebote na segunda metade. Tais sedativos também suprimem o impulso respiratório, o que aumenta o risco de AOS e MPMS. O uso de estimulantes promove a vigília, mediante a alteração dos agentes neuroquímicos: a cafeína bloqueia a adenosina, evitando o aumento do desejo de dormir, e as anfetaminas promovem maior liberação de dopamina. Os efeitos ativadores dos estimulantes provocam insônia à noite, seguida de sonolência durante o dia; e tal situação perpetua o ciclo do uso. Qualquer substância ou medicamento de meia-vida curta, como a nicotina, perturba particularmente o sono porque os desejos decorrentes da abstinência são mais frequentes e intensos. Todas as substâncias aqui mencionadas, inclusive a maconha, suprimem o sono REM e, se descontinuadas, provocarão rebote do sono REM. Além da supressão do REM, ainda não foram esclarecidos os demais efeitos da maconha no sono, sobretudo com o uso das variedades mais potentes atualmente cultivadas.

Demência e doenças neurodegenerativas

A fisiopatologia habitual dos distúrbios neurodegenerativos, isto é, a destruição de neurônios, normalmente resulta do acúmulo neurotóxico de proteínas excessivas do sistema nervoso central, com beta-amiloide (doença de Alzheimer), tau (demência frontotemporal e encefalopatia traumática crônica) e alfa-sinucleína (doença de Parkinson e demência por corpos de Lewy). Pesquisas recentes sugerem que o sono e em particular o sono de ondas lentas, desempenha uma função crítica na eliminação adequada dessas proteínas, e que o comprometimento do sono pode ser um mecanismo conducente ao desenvolvimento de tais distúrbios (Xie et al., 2013).

Habitualmente, os sistemas e padrões do sono ficam comprometidos em pacientes com distúrbios neurodegenerativos. Em tais casos, são vários os distúrbios do sono que poderão ocorrer. Foi observada uma robusta ligação entre SPI, MPMS e TCR e as α-sinucleinopatias; e tais distúrbios podem preceder em vários anos o início perceptível da doença (Kutscher et al., 2014). Podem ocorrer problemas com os ritmos circadianos; com frequência pacientes se apresentam com distúrbios de fase avançada nos estágios iniciais do transtorno e com padrões irregulares de sono-vigília em estágios posteriores, quando dormem e acordam de modo intermitente ao longo das 24 horas do dia. O isolamento social e físico, a limitação da mobilidade e da atividade e a reduzida exposição à luz agravam os padrões irregulares de sono e vigília, pois ocorre perda dos sinais ambientais que regulam os ritmos circadianos. Tendo em vista o comprometimento cognitivo relacionado à demência, o tratamento não farmacológico deve se concentrar em estratégias comportamentais e não cognitivas, com o objetivo de combater a insônia e a desregulação circadiana. Além disso, devem ser implementados medicamentos ou dispositivos de controle para outras perturbações do sono, em colaboração com os cuidadores do paciente.

ESTRATÉGIAS COGNITIVO-COMPORTAMENTAIS PARA MELHORA DO SONO

Visão geral dos princípios da terapia cognitivo-comportamental

Os princípios da TCC constituem a base para abordagens não farmacológicas com vistas à diminuição da ansiedade, melhora do humor, perda de peso e melhora do tratamento dos distúrbios crônicos. O tratamento dos problemas do sono não constitui exceção. Conforme já foi discutido anteriormente, já ficou demonstrado que as técnicas de TCC são ainda mais eficazes do que os medicamentos sedativo-hipnóticos para a resolução da insônia e também para a manutenção dos ganhos em longo prazo (Morin et al., 2006).

O princípio fundamental subjacente a qualquer tratamento com TCC é a conexão entre pensamentos, sentimentos, comportamentos e corpo. Graças a essa interligação, a mudança de um componente pode levar à mudança dos demais. A mudança de comportamentos na hora de dormir, por exemplo, pode modificar o estresse corporal e ajudar no relaxamento; e a mudança dos pensamentos sobre a vigília à noite pode promover uma transformação dos sentimentos acerca dessa experiência. As técnicas de TCC são instrumentos poderosos, porque mudam hábitos de sono que em nada ajudam ao paciente, ao mesmo tempo que tiram vantagem do impulso do sono e da biologia circadiana. Nas subseções a seguir, descrevemos algumas das técnicas de TCC mais eficazes para melhora do sono.

Combinação da oportunidade do sono com a capacidade de dormir

Pessoas que relatam problemas para dormir e/ou permanecer dormindo costumam passar longos períodos acordadas à noite (> 30 minutos). A maneira mais rápida e eficaz de reduzir o tempo acordado à noite consiste em combinar a *oportunidade do sono* (quantidade de tempo passado na cama todas as noites) com a *capacidade de dormir* (quantidade média de sono todas as noites, que pode ser estimada com o uso de um diário do sono ao longo de duas semanas; exemplos de diário podem ser encontrados na internet). Essencialmente, essa técnica comportamental elimina a vigília do tempo passado na cama, promovendo a consolidação do sono e melhorando sua qualidade. Com a diminuição da vigília noturna e a melhora na qualidade do sono, o tempo na cama vai aumentando gradualmente a cada semana, até que o paciente tenha alcançado a duração ideal do sono.

Essa intervenção, conhecida como *restrição do sono* ou *restrição do tempo na cama* (Spielman et al., 1987b), contradiz a ideia amplamente difundida de que mais tempo na cama significa um sono mais prolongado e melhor. Na verdade, quando pessoas com insônia passam mais tempo na cama, ocorre deterioração na qualidade do sono, pois diminui o desejo de dormir, aumenta a vigília noturna e aumentam a preocupação com a capacidade de dormir e o esforço para adormecer – fatores que interferem no sono natural. Paradoxalmente, a realidade (apoiada por pesquisas substanciais) demonstra que a *diminuição* do tempo na cama é a forma mais eficaz de melhorar o sono, por aumentar o desejo de dormir e, em consequência, diminuir o tempo de vigília, a preocupação com o sono e o esforço para dormir.

Mas essa técnica deve ser aplicada com cautela, porque a limitação do tempo na cama gera um estado de leve privação do sono, pois pessoas com insônia quase sempre superestimam a quantidade de tempo que passam acordadas à noite e subestimam a quantidade de tempo que passam dormindo. O tempo na cama não deve ser inferior a cinco horas, para que a pessoa não sinta sonolência diurna excessiva; esse tempo talvez ainda deva ser maior para indivíduos que se apresentam com perda do sono em decorrência de AOS, SPI ou atraso na fase do sono, bem como para indivíduos em risco de mania, enxaquecas ou convulsões. A implementação de uma restrição mais gradual também pode agradar àqueles pacientes que lutam para sair da cama por causa de depressão, psicose ou desmotivação. Por fim, o médico deve ter em mente que as condições psiquiátricas e os medicamentos psicotrópicos também podem afetar os níveis de energia e fadiga diurna; diante disso, é quase certo que fatores não relacionados ao sono também terão de ser abordados, para que essas pessoas tenham o seu funcionamento diurno otimizado (ver outros capítulos do livro).

Reassociação da cama e do quarto de dormir com o sono e a sonolência

O ato de ficar acordado à noite, sem nada para distrair ou ocupar nossas mentes, pode aumentar nossa preocupação com o sono, e também com outros fatores estressantes. Esse estado de vigília preocupada pode estar inconscientemente associado à cama, ao quarto e à hora de dormir. Em vez de funcionarem como sinais positivos para o sono e a sonolência, a cama, o quarto e a hora de dormir tornam-se sinais condicionados para uma vigília frustrante e plena de ansiedade. Quando isso ocorre, as pessoas podem até cochilar no sofá nas proximidades da hora de dormir, mas acordarão ao tentarem dormir na cama.

A melhor maneira de fazer que essa associação inconsciente desapareça é com o uso de uma técnica comportamental conhecida como *controle de estímulos* ou *treinamento de reassociação na cama* (Bootzin et al., 1991). Essa abordagem instrui a pessoa afetada a 1) ir para a cama apenas quando estiver com sono; 2) levantar da cama se estiver acordada à noite (> 20 minutos) e voltar para a cama somente quando estiver com sono; 3) dormir apenas na cama; 4) fazer atividades de vigília (ler, assistir à televisão, usar celulares ou laptops) longe da cama ou do quarto; e 5) levantar da cama no mesmo horário todas as manhãs, independentemente da duração do sono da noite anterior. A aderência rigorosa a essas instruções funcionará como reforço para que a cama, o quarto e a hora de dormir funcionem como dicas para o sono e a sonolência.

Essa técnica será mais eficaz se for rigorosamente implementada, mas poderá ser modificada no caso de pessoas com baixa motivação, dor crônica ou comprometimento cognitivo, ou naquelas em risco de sofrer quedas. Uma abordagem alternativa proporcionaria sinais diferentes para dormir e acordar, permitindo que as pessoas se sentassem na cama sobre as cobertas com as luzes acesas quando estivessem acordadas, ao mesmo tempo que as encorajaria a se deitarem na cama debaixo das cobertas com as luzes apagadas durante o sono. Essas pessoas talvez necessitem de ajuda para fazer a distinção entre sonolência (predisposição para adormecer, evidenciada por olhos pesados, respiração lenta e oscilação da cabeça) e cansaço (sensação de exaustão física e mental, não acompanhada por sinais de sonolência), em especial no contexto de transtornos psiquiátricos e de uso de medicamentos psicotrópicos. Uma condição fundamental para o sucesso dessa técnica é assegurar que a pessoa vá para a cama apenas quando estiver com sono, e não quando apenas estiver cansada.

Estabeleça e mantenha uma boa higiene do sono

Higiene do sono refere-se a fatores ambientais e a práticas de saúde ou de estilo de vida que ajudam ou dificultam o sono (Hauri, 1991). Entre os fatores ambientais, podem ser citados o estabelecimento de um ambiente de sono protegido. As práticas de saúde incluem o uso adequado de álcool e cafeína, além de uma dieta saudável e de uma prática de exercícios físicos adequada. Uma boa higiene do sono pode proporcionar um sono melhor, mas geralmente não é capaz de *per se* corrigir um sono insatisfatório. A boa higiene do sono consiste nas seguintes técnicas:

- Certifique-se de que o quarto esteja escuro, fresco, silencioso e confortável, embora as preferências individuais possam variar. Colchões e travesseiros podem ser firmes ou macios. No quarto, a temperatura mais adequada para dormir se situa entre 16,5 e 20°C. A pessoa pode usar uma máscara tapa-olhos, persianas fechadas, tampões para os ouvidos, ruído branco, ar-condicionado ou cobertores para otimização do ambiente de sono. Equipamentos eletrônicos e telas devem ser mantidos fora do quarto.
- Certifique-se de que o uso de drogas ou outras substâncias não interfira no sono. Limite o consumo de cafeína a três ou menos porções, que devem ter sido consumidas pelo menos 12 horas antes de dormir. Beba álcool moderadamente e pare de beber pelo menos 3 a 4 horas antes de dormir. Não recorra a bebidas alcoólicas como ajuda para dormir. Pare de fumar, para ser beneficiado em seu sono e saúde.
- Programe adequadamente suas refeições e atividades. Pratique atividade física com regularidade durante o dia para aumentar o impulso do sono, mas interrompa a atividade pelo menos 3 a 4 horas antes de dormir, para que seu corpo tenha tempo suficiente para esfriar, pois o aumento da temperatura corporal central é fator que fará que você fique alerta. Faça refeições regulares ao longo do dia e alinhadas com os padrões circadianos de sono-vigília. Além disso, você deve dar tempo suficiente para que ocorra uma boa digestão, antes que vá para a cama. Uma boa regra consiste em comer uma hora depois de acordar e não comer três a quatro horas antes de dormir.

Elimine ou limite os cochilos

A eliminação dos cochilos durante o dia pode aumentar o impulso do sono, reforçar os padrões circadianos apropriados para o sono-vigília e fortalecer a associação entre cama e sono. Algumas pessoas são beneficiadas com cochilos diurnos, sobretudo devido aos efeitos sedativos dos medicamentos psicotrópicos. Se for muito difícil evitar os cochilos diurnos ou aderir às regras de restrição de tempo na cama, um cochilo curto com duração inferior a 45 minutos, tirado de sete a nove antes de dormir, não interferirá no sono da noite seguinte. Sono extra não é a única estratégia para combater a sonolência diurna ou a sedação.

Iluminação intensa e atividade física ou social são fatores que reduzem a sonolência diurna, além de resultar em outros benefícios, como o aumento no desejo de dormir e a melhora do sono e do humor.

Aumente o nível de atividade

Quando ficamos mais tempo acordados, ocorre um acúmulo do impulso do sono, mas este também aumentará com maiores níveis de atividade. Durante o dia, quanto mais ativos somos – física, social e mentalmente, maior será nosso desejo de dormir na hora de ir para a cama. Quanto maior for nosso impulso de sono, maior será a probabilidade de adormecermos mais rapidamente, e menor a probabilidade de acordarmos durante a noite. Se a pessoa encontrar maneiras de ser mais ativa durante o dia, mesmo em breves "surtos", poderá melhorar seu sono noturno. Como deixa bem claro a Segunda Parte, "Exercícios na prevenção e tratamento de transtornos psiquiátricos específicos", o aumento da atividade não só melhora o sono, mas também diminui a ansiedade e melhora o humor, além de facilitar o tratamento de transtornos psiquiátricos.

Relaxe o corpo

Se você estiver com sua mente estressada e o corpo tenso, isso será um obstáculo em sua trajetória para conseguir dormir bem; por outro lado, uma mente calma e um corpo relaxado facilitam o caminho para um sono reparador. Quando nosso sistema nervoso simpático é ativado, ficamos com os músculos tensos, a frequência cardíaca acelera, a respiração fica rápida e superficial e os pensamentos ficam tomados por preocupações e emoções negativas. Essa resposta de *lutar ou fugir* é antitética com relação ao sono. A ativação do sistema parassimpático, por outro lado, faz que os músculos fiquem relaxados, a frequência cardíaca fica mais lenta, a respiração se torna mais profunda e a mente se acalma. Essa resposta de *descanso e assimilação* facilita nosso sono. Quando a atividade simpática ocorre em níveis baixos e a atividade parassimpática está intensa, adormecemos e continuamos dormindo com mais facilidade.

O melhor momento para que relaxemos e nos livremos do estresse do dia é aquela hora que precede nossa ida para a cama. Nesse período de relaxamento, a pessoa deve apenas se envolver com atividades relaxantes e agradáveis, em vez de fazer atividades produtivas e orientadas para objetivos – nada de trabalhar, pagar contas ou envolver-se em conversas estressantes. Conforme foi observado nos capítulos anteriores na Terceira Parte, "Corpo saudável, mente saudável", o relaxamento intencional é uma das melhores maneiras de se desligar e desestressar das ocorrências do dia – em outras palavras, uma forma muito satisfatória de mudar o equilíbrio simpático-parassimpático em favor do sono. Com a ajuda de recursos existentes na internet, nos aplicativos e em atividades presenciais, pode-se aprender técnicas de respiração diafragmática, exame corporal, relaxamento muscular progressivo, imagens visuais, meditação, atenção plena (*mindfulness*), yoga restaurativo e *biofeedback* – procedimentos que podem ser incorporados ao período de relaxamento que antecede a hora de ir para a cama dormir. Contudo, tais abordagens levam tempo; então, é crucial que a pessoa tenha paciência, persista em seu aprendizado e pratique. Antes de tentar outra técnica qualquer, a pessoa deverá praticar diariamente a técnica escolhida ao longo de pelo menos duas a quatro semanas.

Acalme a mente

É possível diminuir o estresse duas a três horas antes de dormir mediante o envolvimento em *preocupações construtivas* durante 20 a 30 minutos. Essa estratégia requer a elaboração de uma lista de preocupações ou inquietações que normalmente surgem à noite e então 1) *resolver* as preocupações. Para tanto, a pessoa deve escrever ao lado de cada uma delas um passo simples, mas específico, para tomar no dia seguinte, ou 2) *deixar de lado* as preocupações, rasgando o papel e o jogando fora. Esse tempo de 20 a 30 minutos também pode ser usado no questionamento e na reformulação de crenças imprecisas e pouco úteis sobre o sono; essa atitude pode ajudar a contornar o ciclo vicioso de insônia que se segue quando pensamentos inúteis, emoções negativas e comportamentos inadequados exacerbam e perpetuam os distúrbios do sono. Alguns dos *mitos comuns do sono* são: acreditar que o sono deve acontecer rapidamente e que acordar durante a noite é anormal; culpar o sono insatisfatório por toda a fadiga e deficiência sentidas durante o dia; atribuir qualquer problema de saúde mental ou física ao sono insuficiente; e pensar que o sono deve ser o ponto focal dos esforços diários e noturnos.

Outra estratégia que também pode beneficiar o sono consiste em transformar emoções negativas e angustiantes sobre o sono ou sobre a experiência de estar acordado à noite em emoções mais positivas e de aceitação. Uma maneira de cumprir essa estratégia consiste em não prestar atenção no relógio quando estiver acordado durante a noite. Embora seja um hábito para muitas pessoas, olhar para o relógio para "ver que horas são" interfere no sono, porque a contagem mental de "quanto tempo passei dormindo" *versus* "quanto tempo ainda tenho que dormir" provoca ansiedade, e essa é uma coisa impossível de evitar. Uma estratégia muito mais benéfica consiste em definir um alarme para o horário desejado antes de ir para a cama e depois virar o relógio, afastá-lo, colocá-lo no outro canto do quarto ou, se necessário, removê-lo do quarto.

Outra maneira de transformar o "sofrimento" que muitas vezes ocorre quando estamos acordados à noite é adotar uma abordagem mais voltada para a atenção plena, para dormir. Essa abordagem incentiva a pessoa a abandonar qualquer julgamento sobre a experiência ("Isso é terrível!") ou qualquer esforço para a transformação da experiência, de modo a torná-la diferente do que é ("Preciso voltar a dormir!"). Com o uso da atenção plena, a pessoa tem uma atitude de aceitação da experiência, em vez de tentar mudá-la, por acreditar que sua mente e seu corpo lhe darão o que ela precisa, com a devida autocorreção para qualquer perda de sono. Uma abordagem por *mindfulness* diminui a ansiedade, a frustração e o desespero noturnos. Embora esse estado emocional de maior relaxamento possa facilitar o retorno ao sono, a abordagem com atenção plena não se concentra em nenhum objetivo, além da própria experiência. O cultivo de uma abordagem mais consciente, por exemplo, aprender a relaxar, depende de paciência, persistência e, acima de tudo, prática. Contudo, conforme foi enfatizado em outros capítulos, as recompensas podem ser sinérgicas, porque a atenção plena pode melhorar não só o sono, mas também o humor, a energia, a capacidade de lidar com a situação e a tolerância ao estresse.

CONCLUSÃO

Existe uma associação entre os problemas do sono (p. ex., sono insuficiente, insônia, AOS, distúrbios do ritmo circadiano e SPI) e quase todos os transtornos psiquiátricos. Considerando que o sono é um processo biológico fundamental que ajuda na manutenção da resiliência e do bem-estar físico, mental e emocional, passa a ser fundamental o aprendizado de como criar condições para que se tenha um sono saudável e para sua manutenção, no controle dos sintomas psiquiátricos e na otimização das funções. Os medicamentos psiquiátricos são importantes para o controle dos sintomas, mas podem afetar negativamente o sono. Um tratamento eficaz do sono não só diminui o ônus representado pela administração de tais fármacos – de ocorrência tão comum nas doenças mentais –, mas, como sugerem pesquisas recentemente publicadas, também funciona sinergicamente com outras intervenções no estilo de vida com vistas ao aumento da energia, melhora do desempenho, do humor e da cognição, e para fortalecer a capacidade de lidar com a situação.

PERGUNTAS PARA DISCUSSÃO

1. Cite os dois processos biológicos que impulsionam o sono. De que modo sua interação determina a sonolência e a vigília, bem como as flutuações no desempenho, ao longo de um período de 24 horas?

2. Quais são os distúrbios do sono comumente associados a transtornos psiquiátricos dos pacientes atendidos em sua clínica? Quais são os sintomas para distúrbios do sono que caracterizam esses transtornos?
3. Cite três técnicas comportamentais ou cognitivas que você poderia utilizar para melhorar o sono de seus pacientes. Você aplicaria rigidamente essas técnicas ou faria modificações para determinadas populações?

LEITURAS RECOMENDADAS

1. Asarnow LD, Soehner AM, Harvey AG: Basic sleep and circadian science as building blocks for behavioral interventions: a translational approach for mood disorders. Behav Neurosci 128(3):360-370, 2014.
2. Manber R, Carney C: Quiet Your Mind and Get to Sleep: Solutions to Insomnia for Those With Depression, Anxiety, or Chronic Pain. Oakland, CA, New Harbinger, 2009.
3. Walker MP: The role of sleep in cognition and emotion. Ann NY Acad Sci 1156(1):168-197, 2009.

REFERÊNCIAS

1. Asarnow LD, Soehner AM, Harvey AG: Basic sleep and circadian science as building blocks for behavioral interventions: a translational approach for mood disorders. Behav Neurosci 128(3):360-370, 2014 24773429.
2. Auger RR, Burgess HJ, Emens JS, et al: Clinical practice guideline for the treatment of intrinsic circadian rhythm sleep-wake disorders: advanced sleep-wake phase disorder (ASWPD), delayed sleep-wake phase disorder (DSWPD), non- 24-hour sleep-wake rhythm disorder (N24SWD), and irregular sleep-wake rhythm disorder (ISWRD): an update for 2015 – an American Academy of Sleep Medicine clinical practice guideline. J Clin Sleep Med 11(10):1199-1236, 2015 26414986.
3. Benson KL, Feinberg I: Schizophrenia, in Principles and Practice of Sleep Medicine, 6th Edition. Philadelphia, PA, Elsevier, 2017, pp 1370-1379.
4. Bootzin RR, Epstein DR, Wood JM: Stimulus control instructions, in Case Studies in Insomnia. New York, Springer, 1991, pp 19-28.
5. Chung F, Yegneswaran B, Liao P, et al: STOP Questionnaire: A tool to screen patients for obstructive sleep apnea. Anesthesiology 108(5):812-821, 2008 18431116.
6. Cortese S, Lecendreux M: Sleep disturbances in attention-deficit/hyperactivity disorder, in Principles and Practice of Sleep Medicine, 6th Edition. Philadelphia, PA, Elsevier, 2017, pp 1390-1397.
7. Cortese S, Konofal E, Lecendreux M, et al: Restless legs syndrome and attentiondeficit/hyperactivity disorder: a review of the literature. Sleep 28(8):1007-1013, 2005 16218085.
8. Durmer JS, Dinges DF: Neurocognitive consequences of sleep deprivation. Semin Neurol 25(1):117-129, 2005 15798944.
9. Edinger JD, Olsen MK, Stechuchak KM, et al: Cognitive behavioral therapy for patients with primary insomnia or insomnia associated predominantly with mixed psychiatric disorders: a randomized clinical trial. Sleep 32(4):499-510, 2009 19413144.
10. Freeman D, Waite F, Startup H, et al: Efficacy of cognitive behavioural therapy for sleep improvement in patients with persistent delusions and hallucinations (BEST): a prospective, assessor-blind, randomised controlled pilot trial. Lancet Psychiatry 2(11):975–983, 2015 26363701.
11. Goldman SE, Alder ML, Burgess HJ, et al: Characterizing sleep in adolescents and adults with autism spectrum disorders. J Autism Dev Disord 47(6):1682-1695, 2017 28286917.

12. Harvey AG, Soehner AM, Buysse DJ: Bipolar disorder, in Principles and Practice of Sleep Medicine, 6th Edition. Philadelphia, PA, Elsevier, 2017, pp 1363-1369.
13. Hauri PJ: Sleep hygiene, relaxation therapy, and cognitive interventions, in Case Studies in Insomnia. New York, Springer, 1991, pp 65-84.
14. Horne JA, Östberg O: A self-assessment questionnaire to determine morningness-eveningness in human circadian rhythms. Int J Chronobiol 4(2):97-110, 1976 1027738.
15. Johns MW: A new method for measuring daytime sleepiness: the Epworth Sleepiness Scale. Sleep 14(6):540-545, 1991 1798888.
16. Kaplan KA, Harvey AG: Behavioral treatment of insomnia in bipolar disorder. Am J Psychiatry 170(7):716-720, 2013 23820830.
17. Knutson KL, Spiegel K, Penev P, et al: The metabolic consequences of sleep deprivation. Sleep Med Rev 11(3):163-178, 2007 17442599.
18. Krystal AD, Stein MB, Szabo ST: Anxiety disorders and posttraumatic stress disorder, in Principles and Practice of Sleep Medicine, 6th Edition. Philadelphia, PA, Elsevier, 2017, pp 1341-1351.
19. Kutscher SJ, Farshidpanah S, Claassen DO: Sleep dysfunction and its management in Parkinson's disease. Curr Treat Options Neurol 16(8):304, 2014 24930678.
20. Manber R, Edinger JD, Gress JL, et al: Cognitive behavioral therapy for insomnia enhances depression outcome in patients with comorbid major depressive disorder and insomnia. Sleep 31(4):489-495, 2008 18457236.
21. Minkel JD, Krystal AD, Benca RM: Unipolar major depression, in Principles and Practice of Sleep Medicine, 6th Edition. Philadelphia, PA, Elsevier, 2017, pp 1352-1362.
22. Morganthaler TI, Auerbach S, Casey KR, et al: Position paper for the treatment of nightmare disorder in adults: an American Academy of Sleep Medicine Position Paper. J Clin Sleep Med 14(6):1041-1055, 2018 29852917.
23. Morin CM, Bootzin RR, Buysse DJ, et al: Psychological and behavioral treatment of insomnia: update of the recent evidence (1998–2004). Sleep 29(11):1398-1414, 2006 17162986.
24. Nadorff MR, Lambdin KK, Germain A: Pharmacological and non-pharmacological treatments for nightmare disorder. Int Rev Psychiatry 26(2):225-236, 2014 24892897.
25. Ohayon M: Epidemiology of insomnia: what we know and what we still need to learn. Sleep Med Rev 6(2):97-111, 2002 12531146.
26. Qaseem A, Kansagara D, Forciea MA, et al: Management of chronic insomnia disorder in adults: a clinical practice guideline from the American College of Physicians. Ann Intern Med 165(2):125-133, 2016 27136449.
27. Roehrs T, Roth T: Medication and substance abuse, in Principles and Practice of Sleep Medicine, 6th Edition. Philadelphia, PA, Elsevier, 2017, pp 1380-1389.
28. Rybak YE, McNeely HE, Mackenzie BE, et al: An open trial of light therapy in adult attention-deficit/hyperactivity disorder. J Clin Psychiatry 67(10): 1527-1535, 2006 17107243.
29. Spielman AJ, Caruso LS, Glovinsky PB: A behavioral perspective on insomnia treatment. Psychiatr Clin North Am 10(4):541-553, 1987a 3332317.
30. Spielman AJ, Saskin P, Thorpy MJ: Treatment of chronic insomnia by restriction of time in bed. Sleep 10(1):45-56, 1987b 3563247.
31. Stanley MA, Diefenbach GJ, Hopko DR: Cognitive behavioral treatment for older adults with generalized anxiety disorder: a therapist manual for primary care settings. Behav Modif 28(1):73–117, 2004 14710708.
32. Talbot LS, Maguen S, Metzler TJ, et al: Cognitive behavioral therapy for insomnia in posttraumatic stress disorder: a randomized controlled trial. Sleep 37(2):327-341, 2014 24497661.
33. Taylor DJ, Lichstein KL, Durrence HH, et al: Epidemiology of insomnia, depression, and anxiety. Sleep 28(11):1457-1464, 2005 16335332.

34. Veatch OJ, Maxwell-Horn AC, Malow BA: Sleep in autism spectrum disorders. Curr Sleep Med Rep 1(2):131-140, 2015 26046012.
35. Watson NF, Badr MS, Belenky G, et al: Recommended amount of sleep for a healthy adult: a joint consensus statement of the American Academy of Sleep Medicine and Sleep Research Society. J Clin Sleep Med 11(6):591-592, 2015 25979105.
36. Wulff K, Dijk DJ, Middleton B, et al: Sleep and circadian rhythm disruption in schizophrenia. Br J Psychiatry 200(4):308-316, 2012 22194182.
37. Xie L, Kang H, Xu Q, et al: Sleep drives metabolite clearance from the adult brain. Science 342(6156):373-377, 2013 24136970.
38. Young T, Palta M, Dempsey J, et al: The occurrence of sleep-disordered breathing among middle--aged adults. N Engl J Med 328(17):1230-1235, 1993 8464434.

16

Intervenções no estilo de vida para a saúde cardiometabólica em pessoas com transtornos psiquiátricos

Martha C. Ward, M.D.
Robert O. Cotes, M.D.
Stephen J. Bartels, M.D., M.S.

PONTOS PRINCIPAIS

- Indivíduos com perturbações psiquiátricas têm uma expectativa de vida reduzida, em parte devido a comportamentos pouco saudáveis e a condições médicas comórbidas.
- As intervenções no estilo de vida mostram eficácia moderada na melhora dos parâmetros de saúde cardiometabólicos, embora vários estudos clínicos randomizados e controlados individuais e bem concebidos demonstrem uma redução clinicamente significativa no peso.
- Fatores específicos aumentam a eficácia das intervenções no estilo de vida: intervenções manualizadas com duração mínima de três meses e empregando tanto a educação quanto a atividade física.
- Pessoas com doenças mentais graves enfrentam desafios únicos no seu envolvimento em intervenções no estilo de vida (p. ex., pobreza, problemas de acesso e sintomas psiquiátricos).
- É responsabilidade do prescritor monitorar os efeitos cardiometabólicos colaterais da medicação psicotrópica e fazer recomendações ou encaminhamentos terapêuticos apropriados, aí incluídas as intervenções no estilo de vida, quando houver indicação.

Pessoas portadoras de doenças mentais graves – inclusive com esquizofrenia, transtorno bipolar, depressão grave ou transtorno de estresse pós-traumático – têm expectativa de vida consideravelmente menor, em comparação com a população em geral. Em média, a expectativa de vida das pessoas com doenças mentais graves é de 10 a 25 anos inferior à da população em geral, o que espelha uma das maiores disparidades de saúde nos Estados Unidos (Bartels e DiMilia, 2017). As causas dessa disparidade nos índices de mortalidade são multifatoriais, estando em parte relacionadas a maiores riscos de suicídio, violência, acidentes e pobreza. Contudo, a principal causa de mortalidade prematura nesse grupo de alto risco se deve a doenças cardiovasculares e a doenças clínicas crônicas correlatas (Osborn et al., 2007). Os indivíduos pertencentes a esse grupo se apresentam com comportamentos modificáveis associados a taxas dramaticamente mais elevadas de obesidade e de uso de tabaco em comparação à população em geral. Além disso, muitos dos medicamentos psicotrópicos prescritos para pacientes com doenças mentais graves estão associados a efeitos cardiometabólicos adversos (p. ex., ganho de peso, diabetes, hipertensão e hiperlipidemia) (Bak et al., 2014). Uma metanálise de grande porte recentemente publicada, que envolveu mais de três milhões de pessoas com doenças mentais graves e 113 milhões de indivíduos no grupo controle, demonstrou que pessoas com doenças mentais graves estão sob risco 85% maior de óbito por doença cardiovascular quando comparadas a indivíduos com compatibilidade regional no grupo controle (Correl et al., 2017). Aumentando ainda mais o risco de mortalidade prematura, os pacientes portadores de doenças mentais graves têm dificuldades de acesso aos cuidados de saúde, sendo normalmente atendidos com serviços de pior qualidade (Ward et al., 2015).

A promoção da saúde e do bem-estar é um componente importante do processo de recuperação de pessoas portadoras de doenças mentais (Silverstein e Bellack, 2008). No caso de indivíduos obesos, uma perda de 5% ou mais no peso corporal resultaria em melhoras da função metabólica em vários sistemas orgânicos (Magkos et al., 2016). Já um melhor condicionamento físico pode diminuir o risco de ocorrência de doenças cardiovasculares (Klein et al., 2004). Atualmente contamos com um conjunto de evidências sugerindo que as intervenções no estilo de vida podem ser eficazes na diminuição do risco de ocorrência de doenças cardiovasculares. Essas intervenções são a dieta, a prática do exercício físico e modificações comportamentais. As intervenções no estilo de vida devem ser consideradas como abordagem de primeira linha, visando à redução do risco de ocorrência de doenças cardiovasculares em pacientes com doenças mentais.

EFICÁCIA DAS INTERVENÇÕES NO ESTILO DE VIDA PARA PESSOAS COM DOENÇA MENTAL

Embora tenha sido publicada uma série de estudos centrados em intervenções no estilo de vida como estratégias para diminuição do risco cardiovascular em pessoas com doenças mentais graves, os modelos dos estudos e os resultados obtidos são bastante heterogêneos. Intervenções que recorreram à educação e à prática de atividade física estão associadas a maior grau de sucesso para a perda de peso clinicamente significativa (Bartels e Desilets, 2012). Também foi demonstrado para a população em geral que esses dois fatores estão associados com maior sucesso nas intervenções no estilo de vida (Ward et al., 2015). Outros fatores que têm sido associados a maior eficácia das intervenções no estilo de vida na população em geral são a personalização dos programas, o contato mais frequente com os participantes e a atuação de terapeutas qualificados (Ward et al., 2015).

No conjunto, as revisões publicadas sugerem ser modesta a magnitude do efeito das intervenções no estilo de vida, quando aplicadas a grupos de indivíduos com doenças mentais graves. Como exemplo, evidências limitadas indicam que os estudos de intervenções no estilo de vida em pessoas com doenças mentais graves podem resultar em efeitos menores do que aqueles das intervenções na população em geral. Em uma revisão de nove estudos clínicos randomizados em pessoas com doenças mentais graves, Cabassa et al. (2010) verificaram uma perda média de peso de 1,6 kg (intervalo de confiança [IC] de 95%, 0,3-2,9 kg) *versus* 3,6-5 kg na população em geral.

Diversas revisões enfocadas em populações com doenças mentais graves observaram que a modesta perda de peso atribuída às intervenções no estilo de vida pode não ser clinicamente relevante, por ficar aquém da perda de peso de 5% a 10% considerada como suficiente para a diminuição do risco cardiometabólico. Como exemplo, Alvarez-Jiménez et al. (2008) examinaram intervenções no estilo de vida em indivíduos para os quais foram prescritos antipsicóticos atípicos, tendo relatado uma diferença de –2,56 kg (IC 95%, –3,20 a –1,92 kg) na média ponderada para a perda de peso corporal por participantes do programa em comparação ao tratamento habitual. Contudo, em estudos individuais a perda de peso variou de 2,5% a 4% do peso corporal total. É digno de nota que os estudos considerados apresentavam limitações: métodos relatados de maneira inconsistente e acompanhamentos curtos de, em média, 18,2 semanas (Alvarez-Jiménez et al., 2008).

Além disso, Verhaeghe et al. (2011) demonstraram uma alteração na média ponderada do peso corporal de –1,96 kg (IC 95%, –0,12 a –3,80 kg) com a intervenção no estilo de vida de participantes com doenças mentais graves.

Embora a perda de peso tenha sido estatisticamente significativa em 11 dos 14 estudos revisados, nenhum deles alcançou 5% de perda de peso (Verhaeghe et al., 2011). Por outro lado, Bartels e Desilets (2012) relataram perdas de peso estatisticamente significativas em 20 dos 22 estudos incluídos em sua revisão de intervenções no estilo de vida para indivíduos com doenças mentais graves, mas o percentual mediano para a perda de peso foi de 2,6%. Por fim, Bonfioli et al. (2012) relataram uma perda de peso de 3,1% com relação à pesagem inicial em pessoas com psicose, após a intervenção no seu estilo de vida. Contudo, os autores alertaram para os acompanhamentos relativamente curtos (média de 18 semanas), tendo comentado sobre a possibilidade de que a perda de peso isoladamente não iguala a diminuição do risco cardiovascular, quando estudadas intervenções no estilo de vida para pessoas com prescrição de antipsicóticos (Bonfioli et al., 2012).

Apesar dessas conclusões gerais, vêm se acumulando evidências de que as intervenções no estilo de vida de pessoas com doenças mentais graves, se implementadas com intensidade e duração suficientes, podem influenciar de maneira substancial os principais fatores de risco cardiovascular. Em sua revisão, Gabriele et al. (2009) sugeriram a existência de uma correlação entre perda de peso e duração da intervenção; em média, a perda de peso foi de 2,63 kg para intervenções de 12 a 16 semanas, 4,24 kg para intervenções durante 6 meses, e 3,05 kg para intervenções de 12 a 18 meses. Vale a pena citar que a categoria de intervenção durante 12 a 18 meses avaliou apenas dois estudos. Nas pesquisas examinadas, os autores também observaram evidências de melhoras na hemoglobina A1c e na regulação da insulina; esses achados enfatizam a importância de outros efeitos, além da perda de peso, na diminuição dos riscos metabólico e cardiovascular (Gabriele et al., 2009).

Uma metanálise recentemente publicada (Naslund et al., 2017) avaliou os resultados em 17 estudos randomizados, nos quais foram realizadas intervenções no estilo de vida com foco na perda de peso para pessoas com doenças mentais graves. Nessa revisão sistemática, Naslund et al. constataram a eficácia das intervenções no estilo de vida para o tratamento do sobrepeso e da obesidade nesse grupo. Em comparação com as intervenções com duração de seis meses ou menos, as intervenções com duração de 12 meses ou mais alcançaram resultados mais consistentes, embora os tamanhos dos efeitos tenham sido semelhantes para intervenções com duração mais curta e mais longa.

Em resumo, as revisões sistemáticas disponíveis têm limitações pelo pequeno número de estudos, amostras pequenas, curta duração dos estudos, variabilidade das intervenções e heterogeneidade dos modelos de pesquisa. Por essa razão, é particularmente informativa uma visão geral dos principais estudos clínicos randomizados de intervenções no estilo de vida para pessoas com doenças mentais graves. Em geral, esses estudos sugerem a viabilidade de obter mudanças clinicamente significativas no peso e em outros indicadores importantes.

Em um estudo preliminar, Jean-Baptiste et al. (2007) avaliaram uma intervenção de 16 semanas que envolveu o planejamento de exercícios físicos, modificação comportamental e reembolso para alimentos em 18 pacientes esquizofrênicos ou com transtorno esquizoafetivo. O programa de modificação comportamental consistiu em 16 reuniões semanais com duração de uma hora, com enfoque em uma alimentação saudável (i. e., escolhas alimentares, inclusive para lanches e comer fora; controle de porções; habilidades culinárias; e leitura dos rótulos). Ao longo do curso, foi enfatizada a capacidade para resolução de problemas por meio do estabelecimento de metas, manutenção de registros, motivação para mudanças e eliminação de sugestões (i. e., dicas) e do consumo de alimentos na ausência de fome. A diferença média na mudança de peso para os participantes ativos foi de –5,6 kg em comparação a indivíduos do grupo controle.

Wu et al. (2007) conduziram um estudo clínico randomizado em Taiwan (China Nacionalista) com uma intervenção no estilo de vida de 53 pacientes obesos com esquizofrenia medicados com clozapina. A intervenção consistiu no consumo de alimentos menos calóricos e em maior atividade física. A mudança média de peso foi de –5,2 kg no grupo de tratamento ativo em comparação ao grupo controle, e os participantes no grupo de intervenção foram beneficiados com uma diminuição de 5,4% no seu índice de massa corporal (Wu et al., 2007).

Em 2006, McKibbin e colegas designaram aleatoriamente 57 pacientes esquizofrênicos e diabéticos para uma intervenção no estilo de vida *versus* cuidados habituais + informações. A intervenção consistiu em um treinamento de conscientização e reabilitação para diabetes (*Diabetes Awareness and Rehabilitation Training*, DART) com duração de 24 semanas e com foco na educação sobre a prática de exercícios físicos e nutrição. Os participantes no grupo de tratamento ativo apresentaram uma mudança média de peso de –5,4 kg em comparação ao grupo controle (McKibbin et al., 2006).

Além dos experimentos acima, vários outros estudos importantes demonstraram perdas de peso clinicamente significativas (> 5% do peso inicial) em subgrupos de indivíduos participantes. Um estudo randomizado para estilos de vida saudáveis em reabilitação psiquiátrica (*Randomized Trial of Achieving Healthy Lifestyles in Psychiatric Rehabilitation*, ACHIEVE) designou aleatoriamente 291 adultos com sobrepeso ou obesos e portadores de doenças mentais graves para uma intervenção no estilo de vida *versus* grupo controle que recebeu informações sobre nutrição e atividade física. A intervenção consistiu em 18 meses de sessões cognitivo-comportamentais para controle de peso, e também na prática de exercícios físicos programados. Transcorridos 18 meses, 37,8% dos participantes tinham perdido 5% ou mais do seu peso inicial, em comparação com 22,7% dos indivíduos do grupo controle (Daumit et al., 2013).

O estudo STRIDE, baseado na intervenção de estilo de vida PREMIER e nas abordagens dietéticas para resolução da hipertensão (DASH), designou aleatoriamente 200 indivíduos obesos que foram medicados com antipsicóticos para uma intervenção no estilo de vida *versus* cuidados habituais. A intervenção promoveu mudanças na dieta (incluindo restrição calórica) e atividade física. Aos seis meses, 40% dos participantes da intervenção *versus* 17% dos indivíduos do grupo controle tinham perdido 5% do seu peso corporal; aos 12 meses, quase metade (47%) dos participantes da intervenção tinham perdido pelo menos 5% do seu peso corporal *versus* 36% dos indivíduos de controle (Green et al., 2015).

Por fim, foi demonstrada uma associação entre a intervenção In SHAPE com uma diminuição clinicamente significativa do risco cardiovascular em um estudo randomizado preliminar (Bartels et al., 2013) e também em um estudo de replicação subsequente (Bartels et al., 2015). Diante de seus resultados, ficaram claramente demonstradas evidências de eficácia em diferentes populações e ambientes. O programa In SHAPE consiste na prática, ao longo de um ano (12 meses), de sessões semanais com um treinador, que ajuda no treinamento físico e na educação alimentar. No primeiro estudo randomizado do programa In SHAPE, realizado em uma amostra amplamente homogênea em termos étnicos em Concord, New Hampshire, 133 adultos com sobrepeso ou obesos e portadores de doenças mentais graves foram aleatoriamente designados para modificação do estilo de vida (programa In SHAPE) *versus* um ano de filiação a uma academia de ginástica + educação (Bartels et al., 2013). Entre os participantes no grupo de intervenção, 49% obtiveram perda de peso clinicamente significativa (5% ou mais). Além disso, os participantes do programa In SHAPE obtiveram um aumento clinicamente significativo no condicionamento físico – o dobro *versus* grupo controle (40% *vs.* 20%).

Em um subsequente estudo randomizado do programa In SHAPE com envolvimento de 210 adultos com sobrepeso ou obesos e com doenças mentais graves, realizado em um ambiente urbano etnicamente diverso (46% de não brancos), 51% dos participantes do programa In SHAPE foram beneficiados com uma redução clinicamente significativa no risco cardiovascular (Bartels et al., 2015). Além de ter demonstrado a replicação de uma diminuição clinicamente significativa no risco cardiovascular, esse estudo também demonstrou a persistência dos ganhos no acompanhamento de 18 meses. Depois de terem estabelecido o programa In SHAPE como uma prática baseada em evidências por meio do estudo de replicação, Bartels e colegas conduziram um estudo de pesquisa de implementação com envolvimento de quatro centros de saúde mental da comunidade. Nesse último estudo, os autores confirmaram a possibilidade de obtenção de resultados semelhantes e clinicamente significativos quando as intervenções no estilo de vida são implementadas por prestadores de cuidados habituais em centros públicos de saúde mental (Bartels et al., 2018).

FATORES IMPORTANTES QUE DEVEM SER ABORDADOS PARA INTERVENÇÕES NO ESTILO DE VIDA EM CASOS DE DOENÇA MENTAL

Em muitos casos, as pessoas com doenças mentais enfrentam barreiras consideráveis para que possam alcançar seus objetivos de bem-estar; nessa população, recomendamos uma personalização das intervenções (Ward et al., 2015). Já foi demonstrado que a personalização de intervenções nutricionais para indivíduos da população em geral é estratégia promissora para a melhora da dieta de adultos (Eyles e Mhurchu, 2009). Além disso, as intervenções devem ser cultural e linguisticamente apropriadas para seus participantes (Kreuter et al., 2003). Nesta seção, discutimos as várias barreiras específicas consideradas relevantes para pessoas com doença mental, bem como algumas estratégias para sua abordagem.

Fatores do paciente

A ocorrência de sintomas psiquiátricos persistentes pode impedir que os pacientes atinjam suas metas nutricionais e de condicionamento físico. Como exemplo, a desmotivação (falta de motivação ou de capacidade para dar início a comportamentos), um sintoma comum em perturbações psicóticas e depressivas, pode limitar a capacidade da pessoa em participar eficazmente em programas de modificação do estilo de vida. Para que essa barreira seja ultrapassada, os formatos de grupo podem ajudar os participantes na formação de um sentido de coesão e de responsabilidade. O uso de recompensas, como cartões-presente, pode servir como incentivo para os participantes (Erickson et al., 2016). Outra medida que pode ajudar é a implementação de programas que ensinam aos participantes como fazer automonitorização da dieta e dos exercícios físicos (Baker e Kirschenbaum, 1993), bem como a inclusão de membros da rede de apoio do indivíduo (Wing e Jeffery, 1999). Embora sejam limitadas as intervenções para sintomas negativos da esquizofrenia, a depressão é comum nessa doença, e o tratamento eficaz da depressão pode ajudar a melhorar a capacidade dos pacientes em seu envolvimento com as mudanças de comportamento de saúde (Conley et al., 2007).

Pessoas com doenças mentais graves também apresentam sintomas cognitivos, com prejuízos na memória, funcionamento executivo, atenção e velocidade de processamento (Reichenberg et al., 2009). No caso de pacientes esquizofrênicos, o grau de déficit cognitivo é, em muitos casos, o melhor fator prognóstico do resultado funcional (Bowie e Harvey, 2006). Para que esses desafios sejam superados, os programas têm procurado melhorar a retenção do material por meio da simplificação das informações, da utilização de tamanhos de letra maiores, do uso de recursos mnemônicos, da criação de jogos educativos e da leitura do material em voz alta (Cabassa et al., 2010). Também é importante que os responsáveis pelas prescrições revisem o regime farmacológico dos seus pacientes e considerem a remoção de medicamentos desnecessários e que possam piorar a função cognitiva (Eum et al., 2017). Também foi demonstrado que o exercício físico melhora os sintomas negativos, cognitivos e de humor em pacientes com doenças mentais graves (ver Capítulo 3, "Exercício físico no tratamento de transtornos depressivos maiores" e Capítulo 6, "Exercício físico no tratamento dos transtornos do espectro da esquizofrenia"); ao longo do tempo, sua prática pode incentivar uma adesão mais firme às metas.

Medicamentos psicotrópicos, inclusive estabilizadores de humor e antipsicóticos, podem causar efeitos colaterais que talvez interfiram nos programas de intervenção no estilo de vida. A sedação pode diminuir a motivação em participar, provocando talvez dificuldades em prestar atenção durante as sessões educativas. Como solução, as reuniões de grupo podem ser agendadas para horários em que os participantes se sintam menos cansados. Além disso, muitos medicamentos psicotrópicos têm efeitos colaterais anticolinérgicos que podem causar secura na boca. Os profissionais de saúde podem sugerir balas duras artificialmente adoçadas ou água, em vez das bebidas açucaradas que os pacientes costumam usar para resolução desse problema. Por fim, o uso de medicamentos antipsicóticos pode estar associado a um aumento dramático do peso, ao diabetes e à hiperlipidemia. Além de trocar de agentes de alta para baixa propensão para ganho de peso e de tratar a hiperlipidemia com agentes hipolipemiantes apropriados, o reforço das intervenções no estilo de vida com metformina tem sido associado com reduções significativas no peso e com resultados metabólicos mais satisfatórios para pessoas com doenças mentais graves (Wu et al., 2008).

Por fim, os principais determinantes sociais da saúde influenciam de maneira importante os resultados adversos frequentemente vivenciados por pessoas com doenças mentais graves. Como exemplo, é comum que essas pessoas sejam desproporcionalmente afetadas pela pobreza (Saraceno et al., 2005); assim, talvez não tenham acesso a roupas ou calçados apropriados para a prática das atividades de condicionamento físico. Além disso, o acesso às instalações para ganhos no condicionamento físico pode ser problemático. O estado de pobreza também está associado a uma dieta pobre (Leung et al., 2012): normalmente as pessoas portadoras de doenças mentais comem menos frutas, vegetais e cereais integrais e mais gorduras saturadas, em comparação com a população em geral (Brown et al., 1999; Strassnig et al., 2003). Uma solução possível consiste em levar os participantes dos programas até mercearias ou restaurantes, para ajudá-los em suas escolhas alimentares (Bradshaw et al., 2005).

Fatores de contexto

Tal como foi discutido anteriormente na seção "Eficácia das intervenções no estilo de vida para pessoas com doença mental", estudos de maior duração (mínimo de três meses) têm sido associados a maior sucesso nas intervenções no estilo de vida, tanto em pessoas com doença mental como na população em geral. Além disso, foi demonstrada uma associação entre maior frequência de contato com o paciente, independentemente da duração do tratamento, e efeitos mais expressivos nas intervenções de estilo de vida na população em geral (Ali et al., 2012). Em última análise, provavelmente o médico observará maior sucesso na diminuição do risco cardiometabólico em pacientes que incorporem mudanças comportamentais duradouras e que possam ser preservadas no seu ambiente doméstico e no seu cotidiano, depois de cumprido um período de alguma intervenção ativa.

Além disso, os dados obtidos de estudos conduzidos na população em geral demonstraram consistentemente que as interações presenciais estão associadas com maior eficácia do que reuniões virtuais (Venditti e Kramer, 2012). Contudo, o acesso às intervenções no estilo de vida para pacientes com doença mental pode sofrer limitações em decorrência das dificuldades de transporte associadas à pobreza (McCabe e Leas, 2008). Portanto, a resolução de problemas centrados no paciente, no que tange às necessidades de transporte, pode ser condição *sine qua non* para que a viabilidade do programa seja assegurada (Galletly e Murray, 2009). Quando possível, os programas para modificação do estilo de vida devem oferecer vales de transporte público, viagens compartilhadas ou outras opções de transporte de custo reduzido. Os líderes do programa também podem ajudar os participantes, requisitando transporte público com tarifas reduzidas. Alternativamente, as sessões podem ser levadas até seus consumidores; nesse caso, as reuniões seriam realizadas em locais mais convenientes do que o ambiente médico. Alguns programas para modificação do estilo de vida com envolvimento de outras populações carentes fazem suas sessões com sucesso em centros comunitários e em escolas e igrejas da localidade (Johnson et al., 2011).

Os esforços destinados a maiores aceitação e sustentabilidade das intervenções no estilo de vida exploraram o papel dos "colegas especialistas" (*peer specialists*) na prestação de intervenções no estilo de vida. *Colegas especialistas* são aquelas pessoas que vivem com sucesso com sua doença mental, que completaram o treinamento formal e proporcionam aconselhamento de saúde comportamental aos pacientes. Com frequência os colegas especialistas usam suas próprias experiências de vida para se relacionarem e motivarem os pacientes (Bartels e Desilets, 2012). No estudo do Programa de Saúde e Recuperação (*Health and Recovery Program*, HARP), Druss et al. (2010) designaram aleatoriamente 80 participantes com doenças mentais graves para cuidados habituais *versus* intervenção de seis sessões com base no Programa de Autoterapia de Doenças Crônicas, ministrada por colegas especialistas. Transcorridos seis meses, os participantes do estudo demonstraram maior ativação dos pacientes do que participantes que receberam cuidados habituais (melhora relativa de 7,7% *vs.* declínio de 5,7%). Além disso, o grupo ativo exibiu uma tendência para melhor atividade física, maior adesão à medicação e melhor qualidade de vida relacionada à saúde física. Por outro lado, O'Hara et al. (2017) recrutaram 14 pessoas com doenças mentais graves que viviam em abrigos públicos. Essas pessoas participaram de um programa em grupo em busca de equilíbrio no estilo de vida, com duração de 12 semanas. Nesse programa, os participantes foram ajudados por colegas especialistas. Durante a entrevista das 14 pessoas, os autores do estudo consideraram a intervenção viável e aceitável para os participantes no estudo (O'Hara et al., 2017). Por fim, em uma série de estudos-piloto recentemente publicados, foi sugerido que a combinação de apoio prestado por colegas especialistas e tecnologia seria muito promissora para a promoção da transmissão da prática, no impacto e na sustentabilidade de intervenções no estilo de vida para pessoas com doenças mentais (Aschbrenner et al., 2016; Naslund et al., 2016). Além dos dispositivos vestíveis e da tecnologia móvel, as intervenções veiculadas nas redes sociais – inclusive com a utilização do Facebook e de mensagens de texto – podem desempenhar um papel significativo como auxílio para mudanças persistentes no estilo de vida (Naslund et al., 2018).

Fatores do provedor

Para as pessoas medicadas com agentes farmacológicos classificados como de alto risco, os responsáveis pelas prescrições devem escolher criteriosamente os medicamentos, evitando, quando possível, a polifarmácia. Em muitas situações, os responsáveis pelas prescrições dependem de um conjunto complexo de regras na seleção de um antipsicótico (Hamann et al., 2005) e, em dados obtidos em pesquisas, os prescritores relataram que, em geral, estão preocupados com os efeitos cardiometabólicos colaterais dos antipsicóticos e que fariam modificações, sempre que seus pacientes apresentassem efeitos colaterais metabólicos (Newcomer et al., 2004). No entanto, em ambientes do mundo real, é frequente que prescritores e seus pacientes pesem o equilíbrio percebido entre a eficácia e os efeitos secundários metabólicos de um medicamento (Hermes et al., 2013). Nesse tocante, incentivamos enfaticamente os provedores a seguirem sistematicamente as orientações constantes no estudo da American Diabetes Association (ADA et al., 2004), que examinou o monitoramento cardiometabólico para pessoas medicadas com antipsicóticos. Em geral, as triagens cardiometabólicas ocorrem em um percentual inferior ao desejável (Morrato et al., 2008).

Uma tarefa essencial consiste em educar e capacitar a próxima geração de prescritores, para que possam melhorar a saúde geral de seus pacientes portadores de doenças mentais graves. Em muitos casos, o ambiente de saúde mental pode ser o único local no qual o paciente será beneficiado com o atendimento clínico. Os residentes de Psiquiatria devem 1) assumir a responsabilidade pela saúde geral de seus pacientes, 2) aprender como avaliar e tratar, desde o início, problemas clínicos não complicados, como o diabetes e a hipertensão, 3) quando houver indicação, encaminhar o paciente para médicos de atenção primária e especialistas, e 4) sempre que viável, ganhar experiência de trabalho em ambientes integrados de saúde mental e cuidados primários. O tratamento de problemas clínicos não depende da conclusão de uma residência combinada em medicina interna e psiquiatria; cada vez mais os programas de residência em psiquiatria geral estão educando seus formandos para a resolução de problemas clínicos comuns (Druss e Walker, 2011).

CONCLUSÃO

Um extenso corpo de literatura cita a grande disparidade para a mortalidade de pessoas com transtornos psiquiátricos, com a maioria dos óbitos ocorrendo por causas naturais, inclusive por doenças cardiovasculares. Para resolver esse problema, recomendamos uma combinação de estratégias com o objetivo de diminuir o risco cardiovascular nessa população.

Grande parte desse maior risco cardiovascular se deve a comportamentos adversos à saúde. Assim, as intervenções no estilo de vida constituem uma abordagem de primeira linha. Ao considerar o modelo da intervenção, recomendamos que os provedores optem por fatores que já demonstraram estar associados a uma eficácia maior para as pessoas com doença mental grave: maior duração da intervenção (três ou mais meses), uma abordagem "de manual" e um modelo multifatorial, com foco tanto na nutrição quanto na atividade física (Bartels e Desilets, 2012). Evidências crescentes também apontam para a viabilidade e aceitabilidade do emprego de "colegas especialistas" em tais intervenções (Druss et al., 2010). Também recomendamos a inclusão da personalização, com contatos mais frequentes e o uso de terapeutas treinados. Também aconselhamos uma abordagem aos desafios singulares enfrentados pelos pacientes com doenças mentais, no momento da implementação de tais intervenções. Recomendamos que sejam levados em consideração a situação socioeconômica, o acesso aos serviços (incluindo disponibilidade de transporte e conveniência da localização das práticas), sintomas psiquiátricos, comprometimento cognitivo e efeitos colaterais dos medicamentos na adaptação das intervenções no estilo de vida para pessoas com doença mental (Ward et al., 2015).

Além da abordagem aos comportamentos adversos à saúde, recomendamos uma farmacologia cuidadosa para pessoas com transtornos psiquiátricos. São essenciais um monitoramento adequado e a identificação de anormalidades metabólicas. Além do monitoramento adequado, recomendamos que, quando possível, sejam prescritos medicamentos psicotrópicos associados a efeitos metabólicos adversos menos significativos. O consentimento informado deve incluir informações sobre ganho de peso e um plano para minimização dos efeitos metabólicos. Recomendamos o uso de doses mínimas eficazes para certos antipsicóticos, além da implementação de estratégias apropriadas para redução da dosagem. Quando possível, a polifarmácia deve ser evitada e, em caso de necessidade, deve ser monitorada. Em pacientes que aumentaram o peso em mais de 7% em comparação com seu peso pré-tratamento ou que apresentem hiperglicemia, hiperlipidemia ou hipertensão, o médico deverá levar em consideração, em conjunto com o paciente, os benefícios físicos da troca de medicamentos, enquanto é feita uma avaliação do risco de descompensação psiquiátrica, com resultados clínicos adversos (De Hert et al., 2012). Em tais circunstâncias, também recomendamos que seja considerada a implementação de intervenções no estilo de vida que possam neutralizar as anormalidades metabólicas induzidas pelo uso de antipsicóticos.

Muitas vezes, as clínicas de saúde mental constituem a principal ligação que os pacientes com doenças mentais graves têm com o sistema de saúde. Portanto, pode acontecer de que os psiquiatras sejam os únicos médicos com quem essas pessoas terão contato. A American Psychiatric Association (2015) divulgou uma declaração de posição defendendo a expansão do escopo da prática dos psiquiatras, de modo a incluir problemas gerais de saúde. De acordo com essas recomendações, os psiquiatras podem pôr em prática vários modelos de cuidados integrados, dentro de um *continuum* para o nível de envolvimento, com o objetivo de satisfazer as necessidades clínicas de pacientes com doenças mentais graves. Em um dos extremos desse *continuum*, os psiquiatras podem tratar, eles próprios, dos problemas clínicos e, no outro, podem providenciar a integração de prestadores de cuidados primários em seu ambiente clínico.

Nos casos em que não haja viabilidade do atendimento direto às necessidades clínicas de pacientes com doença mental grave, recomendamos seu encaminhamento imediato para cuidados primários ou para as subespecialidades apropriadas. Os encaminhamentos costumam ser mais bem-sucedidos quando facilitados por um gestor de cuidados ou por outro profissional de saúde aliado. Com essa facilitação, pode-se ter a certeza de que os pacientes serão capazes de percorrer as complexidades do sistema de cuidados de saúde, além de possibilitar comunicação e colaboração claras entre o médico especialista e o prestador de cuidados de saúde mental.

EXEMPLO DE CASO

Rick é um homem de 28 anos com diagnóstico de esquizofrenia. Ele começou a tomar olanzapina para combater sintomas de alucinações auditivas, desorganização e comportamento agressivo no contexto de uma paranoia grave. Nas internações anteriores, a esquizofrenia de Rick mostrou-se refratária ao aripiprazol e à risperidona. O rapaz chega ao ambulatório com os sintomas psiquiátricos bem controlados com olanzapina 20 mg, mas desde que começou a tomar o remédio ganhou aproximadamente 20 quilos em relação ao ano anterior. Seu índice de massa corporal atual é 40,8 e ele foi acometido por diabetes melito, com 6,9% de hemoglobina A1c.

Rick concorda em se inscrever no grupo de vida saudável em um centro comunitário de saúde mental, que é coliderado por um psicólogo e um especialista certificado que passou por um treinamento completo em gestão de ações de saúde com o Substance Abuse and Mental Health Services Administration dos Estados Unidos. A intervenção dura oito semanas, e ficou agendado que Rick retornasse à clínica em 10 semanas para fazer o *check-in*.

Na consulta clínica seguinte, ele relata ter participado do programa e aprendido algumas dicas para uma alimentação saudável, inclusive com o controle de porções, leitura de rótulos e atenção plena em relação à alimentação (i. e., não assistir à televisão enquanto come). O rapaz afirma que, a princípio, perdeu quatro quilos, mas os recuperou desde a última consulta clínica. Ele parou de se exercitar (antes caminhava cerca de 30 minutos em dias alternados). Em uma conversa, o médico explica como ele deve utilizar as habilidades previamente aprendidas, mas Rick informa que 30 minutos de caminhada em dias alternados foi demais para ele. E afirma estar confiante de que consegue caminhar 45 minutos duas vezes por semana. Também concorda em preencher um diário alimentar e em registrar seus exercícios físicos para a próxima semana.

Passada uma semana, Rick retorna e traz consigo seu diário alimentar e o registro dos exercícios. O rapaz caminhou com sucesso 45 minutos duas vezes naquela semana e acha que também poderia comparecer uma vez por semana à Associação Cristã de Moços com um amigo. Seu diário alimentar revela que ele está comendo fora mais do que anteriormente. Rick e o médico analisam as opções saudáveis nos restaurantes regularmente frequentados com o uso de menus on-line, e Rick concorda em levar um recipiente Tupperware nas ocasiões em que come fora, como uma forma de controlar as porções. Rick e o médico também revisaram algumas das informações sobre refeições que o rapaz aprendeu em seu curso sobre vida saudável. O médico cria condições para que Rick faça contato individual com um especialista certificado, a fim de definir metas extras sobre sua alimentação e exercícios físicos para as próximas quatro semanas; também marca uma nova consulta na clínica em 6 semanas.

Na próxima visita à clínica, Rick está bem, tendo perdido 3,5 quilos. Ele está incorporando muitas das técnicas que aprendeu com seu médico, com a intervenção em grupo e com o "colega especialista". O médico discute a possibilidade de iniciar metformina para ajudar na perda de peso, mas Rick recusa a oferta, declarando que acredita que pode perder peso apenas com as mudanças no estilo de vida.

PERGUNTAS PARA DISCUSSÃO

1. Qual é o papel dos psiquiatras na abordagem das comorbidades clínicas de seus pacientes?
2. Como podem ser aplicadas, em cenários clínicos do mundo real, as lições aprendidas em estudos clínicos de grande porte sobre intervenções no estilo de vida de pessoas com doenças mentais?
3. Como os prestadores de serviços de saúde podem envolver mais proveitosamente seus pacientes em uma tomada de decisões genuína e partilhada sobre os riscos cardiometabólicos derivados do tratamento e na otimização da saúde?

LEITURAS RECOMENDADAS

1. Bartels S, Desilets R: Health promotion programs for people with serious mental illness (prepared by the Dartmouth Health Promotion Research Team). Washington, DC, SAMHSA-HRSA Center for Integrated Health Solutions, 2012.
2. Bartels SJ, Pratt SI, Aschbrenner KA, et al: Clinically significant improved fitness and weight loss among overweight persons with serious mental illness. Psychiatr Serv 64:729-736, 2013.
3. Green CA, Yarborough BJ, Leo MC, et al: The STRIDE weight loss and lifestyle intervention for individuals taking antipsychotic medications: a randomized trial. Am J Psychiatry 172:71-81, 2015.
4. Ward MC, White DT, Druss BG: A meta-review of lifestyle interventions for cardiovascular risk factors in the general medical population: lessons for individuals with serious mental illness. J Clin Psychiatry 76(4):e477-e486, 2015.

REFERÊNCIAS

1. Ali MK, Echouffo-Tcheugui J, Williamson DF: How effective were lifestyle interventions in real--world settings that were modeled on the Diabetes Prevention Program? Health Aff (Millwood) 31(1):67-75, 2012 22232096.
2. Alvarez-Jiménez M, Hetrick SE, Gonz.lez-Blanch C, et al: Non-pharmacological management of antipsychotic-induced weight gain: systematic review and meta-analysis of randomised controlled trials. Br J Psychiatry 193(2):101-107, 2008 18669990.
3. American Diabetes Association, American Psychiatric Association, American Association of Clinical Endocrinologists, North American Association for the Study of Obesity: Consensus development conference on antipsychotic drugs and obesity and diabetes. J Clin Psychiatry 65(2):267-272, 2004 15003083.
4. American Psychiatric Association: Position Statement on the Role of Psychiatrists in Reducing Physical Health Disparities in Patients with Mental Illness. Arlington, VA, American Psychiatric Association, 2015. Available at: www.psychiatry.org/File%20Library/About-APA/Organization--Documents-Policies/Policies/Position-2015-Role-of-Psychiatrists-in-Reducing-Physical-Health--Disparities-in-Patientswith-Mental-Illness.pdf. Accessed February 13, 2018.
5. Aschbrenner KA, Naslund JA, Bartels SJ: Technology-supported peer-to-peer intervention for people with serious mental illness. Psychiatr Serv 67(8):928-929, 2016 27476896.
6. Bak M, Fransen A, Janssen J, et al: Almost all antipsychotics result in weight gain: a meta-analysis. PLoS One 9(4):e94112, 2014 24763306.
7. Baker RC, Kirschenbaum DS: Self-monitoring may be necessary for successful weight control. Behav Ther 24(3):377–394, 1993.
8. Bartels S, Desilets R: Health Promotion Programs for People With Serious Mental Illness (Prepared by the Dartmouth Health Promotion Research Team). Washington, DC, SAMHSA-HRSA Center for Integrated Health Solutions, 2012.
9. Bartels SJ, DiMilia P: Why serious mental illness should be designated a health disparity and the paradox of ethnicity. Lancet Psychiatry 4(5):351–352, 2017 28330588.
10. Bartels SJ, Pratt SI, Aschbrenner KA, et al: Clinically significant improved fitness and weight loss among overweight persons with serious mental illness. Psychiatr Serv 64(8):729-736, 2013 23677386.
11. Bartels SJ, Pratt SI, Aschbrenner KA, et al: Pragmatic replication trial of health promotion coaching for obesity in serious mental illness and maintenance of outcomes. Am J Psychiatry 172(4):344–352, 2015 25827032.
12. Bartels SJ, Aschbrenner KA, Pratt SI, et al: Implementation of a lifestyle intervention for people with serious mental illness in state-funded mental health centers. Psychiatr Serv 69(6):664-670, 2018 29606077.
13. Bonfioli E, Berti L, Goss C, et al: Health promotion lifestyle interventions for weight management in psychosis: a systematic review and meta-analysis of randomised controlled trials. BMC Psychiatry 12:78, 2012 22789023.
14. Bowie CR, Harvey PD: Cognitive deficits and functional outcome in schizophrenia. Neuropsychiatr Dis Treat 2(4):531–536, 2006 19412501.
15. Bradshaw T, Lovell K, Harris N: Healthy living interventions and schizophrenia: a systematic review. J Adv Nurs 49(6):634–654, 2005 15737224.
16. Brown S, Birtwistle J, Roe L, et al: The unhealthy lifestyle of people with schizophrenia. Psychol Med 29(3):697–701, 1999 10405091.
17. Cabassa LJ, Ezell JM, Lewis-Fern.ndez R: Lifestyle interventions for adults with serious mental illness: a systematic literature review. Psychiatr Serv 61(8):774-782, 2010 20675835.
18. Conley RR, Ascher-Svanum H, Zhu B, et al: The burden of depressive symptoms in the long-term treatment of patients with schizophrenia. Schizophr Res 90(1-3):186-197, 2007 17110087.

19. Correll CU, Solmi M, Veronese N, et al: Prevalence, incidence and mortality from cardiovascular disease in patients with pooled and specific severe mental illness: a large-scale meta-analysis of 3,211,768 patients and 113,383,368 controls. World Psychiatry 16(2):163–180, 2017 28498599.
20. Daumit GL, Dickerson FB, Wang N-Y, et al: A behavioral weight-loss intervention in persons with serious mental illness. N Engl J Med 368(17):1594-1602, 2013 23517118.
21. De Hert M, Yu W, Detraux J, et al: Body weight and metabolic adverse effects of asenapine, iloperidone, lurasidone and paliperidone in the treatment of schizophrenia and bipolar disorder: a systematic review and exploratory meta-analysis. CNS Drugs 26(9):733–759, 2012 22900950.
22. Druss BG, Walker ER: The Synthesis Project: Mental Disorders and Medical Comorbidity. Research Synthesis Report No 21, Princeton, NJ, Robert Wood Johnson Foundation, 2011. Available at: www.integration.samhsa.gov/workforce/mental_disorders_and_medical_comorbidity.pdf. Accessed February 13, 2018.
23. Druss BG, Zhao L, von Esenwein SA, et al: The Health and Recovery Peer (HARP) program: a peer-led intervention to improve medical self-management for persons with serious mental illness. Schizophr Res 118(1-3):264-270, 2010 20185272.
24. Erickson ZD, Mena SJ, Pierre JM, et al: Behavioral interventions for antipsychotic medication-associated obesity: a randomized, controlled clinical trial. J Clin Psychiatry 77(2):e183-e189, 2016 26930534.
25. Eum S, Hill SK, Rubin LH, et al: Cognitive burden of anticholinergic medications in psychotic disorders. Schizophr Res 190:129-135, 2017 28390849.
26. Eyles HC, Mhurchu CN: Does tailoring make a difference? A systematic review of the long-term effectiveness of tailored nutrition education for adults. Nutr Rev 67(8):464-480, 2009 19674343.
27. Gabriele JM, Dubbert PM, Reeves RR: Efficacy of behavioural interventions in managing atypical antipsychotic weight gain. Obes Rev 10(4):442-455, 2009 19389059.
28. Galletly CL, Murray LE: Managing weight in persons living with severe mental illness in community settings: a review of strategies used in community interventions. Issues Ment Health Nurs 30(11):660-668, 2009 19874094.
29. Green CA, Yarborough BJ, Leo MC, et al: The STRIDE weight loss and lifestyle intervention for individuals taking antipsychotic medications: a randomized trial. Am J Psychiatry 172(1):71-81, 2015 25219423.
30. Hamann J, Kolbe G, Cohen R, et al: How do psychiatrists choose among different antipsychotics? Eur J Clin Pharmacol 61(11):851–854, 2005 16235042.
31. Hermes ED, Sernyak MJ, Rosenheck RA: Prescription of second-generation antipsychotics: responding to treatment risk in real-world practice. Psychiatr Serv 64(3):238-244, 2013 23241613.
32. Jean-Baptiste M, Tek C, Liskov E, et al: A pilot study of a weight management program with food provision in schizophrenia. Schizophr Res 96(1-3):198-205, 2007 17628437.
33. Johnson M, Everson-Hock E, Jones R, et al: What are the barriers to primary prevention of type 2 diabetes in black and minority ethnic groups in the UK? A qualitative evidence synthesis. Diabetes Res Clin Pract 93(2):150-158, 2011 21752486.
34. Klein S, Burke LE, Bray GA, et al: Clinical implications of obesity with specific focus on cardiovascular disease: a statement for professionals from the American Heart Association Council on Nutrition, Physical Activity, and Metabolism: endorsed by the American College of Cardiology Foundation. Circulation 110(18):2952-2967, 2004 15509809.
35. Kreuter MW, Lukwago SN, Bucholtz RD, et al: Achieving cultural appropriateness in health promotion programs: targeted and tailored approaches. Health Educ Behav 30(2):133-146, 2003 12693519.
36. Leung CW, Ding EL, Catalano PJ, et al: Dietary intake and dietary quality of lowincome adults in the Supplemental Nutrition Assistance Program. Am J Clin Nutr 96(5):977-988, 2012 23034960.
37. Magkos F, Fraterrigo G, Yoshino J, et al: Effects of moderate and subsequent progressive weight loss on metabolic function and adipose tissue biology in humans with obesity. Cell Metab 23(4):591-601, 2016 26916363.

38. McCabe MP, Leas L: A qualitative study of primary health care access, barriers and satisfaction among people with mental illness. Psychol Health Med 13(3):303- 312, 2008 18569898.
39. McKibbin CL, Patterson TL, Norman G, et al: A lifestyle intervention for older schizophrenia patients with diabetes mellitus: a randomized controlled trial. Schizophr Res 86(1-3):36-44, 2006 16842977.
40. Morrato EH, Newcomer JW, Allen RR, et al: Prevalence of baseline serum glucose and lipid testing in users of second-generation antipsychotic drugs: a retrospective, population-based study of Medicaid claims data. J Clin Psychiatry 69(2):316-322, 2008 18251625.
41. Naslund JA, Aschbrenner KA, Scherer EA, et al: Wearable devices and mobile technologies for supporting behavioral weight loss among people with serious mental illness. Psychiatry Res 244:139-144, 2016 27479104.
42. Naslund JA, Whiteman KL, McHugo GJ, et al: Lifestyle interventions for weight loss among overweight and obese adults with serious mental illness: A systematic review and meta-analysis. Gen Hosp Psychiatry 47:83-102, 2017 28807143.
43. Naslund JA, Aschbrenner KA, Marsch LA, et al: Facebook for supporting a lifestyle intervention for people with major depressive disorder, bipolar disorder, and schizophrenia: an exploratory study. Psychiatr Q 89(1):81-94, 2018 28470468.
44. Newcomer JW, Nasrallah HA, Loebel AD: The Atypical Antipsychotic Therapy and Metabolic Issues National Survey: practice patterns and knowledge of psychiatrists. J Clin Psychopharmacol 24(5 suppl 1):S1-S6, 2004 15356414.
45. O'Hara K, Stefancic A, Cabassa LJ: Developing a peer-based healthy lifestyle program for people with serious mental illness in supportive housing. Transl Behav Med 7(4):793-803, 2017 28155109.
46. Osborn DPJ, Nazareth I, King MB: Physical activity, dietary habits and coronary heart disease risk factor knowledge amongst people with severe mental illness: a cross sectional comparative study in primary care. Soc Psychiatry Psychiatr Epidemiol 42(10):787-793, 2007 17721669.
47. Reichenberg A, Harvey PD, Bowie CR, et al: Neuropsychological function and dysfunction in schizophrenia and psychotic affective disorders. Schizophr Bull 35(5):1022–1029, 2009 18495643.
48. Saraceno B, Levav I, Kohn R: The public mental health significance of research on socio-economic factors in schizophrenia and major depression. World Psychiatry 4(3):181-185, 2005 16633546.
49. Silverstein SM, Bellack AS: A scientific agenda for the concept of recovery as it applies to schizophrenia. Clin Psychol Rev 28(7):1108-1124, 2008 18420322.
50. Strassnig M, Brar JS, Ganguli R: Nutritional assessment of patients with schizophrenia: a preliminary study. Schizophr Bull 29(2):393-397, 2003 14552512.
51. Venditti EM, Kramer MK: Necessary components for lifestyle modification interventions to reduce diabetes risk. Curr Diab Rep 12(2):138-146, 2012 22350807.
52. Verhaeghe N, De Maeseneer J, Maes L, et al: Effectiveness and cost-effectiveness of lifestyle interventions on physical activity and eating habits in persons with severe mental disorders: a systematic review. Int J Behav Nutr Phys Act 8:28, 2011 21481247.
53. Ward MC, White DT, Druss BG: A meta-review of lifestyle interventions for cardiovascular risk factors in the general medical population: lessons for individuals with serious mental illness. J Clin Psychiatry 76(4):e477-e486, 2015 25919840.
54. Wing RR, Jeffery RW: Benefits of recruiting participants with friends and increasing social support for weight loss and maintenance. J Consult Clin Psychol 67(1):132-138, 1999 10028217.
55. Wu MK, Wang CK, Bai YM, et al: Outcomes of obese, clozapine-treated inpatients with schizophrenia placed on a six-month diet and physical activity program. Psychiatr Serv 58(4):544-550, 2007 17412858.
56. Wu RR, Zhao JP, Jin H, et al: Lifestyle intervention and metformin for treatment of antipsychotic--induced weight gain: a randomized controlled trial. JAMA 299(2):185-193, 2008 18182600.

PARTE IV

Inspiração para uma vida saudável

17

Avaliação e estratégias para mudanças comportamentais na prática clínica

Alexander Sones, M.D.
Masha Krasnoff, B.A.
Marcus Vicari, B.S.
Donna Ames, M.D.

PONTOS PRINCIPAIS

- A implementação de mudanças comportamentais em uma população psiquiátrica acostumada com hábitos bem enraizados pode ser uma experiência desafiadora, mas incrivelmente gratificante.
- A avaliação abrangente do estilo de vida de um paciente psiquiátrico tem seu início com a identificação das barreiras que ele enfrenta na implementação de mudanças no estilo de vida, sendo moldada pelo entendimento mútuo entre paciente e prestador dos cuidados para sua recuperação.
- Um plano de recuperação pessoal, composto por estratégias individualizadas que visam alcançar mudanças comportamentais, pode aumentar a probabilidade de uma implementação bem-sucedida e, subsequentemente, direcionar o paciente no caminho da recuperação.

Em geral, o tratamento das doenças mentais, especialmente as graves, se concentra na prescrição de medicamentos que minimizem os sintomas. O modelo médico enfatiza a descoberta de um "problema" com base em uma constelação de sintomas e na prescrição de tratamentos para a resolução dos problemas. Em contraste com o modelo médico, apresentamos outra abordagem que enfatiza mudanças no estilo de vida e que é mais holística e centrada no bem-estar geral do paciente, como parte da sua recuperação de uma doença mental. Constatamos que essa abordagem é inspiradora, tanto para o paciente como para o profissional de saúde (Tessier et al., 2017).

Na prática psiquiátrica atual, habitualmente as limitações de tempo (verificações da medicação a cada 30 minutos e talvez de hora em hora na avaliação inicial) e os padrões de reembolso dos seguros de saúde geram uma inibição geral entre os profissionais, que hesitam em abordar holisticamente o tratamento da doença mental. Além disso, esses profissionais podem ter que enfrentar dificuldades frustrantes na implementação de mudanças comportamentais na prática clínica. Tanto pacientes como médicos estão conscientes quanto às vantagens e às desvantagens da farmacoterapia e da psicoterapia; e as terapias adjuvantes, como as discutidas neste livro, podem ser incrivelmente eficazes no tratamento das doenças psiquiátricas, resultando em melhora da qualidade de vida e do bem-estar, além de ajudarem nos esforços de controle do peso (Erickson et al., 2016, 2017; Tessier et al., 2017).

Porém, em muitos casos as pessoas demonstram resistência a modificações de conceitos, hábitos e comportamentos que estão solidamente arraigados. Neste capítulo, tentamos esclarecer as razões subjacentes às dificuldades encontradas para a modificação de comportamentos, descrever a avaliação inicial do estilo de vida do paciente psiquiátrico e oferecer estratégias de incentivo e apoio às mudanças no estilo de vida. Nele, também demonstramos modos de capacitação dos pacientes para que possam tomar decisões compartilhadas, com o objetivo de desenvolver metas e mudanças em seu estilo de vida para, com isso, recuperarem a saúde mental e o bem-estar em geral (Joosten et al., 2008). Apresentamos mudanças no estilo de vida que valorizam uma abordagem holística e biopsicossocial-espiritual para o tratamento de doenças mentais.

BARREIRAS PARA A REALIZAÇÃO DE MUDANÇAS NO ESTILO DE VIDA

As pessoas portadoras de doenças mentais enfrentam muitos obstáculos e barreiras em suas tentativas de alcançar um estado de bem-estar biopsicossocial-espiritual. Felizmente, muitos desses obstáculos podem ser modificados no ambiente clínico. Os médicos devem avaliar todas as áreas com barreiras potenciais ao bem-estar de seus pacientes, de modo que o tratamento resulte em máxima eficácia; e os profissionais não devem evitar domínios externos ao modelo clínico da psiquiatria. Na avaliação das barreiras que se impõem às mudanças no estilo de vida do paciente psiquiátrico, uma estratégia útil seria a divisão dessas barreiras em vários grupos identificáveis: as relacionadas com a doença, as relacionadas com o médico e as relacionadas com o paciente.

Barreiras relacionadas à doença

Frequentemente, a natureza das doenças psiquiátricas pode funcionar como um obstáculo à recuperação e à implementação de mudanças no estilo de vida. Em comparação com indivíduos sem diagnóstico de saúde mental, os pacientes esquizofrênicos se deparam com maiores dificuldades na implementação de mudanças no estilo de vida (Smith et al., 1996). Por outro lado, é bem provável que o estilo de vida pouco saudável de alguns pacientes esquizofrênicos, como uma dieta inadequada, o uso de cigarro e álcool, pouca atividade física e altos percentuais de obesidade, esteja contribuindo para uma redução na expectativa de vida de uma pessoa com esquizofrenia de aproximadamente 20 anos a menos do que a expectativa de vida para a população em geral (Laursen et al., 2014). Os sintomas negativos da esquizofrenia podem fazer com que o paciente fique desmotivado e careça de ímpeto, fique desatento aos estímulos cognitivos e demonstre extrema apatia. Embora seja comum a ocorrência de doenças físicas em pessoas esquizofrênicas, seu diagnóstico e tratamento podem ser tarefas difíceis, em parte por causa dos sintomas negativos dos pacientes. Por outro lado, os medicamentos não são muito eficazes no combate dos sintomas negativos, impedindo que outras modalidades terapêuticas alcancem ou acessem os impulsos motivacionais do paciente.

Analogamente, é comum que pacientes com depressão demonstrem perda de interesse e, subsequentemente, falta de motivação para a implementação de mudanças no estilo de vida. Pacientes deprimidos demonstram menor adesão à medicação, menor probabilidade de que sigam as recomendações clínicas, e autocuidados de má qualidade (Sumlin et al., 2014; Ziegelstein et al., 2000). A disfunção neurocognitiva pode resultar diretamente em déficits de motivação e de autoconsciência, e também na inibição da capacidade em implementar mudanças no estilo de vida.

Embora as mudanças no estilo de vida possam ser particularmente benéficas em pacientes com transtorno de estresse pós-traumático (TEPT), a cognição esmagadoramente dominada por pensamentos relacionados ao trauma e ao estresse pode dificultar a capacidade do paciente em implementar mudanças terapêuticas no estilo de vida. Em um estudo recentemente publicado, Klingaman et al. (2016) constataram que, em comparação com pessoas sem a doença, pacientes com TEPT têm expectativas de vida 17 a 18 anos menores, percentuais de sucesso mais modestos em programas de perda de peso e relatam enfrentar mais barreiras para emagrecer. Obesidade e doenças cardiovasculares estão super-representadas em pacientes com TEPT. Por outro lado, a capacidade do paciente com TEPT em modificar comportamentos de estilo de vida bem arraigados pode ficar inibida por outros distúrbios da cognição (p. ex., transtorno obsessivo-compulsivo e transtornos de ansiedade).

A implementação de mudanças terapêuticas no estilo de vida exige um esforço significativo e muita energia dos pacientes. É importante que tais pessoas compreendam que as suas escolhas de estilo de vida estão causando danos em longo prazo, sendo importante que tenham uma visão adequada com relação à sua doença e ao seu estado de saúde. Dificuldades de atenção e de comunicação podem agravar ainda mais os obstáculos já existentes à realização de mudanças no estilo de vida. É preciso que o paciente esteja motivado, para que possa compreender quais alimentos deve comer e quais deve evitar; além disso, é também importante que o paciente tenha habilidades sociais e se sinta confortável em conviver com outras pessoas, para que possa participar efetivamente das atividades em grupo, como tai chi, dança ou yoga (Baker et al., 2015; Meyer et al., 2015; Meyer et al., 2012; Wilbur et al., 2015).

Barreiras relacionadas à medicação

As barreiras relacionadas à doença nas tentativas do paciente em promover mudanças no estilo de vida podem ser exacerbadas pela baixa adesão à medicação; no entanto, os próprios medicamentos também podem funcionar como barreiras à saúde física, psicológica, social e espiritual. É digno de nota que o uso de antipsicóticos pode resultar em ganho de peso significativo, diabetes, hiperlipidemia, obesidade, síndrome metabólica, efeitos colaterais sexuais e osteoporose (Ames et al., 2016; Erickson et al., 2016, 2017; Tessier et al., 2017). Além disso, os antipsicóticos são prescritos cada vez mais frequentemente para pacientes com transtornos fora do espectro da esquizofrenia, e tal procedimento expõe um número crescente de pacientes a efeitos secundários não intencionais, mas significativos (p. ex., aumento de peso). Embora ainda não tenham sido completamente esclarecidos os mecanismos subjacentes ao ganho de peso associado ao uso de antipsicóticos, foi postulado que o antagonismo dos receptores H_1 da histamina e da serotonina 2C pode influenciar negativamente as experiências de saciedade e de fome, e o resultado é aumento do apetite e do consumo de alimentos. Embora seja possível atenuar esses efeitos com intervenções modificadoras da dieta e pelo aconselhamento nutricional personalizado, muitos pacientes têm acesso limitado a essas terapias e, além disso, pode ser tarefa difícil sua instituição em um ambiente clínico (Erickson et al., 2016, 2017).

Barreiras relacionadas ao paciente

Os fatores relacionados ao paciente constituem outro obstáculo à realização de mudanças no estilo de vida. A falta de moradia e dificuldades financeiras, particularmente comuns em pessoas esquizofrênicas, são obstáculos significativos ao acesso de tais pacientes a exercícios físicos adequados e a uma dieta saudável (Klingaman et al., 2016; Lazar et al., 2016). Pessoas sem-teto, em uma proporção esmagadoramente elevada, relataram insegurança alimentar e níveis de atividade física abaixo das orientações preconizadas (Kendzor et al., 2017). Além disso, muitos desses pacientes vivem em *desertos alimentares*, que são áreas urbanas normalmente de baixa renda e onde escasseiam os alimentos saudáveis, como frutas e vegetais frescos. Frequentemente essas pessoas dependem de alimentos não perecíveis vendidos em lojas de esquina e ficam privadas dos alimentos frescos dos supermercados. Assim, tais indivíduos consomem uma dieta rica em alimentos processados, com níveis elevados de gorduras e açúcares. As providências para que esses pacientes fiquem alojados também podem funcionar como obstáculos à realização de mudanças no estilo de vida, uma vez que tais pessoas podem se sentir inseguras por terem que deixar seus pertences para a prática do exercício físico, ou em suas tentativas de buscar opções alimentares mais saudáveis do que as fornecidas no seu abrigo ou no centro de acolhimento.

Muitos pacientes enfrentam restrições psicossociais significativas para que possam fazer e manter mudanças no estilo de vida. Aparentemente os pacientes estão integrados em suas comunidades, mas continuam a não ter acesso a intervenções terapêuticas. Exemplificando, os pacientes podem estar envolvidos no trabalho ou na escola, mas não conseguem praticar exercícios físicos em função de dificuldades de transporte, tarefas de cuidados infantis e outras restrições de tempo.

Os pacientes podem sofrer limitação de maneiras óbvias e sutis em presença de comorbidades clínicas; por exemplo, aquele paciente cadeirante que não consegue andar de bicicleta ou o paciente cuja fibrilação atrial pode ser desencadeada durante a prática do exercício físico. Em muitos casos, os pacientes ficam limitados pelas rotinas diárias, que provavelmente não serão descritas como estilos de vida saudáveis e que são arraigadas e de difícil mudança. Além disso, é provável que pacientes socialmente isolados não possam contar com a ajuda de amigos ou familiares, que poderiam apoiá-los na implementação de mudanças no estilo de vida.

Em muitos casos, os pacientes precisam enfrentar um número aparentemente intransponível de obstáculos em seu caminho para o bem-estar biopsicossocial-espiritual com a realização de mudanças no estilo de vida. Ao reconhecer as dificuldades enfrentadas por seus pacientes, o psiquiatra deve atuar como um orientador, ajudando-os a obter mudanças no estilo de vida. Neste capítulo, discutimos algumas intervenções específicas orientadas para esses fatores relacionados ao paciente; contudo, é importante ter em mente que os melhores resultados possíveis serão alcançados por meio de encontros frequentes nos sistemas clínico e de saúde mental, com firme colaboração entre psiquiatras, psicólogos, médicos de cuidados primários, nutricionistas, assistentes sociais e profissionais do exercício físico.

Exemplo de caso 1

Jesse é um homem de 40 anos com diagnóstico de esquizofrenia e transtorno por uso de drogas. Ele era um morador de rua sem-teto e não mantinha contato com sua família há mais de cinco anos. Com o tempo, Jesse foi conectado a um programa de saúde mental holístico e orientado para sua recuperação, junto com uma equipe comunitária intensiva e multidisciplinar para tratamento e orientação de casos. Ele voltou a se conectar com sua família, que lhe proporcionou moradia e apoio incondicional. Com sua equipe terapêutica, Jesse trabalhou na formulação de um plano de recuperação pessoal que envolvia seu retorno à faculdade de administração, com o objetivo final de possuir um pequeno negócio. Além desse objetivo vocacional, foi incentivado a criar metas para cada uma das oito mudanças terapêuticas no estilo de vida (ver seção "Avaliação holística"). Durante cada consulta com seu médico, Jesse revisou seu progresso, com vistas à concretização de seus objetivos. Ele usou uma planilha para registro de mudanças terapêuticas no estilo de vida (ver Figura 17.2, mais adiante neste capítulo), em conjunto com o formulário do plano de recuperação pessoal. Demonstra real satisfação com seu progresso. Jesse se formará no ano que vem em Administração, vem se mantendo sóbrio e pratica seus exercícios físicos regularmente. Fez amigos em seu programa de recuperação e mantém contato com sua família. Jesse frequenta habitualmente a igreja e estuda diariamente a Bíblia. Apesar de ser tratado com antipsicóticos atípicos, ele não engordou, graças à prática regular de exercícios na academia; além disso, faz caminhadas diárias e se cerca de cuidados para ter uma alimentação saudável. Além da medicação antipsicótica, seu médico também prescreveu vitamina E, magnésio e óleo de peixe, além de vitamina D para sua neuroproteção.

AVALIAÇÃO DETALHADA DO ESTILO DE VIDA PARA PESSOAS COM TRANSTORNOS PSIQUIÁTRICOS

Caro leitor, a abordagem clínica diante de seu paciente pode ser liberal e minimamente afetada pelo que outros profissionais possam ter diagnosticado.

Quando uma pessoa vai ao seu consultório, é fundamental ouvi-la, para que você possa tomar conhecimento do que é importante para seu caso. Se o paciente já foi diagnosticado com alguma enfermidade e está tomando medicamentos, tenha em mente que tal diagnóstico pode ou não estar correto. E assuma a posição de "um novo par de olhos" disposto a trabalhar em conjunto com seu paciente para que sejam debatidas as opções possíveis. Já na primeira sessão, explique como funciona a abordagem holística baseada na mudança de estilo de vida e orientada para a recuperação, apresentando esses conceitos ao paciente, pois as reuniões anteriores com o outro psiquiatra podem simplesmente ter se resumido a uma troca de informações sobre sintomas e medicamentos. O diálogo que será iniciado agora em uma reunião holística e orientada para a recuperação será consideravelmente diferente.

Para que seja abrangente, a coleta colaborativa de informações talvez tenha que se estender por algumas sessões. O paciente pode receber tarefas de casa para preencher – por exemplo, um plano de recuperação pessoal (ver Figura 17.1, mais adiante neste capítulo), um diário de práticas de estilo de vida (ver Figura 17.2) ou um diário de alimentação. Talvez seja importante fazer uma avaliação da motivação do paciente com uma "entrevista de motivação para mudanças" e/ou com a Avaliação de Mudança da Universidade Rhode Island (*University of Rhode Island Change Assessment* [URICA]; Erickson et al., 2016, 2017). Essa avaliação fará com que o médico tome conhecimento quanto ao estágio de mudança do paciente. O modelo de disposição para a mudança envolve os seguintes estágios: 1) pré-contemplação (não pensa em mudar), 2) contemplação (ambivalência), 3) preparação (começa a pensar em mudanças), 4) ação (começa a mudar) e 5) manutenção (continua na implementação da mudança comportamental).

As abordagens holísticas levam em conta o bem-estar das pessoas nos domínios biopsicossocial e espiritual. Em muitos casos, ao chegar ao consultório, o paciente está angustiado. Como psiquiatras, podemos tentar discernir as causas biológicas de seu sofrimento mental. As doenças do corpo podem afetar a mente. Da mesma forma, a angústia mental pode se manifestar em disfunções corporais. No livro *The Mindbody Prescription*, John Sarno (2001) descreveu o poder da mente em manifestar uma série de problemas clínicos. No contexto das doenças clínicas crônicas, muitos pacientes se apresentam com depressão, raiva e irritabilidade. O psiquiatra deve estar ciente da relação simbiótica entre mente e corpo; ao observar algum desequilíbrio, ele deve considerar o papel dos comportamentos de estilo de vida.

Meu plano de recuperação pessoal

Nome: ____________________________

Data: ____________________________

Primeira etapa. Satisfação com áreas da minha vida. Fale sobre o grau de sua satisfação com as áreas da sua vida. Para cada área, atribua pontos para seu nível de satisfação em uma escala de 1 a 5 (1 = insatisfeito, 3 = moderadamente satisfeito, 5 = muito satisfeito) e informe em poucas palavras por que você está se sentindo assim.

- **Necessidades físicas** (alimento, roupas, abrigo)
  Meu nível de satisfação é ________ porque ____________________________
- **Atividades significativas** (trabalho, escola, voluntariado) na comunidade
  Meu nível de satisfação é ________ porque ____________________________
- **Relações sociais** (amigos, família, intimidade etc.)
  Meu nível de satisfação é ________ porque ____________________________
- **Vida holística, espiritualidade e bem-estar** (mente, corpo, espírito)
  Meu nível de satisfação é ________ porque ____________________________
- **Recreação, lazer, passatempos, expressão criativa** (música, arte, dança, escrita etc.)
  Meu nível de satisfação é ________ porque ____________________________
- **Outros**
  Meu nível de satisfação é ________ porque ____________________________

Segunda etapa. Qual é a minha visão geral para a recuperação? Se eu pudesse escolher como seria a minha vida, como ela seria? O que traz sentido à minha vida? O que é significativo para mim?

____

____

Terceira etapa. Quais são as metas que determinarei para alcançar minha visão de recuperação? Vou me esforçar para alcançar a(s) seguinte(s) meta(s) para melhorar a satisfação em uma ou mais das áreas da vida (com base na Etapa 1):

____

____

Etapa 4. Com quais pontos fortes eu posso contar, que me ajudarão a alcançar minhas metas de recuperação? Quais são as coisas que sou bom em fazer? Quais foram os sucessos anteriores que me ajudarão a atingir minhas metas de recuperação? Quais são os relacionamentos ou associações que me ajudarão a alcançar minhas metas de recuperação?

____

____

FIGURA 17.1 Amostra de modelo para um plano de recuperação pessoal. (*continua*)

Fonte. Desenvolvido por Tom Fletcher e Richard Martin, Coordenadores de Recuperação Local, West Los Angeles VA Medical Center, Los Angeles, Califórnia.

Etapa 5. O que pode me impedir de alcançar minhas metas de recuperação? Sintomas de saúde mental, abuso de drogas, dependências, problemas sociais, problemas de saúde, problemas familiares, sem-teto, desemprego etc.

____

____

Etapa 6. Quais passos devo dar para alcançar minhas metas de recuperação? Quais ações, comportamentos e/ou responsabilidades devo promover para alcançar minhas metas?

____

____

Primeira consulta de acompanhamento

Quanto progresso obtive para alcançar minha(s) meta(s) em uma escala de 1 a 5 (1 = sem progresso, 5 = meta alcançada)?

_____ Autoavaliação

_____ Avaliação da equipe

Reavalie sua satisfação com as áreas da vida (ver Etapa 1) em uma escala de 1 a 5 (1 = insatisfeito, 3 = moderadamente satisfeito, 5 = muito satisfeito)

_____ Necessidades físicas

_____ Atividades significativas

_____ Relações sociais

_____ Vida holística, espiritualidade e bem-estar

_____ Recreação, lazer e passatempos

Segunda consulta de acompanhamento

Quanto progresso fiz para alcançar minha(s) meta(s) em uma escala de 1 a 5 (1 = sem progresso, 5 = meta alcançada)?

_____ Autoavaliação

_____ Avaliação da equipe

Reavalie sua satisfação com as áreas da vida (ver Etapa 1) em uma escala de 1 a 5 (1 = insatisfeito, 3 = moderadamente satisfeito, 5 = muito satisfeito)

_____ Necessidades físicas

_____ Atividades significativas

_____ Relações sociais

_____ Vida holística, espiritualidade e bem-estar

_____ Recreação, lazer e passatempos

FIGURA 17.1 Amostra de modelo para um plano de recuperação pessoal. (*continua*)

Fonte. Desenvolvido por Tom Fletcher e Richard Martin, Coordenadores de Recuperação Local, West Los Angeles VA Medical Center, Los Angeles, Califórnia.

Terceira consulta de acompanhamento

Quanto progresso fiz para alcançar minha(s) meta(s) em uma escala de 1 a 5 (1 = sem progresso, 5 = meta alcançada)?

____ Autoavaliação

____ Avaliação da equipe

Reavalie sua satisfação com as áreas da vida (ver Etapa 1) em uma escala de 1 a 5 (1 = insatisfeito, 3 = moderadamente satisfeito, 5 = muito satisfeito)

____ Necessidades físicas

____ Atividades significativas

____ Relações sociais

____ Vida holística, espiritualidade e bem-estar

____ Recreação, lazer e passatempos

FIGURA 17.1 (*continuação*) Amostra de modelo para um plano de recuperação pessoal.

Fonte. Desenvolvido por Tom Fletcher e Richard Martin, Coordenadores de Recuperação Local, West Los Angeles VA Medical Center, Los Angeles, Califórnia.

AVALIAÇÃO HOLÍSTICA

Na avaliação holística de seu paciente, o psiquiatra deve começar com uma avaliação completa das suas doenças clínicas e com uma revisão dos sistemas, dos sinais vitais e do atual nível de dor. O estabelecimento de uma cronologia das doenças da mente-corpo e de quando tiveram início – muitas doenças surgem no contexto de uma variedade de fatores estressantes na vida do paciente – pode ajudar o paciente a perceber a ligação entre o estresse e a doença física na sua vida.

O psiquiatra deve examinar os padrões de sono e alimentação de seu paciente. A insônia pode ser um sintoma de doenças psiquiátricas, como ansiedade, TEPT ou depressão; por outro lado, também pode ser uma manifestação da apneia do sono. A restauração do sono pode fazer muito bem à fadiga crônica e diminuir significativamente os episódios de acordar no meio da noite. Yu e colegas (1999) descobriram que o tratamento habitual para apneia do sono *versus* placebo resultou na melhora dos sintomas de humor, como a tensão, a depressão e a fadiga.

Uma abordagem holística abrangente para tratamento de pessoas com doenças mentais deve incluir a psicoeducação do paciente sobre o papel exercido pela nutrição (ver Capítulo 13, "Dieta e nutrição na prevenção e no tratamento adjuvante dos transtornos psiquiátricos") e pelo exercício físico (Capítulos 3 a 10 na Parte II, "O exercício na prevenção e no tratamento de transtornos psiquiátricos específicos") em sua saúde mental e bem-estar. O paciente deve receber um diário para anotação dos alimentos e dos exercícios físicos, que deverá trazer na próxima consulta para que possam ser identificadas áreas que poderiam ser melhoradas e para o desenvolvimento de metas de mudança.

Para que fique esclarecido se alguma deficiência nutricional subjacente ou anormalidade metabólica está contribuindo para os sintomas psiquiátricos, como depressão ou ansiedade, os seguintes exames de sangue podem ser solicitados: hemoglobina A1c, painel lipídico, hemograma completo, provas de função hepática, vitamina D, vitamina B_{12}, folato, magnésio e cálcio. Já para esclarecer se outros problemas, como o hipotireoidismo, podem estar afetando a saúde mental do paciente, deve-se verificar o nível do hormônio estimulador da tireoide (TSH). O aconselhamento nutricional também pode ajudar, no caso de qualquer anormalidade detectada.

Em alguns casos, é difícil apreender tudo o que queremos saber sobre uma pessoa no atendimento inicial. Por ocasião do primeiro atendimento de um paciente, nossa abordagem clínica a um paciente com doença mental consiste em apresentar nosso modelo de cuidados e trabalhar em conjunto, com vistas à elaboração de um plano de recuperação pessoal. No estabelecimento desse plano, o médico e o paciente devem trabalhar juntos para que seja criado um documento individualizado e delineado que descreva quais são os objetivos e as preferências na vida do paciente. Esses objetivos e preferências devem ser registrados nas palavras do paciente. A Figura 17.1 ilustra um exemplo de plano de recuperação pessoal. Em primeiro lugar, deve ser feita uma avaliação simples do nível de satisfação do paciente com sua vida atual. Pode ser útil recorrer a escalas validadas para avaliação da satisfação do paciente com sua vida atual. A Escala Biopsicossocial-espiritual (*Bio-Psycho-Social-Spiritual Scale*, BPSS) é um instrumento para avaliação de quatro itens, elaborada com o objetivo de avaliar o bem-estar global. A BPSS foi validada pela Breve Avaliação da Qualidade de Vida (*Brief Quality of Life Assessment* da Organização Mundial da Saúde; Erickson et al., 2017; Tessier et al., 2017).

Em seguida, o psiquiatra precisa aplicar o plano de recuperação pessoal, inquirindo o paciente sobre sua satisfação com a saúde física, circunstâncias de vida, atividades recreativas, vida espiritual e seu sentido de significado ou propósito. Com os resultados do plano em mãos, o paciente e o psiquiatra devem discutir e fazer uma previsão da caminhada do paciente até sua recuperação e como será essa recuperação. Quais são as etapas que deverão ser percorridas pelo paciente até sua recuperação? Quais pontos fortes permitirão que o paciente alcance a recuperação? O que o paciente imagina para si mesmo, quando alcançar a recuperação?

Extrair sentido da vida é uma etapa particularmente importante do plano de recuperação pessoal. O neurologista, psiquiatra e sobrevivente do Holocausto Viktor Frankl, natural da Hungria, acreditava que os sobreviventes do

Holocausto eram aqueles que conseguiram encontrar um significado para as suas vidas, apesar das terríveis circunstâncias (Frankl, 1984). Frankl afirmava que ter um senso de significado ou de propósito é fator muito importante para os seres humanos. Embora muitas pessoas tentem encontrar a "felicidade", Frankl sustentava que a vida não é implicitamente feliz; e que se encontrarmos sentido naquilo que fazemos todos os dias, a felicidade pode ser um subproduto de nossos esforços na busca de um sentido para a vida. Outros estudos examinaram tipos de felicidade que levam a melhores resultados para a saúde, sobretudo no âmbito de um tipo de felicidade associada à descoberta de um sentido de significado conhecido como *bem-estar eudaimônico*. Kashdan et al. (2006) e outros pesquisadores observaram que, especialmente entre veteranos com TEPT, aqueles que adotaram um afeto positivo resultante de um sentido de gratidão demonstravam maior propensão para vivenciarem eudaimonia e autoestima mais expressivas em seu dia a dia.

Uma vez concluídos os testes e já elaborado um plano de recuperação pessoal, o médico deve introduzir o conceito de mudanças terapêuticas no estilo de vida. Roger Walsh (2011) delineou oito atividades que todos os psiquiatras deveriam prescrever a seus pacientes (Tessier et al., 2017). Especificamente, esses componentes são 1) exercício físico, 2) nutrição e dieta, 3) tempo despendido na natureza, 4) relacionamentos, 5) recreação, 6) relaxamento e controle do estresse, 7) envolvimento religioso ou espiritual e 8) prestação de serviços e ajuda a terceiros. De acordo com Walsh (2011), essas oito atividades se dividem em quatro categorias: biológica, psicológica, social e espiritual. As prescrições biológicas incluem mudanças na nutrição e nos exercícios físicos. As intervenções psicológicas não são apenas psicoterapias baseadas em evidências, mas também coisas que o próprio paciente pode fazer – como relaxamento, controle do estresse e atividades recreativas – que podem ser edificantes. As mudanças sociais terapêuticas no estilo de vida que podem ser prescritas pelo médico são aquelas atividades que ampliam a socialização, bem como a participação em terapias apropriadas baseadas em evidências, como o treinamento de habilidades sociais (Smith et al., 1996). As mudanças espirituais ou religiosas no estilo de vida envolvem a conexão do paciente com algo maior do que ele próprio, e a busca/encontro de um significado. Para algumas pessoas, essa ligação se concretiza através de meios religiosos: frequentar a igreja ou outros grupos religiosos, ler as escrituras, meditar e orar diariamente; para outros, a espiritualidade pode ser obtida simplesmente passando algum tempo ao ar livre, na natureza. Uma descoberta importante foi que mulheres que frequentam instituições religiosas uma vez por semana ou mais têm risco 84% menor do que mulheres que nunca frequentam instituições religiosas (Koenig, 2016). Também foi constatado que, em longo prazo, o comparecimento frequente a instituições religiosas é um fator de proteção contra o suicídio (Kleiman e Liu, 2014).

Estabelecemos a utilidade de uma simples folha de papel - um registro de mudanças terapêuticas no estilo de vida (MTEV) - para o acompanhamento desses oito domínios do estilo de vida, como uma forma de ajudar pessoas com tipos variados de transtornos psiquiátricos (Figura 17.2). Usamos essa folha de registro comportamental em sessões individuais com nossos pacientes e demonstramos uma relação entre o número de mudanças terapêuticas no estilo de vida realizadas pelos pacientes e melhoras na qualidade de vida, avaliadas pelo BPSS (Ames et al., 2016; Sumlin et al., 2014).

Antes de prescrever mudanças terapêuticas específicas no estilo de vida, o médico deve examinar o plano de recuperação pessoal do paciente; e também deve se assegurar de que as mudanças sugeridas estejam alinhadas com as coisas que seu paciente esteja interessado em fazer. Para cada mudança de estilo de vida selecionada pelo paciente, deverão ser estabelecidas metas claras e alcançáveis. Normalmente, desenvolvemos uma meta SMART para cada uma das alterações selecionadas pelo paciente. As metas SMART são específicas, mensuráveis, alcançáveis, realistas e com prazo determinado (Doran, 1981). As metas SMART comumente utilizadas envolvem a diminuição da ingestão de calorias com o consumo de refrigerantes, menores porções de alimentos, substituição de alimentos com alto teor calórico por alimentos com menos calorias, e maior consumo de frutas e vegetais. Em cada sessão, o médico deve revisar o registro do paciente, para verificar o número de vezes em que a meta SMART foi atingida para a mudança terapêutica específica no estilo de vida; identificar os resultados dessa conquista; e, em seguida, trabalhar em conjunto com o paciente para acrescentar novas metas SMART visando a novas mudanças. Nossa pesquisa sugere que quanto maior era o número de mudanças no estilo de vida nas quais os pacientes participavam, maior era a perda de peso e também mais expressiva era a melhora na sua qualidade de vida (Erickson et al., 2017; Tessier et al., 2017).

Exemplo de caso 2

Joe é um homem de 50 anos com TEPT e psicose induzida por drogas. Atualmente, está abstinente de drogas recreativas, tendo procurado uma clínica com vistas a uma abordagem holística para sua doença mental. Com o regime de medicamentos antipsicóticos, engordou muito. Seu médico trabalhou com ele para minimizar e otimizar seus medicamentos. Joe não desejava interromper completamente a medicação, mas está tomando a dose mais baixa, com bom controle da maioria dos sintomas. Relata muito estresse em sua vida como pai

MEU DIÁRIO DE PRÁTICAS TERAPÊUTICAS DE ESTILO DE VIDA
AS OITO MANEIRAS DE PRATICAR MTEV

Nome: ____________________

Data: ____________________

Minha meta é fazer pequenas mudanças para cada elemento do estilo de vida, para melhorar a qualidade da minha vida.

	Metas específicas	Domingo	2ª-feira	3ª-feira	4ª-feira	5ª-feira	6ª-feira	Sábado
Exercício								
Nutrição e dieta								
Tempo na natureza								
Relacionamentos								
Recreação								
Relaxamento/controle do estresse								
Relaxamento/envolvimento espiritual								
Servir e ajudar outras pessoas								

FIGURA 17.2 Oito modos de praticar Mudanças Terapêuticas no Estilo de Vida (MTEV).

Fonte: Greater Los Angeles VA Healthcare System PRRC. Inspirado por Tessier et al., 2017; Walsh, 2011.

solteiro, tendo negligenciado seus autocuidados. Junto com seu psiquiatra, começaram a formular um plano de recuperação. Joe optou por uma meta SMART inicial para perda de 10 quilos em seis meses. Durante o primeiro mês, ele e seu médico concordaram que pararia de tomar refrigerantes e sucos açucarados, e passou a usar um pedômetro. Com essas duas mudanças no estilo de vida, Joe perdeu sete quilos. Na segunda consulta com o seu médico, Joe se mostrou muito satisfeito com o seu progresso; na ocasião, foram acrescentadas outras metas SMART que interferiram nas outras seis mudanças no estilo de vida. Na sessão seguinte, seu médico o incentivou a procurar opções alimentares mais saudáveis, tendo passado para seu paciente uma lista de índices glicêmicos que o ajudaria nas compras de supermercado. Além disso, Joe estabeleceu a meta de tratar seu estresse ouvindo música, porque essa atividade o relaxa. E também aderiu a um programa em grupo orientado para a recuperação, em que Joe pode interagir e socializar com outras pessoas também em recuperação, que atualmente considera como amigos. Começou a curtir o tempo passado na natureza com seu netinho. Ele planeja voltar a frequentar a igreja porque acha útil ler a Bíblia; além disso, quer ser uma influência positiva para seu filho e seu neto.

ESTABELECIMENTO, MONITORIZAÇÃO E APOIO PARA MUDANÇAS NO ESTILO DE VIDA

Um componente essencial da recuperação do paciente é o apoio do seu médico às mudanças no estilo de vida; com o apoio da comunidade, certamente tal atitude aumentará a probabilidade de sucesso na implementação de mudanças comportamentais (Erickson et al., 2017). Muitos pacientes sentem dificuldade em fazer mudanças em hábitos já consagrados, como parar no restaurante de *fast-food* no caminho do trabalho para casa ou assistir à televisão nos dias de folga. Em nossa experiência, pode ser difícil, na primeira sessão, dar sugestões abrangendo todas as oito mudanças terapêuticas no estilo de vida, embora alguns pacientes adotem entusiasticamente essa estratégia. Alternativamente, diante de um paciente muito negativo, deprimido e retraído, o médico pode se concentrar em um elemento a cada vez, estabelecendo inicialmente um pequeno objetivo e depois acrescentando novos objetivos em consultas futuras.

O monitoramento das mudanças no estilo de vida dos pacientes começa já na primeira consulta. Antes de dar início a um plano terapêutico comportamental orientado para a recuperação, os prestadores devem ter em mente o nível de motivação do paciente e como eles percebem a necessidade de mudança. O médico pode utilizar a entrevista motivacional para avaliar as motivações do paciente. Ao discutir consistentemente as coisas de que o paciente gosta e considera motivadoras, o médico mantém a discussão centrada no paciente, aumentando a probabilidade de sucesso. Várias escalas também podem ser válidas para avaliação da motivação e do *insight*, como a escala URICA e o Questionário de Autoavaliação da Doença (*Self-Appraisal of Illness Questionnaire*, SAIQ; Dozois et al., 2004; Marks et al., 2000).

Como parte do plano de recuperação de cada paciente, as metas devem ser definidas e monitoradas em cada consulta, com o uso generoso de reforços, mesmo diante de progressos apenas parciais nos esforços para alcançar a meta; também deve ser examinado o impacto dessas conquistas nos sintomas, na saúde e na autoeficácia; por fim, será feita uma revisão iterativa das metas para a construção do sucesso (Noordsy et al., 2018). Os médicos devem estimular os pacientes a prestar atenção nas melhoras no sono, energia, clareza cognitiva, humor e motivação, bem como na relação entre essas melhoras e as mudanças alcançadas no estilo de vida (Ho et al., 2018). Devem ser estabelecidas metas específicas para cada domínio do plano de recuperação – necessidades físicas, atividades significativas, relações sociais, espiritualidade, recreação e quaisquer outras áreas identificadas nas sessões iniciais.

Os pacientes iniciam o processo de implementação de mudanças no estilo de vida em níveis muito variados de motivação e habilidade. Idealmente, como parte da sua jornada em busca da recuperação, as pessoas com doença mental alcançarão objetivos de integração comunitária, como voltar a estudar ou a trabalhar, ou retornar à laborterapia ou ao voluntariado. No caso de pacientes mais motivados e com inclinações atléticas, será possível uma rápida implementação de regimes de exercícios e de alterações saudáveis em sua dieta. O médico deve discutir com o paciente os modos para concretização das metas – se ele prefere um ambiente de rotina ou de variedade, ambientes aventureiros ou controlados, ambientes de grupo ou independentes e atividades estimulantes ou conscientes.

A ênfase do aconselhamento nutricional não deve recair na dieta. Embora muitos pacientes com doenças mentais graves se apresentem com excesso de peso como resultado de seus medicamentos e de outros fatores de risco já citados (ver seção "Barreiras à obtenção de mudanças no estilo de vida"), os médicos devem enfatizar a mudança na forma como os pacientes comem, concentrando-se em alimentos de boa qualidade e em uma alimentação e em "pratos saudáveis". Em nossa atenção aos pacientes, explicamos o conceito de *prato saudável*, que tomamos emprestado do *MyPlate*, do Departamento de Agricultura dos Estados Unidos (ver www.choosemyplate.gov [em inglês]), e também fornecemos um manual de Equilíbrio no Estilo de Vida e/ou de Mudanças Terapêuticas no Estilo de Vida (MTEV) (Erickson et al., 2017; Tessier et al. 2017). As metas nutricionais pretendem aumentar a ingestão de vegetais e diminuir a ingestão de alimentos não nutritivos. Alimentos de alta qualidade saciam; e os pacientes emagrecerão se seguirem as sugestões do "prato saudável", para que a dieta do paciente seja composta por 50% de vegetais e frutas, 20% de proteínas e 30% de cereais e carboidratos saudáveis. Também fica sugerido o consumo de gorduras saudáveis, assim como a redução de alimentos açucarados e dos carboidratos de baixa qualidade. Para obter detalhes completos sobre sugestões nutricionais, consulte o Capítulo 13, "Dieta e nutrição na prevenção e no tratamento adjuvante dos transtornos psiquiátricos", e o Capítulo 14, "Eixo Intestino-Cérebro e Microbioma nos Transtornos Psiquiátricos", e Erickson et al. (2017).

O acompanhamento com o diário alimentar é uma ferramenta útil que permite ao médico uma análise objetiva do consumo dos alimentos; portanto, pode influenciar na perda ou manutenção do peso, nas escolhas alimentares, na identificação de alergias alimentares e na correlação das escolhas alimentares com o humor. Embora diários de papel e caneta possam ser adequados, os aplicativos para celulares tornaram o acompanhamento do consumo de alimentos substancialmente mais fácil, graças à sua conveniência, e também pelos recursos extras, por exemplo, cálculos automáticos de calorias e a capacidade de inserir diretamente as escolhas alimentares por meio da leitura do código de barras do produto alimentício. Os médicos podem complementar as informações no diário alimentar do paciente e fornecer uma medida objetiva do progresso do paciente. Para tanto, poderão monitorar seu peso no consultório em cada consulta, além dos níveis anuais de hemoglobina A1c e também os níveis de colesterol ou lipídios. Se não foi possível para o paciente alcançar suas metas de estilo de vida, o médico poderá recorrer a intervenções individualizadas a fim de alcançar áreas complicadas para seu paciente. Em muitos casos, os pacientes encontram dificuldade para ajustar sua abordagem comportamental à alimentação. Incentivamos os prestadores de cuidados de saúde a questionarem os pacientes sobre sua relação com a comida. Também devem determinar se existem padrões como consumir alimentos durante momentos de sofrimento emocional ou *comer sem pensar*, significando comer sem prestar atenção – em muitos casos simultaneamente ao envolvimento com outras atividades, como dirigir um automóvel ou assistir à televisão. As escolhas de ingestão alimentar podem ser influenciadas por fatores aparentemente não relacionados, como o tamanho do prato, a disponibilidade e facilidade de aquisição de certos tipos de alimentos e limitações de tempo para comer. Com frequência os pacientes serão beneficiados com uma discussão sobre estarem, ou não, atentos ao se alimentarem, e como aprender a prestar atenção ao que comem, e também a que horas do dia e da noite eles comem. Uma boa estratégia: os pacientes devem pousar o garfo entre as garfadas, comer devagar e mastigar muitas vezes, em vez de engolir o máximo de comida possível com a maior rapidez possível.

A critério do paciente, familiares, amigos próximos e cuidadores podem ser envolvidos no processo, pois tais pessoas podem funcionar como ferramentas motivacionais extras para o paciente. Se o orçamento permitir, outra ferramenta motivacional que funcionará como incentivo para a concretização das metas para exercícios físicos consiste em oferecer pequenas recompensas, sempre que o paciente alcançar um objetivo. No caso de pacientes mais jovens, a recompensa pode ser dada na forma de incentivo motivacional com o uso de aplicativos para celulares que os encorajem a participar de gincanas que podem resultar em pequenas recompensas. Essas gincanas proporcionam oportunidades para a prática de exercícios físicos, e também para que o paciente passe mais tempo na natureza; além disso, elas permitem também a prática da atenção plena (Tessier et al., 2017). Dependendo do nível de dificuldade enfrentada pelo paciente na implementação de mudanças no estilo de vida, o médico pode recorrer a lembretes para passar informações extras ao seu paciente, que levará para sua casa essas ajudas mnemônicas (p. ex., folhetos, canetas ou pequenas anotações).

Em geral, o treinamento dos pacientes para fazer mudanças nos comportamentos ligados à prática do exercício físico requer o uso de metas SMART. Em nossa experiência, o exercício de mais fácil aceitação no envolvimento dos pacientes é a prática das caminhadas. Idealmente, procuramos incentivar meia hora a uma hora de caminhada por dia. Fornecemos pedômetros aos nossos pacientes, embora seja cada vez mais frequente o uso de aplicativos de *smartphones* e outros dispositivos digitais para monitoração dos passos, distância percorrida, frequência cardíaca e outros dados relacionados à sua saúde pessoal. Antes de prescrever um programa vigoroso de exercícios físicos, recomendamos que seus médicos façam uma avaliação dos pacientes de alto risco, com inclusão de um eletrocardiograma. A realização de um teste de tolerância ao exercício pode ser um procedimento tranquilizador para aqueles pacientes com fatores de risco cardiovascular mais significativos. Pode haver dificuldade na realização solitária dos exercícios físicos pelo paciente; talvez ele prefira que as sessões sejam realizadas com outras pessoas (p. ex., a dança ou o yoga). Estruturamos aulas de yoga e dança que foram bem recebidas por nossos pacientes. O ideal é que os pacientes frequentem essas aulas em instalações da comunidade, não em um programa de saúde mental; um ponto importante é a manutenção da ênfase na reintegração comunitária, como parte da sua recuperação (Meyer et al., 2012; Schulz-Heik et al., 2017; Wilbur et al., 2015). A Tabela 17.1 fornece orientações úteis para a incorporação do uso do pedômetro.

Além do exercício físico e da dieta alimentar, a ficha de mudança terapêutica do estilo de vida inclui seis outras áreas nas quais o paciente é incentivado a promover tais mudanças. Alguns pacientes querem trabalhar todas as oito áreas de mudança de estilo de vida com a maior rapidez possível, enquanto outros preferem tentar uma ou duas mudanças de estilo de vida por sessão. Em certos casos, as tentativas de implementação de apenas uma mudança de estilo de vida

TABELA 17.1 Orientações para o uso de pedômetros

Orientações para o uso de pedômetros
Ajude o paciente a entender como deve usar o pedômetro (onde prendê-lo, como configurá-lo, como usar o rastreador digital de atividades).
Estabeleça uma meta com o paciente – algo entre 10.000 e 25.000 passos, dependendo do seu grau de atividade.
Transcorrida uma semana, revise os dados e calcule a média de passos por dia.
Depois que o paciente atingiu determinada meta e conseguiu mantê-la, estabeleça outra meta.
Lembre-se de que os pedômetros nem sempre são instrumentos precisos, dependendo de como a pessoa caminha. Compare os passos dados pela mesma pessoa e não os de pessoas diferentes.

podem funcionar como incentivo para a implementação de outras mudanças. O ato de passar tempo em ambientes da natureza, por exemplo, também pode envolver a prática do exercício e a socialização; os provedores de saúde podem incentivar seus pacientes para que passem algum tempo caminhando em um parque, junto com um amigo ou membro da família. Em geral, à medida que os pacientes vão obtendo sucesso, observa-se aumento em sua confiança e sua motivação.

Pacientes resistentes a dietas ou à prática do exercício físico também podem fazer mudanças no estilo de vida que poderão levar a resultados muito satisfatórios. Exemplificando, o paciente pode estabelecer a meta espiritual ou religiosa de frequentar a igreja semanalmente, o que pode resultar em maior socialização/apoio. As artes criativas podem proporcionar relaxamento e controle do estresse, pelo prazer de ouvir música ou praticar atividades artísticas. Habitualmente incentivamos nossos pacientes para que frequentem aulas em faculdades da sua comunidade, e eles expressaram surpresa e satisfação com seu sucesso ao ingressarem em corais dessas instituições e com sua participação em aulas de redação para expressão criativa.

O estabelecimento, a monitoração e o apoio às mudanças no estilo de vida constituem um processo lento, constante e contínuo. O reforço comportamental proporcionado pelo médico pode ser um recurso inestimável para seus pacientes. O paciente e o profissional de saúde devem se envolver em um ciclo de estabelecimento de metas para a modificação do estilo de vida, acompanhamento e monitoramento do progresso, reforço das metas, incentivo e comemoração dos progressos, além da revisão das metas (ver Figura 17.3 para um auxílio visual desse ciclo). Os pacientes e os prestadores de serviços médicos não devem ficar muito preocupados se não houve um progresso imediato; o sucesso na implementação de mudanças no estilo de vida decorre de pequenas mudanças centradas no paciente, que são implementadas de modo lento e progressivo. Em última

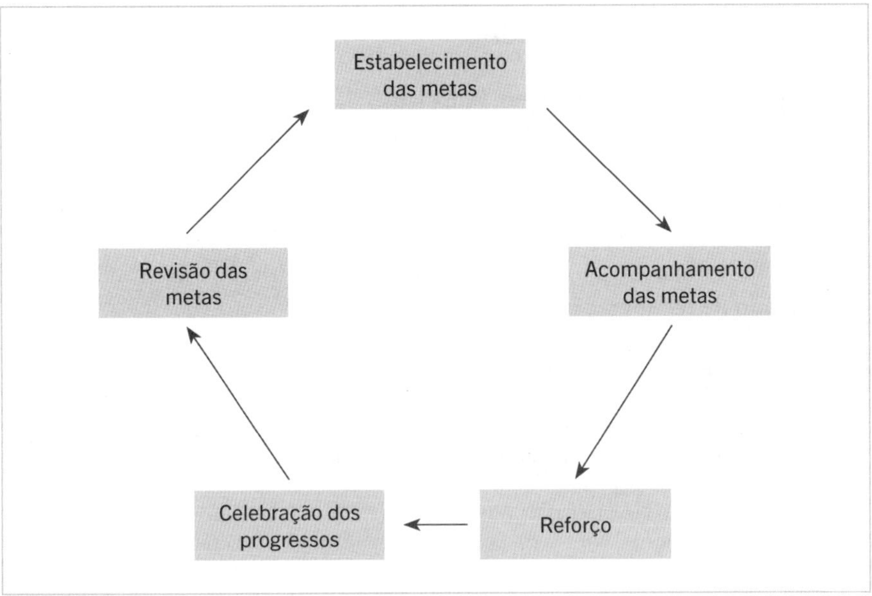

FIGURA 17.3 Ciclo das mudanças no estilo de vida.

análise, frequentemente a obtenção de um sucesso ilimitado na implementação de mudanças no estilo de vida é algo emocionante e gratificante, tanto para os profissionais de saúde como para seus pacientes.

CONCLUSÃO

Neste capítulo resumimos vários conceitos importantes para a avaliação e para estratégias visando a mudanças comportamentais em um ambiente clínico. A mudança de padrões comportamentais pode ser tarefa difícil; mas quando esses objetivos são alcançados, tais mudanças resultam em ganhos crescentes na confiança e na autoeficácia. Esperamos que, com nossa abordagem metódica e iterativa para o estabelecimento, avaliação e reforço das metas aqui apresentadas, os profissionais de saúde venham a ampliar seu arsenal terapêutico. Com tal prática, acreditamos que os provedores poderão ser instrumentos facilitadores para a concretização de mudanças terapêuticas no estilo de vida de seus pacientes, resultando em benefícios ao longo de suas vidas.

PERGUNTAS PARA DISCUSSÃO

1. De que modo uma abordagem biopsicossocial permite que os profissionais da saúde detectem e controlem mais adequadamente as mudanças no estilo de vida?
2. Quais são os tipos de barreiras normalmente enfrentadas pelos pacientes para a implementação de mudanças no estilo de vida?
3. Quais são os fatores que devem ser examinados na criação e na monitorização do plano de recuperação pessoal de um paciente?

LEITURAS RECOMENDADAS

1. Tessier JM, Erickson ZD, Meyer HB, et al: Therapeutic lifestyle changes: impact on weight, quality of life, and psychiatric symptoms in veterans with mental illness. Mil Med 182(9):e1738-e1744, 2017 28885930.
2. Walsh R: Lifestyle and mental health. Am Psychol 66(7):579-592, 2011 21244124.
3. Jacobson N, Greenley D: What is recovery? A conceptual model and explication. Psychiatr Serv 52(4):482-485, 2001 11274493.

REFERÊNCIAS

1. Ames D, Carr-Lopez SM, Gutierrez MA, et al: Detecting and managing adverse effects of antipsychotic medications: current state of play. Psychiatr Clin North Am 39(2):275-311, 2016 27216904.
2. Baker M, Tessier J, Meyer H, et al: Yoga-based classes for veterans with severe mental illness: development, dissemination, and assessment. Fed Pract 32(10):19-25, 2015.
3. Ho PA, Dahle DN, Noordsy DL: Why do people with schizophrenia exercise? A mixed methods analysis among community dwelling regular exercisers. Front Psychiatry 9:596, 2018 30483166.
4. Doran GT: There's a S.M.A.R.T. way to write management's goals and objectives. Management Review 70(11):35-36, 1981.
5. Dozois DJ, Westra HA, Collins KA, et al: Stages of change in anxiety: psychometric properties of the University of Rhode Island Change Assessment (URICA) scale. Behav Res Ther 42(6):711-729, 2004 15081886.
6. Erickson ZD, Mena SJ, Pierre JM, et al: Behavioral interventions for antipsychotic medication-associated obesity: a randomized, controlled clinical trial. J Clin Psychiatry 77(2):e183-e189, 2016 26930534.
7. Erickson ZD, Kwan CL, Gelberg HA, et al: A randomized, controlled multisite study of behavioral interventions for veterans with mental illness and antipsychotic medication-associated obesity. J Gen Intern Med 32(suppl 1):32-39, 2017 28271424.
8. Frankl VE: Man's Search for Meaning: An Introduction to Logotherapy. New York, Simon and Schuster, 1984.
9. Joosten EA, DeFuentes-Merillas L, de Weert GH, et al: Systematic review of the effects of shared decision-making on patient satisfaction, treatment adherence and health status. Psychother Psychosom 77(4):219-226, 2008 18418028.
10. Kashdan TB, Uswatte G, Julian T: Gratitude and hedonic and eudaimonic wellbeing in Vietnam War veterans. Behav Res Ther 44(2):177-199, 2006 16389060.

11. Kendzor DE, Allicock M, Businelle MS, et al: Evaluation of a shelter-based diet and physical activity intervention for homeless adults. J Phys Act Health 14(2):88-97, 2017 27775471.
12. Kleiman EM, Liu RT: Prospective prediction of suicide in a nationally representative sample: religious service attendance as a protective factor. Br J Psychiatry 204:262-266 2014 24115346.
13. Klingaman EA, Hoerster KD, Aakre JM, et al: Veterans with PTSD report more weight loss barriers than veterans with no mental health disorders. Gen Hosp Psychiatry 39(1):1-7, 2016 26719103.
14. Koenig HG: Association of religious involvement and suicide. JAMA Psychiatry 73(8):775-776, 2016 27367559.
15. Laursen TM, Nordentoft M, Mortensen PB: Excess early mortality in schizophrenia. Annu Rev Clin Psychol 10(1):425-448, 2014 24313570.
16. Lazar CM, Black AC, McMahon TJ, et al: All-data approach to assessing financial capability in people with psychiatric disabilities. Psychol Assess 28(4):362-371, 2016 26146947.
17. Marks KA, Fastenau PS, Lysaker PH, et al: Self-Appraisal of Illness Questionnaire (SAIQ): relationship to researcher-rated insight and neuropsychological function in schizophrenia. Schizophr Res 45(3):203-211, 2000 11042438.
18. Meyer HB, Katsman A, Sones AC, et al: Yoga as an ancillary treatment for neurological and psychiatric disorders: a review. J Neuropsychiatry Clin Neurosci 24(2):152-164, 2012 22772663.
19. Noordsy DL, Burgess JD, Hardy KV, et al: Therapeutic potential of physical exercise in early psychosis. Am J Psychiatry 175(3):209-214, 2018 29490501.
20. Sarno JE: The Mindbody Prescription: Healing the Body, Healing the Pain. New York, Grand Central Publishing, 2001.
21. Schulz-Heik RJ, Meyer H, Mahoney L, et al: Results from a clinical yoga program for veterans: yoga via telehealth provides comparable satisfaction and health improvements to in-person yoga. BMC Complement Altern Med 17(1):198, 2017 28376861.
22. Smith TE, Bellack AS, Liberman RP: Social skills training for schizophrenia: review and future directions. Clin Psychol Rev 16(7):599-617, 1996.
23. Sumlin LL, Garcia TJ, Brown SA, et al: Depression and adherence to lifestyle changes in type 2 diabetes: a systematic review. Diabetes Educ 40(6):731-744, 2014 24939883.
24. Tessier JM, Erickson ZD, Meyer HB, et al: Therapeutic lifestyle changes: impact on weight, quality of life, and psychiatric symptoms in veterans with mental illness. Mil Med 182(9):e1738-e1744, 2017 28885930.
25. Walsh R: Lifestyle and mental health. Am Psychol 66(7):579-592, 2011 21244124.
26. Wilbur S, Meyer HB, Baker MR, et al: Dance for veterans: a complementary health program for veterans with serious mental illness. Arts Health 7(2):96-108, 2015.
27. Yu B-H, Ancoli-Israel S, Dimsdale JE: Effect of CPAP treatment on mood states in patients with sleep apnea. J Psychiatr Res 33(5):427-432, 1999 10504011.
28. Ziegelstein RC, Fauerbach JA, Stevens SS, et al: Patients with depression are less likely to follow recommendations to reduce cardiac risk during recovery from a myocardial infarction. Arch Intern Med 160(12):1818-1823, 2000 10871976.

18

Estilo de vida do médico e comportamento promotor da saúde

Debora Holmes, M.E.S.
Erica Frank, M.D., M.P.H.

PONTOS PRINCIPAIS

- Em sua maioria, as pessoas citam seu médico como a principal fonte de informação com relação às decisões sobre estilos de vida saudáveis; esses pacientes têm maior probabilidade de adotar um estilo de vida saudável quando a recomendação parte do seu médico.
- Médicos e estudantes de medicina com hábitos pessoais saudáveis informam mais consistentemente que orientam seus pacientes com relação a esses hábitos; e os médicos que pessoalmente adotam os exames e as intervenções preventivas recomendados apresentam maior número de pacientes que aderem às medidas preventivas.
- Fica cada vez mais evidente que as faculdades de medicina devem formar proativamente médicos saudáveis.
- A iniciativa *"Healthy Doc = Healthy Patient"* (Médico Saudável = Paciente Saudável) incentiva os sistemas de cuidados de saúde voltados para medidas preventivas a avaliarem e apoiarem os inúmeros efeitos positivos da saúde dos médicos na saúde de seus pacientes.

De acordo com um estudo publicado em 2000, a maioria dos norte-americanos considera seus médicos como fontes principais de informação sobre a tomada de decisões para um estilo de vida saudável; e os pacientes demonstram maior propensão a adotar comportamentos saudáveis se seus médicos fizerem tais recomendações (Abramson et al., 2000). Nos Estados Unidos, os médicos e estudantes de medicina tendem a relatar hábitos de saúde significativamente melhores do que indivíduos de mesma idade. Como grupo, os médicos devem continuar a incentivar a prática do exercício físico e de outros hábitos saudáveis, porque tais comportamentos se correlacionam positivamente com resultados positivos para a saúde física e mental, não só para os próprios médicos, mas também para seus pacientes. Neste capítulo, discutimos a probabilidade de que os médicos habitualmente saudáveis promoverão esses mesmos hábitos nos seus pacientes; essa relação "Médico saudável = Paciente saudável" (essa expressão foi citada pela primeira vez e de maneira consistente por Frank et al. [2005]) é verdadeira para muitos comportamentos de saúde. Destacamos também a importância das intervenções da faculdade de medicina e dos médicos com o objetivo de aumentar o número de médicos (tanto em formação como na prática) que adotem e mantenham hábitos saudáveis regulares, visando ampliar futuramente os percentuais de prescrições médicas que promovam a saúde.

Muitos estudos em vários países apontaram que médicos e estudantes de medicina que demonstram hábitos pessoais saudáveis relatam mais firmemente que praticam o aconselhamento de seus próprios pacientes sobre hábitos correspondentes (em especial, Duperly et al., 2008a; Frank e Segura, 2009; Frank et al., 2000a, 2007a, 2010; Oberg e Frank, 2009). Contudo, em vez de tomar por base apenas o aconselhamento e as práticas preventivas autorrelatadas pelos médicos, estudos mais recentes têm avaliado a relação entre médico saudável e paciente saudável por meio de experiências clínicas objetivamente medidas (Frank et al., 2013). Ao fazê-lo, os pesquisadores documentaram relações ainda mais consistentes e positivas entre as práticas de saúde preventiva dos médicos e de seus pacientes.

Neste capítulo, também enfatizamos a importância do cultivo de médicos proativos no bom ambiente das faculdades de medicina e nas universidades receptivas, embora, até o momento, apenas um estudo em grande escala (Frank et al., 2005, 2007b) tenha documentado, pelo que sabemos, esse tipo de intervenção e sua eficácia.

BEM-ESTAR DO MÉDICO E A CONEXÃO COM A SAÚDE DO PACIENTE

Vários estudos demonstraram que a atividade física dos médicos, junto com outras atividades promotoras da saúde, pode aumentar significativamente a probabilidade de tais médicos aconselharem seus próprios pacientes sobre mudanças positivas na dieta e no exercício físico (Lobelo et al., 2009). No entanto, existem barreiras – tanto de atitude quanto sistêmicas – para muitos pacientes (McKenna et al., 1998).

Felizmente, e ao contrário da crença de muitos médicos (de que conversar com seus pacientes sobre mudanças no estilo de vida é procedimento ineficaz) (Gould et al., 1995; Pinto et al., 1998), dados coletados ao longo de algumas décadas revelam que os conselhos de um médico sobre dieta e/ou exercício físico fazem a diferença na motivação do paciente para as práticas relacionadas à sua própria saúde. Como exemplo, um estudo de 1997 do Centers for Disease Control and Prevention (CDC) que envolveu 20.847 norte-americanos adultos demonstrou que, nos casos em que os pacientes foram aconselhados por seus médicos a se exercitarem, 74,7% deles se exercitaram com mais intensidade; sem esse aconselhamento, o acompanhamento demonstrou que apenas 50,5% praticaram maior volume de exercício físico (Centers for Disease Control and Prevention, 1999).

O monitoramento longitudinal da mudança de comportamento com incentivo contínuo e refinamento de metas é uma estratégia útil para o sucesso do paciente. Entre consultas clínicas, os médicos talvez tenham que explorar opções mais criativas. Por exemplo, com o advento de rastreadores e aplicativos de *smartphones* para monitoração dos exercícios físicos, as técnicas para mudança de comportamento – isto é, estabelecimento de metas, *feedback* e recompensas – são disponibilizadas em pequenos pacotes. A própria tecnologia do condicionamento físico tem o potencial de afetar significativamente a saúde pública, a investigação e as políticas públicas, e os médicos podem participar desse potencial (Sullivan e Lachman, 2017).

Os médicos podem sugerir a seus pacientes que aproveitem as academias de ginástica locais, onde treinadores e registros pessoais de exercícios podem fazer parte da promoção de metas. Em muitos casos, pelo menos nos Estados Unidos, as apólices de seguro – sobretudo para clientes idosos – cobrem ou custeiam as despesas em tais centros. É claro que se o médico também frequentar sua academia de ginástica local, será enorme o potencial para conversas sobre esses locais.

O incentivo aos pacientes também pode ser vir da comunicação de resumos de pesquisas positivas mais recentes. Um artigo recente do *Washington Post* (Burfoot, 2018) patrocinou um debate com pesquisadores, inclusive o pesquisador-sênior Benjamin Levine (Howden et al., 2018). Levine sugeriu que, na realidade, a saúde cardiovascular pode aumentar na meia-idade. Uma "frase de efeito" (como a que se segue) pronunciada pelo médico pode servir de incentivo para aquele paciente de meia-idade que poderia se beneficiar com a prática do exercício, mas está achando que é tarde demais para qualquer tipo de regime eficaz:

Em estudos precedentes, Levine demonstrou que atletas de mais idade têm aproximadamente o mesmo grau de complacência cardíaca, em comparação com adultos jovens. Contudo, ele também descobriu que o exercício físico praticado com regularidade não poderia aumentar a complacência cardíaca de pessoas com mais de 65 anos. Atualmente, acredita ter encontrado o "ponto ideal" no tempo, no qual os adultos ainda podem melhorar a função cardíaca: dos 45 aos 64 anos. "Demonstramos que se você incorporar a prática regular de exercícios físicos em seu cotidiano, começando o mais tardar na meia-idade, poderá restaurar a juventude do músculo cardíaco", afirma o pesquisador (Burfoot, 2018).

Podemos ver como é vital manter abertas as linhas de comunicação e fornecer aos pacientes novas informações e *feedback* sobre o seu estilo de vida. Em sua publicação de 2014, Drazen e colegas descreveram a Divisão de Comunicações Médicas (que fundaram) no Brigham and Women's Hospital, quando falaram sobre a grande necessidade de melhorar a comunicação entre médico e paciente, afirmando: "Foi demonstrado que habilidades de comunicação médica excelentes (do médico para seu paciente e do paciente para seu médico) têm impacto positivo na satisfação do paciente e podem afetar positivamente os comportamentos de saúde do paciente e os resultados para a sua saúde" (Drazen et al., 2014, p. 1623). O artigo de Drazen e colegas oferece uma ampla discussão sobre os principais tipos de comunicação médica e os melhores métodos de comunicação.

Dados como os que podem ser conferidos na investigação do CDC (Centers for Disease Control and Prevention, 1999) oferecem razões convincentes para que sejam incentivados hábitos de exercício físico (e também de alimentação e para outros cuidados de saúde) entre os médicos – e isso já deve começar pelos estudantes de medicina. Um estudo intervencional que envolveu estudantes de medicina sêniores e 800 pacientes normatizados (Frank et al., 2005, 2007b) constatou que os estudantes que cumpriam programas pessoais de promoção da saúde (exercício físico e dieta) durante seu curso na faculdade de medicina tinham uma probabilidade 65% maior de orientar seus pacientes sobre exercícios físicos e uma probabilidade 49% maior de orientar sobre dieta do que estudantes de medicina não expostos a tais programas. Ampliamos os tópicos de saúde e intervenção do estudante na seção "Saúde do estudante de medicina e a importância de cultivá-la".

Médicos, exercícios físicos e pacientes

Os médicos norte-americanos tendem a viver mais do que os seus pares, graças aos seus hábitos mais saudáveis. Médicos com hábitos mais saudáveis têm maior propensão para orientar seus pacientes sobre hábitos preventivos correspondentes. Isso vale sobretudo para o exercício físico (Frank e Holmes,

2019). Em comparação com outros grupos de pares, os médicos (e estudantes de medicina) que informam hábitos de exercício físico significativamente melhores percebem correlações mais expressivas com resultados positivos para a saúde física e mental – tanto para o paciente como para o próprio médico. Tal como acontece com outros hábitos saudáveis, os resultados para a prática do exercício físico enfatizam a importância dessas intervenções nas faculdades de medicina e nos médicos, com o objetivo de aumentar os percentuais atuais e futuros de prescrições clínicas para a prática de exercícios físicos (Lobelo et al., 2009).

Bons comportamentos em relação à prática do exercício físico constituem uma norma robusta entre médicos e estudantes de medicina norte-americanos. Como exemplo, pesquisas demonstraram que médicos canadenses (Frank e Segura, 2009), médicas norte-americanas (Frank, 1995) e estudantes de medicina norte-americanos (Frank et al., 2004a) normalmente se exercitam mais em comparação a colegas de mesma idade e gênero na população médica geral. Um grande estudo nacional verificou que, em geral, os estudantes de medicina dos Estados Unidos exibem características comportamentais bastante positivas. Com relação ao exercício, os estudantes informaram praticar quatro horas em média por semana, e que dão preferência a exercícios intensos (Frank et al., 2006). Dentro dessa mesma linha, os médicos canadenses informaram praticar exercícios físicos durante uma média de 4,7 horas por semana (Frank e Segura, 2009). Foi observada uma relação semelhante entre as médicas norte-americanas e seus pacientes: as profissionais que cumprem as recomendações do American College of Sports Medicine discutem a prática do exercício físico com seus pacientes com frequência significativamente maior, e essas médicas têm uma chance também significativamente maior de demonstrar confiança em suas orientações e treinamento de exercícios físicos (Lobelo et al., 2009).

Frank e colegas desenvolveram, implementaram e testaram uma intervenção curricular e extracurricular com duração de quatro anos com o objetivo de promover comportamentos saudáveis entre os alunos da turma de 2003 matriculados na Emory University School of Medicine (EUSM) em Atlanta, Geórgia (Frank et al., 2005, 2007b). O objetivo dessa intervenção, que se concentrou intensamente na atividade física e nas aulas e sessões correlatas (que são discutidas com mais detalhes na seção "A saúde do estudante de medicina e a importância de cultivá-la"), foi verificar se a promoção da saúde do estudante de medicina melhoraria, em termos de eficiência, as orientações para seus pacientes. Com efeito, as atitudes e práticas de aconselhamento desses estudantes relacionadas à prevenção foram positivamente influenciadas pela intervenção (Frank et al., 2007b).

Subsequentemente, outros pesquisadores avaliaram os níveis de atividade de médicos e as práticas de aconselhamento para atividades físicas de médicos em formação e em suas práticas (p. ex., Buffart et al., 2009; van der Ploeg et al., 2007). As orientações sobre atividade física variam de acordo com o ambiente clínico e a especialidade; mas alguns estudos informaram que seu nível ainda está abaixo do ideal e provavelmente ainda terão que ser enfrentadas inúmeras barreiras (Burack, 1989; Garry et al., 2002).

Coletivamente, as evidências indicam a existência de uma associação robusta entre comportamentos pessoais relativos à prática da atividade física e práticas de aconselhamento de atividade física, tanto em médicos estabelecidos como em estudantes de medicina. Já sabemos como intervir positivamente quando se trata de exercícios e de estudantes de medicina: as faculdades de medicina demonstram disposição para incentivar mais exercícios físicos para seus alunos e, quando isso ocorre, observa-se uma correlação com a maior prática do exercício pelos estudantes de medicina e também com maior incidência de médicos que aconselham seus pacientes para fazerem o mesmo, junto com resultados mais positivos para a saúde pessoal. Como médicos, devemos cuidar da saúde dos nossos pacientes, mas também da nossa própria saúde: praticar mais exercícios físicos nos ajuda a conseguir melhores resultados para esses dois deveres. O relato que se segue descreve a abordagem criativa de um médico, com o objetivo de conseguir um volume satisfatório de treinamento.

Exemplo de caso: para um médico, saúde tem correlação com estratégia multidisciplinar

Antes do surgimento dos laptops, a Dra. Erica Frank (coautora deste capítulo) lia diários e livros que não fossem demasiadamente pesados para que ela pudesse segurar enquanto pedalava em uma bicicleta ergométrica. Mas depois ter pedalado alguns quilômetros com um *laptop* preso com elásticos à frente de sua bicicleta ergométrica, teve certeza de ter achado sua modalidade preferida de prática regular de exercício físico. Eis aí uma atividade de promoção da saúde que satisfazia simultaneamente tantos critérios! Agora, a médica não mais sentia remorso por perder tempo comprando roupas especiais para se exercitar, pelas idas e voltas à academia, ou mesmo ao fazer o próprio exercício (pois não sentia mais que seu cérebro, mãos e quadríceps deveriam ter propósitos mais elevados). Além disso, não ficava mais entediada enquanto se exercitava – um sério obstáculo para as outras formas de exercício regular por ela tentadas anteriormente.

Nos milhares de quilômetros percorridos desde aquele dia, com uma prática quase diária ao longo dos anos, a Dra. Frank aprendeu não apenas a ler e escrever simultaneamente enquanto pedalava na bicicleta ergométrica, mas até mesmo a presidir teleconferências – embora estas últimas geralmente com a função de vídeo desligada. A Dra. Frank também descobriu o prazer educacional e cardiovascular de caminhar por novos ambientes urbanos ou biologicamente ricos, ao se encaminhar para alguma atividade acadêmica. Caminhar enquanto conversa com os amigos também pode ser atividade proveitosa, seja com alguém pessoalmente ou ao telefone, com uma criança virada para trás no carrinho, ou na forma de um passeio com alguém importante em sua vida e que presta atenção nas luzes do dia, no clima e no ecossistema de maneira compartilhada. Aos 55 anos de idade, essa combinação lhe permite participações casuais do triatletismo: embora a Dra. Frank nunca treine especificamente para um evento além de seus exercícios físicos basais e geralmente termine em último lugar na sua categoria, ela sempre termina, principalmente sem lesões ou dores no dia seguinte.

Médicos, dieta e pacientes

Tendo em vista que foram publicados poucos estudos norte-americanos a respeito das práticas clínicas dos médicos de cuidados primários quanto a sobrepeso e obesidade, mesmo diante da crescente epidemia de obesidade (National Institute of Diabetes and Digestive and Kidney Diseases, 2017), Smith et al. (2011) decidiram documentar os padrões vigentes entre os médicos de cuidados primários nas suas práticas. Os pesquisadores traçaram o perfil de padrões de dieta, atividade física e prática de controle de peso por meio de uma pesquisa representativa com uma amostra de 1.211 médicos de cuidados primários no *Masterfile* (i. e., arquivo principal) da American Medical Association. Menos de 50% dos médicos de cuidados primários relataram que sempre fornecem orientações específicas sobre atividade física, dieta ou controle de peso; aqueles que o fizeram com mais frequência passaram orientações principalmente sobre atividade física. Os pesquisadores concluíram que, ao ser levada em conta a magnitude do problema nos Estados Unidos, a avaliação clínica e o tratamento do sobrepeso e da obesidade por meio de modificações do comportamento em adultos eram inadequados, diante dos 70% de ocorrência de sobrepeso/obesidade no país (National Institute of Diabetes and Digestive and Kidney Diseases, 2017). Também afirmaram que há premente necessidade de mais pesquisas que estudem as barreiras impostas aos cuidados de saúde e ao maior envolvimento dos médicos no tratamento, por meio de modificações do estilo de vida de seus pacientes.

Percebendo que os médicos desempenham um papel vital no combate à epidemia de sobrepeso e obesidade, Pool et al. (2014) analisaram dados (N = 5.054 pacientes) da Pesquisa Nacional de Saúde e Exame Nutricional (*National Health and Nutritional Examination Survey*) de 2005 a 2008, tendo notado perdas de peso clinicamente significativas dos pacientes, associadas à discussão direta, pelos médicos, quanto às condições de peso de seus pacientes. Também em 2014, Dutton e colegas observaram que, quando atendidos por médicas, os pacientes tinham maior probabilidade de receber orientações sobre obesidade ou de serem encaminhados para tratamento de seu problema do que pacientes atendidos por médicos homens (Dutton et al., 2014). As descobertas desses autores somam-se a evidências anteriores que sugerem diferenças nessas práticas de aconselhamento entre médicos e médicas (Frank e Harvey, 1996).

HÁBITOS MAIS SAUDÁVEIS DO MÉDICO: UM ESTUDO DAS RESPOSTAS DOS PACIENTES

Conforme já mencionado, os pacientes dão importância ao incentivo médico em relação ao exercício físico e a outras práticas preventivas. Ao divulgarem suas práticas pessoais para uma vida saudável, os profissionais de saúde passam a ser considerados como tendo maior credibilidade e maior capacidade de motivação; os percentuais de aconselhamento preventivo aumentam e os pacientes ficam mais receptivos às orientações dos médicos sobre promoção da saúde, quando os próprios médicos demonstram comportamentos saudáveis. Frank et al. (2000b) conduziram um estudo de pequeno porte (N = 130) na sala de espera de uma clínica médica geral da Emory University. Os autores designaram aleatoriamente indivíduos para assistir a um vídeo de dois minutos da Dra. Erica Frank (coautora deste capítulo) sobre dieta e hábitos de exercício físico saudáveis *versus* vídeo + 30 segundos extras de divulgação dos hábitos pessoais de saúde da Dra. Frank. Os pacientes consideraram que a Dra. Frank, em seu vídeo de divulgação, era significativamente mais saudável (P = 0,001) e em geral também a consideraram mais confiável e mais motivadora. Especificamente em relação à dieta e ao exercício físico, os pacientes acharam que os meros 30 segundos extras tornaram a Dra. Frank mais confiável, tanto em termos da dieta quanto do exercício (P = 0,006 e P = 0,002, respectivamente) e também mais motivadora em termos da aceitação de modificações na dieta e no exercício (P = 0,006 e P=0,001, respectivamente). Esses dados demonstram que a credibilidade e a capacidade de motivação dos médicos em relação aos seus pacientes aumentam quando os médicos são claramente vistos como praticantes de exercícios físicos e seguidores de uma alimentação saudável.

A SAÚDE DO ESTUDANTE DE MEDICINA E A IMPORTÂNCIA DE CULTIVÁ-LA

Os estudos da iniciativa *Healthy Doc = Healthy Patient* – que já passaram dos 100 estudos disponíveis conduzidos pela Dra. Erica Frank, coautora deste capítulo (ver "Leituras recomendadas" ao final do capítulo) – exemplificam a importância da implementação e da experimentação de intervenções que tenham como meta a promoção de comportamentos saudáveis nos cursos de medicina. O objetivo das intervenções curriculares e extracurriculares ao longo de quatro anos, anteriormente mencionadas e direcionadas para a promoção de comportamentos saudáveis entre os estudantes da EUSM (Frank et al., 2005, 2007b), era verificar se a promoção da saúde dos estudantes de medicina melhoraria a eficiência no aconselhamento de seus futuros pacientes. Para tanto, os estudantes da turma de 2003 da EUSM foram escolhidos como grupo de intervenção, e a turma de 2002 funcionou como grupo controle.

Em geral, os alunos que receberam a intervenção – um currículo pessoal de promoção da saúde envolvendo exercícios físicos e dieta, como parte do currículo da faculdade de medicina – perceberam a escola como um ambiente mais saudável quando comparados a alunos do grupo controle. Os alunos do grupo de intervenção relataram uma concordância significativamente maior com relação aos itens controlados pela escola, como incentivo curricular para a prática de atividade física, ênfase na medicina preventiva, oferta de atividades extracurriculares (como aulas ou sessões de atividade física) e até mesmo o incentivo à prática de exercícios por parte dos colegas. As atitudes dos estudantes relacionadas à prevenção e às práticas de aconselhamento foram positivamente influenciadas pela intervenção: os estudantes expostos ao currículo pessoal tinham uma probabilidade 65% maior ($P = 0,03$) de orientar seus futuros pacientes sobre a prática de exercícios físicos e uma probabilidade 49% maior (P = 0,04) de aconselhá-los sobre modificações na dieta.

Como apoio extra para o incentivo da prática do exercício físico pelos estudantes de medicina, observamos que aqueles que se exercitam mais também demonstram maior propensão para responder que o aconselhamento de seus futuros pacientes sobre a prática do exercício seria altamente relevante (Frank et al., 2004a). Além disso, também demonstram maior propensão para aconselhar efetivamente seus atuais pacientes sobre a prática dos exercícios (Frank et al., 2007b). Nesse último estudo, os estudantes de medicina também demonstraram ser capazes de avaliar adequadamente seus próprios hábitos de exercício e a necessidade de melhorar.

Para determinar atitudes e comportamentos pessoais e clínicos relacionados ao exercício físico em calouros de cursos de medicina nos Estados Unidos, Frank et al. (2004a) analisaram 1.906 estudantes de medicina por ocasião de seu ingresso em 17 faculdades daquele país. Os estudantes informaram a prática de altos níveis de exercício físico – uma mediana de 45 minutos de exercícios por dia (80 minutos/semana de exercício leve e moderado e 100 minutos/semana de exercício intenso). Quase todos os calouros de medicina (97,6%) praticavam algum exercício moderado ou vigoroso em uma semana típica e 64% seguiam as recomendações para exercícios físicos do U.S. Department of Health and Human Services. Grande parte dos calouros (79%) acreditava que o aconselhamento de seus futuros pacientes sobre exercícios físicos seria altamente relevante para suas práticas; o fator prognóstico profissional mais expressivo para a relevância percebida foi a intenção de se tornar um médico de cuidados primários, e os preditores pessoais foram uma excelente saúde geral, ênfase na prevenção por parte de seus médicos pessoais e realização de exercícios de maior intensidade.

Em um estudo de acompanhamento, Frank et al. (2007a) relataram os fatores prognósticos de várias práticas de aconselhamento para medidas preventivas entre estudantes de medicina dos Estados Unidos; no geral, os estudantes que relataram ter vivenciado um ambiente mais saudável na faculdade de medicina também informaram práticas de aconselhamento de pacientes significativamente melhores. As práticas pessoais de saúde desses estudantes estavam correlacionadas com a relevância percebida de seus aconselhamentos ($P = 0{,}008$) e com a frequência com que aconselhavam seus pacientes ($P < 0{,}0001$).

Dados coletados nos Estados Unidos sugerem que estudantes de medicina com hábitos pessoais saudáveis exibem melhores atitudes em relação ao aconselhamento preventivo, mas e em outros países? Até onde vai nosso conhecimento, o primeiro estudo de grande porte relacionado a essa associação com grupos de estudantes de medicina em países de baixa ou média renda examinou a associação entre práticas pessoais de saúde e atitudes em relação ao aconselhamento preventivo. Os grupos avaliados estavam constituídos por estudantes do primeiro e do quinto ano em oito faculdades de medicina em Bogotá, Colômbia (Duperly et al., 2008a, 2009).

Em 2006, estudantes de medicina do primeiro e do quinto anos ($N = 661$) completaram uma versão em espanhol da iniciativa *Healthy Doc = Healthy Patient*, adaptada para a cultura colombiana (Duperly et al., 2008a, 2009). Análises de regressão logística avaliaram a associação entre práticas pessoais gerais com relação à atividade física, à nutrição, ao controle de peso, ao tabagismo e ao uso de álcool (principal variável de exposição) *versus* atitudes dos estudantes em relação ao aconselhamento preventivo sobre essas questões (principal variável de resultado). Os dados foram estratificados por ano de formação e ajustados por gênero e por fatores relacionados à formação médica (conhecimentos básicos, percepção da adequação da formação e percepção do incentivo, pela faculdade, para cada hábito saudável). A mediana de idade e o percentual de mulheres entre alunos do primeiro e do quinto ano foram, respectivamente, de 21 anos e 59,5% e de 25 anos e 65%. Depois de controlados os fatores relacionados ao gênero e à formação médica, os pesquisadores observaram a existência de uma associação entre consumo de cinco ou mais porções diárias de frutas e/ou vegetais, não uso do tabaco e não condição de bebedor excessivo e atitudes positivas com relação ao aconselhamento sobre nutrição e bebidas alcoólicas. Da mesma forma como aconteceu com os médicos e estudantes de medicina dos Estados Unidos, os autores desse estudo colombiano observaram uma associação positiva entre os hábitos pessoais de saúde dos estudantes de medicina colombianos e suas atitudes correspondentes em relação ao aconselhamento preventivo, independentemente do gênero e dos fatores relacionados à formação médica.

Essas descobertas sugerem que, no contexto da faculdade de medicina, as intervenções focadas na promoção de estilos de vida saudáveis dos próprios estudantes têm o potencial de melhorar as atitudes desses futuros médicos, quanto ao aconselhamento preventivo.

CONCEITO DE *HEALTHY DOC = HEALTHY PATIENT* E SUAS APLICAÇÕES

A iniciativa *Healthy Doc = Healthy Patient* (ver Frank et al., 2013, Oberg e Frank, 2009), representativa de uma série de estudos e programas cuja finalidade é melhorar o aconselhamento sobre medidas preventivas por parte dos médicos por meio de melhoras em suas práticas pessoais de saúde, foi originalmente desenvolvida no início da década de 1990 pela coautora deste capítulo, a Dra. Erica Frank. Recentemente, essa iniciativa conduziu, entre outras investigações, a pesquisa realizada na EUSM com o objetivo de melhorar a saúde dos estudantes de medicina, propondo a hipótese de que esse ganho também poderia melhorar a saúde dos pacientes. Os princípios da iniciativa *Healthy Doc = Healthy Patient*, compilados ao longo do tempo, são os seguintes:

- Os médicos norte-americanos tendem a viver mais, em comparação com seus pares de outros países.
- Os médicos vivem mais porque têm hábitos mais saudáveis (inclusive quando eram estudantes de medicina), em comparação com seus contemporâneos.
- Nos Estados Unidos, quatro escolhas comportamentais (exercício, dieta, uso de álcool e uso do tabaco) são responsáveis por cerca de 37% da mortalidade (Mokdad et al., 2004).
- Os médicos e os estudantes de medicina com hábitos mais saudáveis têm maior probabilidade de aconselhar seus pacientes sobre hábitos preventivos correspondentes.
- A revelação adequada, pelo médico, sobre seus hábitos pessoais saudáveis pode fazer que ele tenha maior credibilidade e seja mais motivador aos olhos de seus pacientes.
- Quando as faculdades de medicina incentivam seus estudantes a se tornarem mais saudáveis, essa política influencia positiva e significativamente a fre-

quência de aconselhamentos dos estudantes para seus pacientes ($P = 0,002$) e a relevância percebida de tais aconselhamentos ($P = 0,0007$).

- O aconselhamento dos pacientes faz a diferença em seus hábitos e saúde.
- Não são muito altos os percentuais de aconselhamento preventivo pelos médicos.

Ao longo de quatro anos, a análise e a avaliação quantitativa da intervenção revelaram que a intervenção obteve sucesso na promoção de hábitos físicos saudáveis entre estudantes de medicina (Frank et al., 2007b). A turma de 2003 da EUSM foi estudada em profundidade depois da realização de diversas intervenções ao longo de toda a vida escolar dos alunos. Especificamente, as intervenções curriculares consistiram em palestras, discussões de aprendizado baseadas em problemas, painéis de casos clínicos, manuais de anatomia e de exercícios, apresentações por alunos, um seminário e exercício eletivos, intervenções em todos os estágios profissionais (dermatologia, medicina familiar, ginecologia/obstetrícia, medicina interna, pediatria, psiquiatria e cirurgia) e compartilhamento de dados anonimizados sobre as práticas de saúde de suas turmas para uso nas aulas de bioestatística. As intervenções extracurriculares foram: oficinas de culinária rápida e saudável, prescrições para a saúde pessoal, oferecimento de desjejuns saudáveis antes dos exames, caminhadas em grupo, retiros nas montanhas, caminhadas e corridas mensais, aulas semanais de yoga, um seminário de yoga e meditação, palestra e demonstração de massagem com almoço grátis, e uma degustação de vinhos (acrescentada porque inicialmente os alunos acreditavam que os pesquisadores estavam promovendo a abstinência) (Frank et al., 2005).

Neste estudo controlado com duração de 4 anos, no qual os autores abordaram comportamentos de estilo de vida ao longo do curso na faculdade de medicina, estudantes de medicina participantes do grupo de intervenção melhoraram um pouco em suas práticas de saúde pessoal. Já os estudantes homens no grupo controle relataram o dobro do consumo de tabaco na graduação em comparação a alunos homens no grupo de intervenção (43% *vs.* 22%, $P = 0,02$), embora previamente os dois grupos tivessem informado níveis muito parecidos (31% *vs.* 29%, $P = 0,8$) (Frank et al., 2007b; Oberg e Frank, 2009). Mais importante ainda: na população geral os pesquisadores também observaram uma forte relação positiva entre as práticas de aconselhamento para a dieta e o exercício físico pelos estudantes (conforme relato de pacientes comuns) e a intervenção.

Quando os princípios da iniciativa *Healthy Doc = Healthy Patient* foram postulados como aplicáveis aos estudantes de medicina e médicos nos países em desenvolvimento, Duperly et al. (2008a, 2008b) decidiram testá-los na Colômbia – inicialmente coletando dados ao longo de 2006. Os pesquisadores optaram por selecionar alunos do primeiro e do quinto ano matriculados nas oito faculdades de medicina em Bogotá e, mais recentemente, expandiram essa coleta de dados para uma amostra nacionalmente representativa envolvendo 24 faculdades de medicina. A análise (N = 661) confirmou as descobertas dos Estados Unidos, reafirmando uma forte associação entre a atividade física e outros hábitos pessoais de saúde e atitudes em relação ao aconselhamento preventivo correspondente. O estudo constatou percentuais mais baixos de adesão às recomendações de atividade física entre estudantes de medicina colombianos em comparação a estudantes de medicina norte-americanos (50% vs. 61%), mas esses percentuais ainda eram melhores do que aqueles para indivíduos compatibilizados de mesma idade na população colombiana em geral. O estudo colombiano baseado na iniciativa *Healthy Doc = Healthy Patient* resultou em mais evidências para uma associação robusta, consistente e generalizável entre práticas pessoais de saúde e atitudes de aconselhamento preventivo entre médicos em treinamento.

Uma recente análise objetiva da maior organização de manutenção da saúde de Israel

Além de simplesmente confiar nos autorrelatos dos médicos sobre aconselhamento e práticas preventivas, a relação entre saúde do médico e saúde do paciente foi recentemente avaliada por meio de experimentos clínicos medidos objetivamente. Frank et al. (2013) acessaram os registros completos de vacinação e triagem da Clalit Health Services (CHS), que é a maior organização de manutenção da saúde de Israel. Para tanto, os pesquisadores acessaram os prontuários eletrônicos de 1) médicos de atenção primária que trabalhavam na CHS e que também eram seus pacientes (n = 1.488) e 2) pacientes adultos desses médicos do CHS (n = 1.886.791).

Para realização da análise, Frank e colegas selecionaram oito indicadores de qualidade de saúde relacionados com a prevenção (práticas de triagem e imunização) utilizados pela CHS como métricas de qualidade:

1. Mamografia em mulheres de 50 a 74 anos.
2. Triagem parar câncer colorretal em pacientes com idades entre 50 e 74 anos.
3. Determinação da lipoproteína de baixa densidade a cada cinco anos para pacientes com idades entre 35 e 54 anos e anualmente entre pacientes com idades entre 55 e 74 anos.
4. Medição da pressão arterial a cada cinco anos para pacientes com 40 anos ou menos.
5. Medição da pressão arterial a cada dois anos para pacientes com idades entre 41 e 54 anos.

6. Medição anual da pressão arterial para pacientes com 55 anos ou mais.
7. Vacinação pneumocócica para pacientes com doenças crônicas e para pessoas com 65 anos ou mais.
8. Vacina anual contra influenza para pacientes com doenças crônicas e para pessoas com 65 anos ou mais.

Para todos os oito indicadores, os pacientes cujos médicos aderiram às práticas preventivas tinham maior probabilidade ($P < 0,05$) de também terem sido beneficiados com essas medidas preventivas em comparação a pacientes cujos médicos não aderiram a tais práticas. Os pesquisadores também constataram que práticas preventivas mais intimamente relacionadas exibiram relações ainda mais robustas.

ACONSELHAMENTO PREVENTIVO PARA O PACIENTE

Somos testemunhas de que o aconselhamento clínico para os pacientes faz a diferença em termos de seus hábitos, resultando assim em benefícios para sua saúde geral. Também é sabido que um dos mais fortes preditores do aconselhamento para a promoção da saúde é se os próprios médicos são adeptos de comportamentos saudáveis. Por outro lado, muitos médicos relatam ter dificuldade no aconselhamento de seus pacientes sobre comportamentos que eles próprios não praticam (Frank, 2004; Vickers et al., 2007).

Os médicos funcionam como modelos e conselheiros de saúde fundamentais, frequentemente se reunindo com seus pacientes em momentos com potencial educativo, e seus comportamentos pessoais de saúde afetam sua credibilidade e capacidade de envolver seus pacientes em comportamentos saudáveis semelhantes (Frank et al., 2000b). No caso de médicos muito ocupados, parece que o simples ato de conversar brevemente com seus pacientes sobre suas próprias práticas pessoais de saúde aumenta a eficácia das práticas de promoção da saúde para os pacientes (Abramson et al., 2000). Não só a prática de um comportamento saudável tem forte correlação com o aconselhamento médico dos pacientes sobre esse comportamento (Frank, 2004), mas – de modo um tanto surpreendente – isso pode ser realmente verdade, independentemente do estado de saúde real do médico: foi observado que médicos tentando melhorar seus próprios maus hábitos aconselham seus pacientes com uma frequência significativamente maior do que médicos que não estavam tentando mudar seus próprios comportamentos (Lewis et al., 1986).

Embora estejamos bem conscientes de que o aconselhamento dos pacientes faz a diferença nos seus hábitos e na sua saúde e que as más escolhas comportamentais dos norte-americanos em relação a dieta, exercício, álcool e tabaco são responsáveis por cerca de 37% das taxas de mortalidade naquele país (Mokdad et al., 2004), ainda não são muito altos os percentuais de aconselhamento preventivo pelos médicos (Lobelo et al., 2009). No entanto, contrariamente ao que aprendemos na faculdade de medicina, quando um médico revela de maneira apropriada suas experiências pessoais com a prática do exercício saudável e bons hábitos alimentares, isso poderá resultar em maior credibilidade e, além disso, o médico também terá condições de motivar ainda mais seus pacientes (Frank et al., 2000b). Em última análise, a razão mais importante para que estudantes de medicina e médicos sejam incentivados a praticar exercício físico em quantidade suficiente, a seguirem uma dieta saudável e também outras práticas promotoras da saúde é que essa manifestação dos princípios da iniciativa *Healthy Doc = Healthy Patient* faz a diferença para os pacientes.

Abramson et al. (2000) pesquisaram uma amostra aleatória de 298 médicos de cuidados primários e descobriram o seguinte:

- Os médicos praticantes habituais de exercícios aeróbicos têm maior probabilidade de aconselhar seus pacientes sobre os benefícios desse tipo de exercício; isso vale para os médicos que realizam treinamento de força.
- Os pediatras e geriatras aconselham menos seus pacientes sobre exercícios aeróbicos, em comparação com os médicos de família e internistas.
- O aconselhamento relacionado ao treino de força (*versus* treino aeróbico) é menos comum em todos os grupos de médicos inquiridos, sendo mais baixo entre os pediatras, 50% dos quais jamais aconselharam treinamento de força a qualquer dos seus pacientes.
- As principais barreiras ao aconselhamento relacionado ao exercício aeróbico foram: falta de tempo, apontada por 61% dos entrevistados, e falta de conhecimento e/ou experiência por 16%.

Devemos ter em mente que essas descobertas, particularmente as relacionadas às barreiras, sugerem estratégias capazes de aumentar o comportamento dos médicos de aconselhamento para a prática de exercícios.

O FUTURO DA MEDICINA DO ESTILO DE VIDA

Os reitores das faculdades de medicina estão bastante entusiasmados com a importância e a adequação do incentivo de comportamentos de saúde positivos em suas fileiras (Frank et al., 2004b). Tanto reitores quanto estudantes tenderam a concordar com a seguinte afirmativa, extraída do questionário da iniciativa *Healthy Doc = Healthy Patient*, com pontuações de 1 (concordo totalmente) a 5 (discordo totalmente): "Os membros do corpo docente da faculdade de medicina deveriam dar um bom exemplo para os estudantes de medicina. praticando um estilo de vida saudável" (1,4 para reitores e 2,1 para estudantes de medicina). Uma declaração de que as "faculdades de medicina devem incentivar seus estudantes e residentes a praticarem estilos de vida saudáveis" obteve pontuações de 1,3 na escala dos reitores e de 1,9 na dos estudantes, e uma declaração de que "para incentivar eficazmente a adesão do paciente a um estilo de vida saudável, o médico deve, ele próprio, aderir também a um estilo de vida saudável" obteve 2,1 e 2,2, respectivamente.

Exemplo de caso: o exercício elimina o estresse de uma residente

Ao completar a primeira metade de sua residência médica no departamento de oncologia de um grande hospital comunitário, todas as noites, ao terminar seu turno no hospital, Verena tinha muita dificuldade em deixar para trás o sofrimento e os golpes do destino que seus pacientes sofriam e ela testemunhava. Além disso, ela morava em um alojamento para funcionários muito próximo do hospital – sua sala ficava de frente para as janelas da enfermaria onde ela trabalhava. Simplesmente ela não conseguia fugir daquilo.

Por essa época, começou a correr. Todos os dias, depois do trabalho, ela trocava o uniforme por calças de corrida e por uma camiseta e partia para uma floresta nas proximidades. Algumas vezes ela ouvia música, *podcasts* ou audiolivros; outras vezes, seu cérebro precisava de paz e sossego, e ela simplesmente corria e se tornava una com os belos cenários naturais que a rodeavam. Depois de mais ou menos uma hora, Verena voltava para casa encharcada de suor, mas com a mente tranquila. A residente foi capaz de criar a distância necessária e uma perspectiva mais ampla que lhe permitiram continuar trabalhando na profissão médica sem sacrificar seu próprio bem-estar.

Transcorridos sete anos, Verena ainda corre, tendo completado várias meias-maratonas, uma maratona e um triatlo Ironman de meia-distância. O esporte lhe deu um corpo saudável, muita alegria e funcionou como sua válvula de escape mais importante para o estresse. Verena acredita que, graças às suas corridas, ela adormece feliz e contente todas as noites.

Algo mais sobre o bem-estar e intervenções para médicos praticantes e médicos em formação

Embora as práticas de saúde pessoal dos médicos e estudantes de medicina se situem em um nível mais favorável em comparação com os níveis da população em geral (pelo menos no Canadá, na Colômbia e nos Estados Unidos), vários estudos ainda sugerem a necessidade de maior promoção das práticas preventivas pessoais pelos médicos, tanto para benefício da sua própria saúde pessoal quanto para melhora dos resultados para seus pacientes.

Hoje em dia, os médicos frequentemente se encontram em um vazio, quando se trata da preparação física pessoal. Mesmo que existam instalações para exercícios e alimentos saudáveis nas vizinhanças, em muitos casos o pouco tempo representa uma barreira significativa. Como médicos e estudantes, todos devemos considerar – e partilhar com colegas de trabalho e pacientes – medidas criativas e estratégias eficientes para a obtenção de uma boa saúde, inclusive com a prática de multitarefas durante o exercício (lembre-se da história da Dra. Frank, neste capítulo).

Já falamos um pouco na tecnologia e em vários aplicativos que se prestam à monitoração dos exercícios físicos e da dieta alimentar. Dispositivos sem fio e rastreadores de atividades semelhantes em forma de pulseira ou utilizados de outra maneira, ou a instalação de uma bicicleta ergométrica no consultório, podem ser a chave para que o médico inicie uma conversa sobre esses tópicos com seus pacientes – ou, pelo menos, tais dispositivos podem fazer os pacientes perceberem o interesse pessoal do seu médico em um estilo de vida saudável. No início, essas mudanças no estilo de vida podem parecer mais difíceis e até mesmo frustrantes. Porém, se os médicos vivenciarem pessoalmente essa frustração (e, sobretudo, se descobrirem formas de combatê-la), as lições aprendidas nessa jornada poderão ser transmitidas para os pacientes sob seus cuidados, junto com uma boa dose de motivação, porque é proveniente de uma experiência com credibilidade (Frank et al., 2000b). Debora Holmes (coautora do capítulo) se recorda de uma época em sua vida na qual lhe faltou motivação para (entre outras coisas) fazer exercícios. Então, leu o ainda acessível *Feeling Good: The New Mood Therapy* (Sentindo-se bem: a nova terapia para o humor; Burns, 1980). Em um blog recentemente publicado, o autor David D. Burns resumiu os pontos importantes de seu livro:

> Como escrevi no meu primeiro livro, *Feeling Good: The New Mood Therapy*, pessoas que são altamente produtivas sabem que a AÇÃO vem primeiro, sendo seguida pela motivação. Em outras palavras, você precisa começar alguma tarefa antes de se sentir motivado. Você não tem o direito de se sentir motivado até começar a fazer algo! Esperar pela motivação é a armadilha que mantém sua procrastinação viva e próspera (Burns, 2018).

Na ocasião, esses pontos fizeram toda a diferença para Debora – e continuam fazendo até hoje. Ela descobriu que a simples manifestação desse princípio de ação *versus* motivação para pessoas "que deixam para fazer depois" muda a visão de mundo nessas pessoas e, não surpreendentemente, reforça suas próprias visões. Todos podemos nos lembrar de palavras de nossos professores, médicos e outros profissionais de confiança – palavras que realmente significaram algo para nós e que podem mesmo nos ter encaminhado para novas trajetórias. Não devemos subestimar o poder de transmitir aquilo que você, seja médico ou paciente, considera pessoalmente como algo motivador e transformador.

A relação entre a saúde do médico e a saúde do paciente começa idealmente na orientação para os estudantes de medicina, já desde seu ingresso na faculdade; as faculdades de medicina devem se concentrar na maximização do crescimento desses ideais – e dos indivíduos – desde o início. Além disso, é importante que esses programas sejam estudados, para que seja determinada a melhor forma de incentivar ativamente a saúde do médico e, correspondentemente, a associação entre médicos saudáveis e pacientes saudáveis. Até onde vai o conhecimento dos autores deste capítulo, não sabemos de nenhum estudo publicado que tenha abordado esses tópicos, embora uma ação colaborativa sobre tal estudo esteja em andamento na Faculdade de Medicina da Universidade Bar-Ilan (em Safed, Israel) e na NextGenU.org, que utiliza *software* credenciado (gratuito) da NextGen, um curso de Medicina do estilo de vida. Esperamos incentivar a realização de outras intervenções desse tipo e abrir caminho para novos experimentos, especialmente porque as conclusões exploradas neste capítulo sugerem que refinamentos extras e uma implementação mais ampla das intervenções são métodos eficientes e válidos para melhorar a saúde dos médicos e outros profissionais de saúde, junto com as vastas populações de pacientes por eles atendidas.

CONCLUSÃO

No início de cada viagem de avião, comissários de bordo ou vídeos estranhamente divertidos exibem para os passageiros orientações para emergências aéreas. Oculta na mensagem, os passageiros pressentem a frase seguinte, bastante familiar: "Em caso de emergência, máscaras de oxigênio cairão do teto. Se você estiver viajando com crianças, coloque sua própria máscara antes de ajudar outras pessoas." Embora talvez seja bastante perturbadora para os pais que valorizam a vida dos seus filhos acima da sua própria vida, essa instrução está fundamentada na lógica de que não podemos ser úteis aos outros, a menos que cuidemos de nós próprios. Aqueles dentre nós que trabalham na área médica devem começar (ou continuar) a direcionar seu foco para a otimização de seu próprio estilo de vida. Com isso, poderemos ajudar mais efetivamente e serviremos de maior inspiração para nossos pacientes, e também para outras pessoas. Se não conseguirmos "colocar primeiro a nossa máscara", estaremos prestando um grande desserviço àqueles que estão sob os nossos cuidados.

Sabemos que a saúde das populações médicas norte-americanas (e da maioria das populações estudadas em outros países) é muito boa, embora haja espaço para melhoras em relação à saúde física e, particularmente, mental entre médicos e estudantes de medicina. Se considerarmos que um médico saudável tem maior probabilidade de oferecer tratamentos geradores de pacientes saudáveis, o estado de saúde do médico passa a ser de suma importância.

Para que esses objetivos se concretizem, as comunidades médicas e de cuidados da saúde, junto com as universidades norte-americanas, devem se esforçar para que sejam implementadas novas abordagens. Como médicos, precisamos 1) discutir maneiras de melhorar simultaneamente nossa saúde e a dos nossos pacientes e 2) considerar as novas perguntas mais importantes a serem formuladas em relação à saúde do médico. Em última análise, devemos cuidar de nós mesmos e também dos nossos pacientes; se assim procedermos, testemunharemos resultados mais positivos para a saúde pessoal de todos os envolvidos.

Embora a World Medical Association (2015) tenha aprovado uma política que favorece a importância de incentivar o bem-estar dos médicos, reconhecendo particularmente a ligação entre médicos saudáveis e pacientes saudáveis, é raro que observemos uma promoção sistemática da saúde dos médicos em qualquer lugar do planeta. Tal situação sugere que os tomadores de decisões políticas acreditam que os médicos já recebem apoio de maneira adequada, havendo poucas razões para que essa população privilegiada seja merecedora de mais apoio ainda. Nos poucos locais onde existem programas de apoiamento para os médicos, esses programas se concentram sobretudo na adequação e na competência para a prática, na saúde mental e em suas enfermidades (especialmente no tocante ao esgotamento [*burnout*] e ao abuso de drogas), e na motivação psicológica e resistência física relacionadas com a prática.

Portanto, recomendamos que você – seja profissional de saúde, paciente ou leitor casual – medite sobre seus hábitos pessoais e depois reflita a respeito dos conselhos que vier a dar. Que tipo de correlação você consegue visualizar? Em outras palavras, você pratica o que prega? Os médicos e a profissão médica em geral precisam fazer bem mais no domínio dos autocuidados. Falhas na geração de tais oportunidades também são falhas na eficiência do progresso da saúde de todos os envolvidos no sistema. Por outro lado, as conclusões e as sugestões deste capítulo têm implicações óbvias e consideráveis para a prevenção e o tratamento de doenças em escala global (ver Capítulo 20, "Implicações da medicina e da psiquiatria do estilo de vida para os sistemas de saúde e para a saúde da população"). Para você, leitor, desejamos o maior sucesso em sua caminhada pessoal e profissional – e também na busca coletiva pelo bem-estar pessoal e global.

PERGUNTAS PARA DISCUSSÃO

1. Se você é médico ou outro profissional de saúde, pense nas maneiras pelas quais suas práticas pessoais de saúde (as saudáveis e as não tão saudáveis) afetam seu grau de empenho na abordagem aos riscos para a saúde de seus pacientes.
2. Quer você seja ou não um prestador de cuidados de saúde, considere o modo como as práticas de saúde pessoais do seu médico de cuidados primários podem afetar os seus próprios hábitos pessoais.

LEITURAS RECOMENDADAS

1. Frank E: STUDENTJAMA. Physician health and patient care. JAMA 291(5):637, 2004.
2. Frank E: Sorted list of physician/medical student health publications. Updated 2019. Available at: https://docs.google.com/spreadsheets/d/1JZeH_L1pK7eMs3R_w6p5mr0h_ZolxkAWJdijXSgb-tuY/edit?usp=sharing. Accessed January 23, 2019.
3. Frank E, Dresner Y, Shani M, et al: The association between physicians' and patients' preventive health practices. CMAJ 185(8):649-653, 2013.
4. Oberg EB, Frank E: Physicians' health practices strongly influence patient health practices. J R Coll Physicians Edinb 39(4):290-291, 2009.
5. Weiss RL (ed): The Handbook of Personal Health and Wellbeing for Physicians and Trainees. New York, Springer, 2018.

REFERÊNCIAS

1. Abramson S, Stein J, Schaufele M, et al: Personal exercise habits and counseling practices of primary care physicians: a national survey. Clin J Sport Med 10(1):40-48, 2000 10695849.
2. Buffart LM, van der Ploeg HP, Smith BJ, et al: General practitioners' perceptions and practices of physical activity counselling: changes over the past 10 years. Br J Sports Med 43(14):1149-1153, 2009 18628359.
3. Burack RC: Barriers to clinical preventive medicine. Prim Care 16(1):245-250, 1989 2649905.
4. Burfoot A: Middle age is not too late to increase cardiac fitness, studies show. Washington Post (online), January 29, 2018. Available at: www.washingtonpost.com/lifestyle/wellness/middle-age--is-not-too-late-to-increase-cardiac-fitness-studiesshow/2018/01/25/2708d116-faeb-11e7-ad8c-e-cbb62019393_story.html? noredirect=on&utm_term=.a3977528b3d9. Accessed May 7, 2018.
5. Burns DD: Feeling Good: The New Mood Therapy. New York, William Morrow, 1980.
6. Burns DD: Five simple ways to boost your happiness – #2: do something you've been putting off. Feeling Good: The Website of David D. Burns, M.D., February 12, 2018. Available at: https://feelinggood.com/tag/motivation. Accessed May 7, 2018.
7. Centers for Disease Control and Prevention: Physician advice and individual behaviors about cardiovascular disease risk reduction – seven states and Puerto Rico, 1997. MMWR Morb Mortal Wkly Rep 48(4):74-77, 1999 10023628.
8. Drazen JM, Shields HM, Loscalzo J: A division of medical communications in an academic medical center's department of medicine. Acad Med 89(12):1623-1629, 2014 25186816.

9. Duperly J, Lobelo F, Segura C, et al: Personal habits are independently associated with a positive attitude towards healthy lifestyle counseling among Colombian medical students. Circulation 117:198-291, 2008a.
10. Duperly J, Segura C, Herrera DM, et al: Medical student's knowledge on physical activity counseling is associated with their physical activity levels. Med Sci Sports Exerc 40(5):S251, 2008b.
11. Duperly J, Lobelo F, Segura C, et al: The association between Colombian medical students' healthy personal habits and a positive attitude toward preventive counseling: cross-sectional analyses. BMC Public Health 9:218, 2009 19575806.
12. Dutton GR, Herman KG, Tan F, et al: Patient and physician characteristics associated with the provision of weight loss counseling in primary care. Obes Res Clin Pract 8(2):e123-e130, 2014 24743007.
13. Frank E: The Women Physicians' Health Study: background, objectives, and methods. J Am Med Womens Assoc (1972) 50(2):64-66, 1995 7722210.
14. Frank E: STUDENTJAMA. Physician health and patient care. JAMA 291(5):637, 2004 14762049.
15. Frank E, Harvey LK: Prevention advice rates of women and men physicians. Arch Fam Med 5(4):215-219, 1996 8769910.
16. Frank E, Holmes D: Exercise, in The Art and Science of Physician Wellbeing: A Handbook for Physicians and Trainees. Edited by Trockel M, Roberts LW. New York, Springer International, 2019.
17. Frank E, Segura C: Health practices of Canadian physicians. Can Fam Physician 55(8):810-811.e7, 2009 19675268.
18. Frank E, Rothenberg R, Lewis C, et al: Correlates of physicians' prevention-related practices: findings from the Women Physicians' Health Study. Arch Fam Med 9(4):359-367, 2000a 10776365.
19. Frank E, Breyan J, Elon L: Physician disclosure of healthy personal behaviors improves credibility and ability to motivate. Arch Fam Med 9(3):287-290, 2000b 10728118.
20. Frank E, Galuska DA, Elon LK, et al: Personal and clinical exercise-related attitudes and behaviors of freshmen U.S. medical students. Res Q Exerc Sport 75(2):112-121, 2004a 15209329.
21. Frank E, Hedgecock J, Elon LK: Personal health promotion at US medical schools: a quantitative study and qualitative description of deans' and students' perceptions. BMC Med Educ 4(1):29, 2004b 15581424.
22. Frank E, Smith D, Fitzmaurice D: A description and qualitative assessment of a 4-year intervention to improve patient counseling by improving medical student health. MedGenMed 7(2):4, 2005 16369383.
23. Frank E, Carrera JS, Elon L, et al: Basic demographics, health practices, and health status of U.S. medical students. Am J Prev Med 31(6):499-505, 2006 17169711.
24. Frank E, Carrera JS, Elon L, et al: Predictors of US medical students' prevention counseling practices. Prev Med 44(1):76-81, 2007a 16978687.
25. Frank E, Elon L, Hertzberg V: A quantitative assessment of a 4-year intervention that improved patient counseling through improving medical student health. Med- GenMed 9(2):58, 2007b 17955112.
26. Frank E, Segura C, Shen H, et al: Predictors of Canadian physicians' prevention counseling practices. Can J Public Health 101(5):390-395, 2010 21214054.
27. Frank E, Dresner Y, Shani M, et al: The association between physicians' and patients' preventive health practices. CMAJ 185(8):649-653, 2013 23569163.
28. Garry JP, Diamond JJ, Whitley TW: Physical activity curricula in medical schools. Acad Med 77(8):818-820, 2002 12176695.
29. Gould MM, Thorogood M, Iliffe S, et al: Promoting physical activity in primary care: measuring the knowledge gap. Health Educ J 54(3):304-311, 1995.

30. Howden EJ, Sarma S, Lawley JS, et al: Reversing the cardiac effects of sedentary aging in middle age – a randomized controlled trial: implications for heart failure prevention. Circulation 137(15):1549-1560, 2018 29311053.
31. Lewis CE, Wells KB, Ware J: A model for predicting the counseling practices of physicians. J Gen Intern Med 1(1):14-19, 1986 3772565.
32. Lobelo F, Duperly J, Frank E: Physical activity habits of doctors and medical students influence their counselling practices. Br J Sports Med 43(2):89-92, 2009 19019898.
33. McKenna J, Naylor P-J, McDowell N: Barriers to physical activity promotion by general practitioners and practice nurses. Br J Sports Med 32(3):242-247, 1998 9773175.
34. Mokdad AH, Marks JS, Stroup DF, et al: Actual causes of death in the United States, 2000. JAMA 291(10):1238-1245, 2004 15010446.
35. National Institute of Diabetes and Digestive and Kidney Diseases: Overweight and Obesity Statistics. Bethesda, MD, National Institutes of Health, August 2017. Available at: www.niddk.nih.gov/health-information/health-statistics/ overweight-obesity. Accessed May 12, 2018.
36. Oberg EB, Frank E: Physicians' health practices strongly influence patient health practices. J R Coll Physicians Edinb 39(4):290-291, 2009 21152462.
37. Pinto BM, Goldstein MG, Marcus BH: Activity counseling by primary care physicians. Prev Med 27(4):506-513, 1998 9672943.
38. Pool AC, Kraschnewski JL, Cover LA, et al: The impact of physician weight discussion on weight loss in US adults. Obes Res Clin Pract 8(2):e131-e139, 2014 24743008.
39. Smith AW, Borowski LA, Liu B, et al: U.S. primary care physicians' diet-, physical activity-, and weight-related care of adult patients. Am J Prev Med 41(1):33- 42, 2011 21665061.
40. Sullivan AN, Lachman ME: Behavior change with fitness technology in sedentary adults: a review of the evidence for increasing physical activity. Front Public Health 4:289, 2017 28123997.
41. van der Ploeg HP, Smith BJ, Stubbs T, et al: Physical activity promotion – are GPs getting the message? Aust Fam Physician 36(10):871-874, 2007 17925913.
42. Vickers KS, Kircher KJ, Smith MD, et al: Health behavior counseling in primary care: provider-reported rate and confidence. Fam Med 39(10):730-735, 2007 17987416.
43. World Medical Association: WMA Statement on Physicians Well-Being. Ferney-Voltaire, France, World Medical Association, October 2015. Available at: www.wma.net/policies-post/wma-statement-on-physicians-well-being. Accessed May 12, 2018.

19

Ajudando as pessoas a encontrar sinergia: o potencial transformador da psiquiatria do estilo de vida

Douglas L. Noordsy, M.D.
Lynn M. Yudofsky, M.D.

PONTOS PRINCIPAIS

- O bem-estar advém de uma vida equilibrada em vários domínios do estilo de vida.
- Os comportamentos de estilo de vida interagem sinergicamente para reforçar o bem-estar ou deteriorar a saúde.
- À medida que as pessoas vão se dedicando cada vez mais a uma forma de comportamento de estilo de vida (p. ex., exercício físico, meditação), frequentemente desenvolvem a motivação para melhorar outros domínios do estilo de vida (p. ex., nutrição, sono), como uma forma de otimizar seu desempenho.
- A intervenção multimodal no estilo de vida pode ajudar a pessoa a transferir o foco em uma doença para a transformação de sua vida e para a otimização da função.

Ao longo deste livro, você tomou conhecimento quanto às evidências que corroboram o impacto provocado pelo exercício físico, pelas práticas mente-corpo, pela dieta e nutrição e pelo sono no cérebro – inclusive em transtornos psiquiátricos específicos. Também revisamos os modos de avaliação das práticas de estilo de vida e de como apoiar as pessoas na mudança de seus comportamentos. Pode ser tarefa difícil, tanto para pacientes quanto para profissionais da saúde, acompanhar o volume dessas evidências; e novas evidências estão surgindo o tempo todo. Muitas pessoas padecem de transtornos complexos com inúmeros diagnósticos e vários comportamentos de estilo de vida. Neste capítulo, vamos ultrapassar os detalhes, para que pensemos em como ajudar as pessoas atendidas por você a alcançarem algo mais do que uma simples mudança de comportamento – em vez disso, um estilo de vida construído e continuamente ajustado, na busca última de um funcionamento ideal. Neste capítulo, confiamos mais na experiência pessoal e clínica do que nos dados, mas essa experiência nos poderá ajudar na identificação de princípios clínicos e áreas úteis ainda carentes de evidências.

Em nossa experiência, muitas pessoas com transtornos psiquiátricos respondem ao *coaching* colaborativo de estilo de vida ao fazerem uma única mudança de estilo de vida, ou algumas mudanças. Infelizmente, muitos indivíduos descambam periodicamente para a inatividade, ficam acordados até tarde ou abusam das drogas e então ficam revivendo o impacto desses comportamentos no seu bem-estar. Como médicos e prestadores de serviços de saúde, ajudamos as pessoas na identificação dessas relações, e também na redefinição de metas que conduzam à manutenção de seu bem-estar mental. Nós as ajudamos também a fazer mudanças de estilo de vida que sejam duradouras e sustentáveis. À medida que vamos atravessando esses ciclos, devemos observar se estão ocorrendo mudanças no sistema subjacente de crenças das pessoas e sua relação com seus comportamentos. Devemos sair à busca de oportunidades para levantar essa questão, de modo que o paciente a leve em consideração conosco.

A experiência de estabelecer conexões entre comportamentos relacionados à saúde e experiências subjetivas pode motivar as pessoas a aumentar sua mudança de comportamento para áreas mais amplas da sua vida, a fim de alcançar um estado mental e um equilíbrio mente-corpo ideais. Esse processo exige a capacidade de observar e apreciar as relações entre as mudanças de comportamento e as experiências subjetivas que se desenrolam lentamente por longos períodos; a motivação para alcançar um estado de funcionamento mental persistente e ideal; um *locus* de controle interno; e um senso de autoeficácia. Tal processo também pode exigir um ambiente doméstico e uma rede social estáveis e de apoiamento, ou a capacidade de guardar distância com relação a ambientes destrutivos.

À medida que trabalhamos com as pessoas com o objetivo de avançar para estágios além das mudanças específicas de comportamento, para que possamos ajudá-las a resolver problemas identificados (p. ex., exercício físico e nutrição para um episódio de depressão), devemos ter a pretensão de ajudá-las a encontrar sinergias entre as intervenções e a construir uma perspectiva com vistas a mudanças de estilo de vida sustentadas e autodirecionadas, que não só podem resolver a queixa apresentada e prevenir recaídas, mas também que podem fazer que essas pessoas alcancem um estado mais elevado de bem-estar. Normalmente, essa transformação envolve pacientes que assumem a responsabilidade de pesquisar e testar formas de ampliar seus comportamentos de saúde em múltiplos domínios. Nesse trabalho, localizamos diversos temas consistentes. O bem-estar tem sua origem em uma vida equilibrada, e os domínios da psiquiatria do estilo de vida nos ajudam a identificar esses pontos de equilíbrio. No entanto, tal jornada é pessoal e única para cada indivíduo.

OBSERVANDO RELACIONAMENTOS

Um passo fundamental para que as pessoas sejam ajudadas a superar o sentimento de serem atacadas e oprimidas por sintomas psiquiátricos que surgem inesperadamente consiste em ensinar modos que lhes permitam observar as relações entre os comportamentos pessoais e o estado subjetivo. Esse processo flui naturalmente, desde a avaliação inicial centrada no comportamento, podendo ter continuidade ao longo do tratamento como parte do acompanhamento das intervenções no estilo de vida e de sua influência nos sintomas da doença. Nesse cenário, o profissional de saúde adota uma postura de curiosidade e sem juízos de valor, orientando o paciente na revisão de seus comportamentos relacionados à saúde ao longo do intervalo precedente e fazendo conexões com a gravidade dos sintomas. Como exemplo, considere a relação temporal entre um período de sono inadequado ou de inatividade e a deterioração do humor. Considere também o potencial para interações bidirecionais ou em "bola de neve", como uma noite de bebedeira que resulte em um sono insatisfatório e em pouca motivação, o que resultará em inatividade no dia seguinte e, consequentemente, em um humor deprimido, uma situação que poderá levar a escolhas erradas sobre a alimentação e ao abandono de uma rotina regular de exercícios físicos. Essa "bola de neve" perpetuará a deterioração do sono e do humor. Em retrospectiva, o paciente pode informar ao seu médico o que lhe parece ser uma oscilação na depressão, com uma influência associada ao sono e à sua energia. Desde que prestemos muita atenção aos detalhes, podemos desenredar uma série complexa de interações que, por sua vez, podem levar a uma consciência diferenciada com relação ao impacto do estilo de vida no humor do paciente. Essa abordagem pode começar com observações e experimentos comportamentais simples. Como seu paciente está se sentindo e como funciona no dia seguinte depois de ter dormido apenas seis horas em vez de oito horas? Depois de ter praticado seus exercícios físicos matinais, como ficam sua concentração e sua eficiência na escola ou no trabalho? Ao longo do dia, quais são os impactos da nutrição e da cafeína nos seus ciclos energéticos? À medida que essas relações forem sendo elaboradas a partir das observações do médico, é bem possível que venha a emergir uma apreciação de suas interconexões. Ajude o paciente a tomar conhecimento da sinergia que pode alcançar, ao combinar esses efeitos. Um dia de trabalho eficiente lhe dará mais tempo para se dedicar à família e preparar uma refeição nutritiva, sem carregar o peso de tarefas de trabalho prolongadas?

Se for abordada com o objetivo de obter empoderamento, a identificação paulatina das relações entre comportamentos e experiências de saúde pode, com efeito, ser um presente para o paciente. Essa situação permite que as pessoas se antecipem aos seus sintomas, em vez de serem oprimidas por eles. Além disso, também lhes permite assumir com eficácia a responsabilidade pelo controle de seu estilo de vida. A pessoa que teve a oportunidade de observar pessoalmente as relações entre seus comportamentos de saúde e seu humor, por exemplo, pode planejar de modo mais eficaz uma viagem de negócios para que possa se assegurar de ter oportunidades adequadas de nutrição, exercício físico e descanso – o que certamente otimizará seu funcionamento. Nessas circunstâncias, sua ansiedade com relação ao fracasso decerto diminuirá.

O QUE É TRANSTORNO E O QUE É TRATAMENTO?

À medida que as pessoas observam ligações entre seus comportamentos e sintomas, passam a reconhecer cada vez mais o papel do estilo de vida em sua saúde e bem-estar. Isso cria uma oportunidade para que elas considerem conceitos de normalidade e otimização. O estilo de vida é influenciado por muitos fatores sociais e culturais, evoluindo com o passar do tempo. As pessoas talvez não tenham levado em consideração as escolhas de estilo de vida que fazem e como essas escolhas influenciam sua saúde, seu estado de espírito e sua satisfação com a vida.

Muitos dos transtornos psiquiátricos são definidos como um estado extremo e continuado da experiência humana, até um ponto em que ocorrem sofrimento e comprometimento funcional. Em decorrência da falta de compreensão etiológica, definimos síndromes como um conjunto de sintomas. Embora a definição das doenças dentro dessa ótica possa ajudar os médicos em sua comunicação, na identificação do tratamento e em seus modos de lidar com os estigmas, isso também pode causar uma sensação de inevitabilidade passiva na perspectiva do paciente: ele está com um *desequilíbrio químico* e em consequência, fica deprimido. A compreensão do impacto exercido pelos comportamentos de estilo de vida nos neurotransmissores, nas células e nos circuitos (como foi explicado nos capítulos anteriores deste livro) pode permitir que os pacientes façam uma apreciação de alguns dos fatores ambientais e epigenéticos que contribuem para sua doença e que podem estar sob seu controle (Fernandes et al., 2017).

Se considerarmos a doença do ponto de vista da medicina do estilo de vida, será possível definir um distúrbio denominado *síndrome de inatividade física*, que envolve sintomas como desregulação cardiometabólica, depressão, insônia e declínio cognitivo. À medida que as pessoas passam a observar as relações entre os seus comportamentos de saúde e os sintomas, abre-se uma porta para que sejam possíveis as direções interativas de causalidade no seu transtorno. Qual é o nível de atividade física considerado ideal para os seres humanos? O que acontece com você, enquanto indivíduo, quando seu nível de atividade cai abaixo de um certo patamar? O exercício físico é um tratamento para a sua depressão ou está restaurando o equilíbrio na sua vida?

O objetivo desta abordagem não é descartar os avanços da neurobiologia, da psicoterapia e da farmacologia, mas, bem ao contrário, envolver nossos pacientes em uma perspectiva que ponha à mostra as limitações de uma visão reducionista do sofrimento psiquiátrico; também pretendemos evitar uma mentalidade de "consertar a coisa". À medida que as pessoas vão se capacitando em reconhecer o papel do estilo de vida no desencadeamento e na perpetuação dos seus sintomas, isso poderá ser de grande ajuda para que elas encarem de modo diferente a sua experiência com a doença. Se os comportamentos de saúde positivos são encarados como capazes de ajudar as pessoas na restauração de seu equilíbrio e a se aproximarem de um estado evolutivamente mais adaptativo, então um caminho lógico a ser seguido pelo paciente é sua adesão a tais comportamentos, como escolhas promotoras de bem-estar para toda a vida, e não apenas como um tratamento limitado no tempo para determinado episódio de doença. Essa mudança de perspectiva pode ajudar as pessoas a apreciarem suas escolhas de estilo de vida como um caminho para a otimização de seu desempenho, seu funcionamento e sua satisfação com a vida.

ENVOLVIMENTO COM O MEIO AMBIENTE

Pessoas criadas em ambientes urbanos estão sob maior risco de sofrer doenças mentais graves (Haddad et al., 2015). Por outro lado, o envolvimento com a natureza demonstrou benefícios para o humor e a ansiedade (Bowler et al., 2010). O exercício físico cria oportunidades de envolvimento das pessoas com o meio ambiente natural. Sair de casa para caminhar ou correr representa uma oportunidade de apreciar o nascer do sol ou observar as fases da lua, ouvir o canto dos pássaros, avistar um animal selvagem semioculto pelos arbustos ou sentir a fragrância das flores ou dos eucaliptos. O simples ato de penetrar em um espaço verde ou área natural aumenta as oportunidades de um contemplamento com a natureza. Essas experiências são fundamentais. Esses espaços nos fazem lembrar que nossas vidas estão inseridas em um mundo maior, em um lugar mais simples, onde não estamos sozinhos.

O simples ato de observar a vida das plantas e dos animais pode facilitar a atenção plena. Quando nos detemos um pouco para apreciar uma bela cena, isso naturalmente faz que esqueçamos nossos pensamentos e nos voltemos para o momento presente; também faz que percebamos que existe vida à nossa volta. Graças à sua própria natureza, os animais vivem em um estado de bastante atenção, centrados em seus sentidos e atentos ao momento presente. O ato de observar os animais pode servir de inspiração para que vivamos em atenção plena, ajudando-nos a ter uma percepção mais plena quanto ao presente. Os ritmos da maré, as fases da lua, as nuances da luz do dia e as variações do clima e das estações nos proporcionam uma conexão com o mundo natural - basta prestar atenção.

Muitos observadores manifestaram suas preocupações acerca do impacto incidente na saúde mental com o atual modo de vida, que é centrado na tecnologia. A influência mais direta do tempo passado diante das telas no estilo de vida ocorre em períodos prolongados de inatividade física, e tal situação está independentemente associada a resultados ruins para a saúde (Beauchamp et al., 2018). O tempo de tela ocorre principalmente em ambientes fechados e pode absorver longos períodos, com a ameaça de gerar uma desconexão ainda maior com relação à natureza. Se o profissional da saúde ajudar seus pacientes a planejar seu tempo passado na natureza e a perceber o impacto que tal atitude tem no seu bem-estar, certamente os estará ajudando a encontrar sinergia e a desenvolver hábitos de vida enriquecedores e satisfatórios.

ASSUMIR RESPONSABILIDADES

No século passado, testemunhamos uma rápida evolução das expectativas culturais em relação à medicina. Ao longo das décadas, foi observado que os percentuais de resposta ao placebo aumentaram dramaticamente, porque todos nós acreditamos que os comprimidos resolverão nossos problemas de saúde. O nosso avançado sistema de cuidados de saúde pode, inadvertidamente, reforçar um envolvimento passivo com a saúde, em que o médico é visto como uma autoridade benevolente que faz diagnósticos e recomendações para o tratamento – e o papel do paciente é aderir fielmente ao que foi recomendado. Muitas pessoas ficam frustradas com doenças crônicas que parecem acorrentá-las a uma vida de constantes idas ao médico, listas cada vez maiores de medicamentos e periódica realização de procedimentos. Muitos profissionais da saúde também se sentem frustrados com a limitada eficácia dos nossos tratamentos atuais para doenças crônicas.

Em sua maioria, os transtornos psiquiátricos são de natureza crônica e recidivante, e praticamente todos os medicamentos psicotrópicos dependem de uma adesão contínua para que funcionem; além disso, estão associados a efeitos colaterais. Como rotina, os psiquiatras abordam as preocupações dos pacientes relacionadas à continuação do tratamento. A psiquiatria do estilo de vida oferece a esses profissionais da saúde uma oportunidade de ajudar seus pacientes a assumirem responsabilidades crescentes por sua saúde física e mental, enquanto tentam diminuir sua dependência de medicamentos e terapias.

Na nossa clínica de psiquiatria de estilo de vida, aconselhamos as pessoas com base nas evidências em favor das intervenções no estilo de vida para tratamento de suas doenças; em seguida, elaboramos um plano para a realização de mudanças no estilo de vida. Um processo gradual de descoberta com relação ao nível de exercício físico, dieta, sono, atenção plena e medicação conduzirá a um controle mais eficiente dos sintomas e a um funcionamento ideal, servindo como ajuda para que os pacientes internalizem a responsabilidade pela autoterapia de suas doenças. Em muitos casos, essa estratégia gera uma nova conceituação pelo paciente, em que ele deixa de considerar as mudanças no seu estilo de vida como um mal necessário que limita sua capacidade de se divertir e se convence de que essa é uma força poderosa e legítima que lhe propicia a liberdade de viver bem. Algumas pessoas adotarão a otimização do estilo de vida como um foco organizador de suas vidas. Em nossa cultura de gratificação instantânea e de automação, a psiquiatria do estilo de vida oferece uma oportunidade na qual as pessoas se envolvem em um aprendizado vivencial sobre o poder representado por assumirem uma responsabilidade pessoal por sua saúde e seu bem-estar.

RECOMPENSAS RESULTANTES DE COMPORTAMENTOS SAUDÁVEIS

Embora possa levar tempo e muita dedicação para que a implementação das mudanças no estilo de vida passe a ser uma realidade, frequentemente a recompensa resultante compensa o esforço. As mudanças no estilo de vida são excepcionalmente gratificantes. As recompensas podem variar, dependendo dos problemas com os quais o indivíduo se depara e também do tipo de mudança de estilo de vida empreendida. Um indivíduo que esteja em busca dessas mudanças pode saber, em sua mente, que praticar exercício físico, comer de maneira saudável e meditar são "coisas boas para a gente", mas a transformação inesperada que acontece é que muitas pessoas começam a perceber os benefícios que essas mudanças representam para seus corpos, suas mentes e suas vidas em geral. Alguns desses benefícios podem ser imediatamente percebidos; já para outros ganhos, talvez tenham que transcorrer alguns meses para que fiquem evidenciados. As recompensas podem surgir de várias formas; por exemplo, uma atenuação nos sintomas psiquiátricos, ou uma melhora na saúde física; ainda outra recompensa pode vir na forma de um reforço positivo proveniente de outras pessoas importantes nas suas vidas.

Uma pessoa com depressão grave e diabetes tipo 2, por exemplo, pode se sentir com mais energia e menos isolada depois de ter participado de uma aula de exercícios físicos com outras pessoas. Essa mudança e percepção são ao mesmo tempo reforçadoras e motivadoras; além disso, podem inspirar a pessoa para que persista em seu envolvimento na rotina de exercícios. Quanto mais a pessoa se exercitar, mais tempo esses efeitos persistirão – e mais gratificantes se tornarão. Podem ocorrer simultaneamente melhoras no sono, no apetite e na confiança. Depois de praticar exercícios de modo regular e consistente, a pessoa poderá ser beneficiada com progressos duradouros para sua saúde física e mental. Talvez ocorra uma atenuação dos sintomas da depressão, e talvez sejam observados melhores níveis de hemoglobina A1c. A família, os amigos e os prestadores de cuidados de saúde também podem perceber e comentar com a pessoa sobre essas mudanças, elogiando seus esforços. Esses elogios resultarão em um reforço positivo que motivará ainda mais a pessoa para que persista em sua rotina de exercícios.

Embora os medicamentos possam ser um componente importante do tratamento para muitas pessoas portadoras de doenças psiquiátricas, infelizmente os fármacos habitualmente prescritos também podem estar associados a efeitos colaterais desagradáveis. Dependendo do medicamento, a pessoa pode sofrer vários efeitos colaterais, como ganho de peso e surgimento de sinais e sintomas de distúrbios metabólicos, além da diminuição do nível de energia e alterações dos padrões de sono. Entretanto, em muitos casos as mudanças no estilo de vida ajudam a prevenir e até a reverter esses efeitos farmacológicos colaterais prejudiciais. Conforme já foi mencionado em outros capítulos deste livro (p. ex., Capítulo 3, "Exercício físico no tratamento dos principais transtornos depressivos maiores" e Capítulo 4, "Exercício físico no tratamento dos transtornos da ansiedade e do transtorno obsessivo-compulsivo"), em muitos casos será mesmo possível descontinuar o uso dos medicamentos para pacientes envolvidos na terapia intensiva de estilo de vida, por terem conseguido atenuar significativamente os efeitos farmacológicos colaterais potencialmente prejudiciais. Portanto, outra recompensa da implementação de comportamentos de estilo de vida saudáveis é que essa estratégia terapêutica pode diminuir ou mesmo eliminar a necessidade do uso de medicamentos, que são frequentemente muito caros, graças à redução ou à eliminação dos efeitos secundários.

CONFIANÇA E AUTOEFICÁCIA

As pessoas envolvidas em fazer mudanças no estilo de vida poderão perceber que não só se sentem melhores, mas também que estão mais confiantes sobre sua capacidade de promover outras mudanças benéficas em suas vidas. Conforme foi dito na seção anterior, os medicamentos podem ser parte importante e necessária do tratamento para alguns pacientes. Mas infelizmente a dependência exclusiva do uso diário de medicamentos para tratamento de uma doença mental ou de um problema físico instila em algumas pessoas um sentimento indesejado de dependência, em vez de uma sensação de autoeficácia. Por outro lado, o envolvimento em mudanças no estilo de vida é uma atitude fortalecedora. A implementação de mudanças comportamentais saudáveis pode incutir na pessoa uma sensação de controle sobre sintomas que, previamente, pareciam estar fora de seu controle. Um exemplo é o daquele paciente com ansiedade que começa a praticar yoga. Depois da primeira sessão de yoga, o indivíduo pode se sentir um pouco mais calmo e com maior autoestima, ao se envolver em uma nova intervenção. Com o tempo, a pessoa pode se tornar uma praticante habitual do yoga, por estar mais forte, com uma resistência prolongada e com maior flexibilidade. O componente meditativo do yoga pode resultar em diminuição da ansiedade e também em maior confiança e autoestima. Em geral, a pessoa passa a exibir maior senso de controle e de atuação em sua própria vida.

Autoeficácia é um termo desenvolvido pelo psicólogo Alberto Bandura (1994, p. 71), que escreveu: "Autoeficácia percebida é definida como as crenças das pessoas sobre as suas capacidades para gerar determinados níveis de desempenho, que exercerão influência sobre os eventos que afetam suas vidas". Bandura teorizou que indivíduos que demonstram elevado senso de autoeficácia optaram por enfrentar os novos desafios, em vez de evitá-los. Quando confrontadas com o fracasso, essas pessoas lançam mão dessas situações para aprender e para crescer e, portanto, para se tornarem resilientes. E prossegue afirmando que "Essa perspectiva eficaz é geradora de realizações pessoais, diminui o estresse e também a vulnerabilidade à depressão" (Bandura, 1994, p. 71). Por fim, sugere a existência de quatro fontes principais para um aumento da autoeficácia: 1) sucessos pessoais, 2) o testemunho do sucesso de outras pessoas, 3) incentivo e persuasão provenientes de fontes externas e 4) alteração da percepção negativa de alguém sobre suas próprias habilidades.

Exemplificando, as pessoas que decidem buscar mudanças no seu estilo de vida por meio da prática do yoga conseguem aumentar sua autoeficácia por sua fidelidade a esses quatro fatores; além disso, diminuem a ansiedade e melhoram a saúde física. Durante a aula de yoga, o indivíduo está cercado por outras pessoas, que podem funcionar não apenas como modelos, mas também como motivação para continuar a ter um desempenho ainda melhor. Além disso, o incentivo provém de muitas outras fontes, inclusive do profissional de saúde e do instrutor de yoga, e também ao vivenciar o sucesso pessoal. Nesse cenário, a pessoa combate e atenua a baixa autoestima e as autopercepções degradantes.

A promoção de melhoras no estilo de vida também pode ajudar a diminuir as probabilidades de ocorrência de recaídas, podendo mesmo ter ação preventiva. Vamos considerar o paciente que praticou yoga e que, no momento, está vivenciando um acontecimento estressante inesperado que, anteriormente, poderia ter provocado um retorno dos sintomas psiquiátricos. Com as novas práticas de yoga e meditação, essa pessoa pode se sentir mais capacitada para controlar seus sintomas psiquiátricos e ter mais confiança na abordagem de outros desafios que possam estar associados ao evento. Atitudes de iniciar, envolver-se e conseguir fazer mudanças duradouras no estilo de vida podem incutir nas pessoas um sentimento mais forte de confiança, maior capacidade de ação e melhor autoeficácia. Essas mudanças funcionam como munição para essas pessoas, permitindo-lhes enfrentar, lidar e possivelmente até superar seus sintomas psiquiátricos.

SINERGIA

Os autores do Capítulo 18, "Estilo de vida do médico e comportamento promotor da saúde", identificaram o papel das práticas de estilo de vida dos próprios prestadores de cuidados de saúde nos seus comportamentos de formação/treinamento de saúde. A psiquiatria do estilo de vida oferece a oportunidade de transportar as práticas nas quais você confia na manutenção da sua própria saúde para a terapia de seus pacientes, além de outras práticas a que você possa aspirar. Pense em como você descobriu e desenvolveu as práticas de estilo de vida que funcionam para si e como elas interagem para que sejam alcançados um equilíbrio e um desempenho ideais, tanto na sua vida profissional quanto pessoal. Considere também as sinergias entre seus comportamentos de saúde que possam ampliar seus efeitos. De que modo seu interesse em determinado domínio (p. ex., meditação, exercício físico) motiva seu envolvimento em outros domínios (p. ex., nutrição, sono)?

Uma forma de ajudar seus pacientes a atingir o mais alto nível de funcionamento e de recuperação consiste em fomentar e apoiar o interesse deles em comportamentos de promoção da saúde por meio de evidências, recursos apropriados e técnicas comportamentais, ao mesmo tempo que os pacientes assumem pessoalmente a responsabilidade pelo tratamento otimizado do seu transtorno psiquiátrico. O enfoque nessa meta, independentemente da doença a ser tratada, facilitará uma responsabilidade partilhada para que sejam alcançados os melhores resultados. Uma experiência bastante gratificante, tanto para pacientes como para profissionais de saúde, é a ajuda proporcionada pelo profissional a seus pacientes para o descobrimento de sinergias entre suas práticas de estilo de vida, tratamentos tradicionais, seu sentido de autoeficácia e as respostas de recompensa cerebral.

PERGUNTAS PARA DISCUSSÃO

1. Sem levar em conta as mudanças de comportamento, como você pode facilitar o crescimento de um paciente com vistas à resolução de uma queixa específica, com aumento da motivação interna para que ele alcance o bem-estar?
2. Em sua opinião, quais são as técnicas consideradas como válidas para a facilitação da autoeficácia entre seus pacientes?
3. Você ajuda seus pacientes na busca de funcionamento e desempenho ideais? Quais são as técnicas com maior índice de sucesso?

LEITURAS RECOMENDADAS

1. Lake JA, Spiegel D: Complementary and Alternative Treatments in Mental Health Care. Washington, DC, American Psychiatric Publishing, 2007.
2. McDougall C: Born to Run: A Hidden Tribe, Superathletes and the Greatest Race the World Has Hever Seen. New York, Alfred A. Knopf, 2009.
3. Yudofsky SC: Fatal Pauses: Getting Unstuck Through the Power of No and the Power of Go. Arlington, VA, American Psychiatric Publishing, 2015.

REFERÊNCIAS

1. Bandura A: Self-efficacy, in Encyclopedia of Human Behavior, Vol 4. Edited by Ramachaudran VS. New York, Academic Press, 1994, pp 71-81.
2. Beauchamp MR, Puterman E, Lubans DR: Physical inactivity and mental health in late adolescence. JAMA Psychiatry 75(6):543-544, 2018 29710114.
3. Bowler DE, Buyung-Ali LM, Knight TM, et al: A systematic review of evidence for the added benefits to health of exposure to natural environments. BMC Public Health 10:456, 2010 20684754.
4. Fernandes J, Arida RM, Gomez-Pinilla F: Physical exercise as an epigenetic modulator of brain plasticity and cognition. Neurosci Biobehav Rev 80:443-456, 2017 28666827.
5. Haddad L, Schäfer A, Streit F, et al: Brain structure correlates of urban upbringing, an environmental risk factor for schizophrenia. Schizophr Bull 41(1):115-122, 2015 24894884.

20

Implicações da medicina e da psiquiatria do estilo de vida para os sistemas de saúde e para a saúde da população

Kacy Bonnet, M.D.
Douglas L. Noordsy, M.D.
Keith Humphreys, Ph.D.

PONTOS PRINCIPAIS

- Intervenções primárias integradas no estilo de vida são eficazes e podem ajudar a fazer com que o sistema de saúde se torne mais rentável e satisfatório para os pacientes.
- As barreiras às intervenções no estilo de vida devem ser ultrapassadas em nível sistêmico.
- Um sistema de cuidados de saúde que incentive a saúde em detrimento do tratamento e o valor em detrimento do volume poderia impulsionar mudanças nas prioridades da educação e da prática.
- As intervenções no estilo de vida podem ser adaptadas com precisão às subpopulações, são escalonáveis e podem causar impacto na saúde a nível global.

CUSTOS DO ATUAL SISTEMA DE SAÚDE NOS ESTADOS UNIDOS E O IMPACTO POTENCIAL DAS INTERVENÇÕES NO ESTILO DE VIDA

O sistema de saúde dos Estados Unidos, com um custo de três trilhões de dólares, exibe a duvidosa distinção de ser, ao mesmo tempo, invulgarmente caro e relativamente ineficaz na promoção da saúde e do bem-estar da população. De 1996 a 2013, as despesas com cuidados de saúde (valores ajustados à inflação) aumentaram em quase um trilhão de dólares. Para que essa quantia seja colocada em perspectiva, as despesas com cuidados de saúde nos Estados

Unidos representam atualmente 17% da economia (Dieleman et al., 2016), e tais gastos naquele país ultrapassam as despesas *globais* da França (Grupo do Banco Mundial, 2018). Tal despesa talvez se justificasse se os gastos resultassem em melhoras não só nos anos vividos, mas também na qualidade de vida. Embora tenhamos presenciado nas últimas décadas um aumento na expectativa de vida nos Estados Unidos, o número de anos vividos com incapacidade também aumentou, como uma consequência da maior prevalência de problemas de saúde crônicos. Doenças cardiovasculares, diabetes, depressão, distúrbios por uso de tabaco e transtornos de ansiedade são presença constante na lista de doenças que contribuem mais decisivamente para os anos vividos com incapacidade (Murray et al., 2013). Globalmente, os transtornos crônicos de saúde mental, como os transtornos relacionados ao uso de drogas, constituem a principal causa de incapacitação, tendo aumentado 37% entre 1900 e 2010 (Whiteford et al., 2013). Esses problemas diminuem a qualidade de vida, aumentam o sofrimento psicológico das pessoas e de suas famílias e dão início e agravam outros problemas crônicos.

Sistemas promotores de intervenções no estilo de vida e que resultam em comportamentos saudáveis têm o potencial de diminuir as despesas com os cuidados de saúde. Muitos problemas crônicos de saúde têm um componente comportamental significativo, que pode ser modificado com as intervenções no estilo de vida, e o resultado é melhor saúde e menor necessidade de procedimentos dispendiosos (Sherwood et al., 2016). Além de promover um ambiente de políticas públicas promotoras da saúde (p. ex., taxar fortemente os cigarros, a maconha e o álcool; incluir instalações que facilitem os deslocamentos no planejamento e zoneamento das comunidades; fazer que o seguro de saúde seja universalmente acessível), o sistema de saúde pode desempenhar um papel importante na promoção de comportamentos saudáveis. Os principais fatores de risco modificáveis (i. e., não genéticos) para doenças crônicas estão relacionados com o estilo de vida, com envolvimento de padrões alimentares inadequados; tratamento inadequado do estresse; inatividade física; e uso de tabaco, álcool e outras drogas. De acordo com o relatório de 2015, publicado pelo Centro Nacional para Prevenção de Doenças Crônicas e Promoção da Saúde do Centers for Disease Control and Prevention (CDC), as doenças crônicas são responsáveis por 86% das despesas com a saúde nos Estados Unidos. Em sua maioria, essas doenças podem ser evitadas ou curadas por meio de intervenções no estilo de vida (CDC, 2015).

Esperamos que os leitores deste capítulo meditem sobre como seriam os cuidados de saúde se os profissionais da área utilizassem intervenções no estilo de vida como procedimentos de primeira linha. Nas seções seguintes, abordamos os modos como a prestação de cuidados centrados no estilo de vida poderá ser eficaz e precisa, e *eficácia* e *precisão* constituem dois pilares fundamentais para que o sistema de saúde funcione bem. Em seguida, consideramos os aspectos práticos de um sistema que se concentra no estilo de vida e no comportamento. Por último, discutimos alguns desafios envolvidos na implementação de um sistema centrado no estilo de vida, tanto nos Estados Unidos como em nível mundial.

OS CUIDADOS FOCADOS NO ESTILO DE VIDA SÃO EFICAZES

Cuidados de saúde eficazes são definidos como um sistema que inclui "serviços de valor comprovado, sem resultar em problemas significativos – isto é, até a presente data, os ganhos decorrentes do uso desses serviços superam os riscos a que estão sujeitos todos os pacientes com problemas médicos específicos, tratados por tais estratégias" (Goodman et al., 2018). Foi constatado que tal afirmativa é verdadeira para intervenções no estilo de vida em pacientes com problemas cardiovasculares: os pacientes tratados com intervenções apoiadas na modificação do estilo de vida obtêm melhores resultados (i. e., menor número de mortes cardíacas, infartos do miocárdio e cirurgias de ponte de safena) (Haskell, 2003). Esse é um conceito importante na prestação de cuidados de saúde em geral, por possibilitar a prestação de cuidados de alto valor de uma forma sustentável e satisfatória. Em certas circunstâncias, os médicos recorrem com demasiada rapidez a procedimentos caros e invasivos (p. ex., cirurgia de redução do estômago para tratamento da obesidade), em vez de priorizar e aderir a cuidados de modificação do estilo de vida sustentados e precisos (i. e., melhora da dieta e prática de exercícios físicos), que normalmente são mais baratos. Nos Estados Unidos, o atual sistema de saúde tende a se concentrar em intervenções farmacêuticas, cirúrgicas e tecnológicas, sendo dada menor atenção à facilitação de comportamentos saudáveis, que sabidamente são eficazes em termos da prevenção do surgimento de doenças crônicas e na diminuição da gravidade do problema.

As intervenções no estilo de vida são eficazes por fazerem que os sistemas fisiológicos retornem ao seu estado inicial de não doença de uma forma sustentável. Sagner et al. (2014) discutiram esse conceito e explicaram que se ocorrer repetição e persistência dos fatores de estresse, inclusive fatores de estilo de vida pouco saudáveis, as respostas fisiológicas adaptativas não serão bem-sucedidas. Esse cenário conduz a níveis desregulados dos neurotransmissores, a uma conectividade neural aberrante e à ativação de citocinas e hormônios mediadores dos sintomas e da patologia. Portanto, as doenças crônicas podem ser entendidas como condições em que as capacidades adaptativas do nosso corpo são levadas a um estado de desequilíbrio; e as mudanças no estilo de vida podem ser compreendidas como intervenções capazes de prevenir ou interromper essa desregulação (McEwen, 2012; Sagner et al., 2014). Portanto, o aproveitamento do potencial das intervenções no estilo de vida e sua aplicação adequada poderiam constituir uma estratégia bastante eficaz para todo um sistema de saúde, sobretudo por serem modalidades de baixo custo/risco.

As intervenções no estilo de vida são relativamente baratas para o sistema de saúde, pois independem da prescrição de medicamentos e de procedimentos clínicos. Tais intervenções provaram ser eficazes em programas em grande escala para o controle do diabetes (*Diabetes Prevention Program Research Group*, 2012). Elas também são muito mais baratas em comparação com os procedimentos tecnológicos médicos, que são responsáveis pela maior parte das despesas atuais com os cuidados de saúde (Dieleman et al., 2017). Pode haver necessidade de recorrer às intervenções no estilo de vida como ajuda dos pacientes em seus esforços para o estabelecimento e manutenção de comportamentos saudáveis; mas algumas pessoas têm condições de praticá-las de maneira sustentada, sem a imposição de maiores exigências ao sistema de saúde. Aqui, é bem apropriado o ditado "Dê um peixe a uma pessoa e ela ficará alimentada por um dia; ensine uma pessoa a pescar e ela ficará alimentada por toda a vida". No caso das intervenções no estilo de vida, "ensinar uma pessoa a pescar" significa incutir na pessoa práticas como o exercício físico diário, uma nutrição equilibrada e a prática da meditação consciente.

Conforme já foi anteriormente identificado na Segunda Parte ("O exercício na prevenção e tratamento de transtornos psiquiátricos específicos") e na Terceira Parte ("Corpo saudável, mente saudável"), em geral a dieta, o exercício físico e as intervenções mente-corpo têm efeitos moderados para os transtornos psiquiátricos. As intervenções de baixo custo/risco são ideais para tratamentos de primeira linha; em tais situações, essas modalidades podem tratar eficazmente uma proporção substancial de pacientes, ao mesmo tempo que ajudam na identificação daquelas pessoas para as quais pode ser justificado o uso de intervenções mais invasivas, depois de ter sido considerada sua relação risco/benefício. As intervenções no estilo de vida também podem ampliar os efeitos dos medicamentos e de outras terapias em pacientes que apresentem resposta parcial; e seu uso também pode ser viável como estratégias substitutas para tais tratamentos, com vistas à manutenção da remissão. Nos casos em que o equilíbrio do paciente foi restaurado com sucesso com uma intervenção no estilo de vida, muitas vezes o processo gera o reconhecimento do papel das decisões de estilo de vida na saúde e no bem-estar do indivíduo. Um sistema de serviços de saúde centrado no estilo de vida acompanharia os comportamentos relacionados com a saúde do indivíduo ao longo da sua vida, de modo a identificar oportunidades para ajustes com vistas à prevenção, ao tratamento de enfermidades, à diminuição da exposição a procedimentos de alto risco e à manutenção de uma saúde ideal. Uma mentalidade de comportamentos saudáveis curativos situa o médico em uma posição de monitorização das escolhas de estilo de vida, junto com seus pacientes ao longo do tempo, considerando que as pessoas podem aprender e crescer com base em sua experiência com períodos de sucesso e com lapsos de comportamentos pouco saudáveis, se a abordagem for colaborativa e motivacional. Esse tipo de abordagem comunica respeito pelo indivíduo e por suas escolhas. Como clínicos, consideramos tal abordagem gratificante e também facilitadora para a formação de uma aliança terapêutica.

CUIDADOS FOCADOS NO ESTILO DE VIDA: A CAPACIDADE DE TER PRECISÃO

A medicina de precisão é uma abordagem de cuidados que leva "em consideração a variabilidade individual nos genes, no ambiente e no estilo de vida" e "se esforça para redefinir nossa compreensão do início e da progressão da doença, sua resposta ao tratamento e resultados para a saúde por meio de uma medição mais precisa dos fatores potencialmente contributivos" (Gamulin, 2016, p. 153). Um direcionamento mais apropriado dos cuidados pode melhorar os resultados, tanto em nível individual quanto populacional. Esse direcionamento pode também incentivar uma distribuição adequada de recursos para os mais vulneráveis: em última análise, uma atitude humana e rentável para um sistema de cuidados da saúde.

As intervenções no estilo de vida são flexíveis e, portanto, sua aplicação pode ser adaptada com precisão a determinado indivíduo, ou a uma população. Isso foi demonstrado por intervenções no estilo de vida de pacientes com diabetes (p. ex., o Programa de Prevenção do Diabetes do National Institutes of Health). De todos os variados ramos de intervenção do programa, as intervenções no estilo de vida (especificamente, comer menos alimentos gordurosos e menos calorias e praticar exercício físico durante 150 minutos por semana) se traduziram em maior sucesso para diversas populações; além disso, têm efeito mais robusto, em comparação com o uso de produtos farmacêuticos (National Institutes of Diabetes and Digestive and Kidney Diseases, 2018). No campo da psiquiatria, as intervenções no estilo de vida podem ser adaptadas de maneira parecida, sendo igualmente bem-sucedidas (Firth et al., 2017; Hoffman et al., 2011).

No caso do paciente psiquiátrico individualizado, o tratamento de precisão tem seu início com a obtenção, pelo médico, de um histórico cuidadoso e abrangente, que servirá como base para tomar conhecimento de toda a gama de comportamentos relacionados à saúde do paciente e também para conceituar suas escolhas, bem como para definir as barreiras ao seu envolvimento, o que pode implicar uma interação complexa entre os comportamentos e seu atual ambiente (Noordsy et al., 2018). Tal procedimento servirá para esclarecer as recomendações iniciais para a implementação de intervenções precisas no estilo de vida do paciente. O próximo passo envolve a obtenção regular e precisa de um *feedback* para as intervenções e os resultados obtidos, para que o médico possa entender o que está funcionando e o que não está, e possa reforçar as mudanças de comportamento. Cientistas atuantes no campo da medicina de estilo de vida de precisão referem-se a esse tipo de prática como o uso de uma *abordagem de pequenos dados* (*small data*). Os dados podem ser coletados, por exemplo, usando registros de atividades, aplicativos de celular ou outros dispositivos de registro, conforme foi revisado no Capítulo 17, "Avaliação e estratégias para mudanças comportamentais na prática clínica".

Grandes volumes de dados (*big data*) também podem ser agregados de modo a gerar conhecimento sobre a eficácia das intervenções no estilo de vida para diversas populações e comunidades. Khoury et al. (2016, p. 400) cunhou o termo *saúde pública de precisão*, referindo-se à noção de que estratégias terapêuticas e preventivas podem ser adaptadas para o atendimento de populações específicas por meio da vigilância em saúde pública, o que foi definido como "a coleta, gestão, análise e interpretação sistemática e contínua de dados, de modo a estimular e orientar a ação." No caso, o objetivo seria utilizar esse conhecimento na formulação de políticas e de campanhas de saúde pública voltadas para dieta, sono, controle do peso, atividade física etc., a fim de ampliar o alcance e a eficácia em favor dos subgrupos e das populações potencialmente mais afetadas. Se for possível adaptar as intervenções com precisão para indivíduos e grupos em nível mundial, essa estratégia permitiria não só um envolvimento ideal, mas também resultados mais satisfatórios para a saúde.

PROJETANDO UM NOVO SISTEMA

Em um sistema de saúde que posicione o estilo de vida, o bem-estar e as práticas holísticas na vanguarda dos cuidados, todos os profissionais seriam versados nos impactos fisiológicos e de mudanças na doença, possivelmente causados pelas intervenções no estilo de vida; em capítulos precedentes, foram descritas as evidências atualmente disponíveis para tal situação. Segundo Sagner et al. (2014, p. 1291), os profissionais de saúde devem "entender que as mudanças no estilo de vida constituem o tratamento com maior validade científica, eficácia clínica e factibilidade possível". Tendo em vista a necessidade dessa mudança de perspectiva, seria muito importante que a implementação de uma educação voltada para o papel dos fatores do estilo de vida nas bases fisiopatológicas dos distúrbios clínicos e também dedicada às intervenções pertinentes à medicina do estilo de vida começasse já na faculdade de medicina e nas outras escolas profissionais, sendo enfatizada durante o treinamento de residência e na educação médica continuada. Algumas faculdades de medicina (p. ex., a Universidade Stanford) começaram a implementar essa prática criando cursos de medicina do estilo de vida para seus alunos. Apesar de não ser obrigatório, o curso *Stanford Lifestyle Medicine* tem gozado de grande popularidade, o que é prova de crescente interesse nessa área (Zhou et al., 2017). Estudos sugerem que a educação voltada para intervenções no estilo de vida não só é eficaz para os formandos de medicina, mas também resulta em um impacto positivo nos pacientes (ver Capítulo 18, "Estilo de vida do médico e comportamento promotor da saúde", e Malatskey et al., 2017).

Agora que nos propomos a imaginar um sistema em que os prestadores de saúde estejam preparados para pensar tanto na dieta e no exercício físico quanto nos produtos farmacêuticos e nas tecnologias intervencionistas, vamos imaginar como seriam as consultas clínicas. Ao fazer sua avaliação, o primeiro objetivo de um profissional de saúde seria levar em conta todos os componentes da vida de seu paciente, que possam ter contribuído para o início e a manutenção do seu problema de saúde. Além disso, também deve considerar todos os componentes terapêuticos que possam ser úteis no tratamento do problema em questão (i. e., os fatores biológicos, psicológicos, sociais e de estilo de vida). Nesse novo cenário, o profissional de saúde gastaria mais tempo do que o normalmente consumido na prática atual, em sua avaliação das práticas de estilo de vida atuais e ao longo da vida do paciente: os estados da atividade física, nutrição, gestão do estresse e sono. Essa entrevista teria um caráter consultivo, de triagem e educacional; nela, o profissional de saúde identificaria etiologicamente os comportamentos de estilo de vida que possam estar contribuindo para o surgimento do transtorno, sendo então oferecidas intervenções de estilo de vida, junto com outras opções terapêuticas apoiadas por evidências.

Exemplificando, ao avaliar uma pessoa com transtorno depressivo maior, o profissional de saúde pode explicar o papel da inatividade na perda de volume, na neuroplasticidade e no fluxo sanguíneo no cérebro (ver Capítulo 2, "Exercício físico e o cérebro"). Ao determinar suas recomendações terapêuticas, ele pode também informar ao seu paciente que os antidepressivos e o exercício físico são equivalentes em termos de eficácia e, embora os efeitos dos antidepressivos possam ser observados mais precocemente, a prática regular do exercício poderá resultar em efeitos mais sustentáveis e duradouros (Capítulo 3, "Exercício físico no tratamento dos principais transtornos depressivos maiores"). As recomendações sobre intervenções no estilo de vida deveriam ser claras e específicas – por exemplo, 45 minutos de exercício físico pelo menos três vezes por semana, uma dieta mediterrânea com suplementação de óleo de peixe e 8 horas de sono por noite –; e o progresso e a resposta que estivessem atendendo aos objetivos do paciente seriam monitorados de maneira sistemática e regular (Capítulo 17).

O médico poderia até mesmo redigir uma "receita" para intervenções no estilo de vida; na Inglaterra, já foram estabelecidas diretrizes nesse sentido e também para a prática de serviços de reabilitação cardíaca (Seth, 2014).

Em um sistema que incentiva os resultados para a saúde, seria lógico apoiar as recomendações dos profissionais de saúde voltadas para mudanças de estilo de vida com a ajuda de uma equipe multidisciplinar e com infraestruturas desenvolvidas e um sistema de pagamento que reembolse condignamente tais serviços. Os médicos podem participar de uma equipe composta por psicólogos, assistentes sociais, nutricionistas e profissionais de educação física que, em conjunto, assumiriam a responsabilidade de proporcionar educação e aconselhamento e de envolver os pacientes e suas famílias nos procedimentos voltados para as mudanças no estilo de vida. É sabido que a presença de um profissional de educação física em ambientes de cuidados para a saúde aumenta o impacto e a sustentabilidade das intervenções com exercícios (ver Capítulo 6, "Exercício físico no tratamento dos transtornos do espectro da esquizofrenia"). E se a equipe contar com um nutricionista, é bem provável que o mesmo ocorreria com mudanças continuadas na dieta. E a interferência de clínicos treinados em mudanças de comportamento e usuários do modelo transteórico de mudança, das técnicas de entrevista motivacional, de investigações apreciativas e da teoria de estabelecimento de metas, terapias de aceitação e comprometimento, terapias cognitivo-comportamentais para insônia e/ou modelo socioecológico (Frates, 2017) poderia melhorar os resultados no atendimento dos pacientes em relação às barreiras que se opõem à mudança. Psicólogos ou assistentes sociais também poderiam estar equipados para proporcionar treinamento em atenção plena, ministrar cursos de psicoeducação e orientar terapias de grupo; todos esses recursos contam com evidências que corroboram sua eficácia na mudança de comportamento (Borek e Abraham, 2018; Burke e O'Grady, 2012). Ao ler essas linhas, você pode estar pensando: "Não foram poucas as vezes em que tentei propor recomendações para mudança no estilo de vida, mas meus pacientes simplesmente não parecem segui-las". Muitos prestadores de serviços de saúde partilham essa experiência e podem ficar desanimados (Abramson et al., 2000). Porém, as evidências sugerem a importância do incentivo e da prescrição de intervenções para mudanças no estilo de vida pelos médicos. De acordo com vários estudos, o aconselhamento por profissionais de saúde pode fazer que os pacientes aumentem mais facilmente seus níveis de atividade física, sigam uma dieta mais saudável e sejam beneficiados com uma melhora geral nos resultados de saúde (Lobelo e de Quevedo, 2016; Patnode et al., 2017). A discrepância entre a ineficácia percebida pelos profissionais de saúde e os resultados de vários estudos clínicos randomizados, que sugerem exatamente o contrário, pode ser decorrente de limitações no aconselhamento ou no acompanhamento, pelos provedores, em relação às mudanças de comportamento que possam ter sido promovidas por seus pacientes. Por vezes, as expectativas dos profissionais de saúde são demasiadamente elevadas; assim, pode ser válido refletir sobre seus próprios esforços para realizar mudanças de comportamento (p. ex., um dos autores deste capítulo precisou de quatro tentativas ao longo de três anos para que conseguisse parar completamente de consumir refrigerantes diet). A mudança no estilo de vida não é um acontecimento momentâneo; trata-se de um processo. Pode ser importante que o profissional acompanhe e reforce a adesão de seus pacientes em relação às intervenções no estilo de vida, da mesma forma que na adesão a intervenções clínicas de outros tipos. Embora sejam muitas as variáveis ainda não testadas, uma mensagem deve ficar bastante clara: é evidente que os profissionais de saúde devem acreditar em seu poder de influenciar mudanças no estilo de vida de seus pacientes; portanto, não devem titubear em exercer esse poder e privilégio, disponibilizando-o para bom uso de sua clientela.

DESAFIOS PARA A IMPLEMENTAÇÃO E SUSTENTABILIDADE DE UM SISTEMA FOCADO NO ESTILO DE VIDA NOS ESTADOS UNIDOS E GLOBALMENTE

No presente capítulo, até agora abordamos diversas questões comuns no atual sistema de saúde norte-americano. Também demos o primeiro passo para a estruturação de um novo sistema, com ênfase em intervenções precisas e eficazes no estilo de vida. Discutiremos agora alguns dos desafios para a implementação e sustentabilidade desse tipo de sistema, tanto nos Estados Unidos como em nível mundial, tendo em mente que os desafios evoluem com o passar do tempo.

Nos Estados Unidos, a primeira e, provavelmente, a maior barreira à mudança é que os profissionais e as organizações de cuidados de saúde não são incentivados a praticar a medicina do estilo de vida. Mesmo agora, embora alguns profissionais de saúde queiram aconselhar seus pacientes para intervenções no estilo de vida, frequentemente deixam de fazê-lo por falta de tempo e também pelo modesto reembolso que recebem pelos cuidados pessoais (Abramson et al., 2000). No sistema atualmente vigente nos Estados Unidos, o modelo dominante de reembolso é o de honorários pagos por serviço. Essa modalidade incentiva o binômio "grande volume/grande custo" nos atendimentos, em vez de privilegiar o reembolso dos atendimentos com real eficácia. Os profissionais mais comprometidos incluem as intervenções de estilo de vida em suas entrevistas e cobram por esses serviços como parte do componente de "aconselhamento e coordenação" de suas consultas.

Para que a medicina do estilo de vida fique fortalecida, o modelo dominante de pagamento teria de recompensar diretamente o valor dos cuidados de saúde

– uma transformação que também seria positiva por muitas outras razões. Isso significaria a adoção de um sistema no qual os profissionais de saúde sejam reembolsados por honorários *per capita* (pagos pelas seguradoras de saúde) pelo tratamento de seus pacientes (Porter et al., 2015), ou que permita aos profissionais que cobrem mais substancialmente por serviços que não dependam da realização de procedimentos. À semelhança dos honorários pagos no sistema *Chronic Care Management* dos Centros de Serviços Medicare e Medicaid (que permitem que o faturamento seja feito pela coordenação dos atendimentos), deveriam ser estabelecidos códigos de faturamento também para as intervenções no estilo de vida. Obviamente, tais códigos deveriam se basear no impacto causado pelas intervenções e nos resultados clínicos alcançados (Chen et al., 2016).

Outro modelo consistiria no reembolso aos sistemas de saúde com base nos resultados alcançados pelos pacientes, incentivando especificamente a melhora da saúde. O modelo das Accountable Care Organizations (ACO) prevê um pagamento fixo para a prestação individual de cuidados de saúde durante um ano. Se os indivíduos permanecerem inseridos no modelo ACO durante longos períodos, as intervenções centradas no estilo de vida se tornam rentáveis. A Veterans Health Administration e outros sistemas de saúde responsáveis pelos cuidados de saúde de determinadas populações durante longos períodos (p. ex., Kaiser Permanente) também são ambientes em que os profissionais praticantes de intervenções no estilo de vida podem, em longo prazo, colher benefícios, tanto financeiros quanto para a saúde dos beneficiários. Porém, nesses ambientes ainda estão por ser implementados incentivos específicos baseados nos resultados para a saúde. Tal situação leva a uma ênfase na limitação dos tratamentos muito dispendiosos.

Há esforços com vistas ao amplo fornecimento de cuidados psiquiátricos baseados no estilo de vida por meio da internet – uma forma de satisfazer a enorme demanda global (Muñoz e Bunge, 2016). Certamente a implementação global de um sistema centrado no estilo de vida tem seus desafios, independentemente do impacto significativo que tal medida possa ter (Katz et al., 2018). Observa-se uma prevalência de estilos de vida sedentários e de doenças correlacionadas; e em muitos lugares fora dos Estados Unidos não existe disponibilidade imediata de produtos farmacêuticos e tecnologias avançadas para o público. Essa situação torna ainda mais importantes as intervenções no estilo de vida. Em 2010, um terço da população mundial se caracterizava como fisicamente inativa, e cinco milhões de mortes em todo o mundo puderam ser atribuídas ao comportamento sedentário (Hallal et al., 2012).

Pensando em termos globais, diversas questões culturais e éticas merecem consideração, pois possivelmente não foram abordadas em estudos baseados sobretudo em países desenvolvidos. Para a tradução das práticas da medicina e da psiquiatria do estilo de vida em aspectos práticos universalmente generalizáveis, seria necessário desviar o foco para pesquisas participativas globais baseadas em comunidades; e, como já foi mencionado na seção precedente, com agregação de dados provenientes de grandes amostras de pessoas com características diversas. Abordagens do tipo *big data* levantam muitas questões éticas relacionadas ao direito à privacidade e ao fornecimento de consentimento; diante disso, seria importantíssimo o estabelecimento de parcerias fortes no domínio dos cuidados de saúde e da educação das comunidades globais, para que fosse possível formular políticas e diretrizes sólidas e eficazes (Khoury et al., 2016). Também seria importante que os especialistas da saúde levassem em conta a melhor forma de medir o impacto das intervenções em escala global. Algumas opções são a análise da incidência e da prevalência de doenças crônicas, anos vividos sem incapacitação, relatórios subjetivos de saúde e felicidade e custos dos serviços de saúde.

JUNTANDO TUDO: UM CHAMADO À AÇÃO

Para que ocorram mudanças em grande escala na prestação de intervenções no estilo de vida, seria necessária uma mudança cultural entre os médicos; esses profissionais estão em uma posição única para atuarem como defensores de um sistema orientado para a saúde e para o bem-estar. Os médicos também podem influenciar os políticos em suas decisões. Sugerimos que esses profissionais modernos façam uma pausa e reflitam se gostariam de prestar seus serviços nesse tipo de sistema. Queremos exercer nossa prática em um sistema que exige cada vez mais do nosso tempo, sem que sejam alcançados os resultados que desejaríamos para nossos pacientes? Ou existe outra opção diferente, alguma coisa melhor? É preciso *sacudir* o sistema (Batalden, 2018). O que definimos como pertencente ao universo da prática médica? Qual é a expectativa dos nossos pacientes com relação aos cuidados de saúde? Quem assume a responsabilidade pela saúde? Convidamos você, profissional da saúde, a considerar a possibilidade de fazer mudanças nos esquemas diagnósticos e começar a pensar nos problemas sob um ângulo completamente diferente. Imagine, por exemplo, se a obesidade e o diabetes tipo 2 fossem reclassificados como uma *síndrome do sedentarismo* ou *toxicidade hipercalórica*. Essa abordagem etiológica para a definição das síndromes tem a possibilidade de reformular a conceituação da doença de uma maneira decisivamente importante. Quando definidas por sua relação com os comportamentos de estilo de vida, as intervenções enfocadas no exercício, na nutrição, no sono e na gestão do estresse passam a ser soluções primárias inerentemente lógicas, tanto para os pacientes como para os profissionais prestadores de cuidados da saúde.

W. Edwards Deming e Paul Batalden, especialistas em melhora dos cuidados de saúde, definiram a máxima: "Cada sistema é perfeitamente concebido para obter os resultados que obtém" (ver www.ihi.org/communities/blogs/origin-o-f-every-system-is-perfectly-designed-quote [em inglês]). O sistema de saúde atualmente vigente dos Estados Unidos foi projetado para a geração de novas tecnologias, procedimentos e produtos farmacêuticos – tudo em grande escala. Entretanto, tal esquema tem um custo, tanto no sentido literal como figurado. Já nos referimos anteriormente ao custo em dólares, que é simplesmente alarmante e que está aumentando em uma escala insustentável. Por outro lado, as pessoas continuam sendo prejudicadas por doenças crônicas associadas ao sedentarismo, à má alimentação, à falta de sono, ao tabagismo, ao consumo de álcool e a elevados níveis de estresse. O aumento acelerado das atividades dependentes da Internet, que favorecem enormemente os comportamentos sedentários, também traz preocupações quanto às tendências futuras.

Acreditamos firmemente que as intervenções no estilo de vida têm uma influência significativa, por causarem impactos positivos no sistema atualmente predominante. Se nosso sistema de saúde fosse concebido com um enfoque na promoção de um estilo de vida saudável, os resultados gerados ficariam muito mais próximos de beneficiar nossa sociedade, porque as pessoas seriam mais saudáveis e felizes. Como membros da comunidade de prestadores de cuidados de saúde, nós (incluindo você também, depois de ler este livro) somos detentores do conhecimento e temos as ferramentas necessárias para fazer mudanças no panorama atual. Como próximo passo, devemos pensar *grande* e trabalhar em conjunto para que essas mudanças se concretizem. Junte-se a nós nessa missão e comece a trilhar com entusiasmo um – ou mesmo todos – os caminhos a seguir:

- *Mantenha-se atualizado com relação à medicina do estilo de vida*. O American College of Lifestyle Medicine patrocina uma conferência anual, sendo responsável pela publicação do *American Journal of Lifestyle Medicine*, um periódico revisado por pares e destinado à comunidade médica. O AJLM fornece análises sobre intervenções no estilo de vida relacionadas a nutrição, doenças cardiovasculares, obesidade, ansiedade, depressão, insônia e outros tópicos.
- *Envolva-se na educação médica continuada (EMC)*. Você poderá tomar conhecimento de cursos, seminários *on-line*, datas de conferências e séries de palestras sobre psiquiatria e medicina do estilo de vida na maioria dos principais espaços de EMC e na internet, nos *sites* www.instituteoflifestylemedicine.org e www.lifestylemedicine.org.
- *Espalhe a notícia*. Converse com seus colegas e pacientes sobre medicina do estilo de vida e teste seus princípios em seu próprio ambiente clínico.

- *Seja um defensor*. Junte-se às comissões de ação política da sociedade local para implementação da medicina psiquiátrica ou comportamental, ou entre em contato com seus legisladores locais, compartilhando com eles suas ideias sobre medicina e psiquiatria do estilo de vida.

É importante ter em mente que um sistema que incorpore intervenções eficazes e precisas no estilo de vida e que, além disso, seja reforçado por reembolsos baseados em valores poderia ajudar muito na atenuação do ônus representado pelas doenças crônicas, bem como na transformação da saúde dos Estados Unidos no século XXI. Essa transformação resultaria em maior satisfação geral com os serviços de saúde, com custos viáveis (Batalden, 2018). Essa esperança depende muito de um grande esforço conjunto. As evidências acumuladas nas pesquisas que estudaram a medicina do estilo de vida são promissoras e convincentes. Queremos incentivá-lo, caro leitor, para que atue firmemente em sua comunidade, ajudando seus pacientes na identificação da enorme variedade de fatores contributivos para sua doença e orientando-os para que consigam ter uma vida saudável. Também queremos incentivá-lo para que sua atuação seja significativa em nível global, de modo que sejam gerados mais incentivos nos sistemas de saúde em que você exerce sua prática e também em outros sistemas.

PERGUNTAS PARA DISCUSSÃO

1. De que maneira sua educação e sua formação moldaram os modos como você entende saúde e doença?
2. Como você pode mudar as orientações fornecidas aos seus pacientes sobre seus transtornos, para ajudá-los em sua compreensão quanto aos fatores do estilo de vida?
3. Em sua sequência de opções terapêuticas, em que lugar você situa as intervenções no estilo de vida?
4. Em sua opinião, qual é a intervenção que melhor se adapta à sua definição de saúde de precisão para um paciente com excesso de peso e depressão: uma dieta, exercícios físicos e intervenção nos processos do sono, ou um inibidor seletivo da recaptação de serotonina e cirurgia de redução do estômago? No caso de um membro da sua família, como você procederia?
5. Quais são os incentivos manifestos e ocultos no seu ambiente clínico?
6. Como você pode ajudar a moldar os sistemas de saúde onde trabalha, com vistas ao incentivo para a obtenção de resultados positivos na saúde?

LEITURAS RECOMENDADAS

1. Johnson R, Robertson W, Towey M, et al: Changes over time in mental well-being, fruit and vegetable consumption and physical activity in a community-based lifestyle intervention: a before and after study. Public Health 146:118-125, 2017.
2. Ma J, Rosas LG, Lv N: Precision lifestyle medicine: a new frontier in the science of behavior change and population health. Am J Prev Med 50(3):395-397, 2016.
3. Sagner M, Katz D, Egger G, et al: Lifestyle medicine potential for reversing a world of chronic disease epidemics: from cell to community. Int J Clin Pract 68(11):1289-1292, 2014.

REFERÊNCIAS

1. Abramson S, Stein J, Schaufele M, et al: Personal exercise habits and counseling practices of primary care physicians: a national survey. Clin J Sport Med 10(1):40-48, 2000 10695849.
2. Batalden P: Getting more from healthcare: quality improvement must acknowledge patient coproduction. BMJ 362:k3617, 2018 30190297.
3. Borek AJ, Abraham C: How do small groups promote behaviour change? An integrative conceptual review of explanatory mechanisms. Appl Psychol Health Well-Being 10(1):30-61, 2018 29446250.
4. Burke RE, O'Grady ET: Group visits hold great potential for improving diabetes care and outcomes, but best practices must be developed. Health Aff (Millwood) 31(1):103-109, 2012 22232100.
5. Centers for Disease Control and Prevention: At a Glance 2015. Atlanta, GA, National Center for Chronic Disease Prevention and Health Promotion, 2015. Available at: https://stacks.cdc.gov/view/cdc/40074/cdc_40074_DS1.pdf. Accessed November 28, 2018.
6. Chen CT, Ackerly DC, Gottlieb G: Transforming healthcare delivery: why and how accountable care organizations must evolve. J Hosp Med 11(9):658-661, 2016 27596543.
7. Diabetes Prevention Program Research Group: The 10-year cost-effectiveness of lifestyle intervention or metformin for diabetes prevention: an intent-to-treat analysis of the DPP/DPPOS. Diabetes Care 35(4):723-730, 2012 22442395.
8. Dieleman JL, Baral R, Birger M, et al: US spending on personal health care and public health, 1996-2013. JAMA 316(24):2627-2646, 2016 28027366.
9. Dieleman JL, Squires E, Bui AL, et al: Factors associated with increases in US health care spending, 1996-2013. JAMA 318(17):1668–1678, 2017 29114831.
10. Firth J, Stubbs B, Rosenbaum S, et al: Aerobic exercise improves cognitive functioning in people with schizophrenia: a systematic review and meta-analysis. Schizophr Bull 43(3):546-556, 2017 27521348.
11. Frates B: Lifestyle Medicine Course Syllabus. Woodburn, OR, American College of Lifestyle Medicine, 2017.
12. Gamulin S: The forthcoming era of precision medicine. Acta Med Acad 45(2):152- 157, 2016 28000491.
13. Goodman D, Fisher ES, Wennberg JE, et al: The Dartmouth Atlas of Health Care. Lebanon, NH, Trustees of Dartmouth College, 2018. Available at: www.dartmouthatlas.org. Accessed May 5, 2018.
14. Hallal PC, Andersen LB, Bull FC, et al: Global physical activity levels: surveillance progress, pitfalls, and prospects. Lancet 380(9838):247-257, 2012 22818937.
15. Haskell WL: Cardiovascular disease prevention and lifestyle interventions: effectiveness and efficacy. J Cardiovasc Nurs 18(4):245–255, 2003 14518600.
16. Hoffman BM, Babyak MA, Craighead WE, et al: Exercise and pharmacotherapy in patients with major depression: one-year follow-up of the SMILE study. Psychosom Med 73(2):127-133, 2011 21148807.

17. Katz DL, Frates EP, Bonnet JP, et al: Lifestyle as medicine: the case for a true health initiative. Am J Health Promot 32(6):1452-1458, 2018 28523941.
18. Khoury MJ, Iademarco MF, Riley WT: Precision public health for the era of precision medicine. Am J Prev Med 50(3):398-401, 2016 26547538.
19. Lobelo F, de Quevedo IG: The evidence in support of physicians and health care providers as physical activity role models. Am J Lifestyle Med 10(1):36-52, 2016 26213523.
20. Malatskey L, Bar Zeev Y, Tzuk-Onn A, Polak R: Lifestyle medicine course for family medicine residents: preliminary assessment of the impact on knowledge, attitudes, self-efficacy and personal health. Postgrad Med J 93(1103):549- 554, 2017 28289150.
21. McEwen BS: Brain on stress: how the social environment gets under the skin. Proc Natl Acad Sci USA 109(suppl 2):17180–17185, 2012 23045648.
22. Muñoz RF, Bunge EL: Prevention of depression worldwide: a wake-up call. Lancet Psychiatry 3(4):306–307, 2016 26827251.
23. Murray CJ, Atkinson C, Bhalla K, et al: The state of US health, 1990–2010: burden of diseases, injuries, and risk factors. JAMA 310(6):591–608, 2013 23842577.
24. National Institute of Diabetes and Digestive and Kidney Diseases: Diabetes Prevention Program. Bethesda, MD, National Institutes of Health, 2018. Available at: www.niddk.nih.gov/about-niddk/research-areas/diabetes/diabetes-preventionprogram-dpp. Accessed on May 29, 2018.
25. Noordsy DL, Burgess JD, Hardy KV, et al: Therapeutic potential of physical exercise in early psychosis. Am J Psychiatry 175(3):209-214, 2018 29490501.
26. Patnode CD, Evans CV, Senger CA, et al: Behavioral counseling to promote a healthful diet and physical activity for cardiovascular disease prevention in adults without known cardiovascular disease risk factors: updated evidence report and systematic review for the US Preventive Services Task Force. JAMA 318(2):175-193, 2017 28697259.
27. Porter ME, Teisberg EO, Kaplan RS, et al: Curriculum on Value-Based Health Care Delivery. Boston, MA, Harvard Business School, May 2015. Available at: www.isc.hbs.edu/health-care/Documents/2015_05_26_MAH_Curriculum_Overview.pdf. Accessed November 28, 2018.
28. Sagner M, Katz D, Egger G, et al: Lifestyle medicine potential for reversing a world of chronic disease epidemics: from cell to community. Int J Clin Pract 68(11):1289-1292, 2014 25348380.
29. Seth A: Exercise prescription: what does it mean for primary care? Br J Gen Pract 64(618):12-13, 2014 24567552.
30. Sherwood A, Blumenthal JA, Smith PJ, et al: Effects of exercise and sertraline on measures of coronary heart disease risk in patients with major depression: results from the SMILE-II randomized clinical trial. Psychosom Med 78(5):602-609, 2016 26867076.
31. Whiteford HA, Degenhardt L, Rehm J, et al: Global burden of disease attributable to mental and substance use disorders: findings from the Global Burden of Disease Study 2010. Lancet 382(9904):1575-1586, 2013 23993280.
32. World Bank Group: International Comparison Program Database. Washington, DC, World Bank, 2018. Available at: https://data.worldbank.org/indicator/NY.GNP.MKTP.PP.CD. Accessed on May 28, 2018.
33. Zhou J, Bortz W, Fredericson M: Moving toward a better balance: Stanford School of Medicine's Lifestyle Medicine course is spearheading the promotion of health and wellness in medicine. Am J Lifestyle Med 11(1):36-38, 2017.

21

Conclusão

Douglas L. Noordsy, M.D.

IMPLEMENTAÇÃO DA PSIQUIATRIA DE ESTILO DE VIDA NA SUA PRÁTICA CLÍNICA

O objetivo deste volume foi preparar psiquiatras e outros profissionais de saúde mental para que possam oferecer uma boa psiquiatria de estilo de vida. Como você viu, caro leitor, atualmente as evidências que falam em favor da eficácia das intervenções no estilo de vida no campo da psiquiatria são tão robustas que os médicos podem se sentir confiantes em recomendá-las como práticas baseadas em evidências para tratamento de muitos transtornos. Agora você tem a oportunidade de pensar em estratégias para a incorporação dessas práticas aos cuidados prestados. Temos certeza de que, ao ir percorrendo os capítulos do livro, você também tentou fazer alguns ajustes em seu estilo de vida. E talvez tenha recomendado aos seus pacientes modificações para seus estilos de vida, ou mesmo já tenha algumas dessas intervenções em seu arsenal terapêutico, apoiadas nas evidências atuais.

Agora, chegou o momento de considerar seu posicionamento. Como você decide quem pode ter maior probabilidade de obter ganhos com intervenções no estilo de vida? Você incentiva seus pacientes para que abracem práticas de estilo de vida como tratamento de primeira linha, como parte da terapia multimodal, como reforço para combater a resistência ao tratamento, como estratégia de manutenção ou como um apoio para a descontinuação gradual de outros tratamentos? Você envolve os pacientes para uma tomada de decisões compartilhadas sobre seus comportamentos de saúde? Quanta atenção e detalhes oferece aos pacientes com relação às intervenções no estilo de vida em comparação com as outras intervenções implementadas por você? Nas consultas subsequentes, como você monitora a adesão e a resposta às intervenções no estilo de vida com o passar do tempo?

Diante do crescimento dos debates acadêmicos e políticos em torno da estrutura e gestão do nosso sistema de saúde, vêm ganhando destaque conceitos como saúde de precisão e cuidados baseados em valores. Também foram aferidos a frequência e os custos decorrentes do esgotamento (*burnout*) entre médicos e demais prestadores de cuidados de saúde (West et al., 2018). Assim, não deve surpreender que chegou a hora da psiquiatria do estilo de vida.

DEFININDO A NOVA PSIQUIATRIA

Em seu processo de assimilação do material constante neste livro, considere a evolução ocorrida no nosso campo. Mesmo após décadas de psiquiatria biológica, de neurociência e de avançadas técnicas de obtenção de imagens, a interface entre mente e cérebro e suas contribuições para as doenças psiquiátricas continua sendo um campo de descobertas ativas. Esse quadro irá gerar oportunidades contínuas para a otimização do equilíbrio entre o oferecimento de um aconselhamento especializado e a capacitação das pessoas nas suas próprias escolhas de estilo de vida, à medida que forem assumindo a responsabilidade pelos resultados da sua saúde mental. É essencial que a psiquiatria do futuro equilibre os avanços na genética, na epigenética, na proteômica e nos biomarcadores cerebrais com uma base sólida no estilo de vida, nos comportamentos de saúde e no bem-estar das pessoas, para que sejam satisfeitas as expectativas dos consumidores e da sociedade.

Temos a oportunidade de oferecer uma liderança em comportamentos de saúde, e essa liderança pode transformar o pensamento do público com relação à saúde e às doenças mentais. Se você é um estudante de psiquiatria do estilo de vida e deseja integrar essa especialidade de maneira ponderada em seus conceitos na sua prática clínica, certamente estará preparado para oferecer cuidados precisos, eficazes e práticos, que serão satisfatórios tanto para si como para seus pacientes. Além disso, estará conciliando a psiquiatria com a medicina geral, demonstrará integridade e instilará confiança. No século XXI a psiquiatria poderá alavancar a interseção das neurociências e da ciência comportamental com os conhecimentos tecnológicos. Nesse cenário, os prestadores de serviços de saúde poderão abordar cada paciente individualmente e de maneira holística, engajando o potencial dos pacientes informados para que assumam a responsabilidade por sua saúde mental e seu bem-estar. Estou confiante de que a leitura deste livro o deixou mais preparado para aproveitar as oportunidades desse momento emocionante.

REFERÊNCIA

1. West CP, Dyrbye LN, Shanafelt TD: Physician burnout: contributors, consequences and solutions. J Intern Med 283(6):516-529, 2018 29505159.

APÊNDICE

Guia de ferramentas úteis para o clínico

FERRAMENTAS INCLUÍDAS NO TEXTO

Capítulo 3

Figura 3.1 Principais estratégias no aconselhamento dos pacientes sobre exercícios físicos como tratamento para a depressão com o uso dos 5 As (p. 51). Essa figura fornece um auxílio mnemônico útil para orientar a mudança comportamental progressiva por meio de 5 atitudes (i. e., os 5 As): perguntar (*ask*), aconselhar, avaliar, ajudar e organizar (*arrange*).

Capítulo 7

Figura 7.1 Escala de Percepção de Esforço de Borg (p. 119). Esse sistema de pontuação é um guia útil para aplicação aos seus pacientes, com o objetivo de monitorar o nível de esforço durante a prática do exercício físico e de traduzir o esforço subjetivo em frequência cardíaca estimada. Pontuação de Borg × 10 = frequência cardíaca estimada.

Capítulo 13

Tabela 13.1 Questionário para uso de dietas (p. 212-214). Esta tabela apresenta o questionário para avaliação da dieta mediterrânea, utilizado nos estudos *Prevención con Dieta Mediterránea* (PREDIMED) com modificações sugeridas para uso em cuidados psiquiátricos. Esse questionário é fornecido em um formato simples e estruturado, para avaliação da qualidade da dieta e acompanhamento do progresso ao longo do tempo.

Tabela 13.2 Recomendações dietéticas para a saúde psiquiátrica (p. 234-235). Esta tabela oferece orientações nutricionais baseadas em evidências para uso em pacientes com transtornos psiquiátricos específicos, constituindo um guia rápido e de fácil uso para aconselhamento dos pacientes.

Capítulo 17

Figura 17.1 Amostra de modelo para um plano de recuperação pessoal (p. 313-315). Este modelo estruturado foi concebido para ajudar as pessoas a avaliar a satisfação com sua própria vida em vários domínios, definir o que ela pensa sobre sua recuperação, definir metas e acompanhar o progresso, para que seus objetivos se concretizem.

Figura 17.2 Oito modos de praticar Mudanças Terapêuticas no Estilo de Vida (p. 319). Essa ferramenta prática pode ser usada em pacientes como um diário de práticas terapêuticas para a modificação do estilo de vida. A ferramenta fornece um registro semanal para uso dos pacientes, com vistas ao acompanhamento do seu progresso em vários domínios do estilo de vida.

Tabela 17.1 Orientações para o uso de pedômetros (p. 324). Esta tabela apresenta um guia estruturado para ajudar as pessoas com vistas ao aumento progressivo da atividade física, com uso de um dispositivo de monitoramento de passos.

ESCALAS DE PONTUAÇÃO

Questionário de Atividade Física Simples

O Questionário de Atividade Física Simples (*Simple Physical Activity Questionnaire* [SIMPAQ]) é uma escala estruturada para avaliação da atividade física que foi desenvolvida e validada especificamente para pessoas portadoras de transtornos psiquiátricos. O SIMPAQ foi desenvolvido por Simon Rosenbaum e Phil Ward na Universidade de New South Wales em Sydney, Austrália. Detalhes desse instrumento podem ser encontrados em www.simpaq.org. Fonte: Rosenbaum S, Ward PB: "The Simple Physical Activity Questionnaire." *Lancet Psychiatry* 3:e1, 2016.

Questionário de Atividade Física Simples (SIMPAQ)

Introdução: Vou lhe perguntar sobre o que tem feito nos **últimos sete dias**; por exemplo, o tempo passado na cama, sentado ou deitado, caminhadas, exercício físico, prática de esportes e outras atividades.

1A. A que hora você foi para a cama nos últimos sete dias?
Aviso: entre ____ e ___ horas da noite?
Resposta: ____ hora(s)

1B. Qual foi a hora mais frequente em que você deixou a cama nos últimos sete dias?
Resposta: ____ hora(s)

1. Média de horas na cama por noite: [ ]

2A. Isso deixa aproximadamente ____ horas por dia fora da cama. Dessas horas, quanto tempo você passou sentado ou deitado, por exemplo, ao se alimentar, ler, assistir TV ou ao usar aparelhos eletrônicos? *Aviso: p. ex., sentado no trabalho, durante o transporte, nas horas de lazer ou em casa.*
Resposta: ____ horas ____ minutos/dia

2B. Quanto desse tempo você passa cochilando?
Resposta: ____ horas ____ minutos/dia

2A. Média de horas sedentárias por dia: [ ]

3. Isso deixa aproximadamente ____ horas por dia para outras atividades. Nos últimos sete dias, em quais dias da semana você caminhou para se exercitar ou se divertir ou para ir ou voltar de algum lugar? Quantos minutos em média você gastou andando nesses dias?

Segunda-feira	Terça-feira	Quarta-feira	Quinta-feira	Sexta-feira	Sábado	Domingo

3. Média de horas caminhando por dia: [ ]

4A. Agora, pense sobre qualquer atividade que você faz para se exercitar ou praticar esportes, como *jogging*, corridas, natação, andar de bicicleta, ir à academia, yoga, ____ [**p. ex., 1**] ou ____ [**p. ex., 2**] **(consultar o manual)** Na última semana, em quais dias você fez qualquer dessas atividades, ou fez atividades parecidas?

4B. Em quais atividades você se envolveu e quanto tempo passou em cada atividade e em cada dia?

	Atividade e intensidade (0-10)	Número de sessões	Minutos	Total
p. ex.	Treinamento de resistência (5/10); tênis (9/10)	1 : 1	15; 50	65
Segunda-feira				
Terça-feira				
Quarta-feira				
Quinta-feira				
Sexta-feira				
Sábado				
Domingo				
	Total			

4. Média de horas no esporte/exercício físico por dia: [ ]

5. Agora pense em qualquer outra atividade física realizada como parte do seu trabalho, ou atividades domésticas, como jardinagem ou tarefas na casa. Quantos minutos foram gastos nessas atividades, na maioria dos dias? *Aviso: não incluir caminhadas nem práticas esportivas ou exercício físico.*
Resposta: ____ minutos/dia.

5. Média de horas em outras atividades por dia: [ ]

SIMPAQ 4.0 www.simpaq.org

ESCALA DE EXPERIÊNCIAS SUBJETIVAS NO EXERCÍCIO

A Escala de Experiências Subjetivas no Exercício (EESE) é uma escala de classificação do tipo Likert que é fácil de ser aplicada e que pode ser usada pelas pessoas para que registrem como se sentem antes e depois da prática do exercício físico, com o objetivo de monitorar e alertar para mudanças no bem-estar positivo (BEP), sofrimento psicológico (SP) e fadiga (FAD). A EESE foi desenvolvida por Edward McAuley e Kerry Courneya no Laboratório de Psicologia do Exercício da Universidade de Illinois, em Urbana. Detalhes sobre a escala podem ser encontrados em http://epl.illinois.edu/measures. Fonte: McAuley E, Courneya, K: "The Subjective Exercise Experiences Scale (SEES): Development and Preliminary Validation." *Journal of Sport and Exercise Psychology* 16:163-177, 1994.

Como você está se sentindo?

Esta listagem contém diversos tópicos designados de modo a refletir como você está se sentindo nesse momento específico (i. e., exatamente agora). Em cada tópico, faça um círculo em torno do número que reflita **COMO VOCÊ ESTÁ SE SENTINDO EXATAMENTE AGORA**.

EU ESTOU ME SENTINDO:

1. Ótimo

1	2	3	4	5	6	7
absolutamente não			moderadamente			muito mesmo

2. Horrível

1	2	3	4	5	6	7
absolutamente não			moderadamente			muito mesmo

3. Esgotado

1	2	3	4	5	6	7
absolutamente não			moderadamente			muito mesmo

4. Positivo

1	2	3	4	5	6	7
absolutamente não			moderadamente			muito mesmo

5. Mesquinho

1	2	3	4	5	6	7
absolutamente não			moderadamente			muito mesmo

6. Exausto

1	2	3	4	5	6	7
absolutamente não			moderadamente			muito mesmo

7. Forte

1	2	3	4	5	6	7
absolutamente não			moderadamente			muito mesmo

8. Desanimado

1	2	3	4	5	6	7
absolutamente não			moderadamente			muito mesmo

9. Cansado

1	2	3	4	5	6	7
absolutamente não			moderadamente			muito mesmo

10. Fantástico

1	2	3	4	5	6	7
absolutamente não			moderadamente			muito mesmo

11. Infeliz

1	2	3	4	5	6	7
absolutamente não			moderadamente			muito mesmo

12. Cansado

1	2	3	4	5	6	7
absolutamente não			moderadamente			muito mesmo

****

Escala de Experiências Subjetivas no Exercício:

Bem-estar positivo (BEP) = 1 + 4 + 7 + 10
Sofrimento psicológico (SP) = 2 + 5 + 8 + 11
Fadiga (FAD) = 3 + 6 + 9 + 12

Escala de Experiências Subjetivas de Noordsy-Dahle

A Escala de Experiências Subjetivas de Noordsy-Dahle (NDSE) é uma escala de classificação disponibilizada nos formatos tipo Likert e analógico visual, que pode facilmente ser utilizada por pessoas que sofrem de psicose, para registrar como se sentem antes e depois da prática do exercício físico ou de outras intervenções no estilo de vida, para acompanhamento e também para servir como alerta para mudanças nos sintomas, na energia e no bem-estar. A NDSE foi desenvolvida por Doug Noordsy e Danielle Dahle no Centro Médico Dartmouth-Hitchcock e na Faculdade de Medicina da Universidade Stanford. Fonte: Ho PA, Dahle DN, Noordsy DL: "Why Do People With Schizophrenia Exercise? A Mixed Methods Analysis Among Community Dwelling Regular Exercisers." *Frontiers in Psychiatry* 9:596, 2018 (acesso livre).

Escala de Experiências Subjetivas de Noordsy-Dahle

Como você está se sentindo exatamente agora?

Global

Como você está se sentindo sobre sua vida exatamente agora?

1———2———3———4———5———6———7

Feliz — Neutro — Horrível

Ansiedade

preocupação, nervosismo, medo

1———2———3———4———5———6———7

Nenhuma — Moderada — Extrema

Depressão

tristeza, desesperança, inutilidade

1———2———3———4———5———6———7

Nenhuma — Moderada — Extrema

Energia

vigor, força, potência

1———2———3———4———5———6———7

Cansado — Neutro — Energizado

Alucinações

vozes, comunicações diretas, visões

1———2———3———4———5———6———7

Nenhuma — Moderadas — Fortes

Escala de Experiências Subjetivas de Noordsy-Dahle

Como você está se sentindo exatamente agora?

Delírios

paranoia, desconfiança

1	2	3	4	5	6	7
Nenhuma			Moderados			Fortes

Motivação

impulso e ambição

1	2	3	4	5	6	7
Nenhuma			Moderada			Forte

Clareza de pensamento

pensa claramente, não confuso

1	2	3	4	5	6	7
Nebulosa			Vaga			Forte

Concentração

atenção, foco, aplicação mental

1	2	3	4	5	6	7
Pouca			Neutro			Excelente

Interesse social

prefere ficar só ou com outras pessoas

1	2	3	4	5	6	7
Sozinho			Neutro			Com outras pessoas

ÍNDICE REMISSIVO

Os números de páginas em **negrito** referem-se a tabelas e figuras.